"十二五"普通高等教育本科国家级规划教材

科学出版社"十四五"普通高等教育本科规划教材

普通高等教育精品教材

供临床、基础、预防、口腔、麻醉、影像、药学、检验、护理、康复、法医等专业使用

医学免疫学

第 4 版

主　　编　沈关心　熊思东

副 主 编　张利宁　郑　芳　吴　砂　王月丹

编　　者（以姓氏笔画为序）

王月丹	北京大学	王　健	山西大同大学
王　超	长江大学	王　辉	新乡医学院
王　强	武汉科技大学	邓　凯	中山大学
白慧玲	河南大学	朱法良	山东大学
刘红云	湖北科技学院	刘伯阳	齐齐哈尔医学院
刘艳君	南方医科大学	杨亚男	安徽医科大学
杨　波	新乡医学院	杨　巍	吉林大学
吴长有	中山大学	吴　砂	南方医科大学
沈关心	华中科技大学	宋银宏	三峡大学
张利宁	山东大学	张　艳	南华大学
张　萍	中山大学	陈雪玲	石河子大学
周　洪	安徽医科大学	庞　慧	长治医学院
郑　芳	华中科技大学	单　颖	锦州医科大学
赵　星	贵州医科大学	徐　薇	苏州大学
龚　权	长江大学	彭吉林	湖北医药学院
雷爱华	南华大学	熊思东	苏州大学
黎　明	中南大学		

科学出版社

北　京

"十二五"普通高等教育本科国家级规划教材

科学出版社"十四五"普通高等教育本科规划教材

普通高等教育精品教材

供临床、基础、预防、口腔、麻醉、影像、药学、检验、护理、康复、法医等专业使用

医学免疫学

第4版

数字拓展内容编委会

主　编　郑　芳

编　者（以姓氏笔画为序）

王月丹	北京大学	王　健	山西大同大学
王　超	长江大学	王　辉	新乡医学院
王　强	武汉科技大学	邓　凯	中山大学
白慧玲	河南大学	朱法良	山东大学
刘红云	湖北科技学院	刘伯阳	齐齐哈尔医学院
刘艳君	南方医科大学	杨亚男	安徽医科大学
杨　波	新乡医学院	杨想平	华中科技大学
杨　巍	吉林大学	吴长有	中山大学
吴红艳	三峡大学	吴　砂	南方医科大学
沈关心	华中科技大学	宋银宏	三峡大学
张利宁	山东大学	张　艳	南华大学
张　萍	中山大学	张儒雅	贵州医科大学
陈雪玲	石河子大学	周　洪	安徽医科大学
庞　慧	长治医学院	郑　芳	华中科技大学
单　颖	锦州医科大学	宝福凯	昆明医科大学
赵　星	贵州医科大学	郝　轶	华中科技大学
徐　薇	苏州大学	郭凯文	武汉科技大学
龚　权	长江大学	彭吉林	湖北医药学院
雷爱华	南华大学	熊思东	苏州大学
黎　明	中南大学		

科学出版社

北　京

内 容 简 介

本教材为教育部审定、批准的"十二五"普通高等教育本科国家级规划教材及科学出版社立项通过的科学出版社"十四五"普通高等教育本科规划教材，由国内 24 所高校一线医学免疫学专业教师根据多年的教学经验，结合国内高校医学本科生的整体现状与国家医药类执业资格考试总体要求精心编写而成。教材在章节设置、内容编排、图文配合、版式设计、基础与临床结合等方面做了较大改进，章节内容强调重点突出、层次清楚、各章节彼此独立又互成系统，文字力求流畅、简明，强调"三基"，使之更有利于教师的"教"和学生的"学"，全书编排依次为医学免疫学绪论、免疫器官和组织、免疫分子与免疫细胞以及免疫应答、临床免疫以及免疫学应用。

本教材主要读者对象为高等医药院校本科生，也可作为专科生、研究生和相关医学工作者的参考书。

图书在版编目（CIP）数据

医学免疫学/沈关心，熊思东主编 . —4 版 . —北京：科学出版社，2023.4
"十二五"普通高等教育本科国家级规划教材 科学出版社"十四五"普通高等教育本科规划教材
ISBN 978-7-03-073805-9

Ⅰ.①医⋯ Ⅱ.①沈⋯②熊⋯ Ⅲ.①免疫学–高等学校–教材 Ⅳ.① R392

中国版本图书馆 CIP 数据核字（2022）第 220357 号

责任编辑：钟 慧/责任校对：宁辉彩
责任印制：赵 博/封面设计：陈 敬

科学出版社 出版
北京东黄城根北街 16 号
邮政编码：100717
http://www.sciencep.com
北京世汉凌云印刷公司印刷
科学出版社发行 各地新华书店经销
*
2003 年 1 月第 一 版 开本：850×1168 1/16
2023 年 4 月第 四 版 印张：17
2024 年 3 月第四十次印刷 字数：503 000
定价：88.00 元
（如有印装质量问题，我社负责调换）

前　言

　　本科教育是我国高等教育的基石，是教育水平的重要体现。教材是体现教学内容和教学方法的知识载体，亦是深化教学改革，全面推进素质教育，培养创新人才的重要保证。医学免疫学作为生命科学的前沿学科，是一门紧密联系基础医学、临床医学、预防医学、医学检验技术等专业的桥梁学科。为适应我国医学教育改革和发展的需要，着眼于《"健康中国 2030"规划纲要》，加快创新型医学教材建设，科学出版社与《医学免疫学》（第 4 版）编委会在收集各院校使用《医学免疫学》（第 3 版）教材意见的基础上，于2020 年 11 月启动了第 4 版教材的编写工作。

　　编写的指导思想：本教材充分贯彻党的二十大报告中关于教育、科技、人才是全面建设社会主义现代化国家的基础性、战略性支撑思想。教材的编写遵循"三基"、"五性"和"三特定"的原则，在大量收集一线医学免疫学教师的建议基础上，结合医药类执业资格考试总体需求，坚持"以人为本"与"创新培养"的基本原则，本版教材在准确详尽地阐明免疫学基本概念与理论的基础上，融入了医学免疫学的新进展。夯实基础、结合临床、突出重点、解析难点、介绍进展。内容取材适当、循序渐进，密切结合医学专业本科的培养目标，逐步与国际一流教材接轨，旨在为学生打开一扇窗户，培养学生开拓性学习与思维的精神。

　　教材的结构体系：根据有关专家建议以及兄弟院校使用《医学免疫学》（第 3 版）教材后的反馈意见，本版结构体系基本遵循第 3 版教材体系，在章节上作了适当调整，考虑到各章节的相互连接与交错，教材直接按章、节编排。本教材设置 26 章，包含医学免疫学绪论、免疫器官与组织、免疫分子与免疫细胞以及免疫应答、临床免疫与免疫学应用。在编写过程中考虑到增加了线上数字化教学资源，故删除了第 3 版教材部分扩展内容。参考国内外相应教材，在基础部分增加了新的内容与概念，临床免疫以及免疫学应用部分适当增加新进展，并增加我国科学家在医学免疫学领域杰出贡献的内容。

　　教材充分融合线上数字化教学资源（数字拓展内容）：包括 PPT 课件、微课视频、拓展知识、图片及习题，并含获得诺贝尔生理学或医学奖免疫学家、重要细胞因子与趋化因子、CD 分子与黏附分子以及 TLR附表。

　　教材的写作特点：本教材一直坚持"本科生教学用书"定位，充分考虑各层次医学院校的特色，在教材编写过程中，坚持"重点突出""难点适度"的基本编写方针，既能呈现现代医学免疫学新进展，又能适应医学各专业本科生教学的专业需求；既能帮助学生界定哪些内容是本科生必须掌握的医学免疫学知识，又能使教材内容有利于教师的"教"和学生的"学"。对医学免疫学教材的章节设置、内容编排和取舍、图文配合、医学免疫学理论与实践、基础与临床的贯通以及与其他学科的结合等内容作了改进，以期提高本科生《医学免疫学》课程的教学质量，突出各章的中心内容和主线，文字力求通顺、流畅、简明，重要的概念和专业术语均尽可能给出明确定义，务求准确地阐明医学免疫学基本概念、基础理论及基本特性，内容尽可能精炼，避免过于烦琐。

　　在教材设计时，注重以案例教学引发学生共鸣，促进"家国情怀、科学精神、职业素养"等思政元素的教学，充分展现"全程育人、全方位育人"的育人模式。

　　读者（授课）对象：临床、基础、预防、口腔、麻醉、影像、药学、检验、护理、康复、法医等专业本科生，亦可作为专科生、研究生和相关医学工作者的参考书。

　　致谢：本版结构体系基本参考《医学免疫学》（第 3 版）教材体系，首先感谢第 3 版教材主编及各位编委！本教材是国内 24 所高校多位一线免疫学专业教师共同努力的成果，这与诸位编者的高度责任感与团结协作的精神密不可分，谨在此表示诚挚谢意！在教材的编写过程中，华中科技大学同济医学院基础医学院免疫学系全体教师和研究生对教材编写与内容讨论给予了大力支持；谭政教授提供了部分图片，并对部分章节内容给予了非常好的建议；周晓琪、吕奕兵、张怡蕊、徐卓硕、钮文豪、蹇慧如等研究生参与了部分章节的校对与部分表格的制作，华中农业大学博士后杨沐阳参与了部分插图的制作。在此一并表示谢意！

　　编写一本好的教材是全体编委的共同愿望，但由于医学免疫学的发展日新月异，新知识、新技术不断涌现，加之受教学时数和篇幅的限制，本教材很难将其全部囊括其中。再者，由于编者水平有限，在教材的编写和修订过程中难免存在不足，恳请广大读者多提宝贵意见，以便今后再版时修改完善。

沈关心　熊思东

2023 年 3 月

目　录

第一章　医学免疫学绪论

医学免疫学是研究人体免疫系统的结构和功能，免疫系统对抗原异物的免疫应答机制和规律，免疫应答的生理与病理效应，免疫相关疾病的发病机制、诊断、预防和治疗的一门学科。医学免疫学是一门既古老又充满活力的学科，自20世纪80年代以来，随着分子生物学、细胞生物学、遗传学等学科及免疫技术的发展，医学免疫学已经成为生命科学与医学的前沿与支撑学科，对揭示生命活动的基本规律和重大疾病的发病机制及防治、促进生物技术产业整体发展发挥了巨大的推动作用。

第一节　免疫学概述

一、免疫与免疫学概念

免疫学是医学中一门基础性、支柱性学科，与生物学等多学科广泛交叉，亦与众多疾病的发病机制及防治策略关系密切。如18世纪末，通过从牛痘中制备活疫苗，成功防治天花。人痘和牛痘的发明及应用，推动了人类对微生物致病及疫苗抗病机制的研究，由此促进了免疫学学科的发展。

人类对"免疫"的认识起源于对感染性疾病的抵抗能力，免疫（immunity）一词由拉丁文"immunitas"衍生而来，其原意是免除税赋和徭役，引入医学领域则指免除瘟疫（传染病）（图1-1）。现代"免疫"的概念已经超出了抗感染免疫的范畴，其本质是指机体对"自己"（self）和"非己"（nonself）的识别与应答，并清除"非己"异物的生物学效应。在正常情况下，免疫是维持机体内环境稳定的一种生理性功能。机体识别和清除"非己"（抗原）异物的生理性反应过程称为免疫应答（immune response），而将引起免疫应答的抗原性异物统称为抗原。

免疫应答对机体的影响具有双重性，正常生理情况下免疫功能的发挥可维持机体内环境的稳定，对机体具有保护作用，但在异常病理情况下，机体识别"自己"和"非己"的功能发生紊乱，则可引发某些病理过程并导致疾病。

早期的免疫学（immunology）主要研究机体对病原微生物的免疫力，属于微生物学的一个分支学科。随着生命科学研究对刺激与反应基本规律的认识，微生物学与免疫学已发展成为既相对独立又密切联系的学科。现代的免疫学是研究机体免疫系统结构与功能的学科，涉及免疫系统的组织结构，免疫识别、免疫应答、免疫耐受与免疫调节等免疫学基本学科规律与机制，免疫机制在相关疾病发生发展中的作用、免疫学技术在疾病诊断、治疗与预防中的应用等。

二、免疫的类型

根据免疫应答的识别和效应机制及其特征不同，机体的免疫可分为固有免疫和适应性免疫两类（见表1-1）。

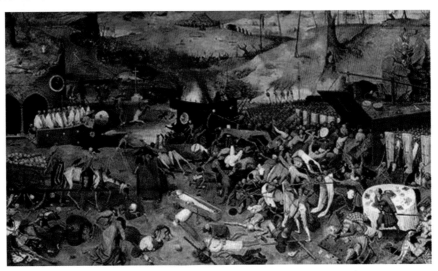

图1-1　14～15世纪肆虐欧洲大陆的黑死病（鼠疫）

表 1-1　固有免疫和适应性免疫的比较

特征	固有免疫	适应性免疫
参与应答的细胞	黏膜和上皮细胞、单核巨噬细胞、树突状细胞、各类粒细胞、参与固有免疫的淋巴细胞等	T 细胞、B 细胞、抗原提呈细胞
应答时效	应答迅速,早期、快速(即刻至 96 小时)作用时间短	应答速度较慢,96 小时后作用时间长
应答特点	先天获得,无须抗原刺激	后天获得,依赖抗原刺激
	多样性有限	高度多样性
	非特异性	特异性
	无免疫记忆(或极低)	有免疫记忆
刺激应答的物质	病原体相关分子模式与损伤相关分子模式	非己蛋白质抗原
识别分子	模式识别受体	T 细胞受体(TCR)、B 细胞受体(BCR)

1. 固有免疫(innate immunity) 亦称天然免疫(natural immunity),是在种群长期进化过程中逐渐形成的免疫,在抗原入侵的 96 小时内即发挥主要作用,亦是机体抵御病原体侵袭的第一道防线。其主要特点是:个体出生时即具备,作用范围广(并非仅针对特定抗原),对入侵机体的各种病原体均能够迅速产生免疫应答,故又称为非特异性免疫(non-specific immunity)。固有免疫的主要效应机制为:①皮肤、黏膜及其分泌的抑菌/杀菌物质具有的屏障效应以及血-脑屏障和血胎屏障等。②参与免疫应答和炎症反应的固有免疫效应分子包括补体、细胞因子以及其他效应因子等。③参与固有免疫的细胞包括黏膜和上皮细胞、单核巨噬细胞、树突状细胞、各类粒细胞和肥大细胞等经典固有免疫细胞以及参与固有免疫的淋巴细胞(见第九章)。

固有免疫可通过模式识别受体(pattern recognition receptor,PRR)直接识别病原体相关分子模式(pathogen associated molecular pattern,PAMP),主要包括革兰氏阴性菌(G⁻)的脂多糖(lipopolysaccharide,LPS)、革兰氏阳性菌(G⁺)的脂磷壁酸(lipoteichoic acid,LTA)和肽聚糖(peptidoglycan,PGN)、某些病毒和真菌成分、细菌 DNA(脱氧核糖核酸)、双链 RNA(核糖核酸)等(见第十章)。

2. 适应性免疫(adaptive immunity) 亦称为获得性免疫(acquired immunity)或特异性免疫(specific immunity),为个体在生活过程中接触特定抗原而产生,仅针对某特定抗原而发生的特异性反应,是在固有免疫无法有效清除抗原后及时产生,一般在抗原入侵后 96 小时开始起效,此类免疫主要由具有特异性抗原识别受体的 T 细胞和B 细胞承担,最终清除抗原异物。适应性免疫分为体液免疫和细胞免疫,初次应答和再次应答(见第十三章、十四章)。其主要特点是:个体后天获得,具有特异性(specificity)、多样性(diversity)、记忆性(memory)和耐受性(tolerance)(见第十五章)(图 1-2)。

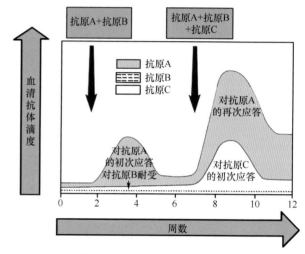

图 1-2　适应性免疫应答的特点

①特异性:注射抗原 A 或抗原 C →机体仅产生针对 A 或 C 的特异性抗体。②记忆性:初次注射抗原 A → 6 ~ 8 周后再次给同一个体注射抗原 A →记忆反应→产生更为强烈、迅速的特异性(针对抗原 A)抗体应答。③耐受性:注射抗原 B →机体对其无应答(但对抗原 A、C 的应答正常)

(1)**特异性和多样性**:特异性是适应性免疫应答的基本特征,指特定的免疫细胞克隆仅能识别特定抗原表位(epitope),应答所形成的效应细胞和效应分子(抗体),仅能与诱导其产生的特定抗原表位发生反应。体内存在可识别各种抗原表位的特异性淋巴细胞克隆,其总和称为淋巴细胞库(lymphocyte repertoire)。淋巴细胞库中细胞种类众多的性质称为多样性。

(2)**记忆性**:参与适应性免疫的 T/B 细胞初次接触特定抗原并产生应答为初次免疫应答,可形成特异性记忆细胞。当免疫系统再次接触相同抗原刺激,记忆细胞可以介导潜伏期短、强度大、持续时间长的再次免疫应答。

(3)**耐受性**:在胚胎期,免疫细胞接受特定抗原刺激后,既可产生针对该抗原的特异性应答,亦可导致出生后针对该抗原的特异性不应答,即自身免疫耐受。自身耐受性的维持对机体正常组织细胞具有重要的保护作用，机体对自身组织成分的耐受遭破坏或对致病抗原（如肿瘤抗原或病毒抗原）产生耐受，均可引发相应的免疫病理过程。

固有免疫和适应性免疫紧密关联，固有免疫是适应性免疫的启动因素。固有免疫提供适应性免疫应答所需的活化信号，适应性免疫的效应分子也可促进固有免疫应答。固有免疫和适应性免疫是有序发生的。外源病原体入侵机体，固有免疫先发挥作用，并同时启动更具针对性的、功能强大的适应性免疫发挥作用，以彻底清除入侵的病原体，并产生免疫记忆。

三、免疫系统的功能

免疫系统具有重要的生物学功能，对机体的影响具有双重性，正常情况下，免疫功能维持机体内环境稳定，具有保护性作用；免疫功能出现异常，可能导致某些病理过程的发生和发展。免疫系统可概括为以下三大主要功能（表1-2）。

1. 免疫防御（immune defence） 指机体针对外来抗原（如病原微生物及其代谢产物）的抵御与清除作用，保护机体免受病原微生物的侵袭，即抗感染免疫。在异常情况下，若应答过强或持续时间过长，则在清除致病微生物的同时，也可能导致自身组织损伤和功能异常，发生超敏反应。若应答过低或缺陷，可发生严重感染。

2. 免疫内环境稳定（immune homeostasis） 指机体可及时清除体内衰老或损伤的体细胞，对自身正常成分处于耐受状态，以维系机体内环境的相对稳定。若免疫内环境稳定功能发生异常，则对"自己"或"非己"抗原的识别和应答出现紊乱，从而破坏自身耐受，导致自身免疫病的发生。

3. 免疫监视（immune surveillance） 指机体免疫系统可识别、清除畸变和突变细胞及病毒感染细胞的功能。若免疫监视功能降低，可能导致肿瘤的发生与发展，或持续病毒感染。

表 1-2　免疫系统的三大功能

功能	生理性（有利）	病理性（有害）
免疫防御	防御病原微生物和外来抗原侵害	超敏反应、免疫缺陷
免疫内环境稳定	清除损伤或衰老细胞，维持自身耐受性	自身免疫病
免疫监视	识别、清除畸变和突变细胞及病毒感染细胞	细胞癌变、持续病毒感染

四、免疫系统的组成

机体负责执行免疫功能的结构和组织成分称为免疫系统。免疫系统从宏观到微观，人类和其他高等动物的免疫系统由免疫器官（组织）、免疫细胞和免疫分子组成（图1-3），是机体对抗原刺激产生免疫应答的物质基础（见第二章）。

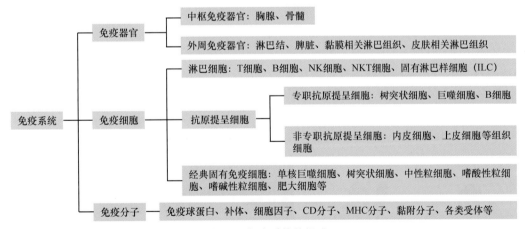

图 1-3　免疫系统的组成

NK 细胞，自然杀伤细胞；NKT 细胞，自然杀伤 T 细胞；CD 分子，分化群分子；MHC 分子，MHC 编码的分子

第二节　医学免疫学发展史

一、医学免疫学发展经历的阶段

免疫学是在人类与传染病斗争过程中发展起来的，根据免疫学发展的特点，经历了经验免疫学时期（19世纪中叶之前）、经典免疫学时期（19世纪中叶至20世纪中叶）、近现代免疫学时期（20世纪中叶至今）。

1. 经验免疫学时期 人类观察到传染病患者在痊愈之后可以抵抗该种传染病再次侵袭，我国古代医学家将此现象称为"以毒攻毒"，由此开始尝试通过人工轻度感染某种传染病以获得对该种传染病的抵抗力。现存最早的文字记录见于东晋医学家葛洪所著的《肘后备急方》，记载了"取狂犬脑敷之，后不复发"的防治狂犬病的方法，可以说，这是我国古代医学家在国际上第一次进行了"预防接种"的实践。16～17世纪我国应用人痘法（variolation）预防天花，并在随后的时间中不断进行完善，是我国传统医学对人类的伟大贡献（图1-4A）。乾隆钦定的《御纂医宗金鉴》专门设《幼科种痘心法要旨》章节指导种人痘。1689年，俄国人来中国学习痘医（包括人痘接种及治痘疗疱），由此人痘疫苗接种法传入俄国，后依次传入土耳其、日本等国家。1717年，在土耳其见识过人痘法的英国驻土耳其大使夫人玛丽·蒙塔古（Mary Montagu），把人痘接种正式介绍给英国皇室，经过英国科学界验证后，在英国及其北美殖民地大力推广，从此英国也开始大面积推广人痘接种。直到18世纪末，英国医生爱德华·詹纳（Edward Jenner）首先观察到挤奶女工即使在不接种人痘疫苗的情况下，只要感染了牛痘就不易患天花，然后进行了人体试验证实接种牛痘疫苗可以预防天花，称为"vaccination"（拉丁文"vacca"是牛的意思），并于1798年发表了相关的论文，为全球消灭天花奠定了基础（图1-4B）。接种牛痘疫苗预防天花是具有划时代意义的伟大发明，开创了人工主动免疫先河。尽管最终灭绝天花的是牛痘疫苗，但其借鉴了人痘法在痘苗制备、接种、保存及运输过程中经验。这一时期人们仅仅认识到感染某种传染病或接种牛痘疫苗等能够获得抵抗该传染病的能力，严格讲这个时期主要是免疫概念的初步形成。直到19世纪中叶利用显微镜发现了病原菌，人们才认识了其科学性，从此免疫学进入经典免疫学时期。

2. 经典免疫学时期　19世纪中叶德国细菌学家罗伯特·科赫（Robert Koch）发现了结核分枝杆菌，提出了病原菌致病概念，并发现将减毒的病原菌接种动物，可预防有毒力的病原体感染所引起的疾病。法国微生物学家路易·巴斯德（Louis Pasteur）等和德国细菌学家罗伯特·科赫在创立了细菌分离培养技术的基础上，先后发现了多种病原菌，通过系统地科学研究，利用物理、化学以及生物学方法获得了减毒菌疫苗，并将其用于疾病的预防和治疗，极大地促进了疫苗研制和使用。路易·巴斯德以高温培养法制备了炭疽疫苗，用狂犬病毒在家兔体内经连续传代制备了狂犬病疫苗。1897年，英国微生物学家阿尔姆罗思·爱德华·赖特（Almroth Edward Wright）发明了热灭活伤寒杆菌，制备灭活疫苗预防伤寒的办法。这些疫苗的发明为疫苗的发展开辟了新局面。

19世纪末俄国学者埃利·梅契尼科夫（Eile Metchnikoff）发现细胞吞噬作用，提出细胞免疫理论。德国学者埃米尔·阿道夫·冯·贝林（Emil Adolf von Behring）和日本学者北里柴三郎用白喉外毒素免疫动物时发现，在被免疫的动物血清中含有能中和外毒素的物质，该物质被称为抗毒素，从而研制出白喉抗毒素，开创了人工被动免疫的先河。为此，埃米尔·阿道夫·冯·贝林于1901年获得诺贝尔生理学或医学奖。随后人们相继发现了溶菌素、凝集素、沉淀素等能与细菌或细胞特异性反应物质，统称为抗体，而将能引起抗体产生的物质称为抗原，从而确立了抗原和抗体的概念。比利时学者朱尔斯·博尔代（Jules Bordet）发现了补体及其与抗体协同产生的溶菌作用，上述发现均支持了体液免疫理论。此阶段，免疫化学研究获得重要

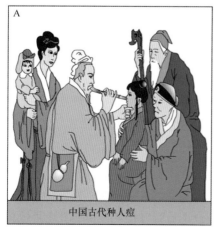

中国古代种人痘

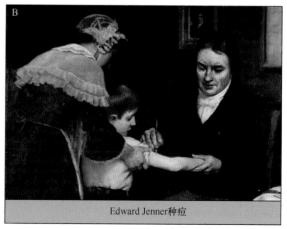

Edward Jenner种痘

图 1-4　种痘

突破，至 20 世纪初相继建立了经典的血清学技术，如德拉姆（Durham）等建立了特异性凝集试验、克劳斯（Kraus）发现了沉淀反应、朱尔·博尔代等建立了补体结合试验、卡尔·兰德施泰纳（Karl Landsteiner）建立了检测 ABO 血型的凝集试验等。这一阶段获得了对多种基本免疫学现象本质的初步认识，为随后对天然免疫耐受的认识和人工免疫耐受的诱导以及克隆选择学说的建立奠定了基础。

在 20 世纪初，中国现代医学先驱，中国卫生防疫、检疫事业创始人伍连德为抗击我国东北鼠疫做出了重大贡献，他亲手实施了中国医学史上第一例病理解剖，在世界上第一个提出"肺鼠疫"概念，并让中国人第一次用口罩（被称为"伍氏口罩"）预防传染病。

3. 近现代免疫学时期 人们对抗体产生机制提出了不同的学说：德国科学家埃利希（Ehrlich）在 1900 年提出了抗体生成的侧链理论（side chain theory），也是受体学说的首创者；随后 20 世纪 40 年代化学家鲍林（Pauling）等提出了指令学说，又称模板学说（template theory）；20 世纪 50 年代尼尔斯·杰尼（Niels Jerne）等提出了自然选择学说。这些学说从不同的侧面解释了抗体形成的机制，为后续免疫学研究提供了借鉴。20 世纪 50 年代澳大利亚免疫学家伯内特（Burnet）以生物学及分子遗传学的发展为基础，提出了克隆选择学说（clonal selection theory），这一学说的基本观点是将机体的免疫现象建立在生物学的基础上，该学说发展了侧链理论，修正了尼尔斯·杰尼等的自然选择学说，不仅阐明了抗体产生机制，同时对许多重要免疫生物学现象都做了解答，如对抗原的识别、免疫记忆的形成、自身耐受的建立以及自身免疫的发生等现象。克隆选择学说为免疫学发展奠定了理论基础，并开启了现代免疫学新阶段，使免疫学研究取得快速进展与巨大成就。

二、免疫学研究进展与成就概述

1. 免疫化学 由于抗体、补体的发现以及抗原、抗体和补体概念的提出，人们开始研究其理化性质，并探讨抗原-抗体反应特异性的化学基础，逐渐形成免疫化学研究领域。20 世纪初，应用偶氮蛋白的人工结合抗原研究抗原-抗体反应特异性，发现抗原分子的某些特殊化学基团（即抗原决定簇）决定了抗原特异性。其后发现抗体主要存在于血清的 γ-球蛋白组分中，并证明了抗体的结构为四肽链结构，借二硫键连接在一起，并发现抗体分子氨基端可变区是与抗原特异性结合的部位。20 世纪 60 年代初将抗体统一命名为免疫球蛋白。由于在抗体结构研究中做出的突出贡献，1972 年杰拉尔德·埃德尔曼（Gerald Edelman）与罗德尼·波特（Rodney Porter）共同获得了诺贝尔生理学或医学奖。随着分子生物学技术的发展，补体、细胞因子、免疫细胞内的信号转导分子、细胞膜分子、免疫球蛋白、T 细胞受体以及 MHC（主要组织相容性复合体）分子等的基因结构、功能及其表达机制随后被逐步揭示。免疫化学的进展奠定了现代免疫学研究的基础。

2. 细胞免疫学 细胞免疫学的发展是揭示免疫学本质的物质基础。20 世纪 60 年代，研究人员相继发现胸腺的免疫功能和淋巴细胞在周围淋巴组织的分布与定位，证实所有免疫细胞来源于骨髓多能造血干细胞，从而揭示了机体内存在完整的免疫系统，证实了淋巴系统在免疫应答中的主导地位。随后借助单克隆抗体技术，免疫学家进一步鉴定免疫细胞表达的特征性标志，康托尔（Cantor）和雷赫尔兹（Reiherz）等提出了 T 细胞和 B 细胞亚群概念。近年来依据细胞表型和功能特征，发现了淋巴细胞是功能多样的细胞群体，并深入研究了各种淋巴细胞的性状及其功能，从而揭示了辅助性 T 细胞（即 Th 细胞，含 Th1、Th2、Tfh 和 Th17 细胞等）、调节性 T 细胞、细胞毒性 T 细胞（cytotoxic T lymphocyte，CTL）以及 B 细胞介导的体液免疫在生理性与病理性免疫应答中的作用。

近 20 年来人类对淋巴细胞分化、发育和死亡方式的微环境及其信号转导、淋巴细胞类别及其亚群、免疫细胞识别与活化机制、以树突状细胞为代表的抗原提呈细胞、固有淋巴样细胞及其生物学特征等开展了深入研究。

3. 分子免疫学与免疫识别 1942 年蔡斯（Chase）等发现结核菌素反应是由致敏细胞引起的，从而证实体内存在特异性体液免疫和特异性细胞免疫。至 20 世纪 70 年代，克拉曼（Claman）和米歇尔（Mitchell）阐明免疫应答的机制，并证明 T 细胞和 B 细胞在抗体产生中相互作用。发现 B 细胞表达膜型免疫球蛋白，即 B 细胞受体（BCR）既是 B 细胞特征性表面标志，又是 B 细胞识别抗原的分子基础。米奇森（Mitchison）等证明 T 细胞和 B 细胞相互协同作用的分子基础是 T 细胞和 B 细胞分别识别同一抗原分子的不同抗原表位（决定基），即 T 细胞识别 T 细胞表位，B 细胞识别 B 细胞表位。细胞免疫和体液免疫在功能上既有一定分工，又有相互协助。1983 年哈斯基斯（Haskius）等几乎同时证实了小鼠和人 T 细胞受体（TCR）是 T 细胞特征性标志，由异二聚体肽链组成，是 T 细胞识别抗原的物质基础。多尔蒂（Doherty）和辛克纳吉（Zinkernagel）证明细胞毒性 T 细胞发挥作用必须识别靶细胞抗原和 MHC 分子，这就是著名的 T 细胞双识别与 MHC 限制性学说，因此获得了 1996 年诺贝尔生理学或医学奖。

20 世纪 80 年代研究证明人的 TCR 基因与 Ig（免疫球蛋白）基因相似，均由多个基因片段组成，也存在基因重排现象，由此阐明 TCR 多样性和免疫应答特异性的遗传学基础。20 世纪 90 年代以来，对 MHC 及其产物的分子结构及其在诱导免疫细胞分化、抗原提呈、免疫调节及器官移植作用中的研究，逐渐明确了抗原提呈的主要环节及其机制，对 T 细胞的特异性识别、激活及其效应机制也有了更深入的了解。特别是对内源性抗原及外源性抗原提呈方式的研究，使人们对微生物感染中胞内菌、胞外菌感染，病毒感染以及不同类型疫苗分别诱导不同类型免疫应答的理论有了进一步的认识，并初步揭示 T/B 细胞的识别、活化、分化和效应机制。

近年来，研究证明固有免疫细胞亦可通过不同的识别机制区分"自己"和"非己"发挥免疫功能，并对固有免疫识别与免疫应答提出了模式识别理论（见第十章），以 DC（树突状细胞）为代表的抗原提呈细胞是启动适应性免疫应答的关键环节：DC 借助其表面的模式识别受体（PRR）识别某些分子模式后被激活，活化的 DC 高表达抗原肽-MHC 分子复合物（pMHC），提供 T 细胞激活的第一信号，激活的 DC 同时高表达共刺激分子，提供 T 细胞活化的第二信号，从而启动适应性免疫应答（见第十二章、第十三章）。

博伊特勒（Beutler）、霍夫曼（Hoffmann）和斯坦曼（Steinman）三位科学家在固有免疫识别与激活以及 DC 在启动特异性免疫应答中的作用等研究领域做出了突出的贡献，因而荣获 2011 年诺贝尔生理学或医学奖。

4. 免疫耐受现象及其机制　1945 年，欧文（Owen）首次报道胚胎期接触抗原发生免疫耐受的现象。他发现异卵双胎小牛的血型嵌合体，即双胎小牛不同的血型抗原彼此互相接纳，皮肤互相移植也不发生排斥反应。梅达瓦（Medawar）应用不同

的近交系小鼠证明了 Owen 的这一发现。1957 年，Burnet 根据 Owen 和 Medawar 的发现，通过自己设计的实验验证，提出了著名的抗体生成的克隆选择学说（图 1-5）。

克隆选择学说基本观点如下：①认为在胚胎期个体具有众多克隆的淋巴细胞，每一种克隆细胞均表达同一特异性受体，识别一种抗原。表达不同受体的淋巴细胞克隆识别不同的抗原。②凡在胚胎期接触自身抗原的克隆细胞可被清除或处于禁忌（克隆失能）状态；而针对外来抗原的克隆细胞得到保留。出生后，由于个体没有针对自身抗原的克隆细胞，对自身抗原不产生免疫应答，形成自身耐受。③外界抗原进入体内后，与针对外来抗原的克隆细胞抗原受体结合，致该细胞克隆活化扩增，产生大量后代细胞，合成大量具有相同特异性的抗体，并形成免疫记忆细胞。④免疫细胞可突变产生与自身抗原发生反应的细胞克隆因之可形成自身免疫反应。

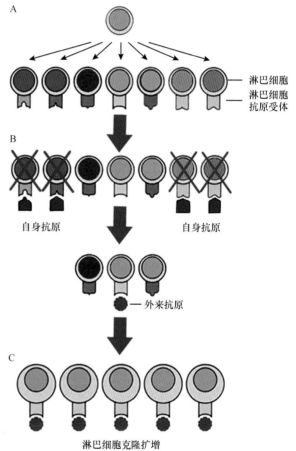

图 1-5　淋巴细胞（抗体生成的）克隆选择示意图

A. 体内存在随机形成的多样性免疫细胞克隆，每一克隆的细胞均表达同一特异性受体。B. 未成熟淋巴细胞结合自身抗原后被克隆清除，形成自身免疫耐受；抗原进入体内后→选择表达特异性受体的成熟淋巴细胞与之反应。C. 识别（并结合）外来抗原的细胞克隆扩增→产生大量后代细胞→合成大量具有相同特异性的抗体

克隆选择学说被视为免疫学发展史上一个里程碑式的成就，不仅阐明了抗体产生的机制和抗体多样性的遗传学基础，为由此衍生而来的单克隆抗体、遗传工程抗体以及新型疫苗和其他生物制剂的研制与应用奠定了基础。同时也解释了抗原识别、免疫记忆、自身耐受以及自身免疫应答等重要的免疫生物学现象。克隆选择学说的提出，极大地推动了现代免疫学的快速发展。由于发现和证实了获得性免疫耐受性，Burnet 和 Medawar 荣获了 1960 年诺贝尔生理学或医学奖。

5. 应用免疫学 免疫学理论与技术的进展，为疾病的诊断、治疗和预防提供了重要的理论指导和技术支持。

经验免疫学与经典免疫实现了人类第一次预防医学的革命，迄今，不断改进和完善的疫苗使多种烈性传染病得以有效控制或消灭。世界卫生组织于 1980 年正式宣布在全世界范围内消灭天花，这是人类首次借助免疫干预手段成功控制的烈性传染病，是现代医学最辉煌的成就之一。通过疫苗接种可以预防很多传染病的发生，从而有效控制其大规模流行。将来，新型疫苗的应用有望进一步控制艾滋病、埃博拉出血热和新型冠状病毒肺炎（2022年 12 月 26 日国家卫生健康委员会将其更名为新型冠状病毒感染）等传染病的流行。

20 世纪 80 年代以来陆续发现一系列主要由各类免疫细胞产生的多肽分子，即细胞因子。通过深入研究其生物学特征，已证实细胞因子具有广泛的生理功能，参与多种疾病的发生和发展，也可用于临床治疗，从而促进了免疫生物治疗的发展。

近年来各种新的免疫学技术的建立和发展，如分子免疫学技术、血清学技术和免疫标记技术、细胞融合技术与 T 细胞克隆技术、细胞分离技术和显微观察、分析技术、MHC-抗原肽四聚体技术等为分析特定细胞群或单一细胞的生物学特征以及临床疾病的免疫学诊断提供了工具。

基于遗传工程抗体的靶向治疗、基因工程细胞因子、免疫检测点治疗和其他肽类分子等均已开始在临床得到应用；借助不断改善的细胞培养技术，包括造血干细胞、DC 以及某些基因工程改造型效应细胞（如嵌合抗原受体 T 细胞，即 CAR-T 细胞）在内的细胞疗法已用于治疗多种血液病及肿瘤。

自德国学者贝林（Behring）1901 年获得诺贝尔生理学或医学奖至今，已有 30 多位免疫学家获得诺贝尔生理学或医学奖（附表 1-1）。

中国的"疫苗之父"汤飞凡教授胸怀报国之心，成功大幅降低中国人沙眼的发病率，他研发了中国第一支 5 万单位的青霉素、第一支狂犬病疫苗、第一支白喉疫苗、第一支牛痘疫苗，他也是拿自己身体做实验的中国第一代医学病毒学家、中国微生物科学的奠基者，是享有世界声誉的微生物学家。他因此被誉为"东方巴斯德"，世界"沙眼衣原体之父"。

"中国脊髓灰质炎疫苗"之父顾方舟教授自20 世纪 50 年代即开始致力于脊髓灰质炎的研究，1958 年他首次在我国分离出脊髓灰质炎病毒，并发现我国脊髓灰质炎流行以 I 型为主，II、III 型为辅。这一发现为免疫方案的制定提供了科学依据。1962 年他独立研制成功可在室温保存 7 天的糖丸减毒活疫苗，糖丸减毒活疫苗的研制成功为在我国农村推行大规模计划免疫进而消灭脊髓灰质炎提供了有力武器。他根据我国国情和流行特点，提出了免疫方案和免疫策略。1964 年以来，在全国数以亿计的儿童中广泛使用了糖丸活疫苗，使脊髓灰质炎发病率大幅度下降，使数十万儿童免于致残，为我国消灭脊髓灰质炎作出了巨大的贡献，是中国组织培养口服活疫苗开拓者之一，被称为"糖丸爷爷"的科学家。2019 年 9 月 29 日，顾方舟被授予"人民科学家"国家荣誉称号。

第三节 免疫学在生物医学中的重要地位

一、免疫学与医学

现代免疫学发展迅速，已逐渐形成诸多分支学科和交叉学科，如免疫生物学（结构生物学、免疫基因组学、免疫蛋白质组学、计算免疫学、模拟免疫学）、免疫病理学、免疫遗传学、免疫药理学、免疫毒理学、神经免疫学、肿瘤免疫学、移植免疫学、生殖免疫学、老年免疫学、感染免疫学、临床免疫学等，从而极大促进了现代医学发展。免疫学理论涵盖面极广，几乎涉及基础医学和临床医学的各个学科。在基础医学领域，免疫学与细胞生物学、分子生物学、医学遗传学、生物化学、胚胎发育学、病原生物学等学科互相促进。尤其在临床医学领域，因为许多传统的免疫学相关疾病的免疫学发病机制不断被阐明，为深入认识和研究临床免疫学相关疾病提供了新的诊断和防治方法。故免疫学

附表 1-1

研究进展成为医学各学科的重要理论基础。医学免疫学已被列为医学本科生必修的主干课程,也是医学各专业研究生最重要的选修课程之一。

1. 现代免疫学理论与临床医学　现代免疫学理论指导和促进临床医学研究。

(1)超敏反应与自身免疫病:阐明免疫应答及免疫耐受的机制以及遗传因素对免疫应答的调控,有助于探讨超敏反应与自身免疫病的发生机制,并为临床上采取特异性干预措施治疗超敏反应与自身免疫病提供重要线索(见第十八章、第十九章)。

(2)传染病:新的传染病在人群中传播,甚至威胁人类的生存。例如 HIV(人类免疫缺陷病毒)传播导致艾滋病流行,成为人类遭遇的一场劫难;埃博拉病毒和朊粒感染(导致疯牛病)以及新发现的病毒感染(如新型冠状病毒感染)对人类健康造成新的威胁。此外,由于病原体变异或环境因素的改变,某些已被有效控制的传染性疾病又“死灰复燃”(如结核病),重新成为棘手的公共卫生问题。阐明上述传染性疾病发病机制并探讨其防治措施对免疫学理论和应用提出了新的挑战(见第二十章、二十一章)。

(3)器官移植:免疫遗传学研究的进展对移植排斥反应的发生机制有了新的认识,并使组织配型技术成为临床上选择供体的重要手段。免疫耐受机制逐渐被阐明,为通过人工诱导耐受延长移植物存活期展示了前景(见第二十二章)。

(4)肿瘤免疫:随着分子生物学与分子免疫学理论与技术的发展,不断发现新的肿瘤抗原,这些分子生物学和分子免疫学进展深入阐明了机体的抗瘤免疫效应机制,开拓了肿瘤生物治疗的全新前景。通过探讨诸多基本免疫学现象的分子机制,为揭示肿瘤逃避机体免疫攻击的本质提供了重要依据(见第二十三章)。

2. 应用免疫学与医学

(1)免疫学诊断:抗原-抗体反应的最大特点是其具有高度特异性。免疫学技术和制剂在临床诊断中得到广泛应用,免疫学诊断和免疫学检测已成为临床医学的重要手段和指标(见第二十四章)。

(2)免疫学治疗:以抗体为基础的靶向治疗、细胞因子治疗、负载抗原的 DC 主动免疫治疗、免疫细胞过继治疗、CAR-T 细胞治疗、免疫相关分子的基因治疗、分子疫苗等均已在动物实验和临床应用中获得肯定疗效,从而为防治许多疾病展示了广阔前景(见第二十五章)。

(3)免疫学预防:免疫学起源于人类与传染性疾病的斗争。对于防治某些新的烈性传染病,其根本措施仍有赖于研制高效疫苗(见第二十六章)。

3. 免疫学与医学教育　医学免疫学探讨免疫相关疾病和病理过程的发生机制及免疫学理论和技术在疾病预防、诊断和治疗中的应用。因此,免疫学在医学教育中占有极其重要的地位。

二、免疫学与生物学

1. 免疫学促进了生命科学发展　作为一门新兴的交叉学科,为阐明生命活动的本质提供了重要线索。免疫学新技术的建立与试剂的研发,为生命科学研究提供了有力手段和工具。现代生命科学的进展在相当程度上有赖于免疫学新技术的建立、应用和推广。

2. 免疫学促进了生物技术及相关产业发展　现代免疫学推动了生物高新技术产业发展,如借助细胞工程制备单克隆抗体;借助基因工程制备遗传工程抗体、细胞因子、细胞膜分子、基因工程改造型免疫细胞及其他免疫调节药物。这些新型药物可有效调节机体免疫功能,且副作用较小,具有传统药物不可替代的治疗作用。

3. 现代生物学进展促进了免疫学发展　现代细胞生物学、分子生物学和分子遗传学等学科的研究进展,在分子和基因水平阐明了免疫学基本现象的本质。例如:人类基因组计划取得突破性成果,为探寻免疫相关疾病的易感基因、发现新的免疫分子并研究其功能等奠定了基础;胚胎学和干细胞生物学日新月异的研究进展,不仅有助于深入研究免疫细胞的起源、分化和功能调控,也为器官移植学和移植免疫学实践展示了全新前景;细胞周期研究进展为阐明免疫细胞的生物学特征及其调控奠定了基础;不同细胞死亡方式与细胞自噬现象及其机制的研究进展,为探讨诸多免疫学现象的本质提供了重要线索。

基因打靶、mRNA(信使核糖核酸,即信使 RNA)和 miRNA(小分子核糖核酸,即微 RNA)技术可用于分析免疫分子或胞内信息分子的生物学特征。由于大规模 DNA(脱氧核糖核酸)测序、单细胞测序与转录组、多种基因分析技术和 DNA 芯片等技术的建立,及其检测灵敏度和分辨率的不断提高,从而有可能进行快速、高通量的免疫相关基因分析。聚合酶链反应及其层出不穷的衍生技术,更为分子免疫学研究提供了有效手段。

借助基因工程与蛋白质工程技术，使得有可能按人们的意愿获得各种免疫分子或其融合蛋白，并被广泛应用于免疫学研究领域。有赖于蛋白质纯化技术的不断完善，可获得稳定的蛋白质晶体，用于分析免疫分子的三维结构。氨基酸多肽合成技术可用于分析多肽分子间细微的结构差异及其生物学功能的改变，并指导新型疫苗和药物设计。双向凝胶电泳又称二维凝胶电泳，可用于分析复杂的蛋白质图谱，或发现新的免疫分子。微量传感器（microsensor）可用于检测蛋白质、酶、细胞内信息分子活性，并对抗体-抗原、受体-配体的结合及其亲和力进行分析。

杂交瘤技术、基因工程技术以及人源化转基因小鼠的建立为制备单克隆抗体和遗传工程抗体奠定了基础；造血/胚胎干细胞培养与定向分化技术的完善，有利于深入研究免疫细胞的分化、发育及其调控；细胞分离技术（流式细胞分选、激光捕获显微切割、免疫磁性微球等）和显微观察、分析技术（流式细胞术、激光扫描共聚焦显微镜、扫描隧道电镜、冷冻电子显微术、计算机成像与图像分析技术），以及单细胞测序相关技术平台与免疫生

物信息学的发展，为了解免疫细胞在器官或组织中的异质性提供了重要线索。

三、本教材基本轮廓

本教材分为 26 章，所涉及的内容为：医学免疫学绪论、免疫器官和组织、抗原；抗体、补体系统、细胞因子等可溶性免疫效应分子；白细胞分化抗原和黏附分子、主要组织相容性复合体（MHC）及其编码分子等表达于免疫细胞表面的重要分子；重要的免疫细胞，包括固有免疫细胞、适应性免疫细胞等；免疫应答，包括固有免疫应答、抗原提呈细胞与抗原加工及提呈、适应性免疫应答（T 细胞介导的细胞免疫应答及 B 细胞介导的体液免疫应答）、适应性免疫应答的特点及其机制、黏膜免疫、免疫调节；免疫病理，包括超敏反应、自身免疫与自身免疫病、抗感染免疫、免疫缺陷、移植免疫、肿瘤免疫等；免疫学应用，包括免疫学检测原理及临床应用、免疫治疗和免疫预防。图 1-6 为本教材所涵盖内容的基本轮廓，也可大概反映各章节之间的关联。

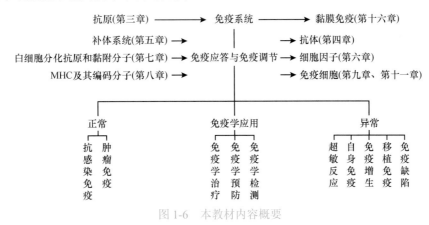

图 1-6 本教材内容概要

小 结

免疫的本质是识别"自己"和"非己"。免疫系统具有免疫防御、免疫内环境稳定和免疫监视三大功能。机体执行免疫功能的结构和成分是免疫系统，由免疫器官、免疫细胞和免疫分子组成。免疫器官分为中枢免疫器官和外周免疫器官；免疫细胞包括淋巴细胞、抗原提呈细胞、各类粒细胞及其他参与免疫应答和免疫效应细胞；免疫分子包括可溶性分子和表达在免疫细胞表面的膜分子。

免疫（应答）可分为固有免疫和适应性免疫两类。固有免疫是种群长期进化过程中逐渐形成的，是

机体抵御病原体侵袭的第一道防线；适应性免疫为个体出生后接触特定抗原而产生，仅针对该特定抗原发生特异性反应。适应性免疫具有特异性、耐受性和记忆性三大特点。免疫（应答）是把双刃剑，异常免疫应答可导致多种免疫相关疾病。

思 考 题

1. 简述免疫的基本概念和基本功能。
2. 简述固有免疫和适应性免疫的概念和作用。
3. 简述适应性免疫应答的特性。
4. 如何理解免疫是一把双刃剑？

（白慧玲　沈关心）

第二章 免疫器官和组织

免疫系统（immune system）是执行免疫功能的组织系统，是机体对抗原刺激产生应答、发挥免疫效应的物质基础。免疫系统（图2-1）遍布全身，包括免疫器官和组织、免疫细胞及免疫分子。本章重点介绍免疫器官和组织，免疫细胞及免疫分子将在后面其他章节介绍。

免疫器官和组织根据其功能可分为中枢免疫器官和外周免疫器官。

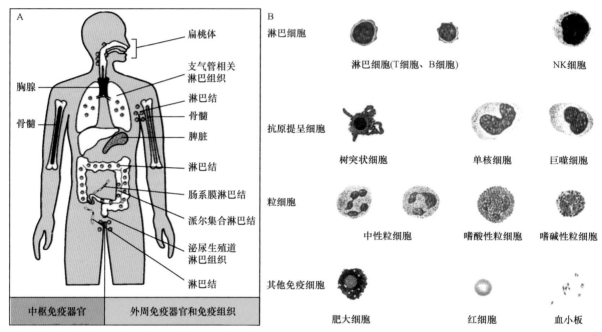

图 2-1　人体免疫系统的组成
A. 免疫器官；B. 免疫细胞

第一节　中枢免疫器官

中枢免疫器官（central immune organ）又称初级淋巴器官（primary lymphoid organ，PLO），是免疫细胞发生、发育、分化、成熟的场所，对外周免疫器官的发育起主导作用。人体中枢免疫器官包括骨髓和胸腺，禽类腔上囊（法氏囊）的功能相当于骨髓。

一、骨　髓

骨髓（bone marrow）是重要的中枢免疫器官，是各类造血细胞和免疫细胞发生的场所，也是B细胞分化、成熟的场所。

（一）骨髓的结构

骨髓位于骨髓腔内，分为黄骨髓和红骨髓。黄骨髓含有大量脂肪组织，没有直接造血的功能。红骨髓由血窦和造血组织构成，具有活跃的造血功能。造血组织主要由造血细胞和网状结缔组织组成。网状细胞和网状纤维构成造血组织的网络骨架，网孔中充满不同发育阶段的各种血细胞以及少量造血干细胞、巨噬细胞、脂肪细胞和间充质细胞等。骨髓中的造血干细胞（hematopoietic stem cell，HSC）具有自我更新和分化成不同谱系血细胞的能力，故被称为多能造血干细胞（multiple hematopoietic stem cell）。造血细胞赖以生长、发育的内环境为造血诱导微环境（hematopoietic inductive microenvironment，HIM），包括骨髓神经成分、微血管系统及纤维、基质以及各类基质细胞组成的结缔组织成分。基质细胞是造血诱导微环境中的核心成分，包括成纤维细胞、网状细胞、巨噬细胞和血窦内皮细胞等。骨髓基质细胞不仅起支持作用，并且分泌多种造血生长因子，如白细胞介素（IL）-3、IL-4、IL-6、IL-7、脑脊液（CSF）、干细胞因子（SCF）等，调节造血细胞的增殖与分化。

（二）骨髓的功能

1. 各类血细胞和免疫细胞发生的场所 在骨髓微环境中，HSC 首先分化为定向干细胞（committed stem cell，CSC），包括早期髓样祖细胞（early myeloid progenitor）和淋系共同祖细胞（common lymphoid progenitor，CLP）。早期髓样祖细胞最终分化成熟为粒细胞、单核细胞、红细胞和血小板等；淋系共同祖细胞首先分化为浆细胞样 DC、祖 T 细胞（pro-T cell）、祖 B 细胞（pro-B cell）、自然杀伤（NK）祖细胞和固有淋巴样细胞（ILC）共同祖细胞，进一步分别在骨髓和胸腺分化为 B 淋巴细胞（简称 B 细胞）、自然杀伤细胞（NK 细胞）、ILC 和 T 淋巴细胞（简称 T 细胞）。树突状细胞可来自早期髓样祖细胞和淋系共同祖细胞（图 2-2）。

2. B 细胞分化成熟的场所 在骨髓造血微环境中，祖 B 细胞在骨髓内继续分化为成熟的 B 细胞。与 T 细胞在胸腺中分化的过程类似，B 细胞在骨髓中也经历选择性发育，并发生表型改变。成熟的 B 细胞进入血液循环，最终也定居在外周免疫器官。

3. 再次体液免疫应答中抗体产生的主要场所 初次应答所产生的记忆 B 细胞定居于外周免疫器官，其接受相同抗原刺激后被激活，分化为浆细胞，后者经淋巴液和血液进入骨髓，并在骨髓中持续产生大量抗体并释放至血液循环，是血清抗体的主要来源。骨髓是产生免疫细胞的中枢免疫器官，其参与了再次体液免疫应答，具有外周免疫器官的部分功能。

二、胸 腺

胸腺（thymus）的大小和结构随年龄不同而有明显差别。新生儿期胸腺重量为 15～20g，其后逐渐增大，青春期可达 30～40g，其后随年龄增长而逐渐萎缩退化，老年期胸腺明显缩小，大部分被脂肪组织取代。胸腺是 T 细胞分化、成熟的场所，其功能状态直接决定机体细胞免疫功能，并间接影响体液免疫功能。

（一）胸腺的结构

胸腺位于胸骨后，心脏上方。胸腺表面有结缔组织被膜伸入胸腺实质，将实质分隔成若干胸腺小叶，主要包括胸腺基质细胞（thymus stromal cell，TSC）和胸腺细胞（thymocyte）两类。① TSC：主要是胸腺上皮细胞、巨噬细胞（macrophage，Mφ）和 DC 及成纤维细胞等。TSC 互相连接成网，并表达多种表面分子和分泌多种胸腺激素，从而构成重要的胸腺内环境。②胸腺细胞：是由骨髓产生、经血液循环进入胸腺的前 T 细胞，其在胸腺内逐渐分化为成熟的 T 细胞。胸腺小叶外层为皮质，内层为髓质（图 2-3）。

1. 皮质 胸腺皮质分为浅皮质区和深皮质区。皮质内 85%～90% 的细胞为胸腺细胞，主要是未成熟的 T 细胞，还含有胸腺上皮细胞（thymus epithelial cell，TEC）和 Mφ 等。皮质内毛细血管及

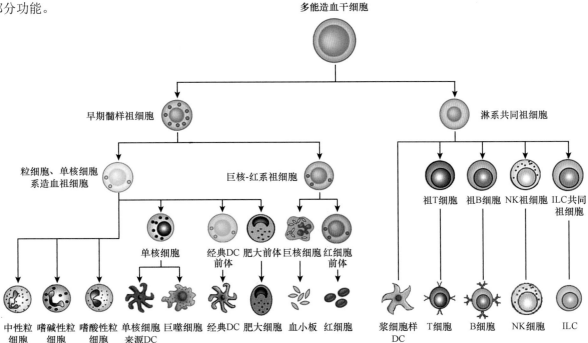

图 2-2 造血干细胞的分化

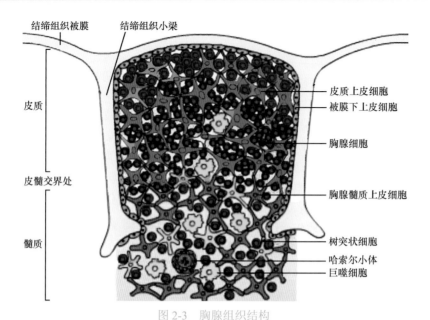

图 2-3　胸腺组织结构
结缔组织构成小梁，将胸腺分隔为多个小叶

其周围结构具有屏障作用，可阻止血液中大分子物质进入胸腺，此为血-胸腺屏障（blood-thymus barrier）。深皮质区内主要为体积较小的皮质胸腺细胞。

2. 髓质 髓质内含有大量胸腺髓质上皮细胞，还有较成熟的胸腺细胞、Mφ 和树突状细胞（dendritic cell，DC），分布比较疏散。髓质内常见胸腺小体（thymic corpuscle），又称哈索尔小体，由数层上皮网状细胞以同心圆排列，构成椭圆形或不规则形嗜酸性小体，小体中央呈玻璃样变，是胸腺结构的重要特征。

（二）胸腺微环境

胸腺微环境（thymic microenvironment）主要由 TSC、细胞外基质（extracellular matrix）及局部活性物质组成，在胸腺细胞分化的不同环节发挥重要作用。胸腺上皮细胞是胸腺微环境的最重要组分，其参与胸腺细胞分化的机制为：①分泌胸腺素（thymosin）、胸腺刺激素（thymostimulin）、胸腺体液因子（thymus humoral factor）、胸腺生成素（thymopoietin，TP）、血清胸腺因子（serum thymic factor）等胸腺激素，参与胸腺细胞增殖、分化和发育。②产生多种细胞因子，通过与胸腺细胞表面相应受体结合，调节胸腺细胞发育和细胞间相互作用。③上皮细胞与胸腺细胞通过二者表面不同分子对（如黏附分子及其配体、细胞因子及其受体、抗原肽-MHC 分子复合物与 TCR）的结合而发生相互作用。

（三）胸腺的功能

1. T 细胞分化、发育、成熟的场所 T 细胞前体从骨髓迁入到胸腺，成为胸腺细胞。在胸腺微环境中，经过 T 细胞阳性选择和阴性选择，大部分胸腺细胞凋亡，只有少部分胸腺细胞获得主要组织相容性复合体（major histocompatibility complex，MHC）限制性和自身抗原免疫耐受，发育成熟为初始 T 细胞，进入血液循环，到达外周免疫器官（见第十一章）。

2. 免疫调节作用 胸腺基质细胞产生多种肽类激素，不仅促进胸腺细胞分化、成熟，也参与调节外周成熟 T 细胞。

3. 自身耐受的建立与维持 胸腺决定着对自身耐受的建立与维持。T 细胞在胸腺中发育，通过 T 细胞受体（T cell receptor，TCR）与胸腺基质细胞表达的自身抗原肽-MHC 分子复合物结合，引发阴性选择，启动凋亡程序，剔除对自身反应的 T 细胞，建立了自身免疫耐受。如果胸腺基质细胞缺陷，阴性选择机制出现障碍，就容易引起自身免疫病（见第十九章）。

第二节　外周免疫器官

外周免疫器官（peripheral immune organ）又称次级淋巴器官（secondary lymphoid organ，SLO），包括淋巴结、脾脏和黏膜免疫系统等，是成熟 T 细胞、B 细胞等免疫细胞定居并产生免疫应答的场所。

一、淋 巴 结

淋巴结（lymphnode）是被膜包囊物，广泛分布于全身非黏膜部位的淋巴通道上，接受和过滤来自外周组织间隙液和淋巴液中的抗原和细胞。

（一）淋巴结的结构

1. 浅皮质区 又称非胸腺依赖区（thymus independent area），是 B 细胞定居的场所，该区包含未受抗原刺激的初级淋巴滤泡（primary lymphoid follicle）和受抗原刺激的次级淋巴滤泡（secondary lymphoid follicle）。初级淋巴滤泡又称淋巴小结（lymphoid nodule），无生发中心，主要为静止的成熟 B 细胞；次级淋巴滤泡内出现生发中心，含大量增殖分化的 B 细胞，可向内转移至淋巴结中心的髓质，分化为浆细胞，产生抗体。

2. 深皮质区 即副皮质区，又称胸腺依赖区（thymus dependent area），是 T 细胞定居的场所，位于浅皮质区和髓质之间。深皮质区含有高表达 MHC Ⅱ类分子的 DC，是专职性抗原提呈细胞。深皮质区有由内皮细胞组成的非连续状毛细血管后微静脉，又称为高内皮细胞小静脉（high endothelial venule，HEV），HEV 是淋巴组织中的一种特殊小静脉，是连接淋巴循环和血液循环的通道，淋巴细胞通过 HEV 可以从血液迁移至淋巴组织。

3. 髓质 由髓索和髓窦组成。髓索内含 B 细胞、T 细胞、浆细胞、肥大细胞及 Mφ，髓窦主要含 Mφ，有较强的滤过作用（图 2-4）。

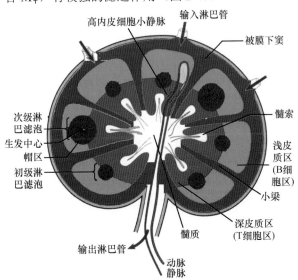

图 2-4 淋巴结组织结构

淋巴结可分为浅皮质区（B 细胞区）、深皮质区（T 细胞区）和髓质三个区

（二）淋巴结的功能

1. T 细胞、B 细胞定居的场所 淋巴结是 T 细胞和 B 细胞定居的主要部位。T 细胞约占淋巴结内淋巴细胞总数的 75%，B 细胞约占 25%。

2. 免疫应答发生的场所 抗原提呈细胞携带所摄取的抗原进入淋巴结，将已被加工、处理的抗原提呈给 T 细胞，使其活化、增殖、分化为效应 T 细胞，发挥免疫效应。

3. 参与淋巴细胞再循环 淋巴细胞在淋巴液、血液、淋巴器官和组织间反复循环的过程称为淋巴细胞再循环。淋巴结深皮质区的 HEV 在淋巴细胞再循环中发挥重要作用。T 细胞和 B 细胞随血流穿过 HEV，分别进入浅皮质区和深皮质区，再迁移至髓窦，经过输出淋巴管汇入到胸导管，最终经左锁骨下静脉返回血液循环。淋巴细胞再循环使淋巴细胞有更多的机会与抗原和抗原提呈细胞接触，增强机体的免疫功能。

4. 过滤作用 侵入机体的病原微生物、毒素或其他有害异物，通常随淋巴液进入局部淋巴结。淋巴液在淋巴窦中缓慢移动，有利于窦内 Mφ 吞噬、清除抗原性异物，发挥过滤、净化淋巴液的作用。

二、脾 脏

脾脏（spleen）是人体胚胎 3 ～ 7 个月时的主要造血器官之一，随后骨髓发挥造血功能，并持续终生，脾脏则演变成为人体最大的外周免疫器官。

（一）脾脏的结构

脾脏在结构上不与淋巴管道相连，外层为结缔组织被膜，向内延伸形成若干小梁，起支持作用，脾脏实质分为白髓和红髓（图 2-5）。

1. 白髓 白髓由密集的淋巴细胞构成，脾脏动脉入脾后，分支成为小梁动脉，小梁动脉继续分支进入脾脏实质，称为中央动脉。中央动脉周围淋巴鞘为 T 细胞区，由大量 T 细胞、少量 Mφ 及 DC 组成。鞘内淋巴滤泡又称脾小体（splenic corpuscle），为 B 细胞的居住区，内含大量 B 细胞及少量 Mφ 和滤泡树突状细胞（follicular dendritic cell，FDC）。

2. 红髓 分布于白髓周围，由脾索和脾血窦（splenic sinusoid）组成。脾索为索条状组织，主要含 B 细胞，也有 Mφ 和 DC。脾索之间为脾血窦，内为循环的血液，脾血窦汇入小梁静脉，在脾门汇合为脾静脉出脾脏。

3. 边缘区（marginal zone） 位于白髓与红髓交界处，内含 T 细胞、B 细胞和较多的 Mφ。中央动脉的侧支末端在此处膨大形成边缘窦（marginal sinus），边缘窦与内皮细胞之间存在间隙，是血液及淋巴细胞进出的重要通道。

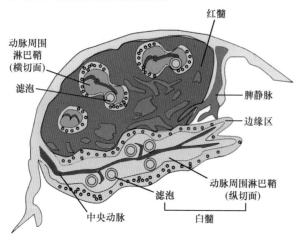

图 2-5 脾脏的结构
脾脏分为白髓、红髓和边缘区三个部分

（二）脾脏的功能

1. **免疫细胞定居的场所** 脾脏是各种成熟淋巴细胞定居的场所，B 细胞约占脾脏淋巴细胞总数的 60%，T 细胞约占 40%。

2. **T 细胞、B 细胞发生免疫应答的场所** 脾脏内的 T 细胞、B 细胞接受抗原刺激，发生免疫应答。作为重要的外周免疫器官之一，脾脏主要对血源性抗原产生免疫应答。

3. **生物合成作用** 脾脏可以合成并分泌补体和细胞因子（IL-2、IL-12）等重要的生物活性物质。

4. **过滤作用** 脾脏可以清除血液中的病原体、衰老、死亡的血细胞，免疫复合物，以及其他异物，发挥过滤作用，使血液得到净化。

三、黏膜免疫系统

黏膜免疫系统（mucosal immune system，MIS）亦称黏膜相关淋巴组织（mucosal-associated lymphoid tissue，MALT），主要指呼吸道、消化道及泌尿生殖道黏膜固有层和上皮细胞下散在的无被膜淋巴组织以及某些带有生发中心的、器官化的淋巴组织，如扁桃体、小肠的派尔集合淋巴结（Peyer patch，PP）、阑尾等。

人体黏膜表面积约 400m²，是阻止病原微生物等入侵机体的主要物理屏障，机体近 50% 的淋巴组织存在于黏膜系统，故 MALT 被视为执行局部特异性免疫功能的主要部位（见第十六章）。

近年来研究发现包括肿瘤在内的慢性炎症发生部位附近产生的淋巴细胞聚集结构，在细胞组成成分上与次级淋巴器官（SLO）类似，均包括适应性淋巴细胞、浆细胞、颗粒细胞（GC）、DC、FDC、基质细胞、HEV 和淋巴管，称为三级淋巴结构（tertiary lymphoid structure，TLS）。根据细胞聚集区域，TLS 可进一步划分为 T 细胞区、B 细胞区和 HEV。T 细胞区具有 CD3⁺T 细胞和成熟的 DC 簇的特征；B 细胞区由活跃的 GC 组成；HEV 表达外周淋巴结血管地址素（peripheral lymphonode vascular addressin，PNAd），具有募集血液中淋巴细胞的功能。TLS 与 SLO 的区别在于 TLS 缺乏完整的细胞周围包绕结构。TLS 是在非淋巴组织中形成的淋巴组织结构，其形成、组成、结构和功能可能受到位置和特定炎症刺激的调节，因而在不同组织和疾病中表达不同的特性。分析 TLS 密度、成熟度和位置对评估患者预后具有重要意义。

第三节 淋巴细胞归巢与再循环

一、淋巴细胞归巢

淋巴细胞归巢（lymphocyte homing）是指淋巴细胞在中枢免疫器官发育成熟后，趋向性迁移并定居于外周免疫器官的特定区域或特定组织的过程。淋巴细胞表面有不同的黏附分子，又称为归巢受体（homing receptor），外周免疫器官特定区域的黏附分子，又称为地址素（addressin），淋巴细胞归巢的机制是归巢受体与地址素相互作用。运行至外周免疫器官或组织中的淋巴细胞，通过其归巢受体与 HEV 表面相应的地址素结合，促使淋巴细胞黏附于 HEV，继而迁移至血管外。HEV 可以沟通血液循环和淋巴循环，在淋巴细胞归巢和再循环过程中发挥重要的作用。

二、淋巴细胞再循环

淋巴细胞再循环（lymphocyte recirculation）是指淋巴细胞在血液、淋巴液、淋巴器官和组织间的反复循环的过程。定居于外周免疫器官的淋巴细胞，可以随着淋巴液，由一个淋巴器官和组织迁移到另一个淋巴器官和组织，又可由输出淋巴管进入胸导管，经上腔静脉进入血液循环，再通过毛细血

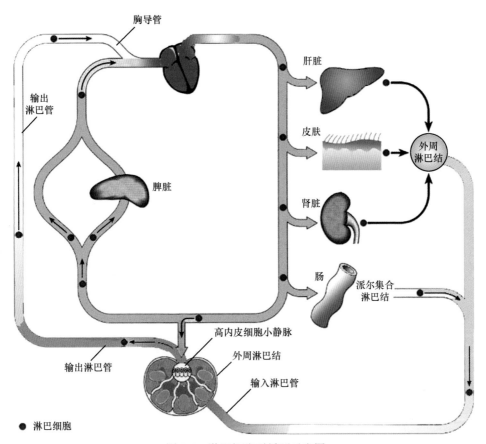

图 2-6　淋巴细胞再循环示意图

淋巴细胞周而复始地循环于血液、淋巴液、淋巴器官和组织间

管穿越 HEV，并重新分布于全身淋巴器官和组织（图 2-6）。

淋巴细胞是不均一的群体，不同亚群淋巴细胞所表达归巢受体各异，不同组织 HEV 表达的地址素也有差异，由此决定不同淋巴细胞亚类迁移和再循环有一定选择性，并分布或定居于淋巴器官和组织的不同部位。淋巴细胞再循环的生物学意义在于：①使淋巴细胞在淋巴组织和器官中分布更为合理。②淋巴组织不断从循环池中补充新的淋巴细胞，有助于增强整个机体的免疫功能。③有利于淋巴细胞与抗原和抗原提呈细胞接触。④有利于动员效应淋巴细胞迁移至炎症部位。⑤定居于外周免疫器官的记忆性细胞也参与再循环，其在全身各组织器官接触相应抗原，随后进入淋巴组织并迅速活化、增殖和分化，产生再次免疫应答。因此，淋巴细胞再循环是维持机体正常免疫应答并发挥免疫功能的必要前提。

小　结

免疫系统由免疫器官和组织、免疫细胞及免疫分子组成。免疫器官和组织可分为中枢免疫器官和外周免疫器官及组织。中枢免疫器官由骨髓和胸腺组成，是免疫细胞发生、分化、发育和成熟的场所，并对外周免疫器官的发育起主导作用。骨髓既是各种血细胞和免疫细胞的来源，也是 B 细胞分化、发育、成熟的场所。胸腺是 T 细胞分化、发育、成熟的场所，其状态直接决定机体细胞免疫功能，并间接影响体液免疫功能。外周免疫器官包括淋巴结、脾脏和黏膜免疫系统等，是成熟 T 细胞、B 细胞定居的场所，也是产生免疫应答的部位。成熟淋巴细胞可通过淋巴细胞归巢和再循环运行于全身，达到增强机体免疫应答和免疫效应的作用。

思 考 题

1. 人体的中枢免疫器官有哪些？各有何功能？

2. 试述淋巴结与脾脏在结构、功能上的异同点。

3. 淋巴细胞再循环的意义是什么？

（刘伯阳）

第三章 抗 原

抗原（antigen，Ag）指能启动、激发和诱导免疫应答的物质，可被 T/B 细胞表面特异性抗原受体（TCR/BCR）识别并结合，激活 T/B 细胞产生免疫应答产物（特异性抗体和效应淋巴细胞），并与之发生特异性反应。抗原可来自外界或自身，机体免疫细胞识别的抗原通常是蛋白质，也可以是多糖、脂类和核酸等。T 细胞和 B 细胞的抗原识别受体识别抗原的机制不同。BCR 直接识别并结合抗原，而 TCR 识别的是抗原提呈细胞表面表达的抗原肽-MHC 分子复合物。因此，抗原实质上是免疫球蛋白、BCR 可以识别的物质或者能与 MHC 分子形成复合物而被 TCR 识别的物质。

第一节 抗原的特性

一、抗原的性质

抗原具有免疫原性（immunogenicity）和反应原性（reactogenicity）。

1. 免疫原性 指抗原能被 T/B 细胞表面 TCR 或 BCR 识别并结合，刺激机体产生适应性免疫应答效应产物（抗体或活化淋巴细胞）的能力。

2. 反应原性 指抗原可与免疫应答效应产物，即抗体或活化淋巴细胞特异性结合的能力，亦称为抗原性（antigenicity）。

既可诱导特异性免疫应答又能与免疫应答效应产物特异性结合的物质叫完全抗原（complete antigen），故完全抗原同时具备免疫原性和反应原性。某些结构相对单一的小分子物质，不能诱导适应性免疫应答，但可以和免疫应答效应产物特异性结合，当其与载体蛋白或多聚赖氨酸等偶联后才可诱导特异性免疫应答。这种仅具有反应原性而无免疫原性的抗原称为半抗原（hapten）或不完全抗原（incomplete antigen）。一些小分子化合物及药物属半抗原。例如：青霉素降解产物青霉烯酸，本身无免疫原性，为半抗原，当其进入机体与组织蛋白结合后成为完全抗原，可能诱导 IgE 产生，青霉烯酸与 IgE 结合，可介导 I 型超敏反应的发生。

某些人工合成的简单有机化学分子属半抗原，无免疫原性，须与蛋白质载体偶联成为完全抗原

后才可诱导机体产生抗半抗原抗体。其机制为：B 细胞特异性识别半抗原，初步被活化；蛋白质载体含辅助性 T 细胞（Th 细胞）表位，后者被抗原提呈细胞加工、提呈后能活化 CD4$^+$Th 细胞，活化的 Th 细胞进一步活化 B 细胞，使分化成为浆细胞，进而分泌抗半抗原的抗体。由此，T-B 细胞通过载体相联系（即形成 T-B 桥联），Th 细胞借此桥联辅助激活 B 细胞。因此，在初次与再次免疫时，半抗原须结合在相同载体上，才能增强产生抗半抗原的抗体，此现象即半抗原-载体效应。实际上，半抗原与载体偶联所形成的完全抗原诱导机体所产生的抗体是多克隆抗体，可以包含能结合半抗原的抗体、能结合载体的抗体以及能结合半抗原-载体复合物的抗体等（图 3-1）。

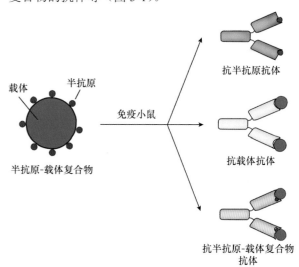

图 3-1 半抗原-载体复合物诱导机体产生多克隆抗体

二、抗原特异性

抗原特异性（antigenic specificity）是指抗原的免疫原性和反应原性都具有特异性，即一种特定抗原表位仅能激活特异性识别该抗原表位的淋巴细胞克隆，后者所产生的抗体或效应 T 细胞仅可与该抗原表位发生特异性结合。

1. 决定抗原特异性的分子结构基础 T/B 细胞识别抗原具高度特异性，其分子结构基础取决于抗原分子所含的抗原表位（epitope），亦称抗原决定簇（antigenic determinant，AD）。表位是抗原分子中决定免疫应答特异性的特殊化学基团，是抗原

与 TCR/BCR 或抗体特异性结合的最小结构与功能单位，通常由 5～18 个氨基酸残基组成，也可由多糖残基或核苷酸组成。抗原相对分子质量越大，表位的数量越多。一个蛋白质抗原分子中能与抗体结合的抗原表位总数称为抗原结合价（antigenic valence）。

天然蛋白质大分子一般含多个不同的抗原表位。大分子蛋白质抗原免疫机体后，机体同时可产生针对不同表位的特异性抗体，即多克隆抗体。因此，所谓抗原特异性，实质是指蛋白质抗原中某一特定抗原表位刺激机体产生相应效应产物，即表位特异性抗体或效应 T 细胞，而这些效应产物也仅能与该特定抗原表位发生特异性结合。

2. 抗原表位的分类　根据抗原表位氨基酸排列的空间结构特点，可将表位分为两类：①线性表位（linear epitope），由连续排列的氨基酸残基构成，又称为序列表位（sequential epitope）或连续表位（continuous epitope）。②不连续表位（discontinuous epitope），又称构象表位（conformation epitope），由不连续排列的若干氨基酸残基构成，在三维结构空间上彼此接近而形成特定构象。

T 细胞仅识别由抗原提呈细胞（antigen presenting cell，APC）处理、与 MHC 分子结合为复合物并表达于 APC 表面的线性表位，此类表位亦称 T 细胞抗原表位（图 3-2A）。T 细胞表位又可分两种：① CD8$^+$T 细胞识别的表位，含 8～10 个氨基酸，其中第 2、倒数第 1 或第 2 位氨基酸为锚着残基（anchor residue）。② CD4$^+$T 细胞识别的表位，含 12～18 个氨基酸。

BCR 或抗体识别的表位既可是线性表位，也可是构象表位（以后者居多）。B 细胞表位氨基酸长度变化较大，含 5～15 个氨基酸，可位于抗原分子表面，不需要 APC 加工、处理和提呈，即能直接激活 B 细胞（图 3-2B）。T 细胞和 B 细胞表位特点比较见表 3-1。

表 3-1　T 细胞表位与 B 细胞表位特点比较

	T 细胞表位	B 细胞表位
识别表位受体	TCR	BCR
MHC 分子参与	必须	无须
表位性质	加工提呈的线性短肽	多肽、多糖、脂多糖、有机化合物
表位大小	8～10 个氨基酸（CD8$^+$T 细胞）	5～15 个氨基酸
	12～18 个氨基酸（CD4$^+$T 细胞）	或单糖、核苷酸
表位类型	线性表位	构象表位或线性表位
表位位置	抗原分子任意部位	抗原分子表面

此外，亦可根据抗原表位引起特异性免疫应答的程度，将其分为免疫优势表位、亚优势表位和

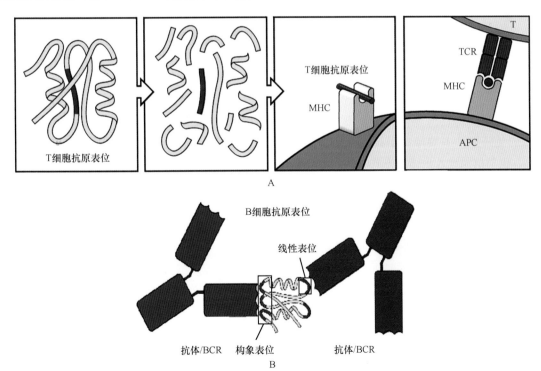

图 3-2　T 细胞抗原表位和 B 细胞抗原表位

A. 抗原分子中红色标记部分为 T 细胞抗原表位；B. 抗原分子中红色标记部分和蓝色标记部分均为 B 细胞抗原表位

隐蔽性表位；根据表位对机体的影响，可分为保护性表位、致病性表位和耐受性表位。

三、交叉反应抗原与交叉反应

不同抗原分子间所含相同或相似的抗原表位称为共同抗原表位（common epitope）。因此，某些抗原诱生的特异性抗体或活化淋巴细胞不仅可与自身抗原表位特异性结合，还可与其他抗原中相同或相似的共同抗原表位反应，此为交叉反应（cross reaction）（图3-3）。含共同抗原表位的不同抗原称为交叉反应抗原（cross reacting antigen）。交叉反应抗原的存在有助于阐明某些疾病（如链球菌感染所致风湿性心脏病等）的发病机制，也是研制疫苗需要关注的问题。

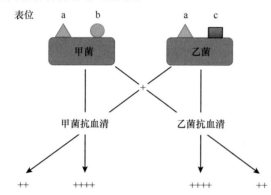

图3-3 交叉反应抗原与交叉反应

甲、乙两菌含共同B细胞表位a，由甲菌刺激机体产生了包括抗原表位a和抗原表位b的多克隆抗体，其中抗原表位a抗体可与乙菌的抗原表位a结合，发生交叉反应；同理，乙菌抗血清也可与甲菌抗原发生交叉反应

第二节 影响机体对抗原产生免疫应答的因素

抗原的免疫原性主要取决于其本身异物性和理化特性，也与抗原进入机体的方式及机体本身生物学特性有关。

一、抗原的理化性质

1. 异物性 除自身抗原外，抗原一般均为非己物质。抗原与机体间亲缘关系越远，分子结构差异越大，则异物性和免疫原性越强。例如：鸡卵蛋白对鸭是弱抗原，对哺乳动物则是强抗原；灵长类（猴或猩猩）组织成分对人是弱抗原，而对啮齿动物则多为强抗原。异物性不仅存在于不同种属间（各种病原体、动物蛋白制剂等对人的异物性较强，为强抗原），也存在于同种异体间（同种异体移植

物具有强免疫原性）。自身成分若发生改变，也可被机体视为异物，则也具有免疫原性，如精子、脑组织、眼晶状体蛋白等处于免疫豁免部位的蛋白质一旦因创伤或感染等原因被释出，与免疫活性细胞接触，也可被视为异物，诱导强免疫应答。

2. 化学性质 天然抗原多为大分子有机物。蛋白质一般是良好抗原。糖蛋白和脂蛋白均有免疫原性。脂类和哺乳动物的细胞核成分如DNA、组蛋白等通常免疫原性较弱，但组织细胞、免疫细胞和肿瘤细胞过度活化并凋亡时，其染色质、DNA和组蛋白发生化学修饰等变化，可具有较强免疫原性，诱导生成相应自身抗体。

3. 相对分子质量 抗原相对分子质量越大、结构越复杂、含抗原表位越多，则免疫原性越强。相对分子质量大于100 000的抗原为强抗原，相对分子质量小于10 000的抗原通常免疫原性较弱，甚至无免疫原性。

4. 分子结构 相对分子质量大小并非决定免疫原性的绝对因素。明胶相对分子质量为100 000，但其由直链氨基酸组成线性结构，结构简单，免疫原性很弱。明胶分子偶联2%的酪氨酸后，则免疫原性明显增强。胰岛素相对分子质量仅5700，因其序列中含芳香族氨基酸，空间构象复杂，故免疫原性较强。

5. 分子构象（molecular conformation） 某些抗原分子在天然状态下可诱生特异性抗体，但经变性改变空间构象后，由于所含构象表位改变，可失去诱生同样抗体的能力。因此，抗原分子空间构象在很大程度上影响其诱导抗体应答的免疫原性。

抗原表位中所含化学基团数目、位置和空间构象均可影响抗原表位的免疫原性和反应原性。例如：①氨苯磺酸、氨苯砷酸和氨苯甲酸在结构上相似，仅1个有机酸基团存在差异，均可诱导特异性抗体，但抗氨苯磺酸抗体仅可与氨苯磺酸高亲和力结合，对结构相似的氨苯砷酸和氨苯甲酸仅发生中等或弱反应（表3-2），表明化学基团性质可决定抗原表位特性。②即使均为氨苯磺酸，但抗间位氨苯磺酸抗体仅与间位氨苯磺酸发生强反应，对邻位氨苯磺酸和对位氨苯磺酸仅呈弱反应或无反应，表明化学基团空间位置可决定抗原表位特性（表3-3）。③抗右旋、抗左旋和抗消旋酒石酸抗体仅与相应旋光性的酒石酸发生反应，即空间构象可决定抗原表位特性。

6. 易接近性（accessibility） 指抗原表位可被

表 3-2 化学基团的性质对抗原表位抗原性的影响

半抗原	针对氨苯磺酸的免疫血清与不同半抗原反应强度
氨苯磺酸	+++
氨苯砷酸	+
氨苯甲酸	+/-

表 3-3 化学基团的位置对抗原表位抗原性的影响

半抗原	针对间位氨苯磺酸的免疫血清与不同半抗原的反应强度
间位氨苯磺酸	+++
对位氨苯磺酸	+/-
邻位氨苯磺酸	++

淋巴细胞抗原受体所接近的程度。抗原分子氨基酸残基所处侧链位置不同可影响抗原与 TCR/BCR 结合，从而影响抗原免疫原性。如图 3-4 所示，抗原 A 与抗原 B 相比，氨基酸残基在侧链的位置不同，其免疫原性各异；抗原 B 与抗原 C 相比，因侧链间距不同，导致 BCR 可接近性不同，故免疫原性各异。

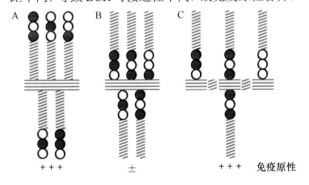

⚏ 多聚赖氨酸 ⚏ 多聚丙氨酸 ● 酪氨酸残基 ○ 谷氨酸残基

图 3-4 抗原表位易接近性影响抗原免疫原性
多聚赖氨酸和多聚丙氨酸结构简单，无免疫原性，可作为支架。酪氨酸和谷氨酸残基位于侧链最外侧，易被 TCR、BCR 接近，故该结构蛋白免疫原性强；若上述残基位于侧链内侧，由于难以被接近，故免疫原性几乎丧失；若侧链间距增大，位于内侧的酪氨酸和谷氨酸残基又具有可接近性，则免疫原性增强

7. 物理状态 一般聚合态蛋白质较其单体有更强免疫原性；颗粒性抗原免疫原性强，可溶性抗原免疫原性较弱。因此，将免疫原性弱的物质吸附于颗粒表面，可增强其免疫原性。

二、机体的生物学特性

1. 遗传因素 不同品系小鼠对同一抗原的反应性各异，提示机体对抗原的应答受遗传控制。例如：对某一抗原呈高反应的小鼠品系对其他抗原可

能呈低反应性；多糖抗原对人和小鼠具有免疫原性，对豚鼠则无。

主要组织相容性复合体多态性是调控抗原特异性免疫应答"质"和"量"的关键分子，导致不同个体对同一抗原表位的免疫应答与否及应答程度均有差异。

2. 年龄、性别与健康状态 与幼年和老年相比，青壮年机体通常可对抗原产生较强免疫应答；新生动物或婴儿对细菌多糖类抗原无应答，故易发生细菌感染；雌性个体较雄性个体产生抗体水平高，但怀孕时机体的应答能力显著降低；感染或使用免疫抑制剂能显著干扰和抑制机体对抗原的应答。

三、抗原进入机体的方式

抗原进入机体的量、途径、频率及免疫佐剂的应用和佐剂类型等均可影响机体对抗原的应答。适量抗原可诱导正性免疫应答，而剂量过低或过高则可诱导免疫耐受；皮内和皮下注射易诱导正性免疫应答，肌内注射次之，而腹腔注射和静脉注射效果差，口服则易诱导耐受；适当间隔时间注射抗原诱导强应答，注射过于频繁易诱导免疫耐受；佐剂类型可明显影响免疫应答格局，弗氏佐剂主要诱导 IgG 类抗体产生，明矾佐剂则诱导 IgE 类抗体产生。

第三节 抗原的种类及其医学意义

一、抗原的分类

抗原种类繁多，可根据不同方法分类。

（一）依据抗原诱生抗体时对 T 细胞的依赖性分类

1. 胸腺依赖性抗原（thymus dependent antigen, TD-Ag） 一般情况下，抗原刺激 B 细胞产生抗体时依赖 T 细胞辅助，此类抗原即 TD-Ag，亦称 T 细胞依赖性抗原。绝大多数蛋白质类抗原如病原微生物、血清蛋白、肿瘤细胞等均属 TD-Ag。先天性胸腺缺陷和后天性 T 细胞功能缺陷的个体，TD-Ag 诱生抗体的能力明显低下。

2. 非胸腺依赖性抗原（thymus independent antigen, TI-Ag） 抗原刺激 B 细胞产生抗体时不需要 T 细胞辅助，此类抗原即 TI-Ag，亦称非 T 细胞依赖性抗原。TI-Ag 可分为两类：① TI-1 抗原，如细菌脂多糖（lipopolysaccharide, LPS）等，既含抗原表位，又具有丝裂原性质，可通过与 B 细胞上丝裂原受体结合而非特异性激活多克隆 B 细胞。② TI-2 抗原，如肺炎球菌荚膜多糖、聚合鞭毛素等，含多个重复 B 细胞表位，通过交联 BCR 刺激成熟 B 细胞应答。对 TI-2 抗原发生应答的主要是 B-1 细胞。由于人体内 B-1 细胞至 5 岁左右才发育成熟，故婴幼儿易感含 TI-2 抗原的病原体。

TD-Ag 与 TI-Ag 的特点比较见表 3-4。

表 3-4 TD-Ag 与 TI-Ag 的特点比较

特点	TD-Ag	TI-Ag
抗原性质	蛋白质等天然抗原	一般为多糖
结构特点	结构复杂，含多个表位	结构简单，表位种类单一
含有表位	T 细胞表位、B 细胞表位	重复的 B 细胞表位
免疫应答特点		
APC 参与	需要	多数不需要
T 细胞依赖性	有	无
MHC 限制性	有	无
应答类型	细胞免疫和体液免疫	体液免疫
激活的 B 细胞亚类	B-2 细胞	B-1 细胞或 B-2 细胞
诱生的 Ig 类别	各类 Ig	IgM
免疫记忆	形成	不形成

（二）根据抗原与机体的亲缘关系分类

1. 嗜异性抗原（heterophilic antigen） 为一类存在于人、动物及微生物等不同种属之间的共同抗原，最初由福斯曼（Forssman）发现，故又名 Forssman 抗原。例如，溶血性链球菌表面成分与人心肌及肾小球基底膜组织具有共同抗原，故链球菌感染机体所产生的抗体可与具有共同抗原的心肌、肾组织发生交叉反应，导致心肌炎、心脏瓣膜病或肾小球肾炎；大肠埃希菌 O_{14} 型脂多糖与人结肠黏膜有共同抗原，可能导致溃疡性结肠炎的发生。

2. 异种抗原（xenogeneic antigen） 指来自另一物种的抗原物质，如病原微生物及其产物、植物蛋白、治疗用动物抗血清（含抗体）及异种器官移植物等，对人而言均为异种抗原。微生物结构虽然简单，但其化学组成却相当复杂，对人均有较强免疫原性。临床治疗所用动物免疫血清，如马血清抗毒素，既含特异性抗毒素抗体，能中和毒素，同时对人而言又是异种抗原，可刺激人体产生抗马血清抗体，反复使用可致超敏反应。

3. 同种异型抗原（allogenic antigen） 指同一种属不同个体间所存在的不同抗原，亦称同种抗原或同种异体抗原。常见的人类同种异型抗原有两类：①血型（红细胞）抗原，已发现 40 余种抗原系统，主要为 ABO 抗原系统和 Rh 抗原系统。②人类白细胞抗原（HLA），是人体最为复杂的同种异型抗原，在人群中具有高度多态性，能介导个体间移植排斥免疫。

4. 自身抗原（autoantigen） 指自身组织细胞所表达的抗原，正常情况下机体对其不产生免疫应答，即形成自身耐受。某些情况下自身抗原发生改变，可诱发自身免疫应答。例如：①感染、外伤和某些药物破坏隔绝屏障，释放"免疫豁免部位"的自身抗原。②物理、化学或生物（如感染）因素使自身组织成分发生改变或修饰。

5. 独特型抗原（idiotypic antigen） 存在于 TCR、BCR 或 Ig 可变区内的互补决定区（CDR），是 TCR/BCR 和抗体特异性结合不同抗原表位的部位，其氨基酸排列顺序和空间构型变化很大，这些 CDR 相对于自身而言也是一种新生抗原，诱导机体产生特异性抗体。此类独特的氨基酸序列称为独特型（idiotype, Id）抗原，其所诱生的抗体（即抗抗体，或称 Ab1）称抗独特型抗体（anti-idiotype antibody, AId）。Ab1 还可作为抗原，以 Ab1 → Ab2 → Ab3 → Ab4 →…的形式诱生次级的特异性 AId，从而形成独特型网络以调节免疫应答（见第十七章）。

（三）根据抗原提呈细胞内抗原的来源分类

1. 内源性抗原（endogenous antigen） 指在抗原提呈细胞及宿主细胞内新合成的抗原，如病毒感染细胞合成的病毒蛋白、肿瘤细胞内合成的肿瘤抗原等，其在 APC 细胞质内被加工处理为抗原肽，进入内质网中与 MHC Ⅰ类分子结合为复合物，被 $CD8^+T$ 细胞识别。

2. 外源性抗原（exogenous antigen） 指细菌蛋白等外来抗原，通过胞噬、胞饮和受体介导的胞吞等作用进入 APC，在内体溶酶体中被降解为抗原肽，与 MHC Ⅱ类分子结合为复合物，被 $CD4^+T$ 细胞识别。

（四）其他分类

根据抗原产生方式的不同，可将抗原分为天然抗原和人工抗原；根据物理性状不同，可将抗原分为颗粒性抗原和可溶性抗原；根据抗原化学性质不同，可将抗原分为蛋白质抗原、多糖抗原及核酸抗原等；根据抗原来源及其与疾病相关性，可将抗原分为移植抗原、肿瘤抗原、自身抗原等，能诱导变态反应（超敏反应）的抗原又称为变应原（allergen）或过敏原；可诱导机体产生免疫耐受的抗原又称为耐受原（tolerogen）。

二、医学上重要的抗原

（一）病原微生物及其代谢产物

病原微生物多是良好的抗原，如细菌、病毒、螺旋体、立克次体等。由于成分复杂，对人而言，是异种抗原、嗜异性抗原的重要来源。临床上可通过检测相应抗体或病原体抗原辅助诊断疾病，如检测血清中乙型肝炎病毒抗原、抗体系统有助于鉴别及辅助诊断乙型肝炎。亦可将病原微生物全微生物或部分组分制成疫苗，如注射灭活处理的新型冠状病毒作为疫苗预防新型冠状病毒感染、口服脊髓灰质炎糖丸预防小儿麻痹症的发生等（见第二十六章）。

外毒素（exotoxin）是细菌在生长过程中分泌到菌体外的毒性蛋白质，有很强的免疫原性。外毒素经 0.3% ～ 0.4% 甲醛溶液处理后，失去毒性而保留免疫原性，称为类毒素（toxoid）。类毒素可刺激机体产生抗毒素（antitoxin），常用于预防由外毒素引起的疾病。常用的类毒素有白喉类毒素和破伤风类毒素。

（二）动物免疫血清

用微生物或其代谢产物（如外毒素）免疫动物后，收获含有相应抗体的血清即为动物免疫血清。临床上用来防治破伤风、肉毒中毒、白喉等疾病的破伤风抗毒素、肉毒抗毒素、白喉抗毒素属此类，通常是将毒素脱毒后的类毒素免疫马制备而来。动物来源的免疫血清由于含有抗毒素，可以中和相应的外毒素，起到紧急治疗和预防作用。动物免疫血清的优点是产量大，制备容易，但对人而言是异种蛋白，具有免疫原性，可引起血清病或过敏性休克。

（三）血型抗原和主要组织相容性抗原

已发现的血型抗原有 40 余种，包括 ABO 血型系统和 Rh 血型系统等。血型抗原的鉴定对安全输血极为重要。主要组织相容性抗原（人类为 HLA）是人体最为复杂的同种异型抗原，人类进行器官移植时，若 HLA 不相匹配，可引起移植排斥反应（见第八章、第二十二章）。

（四）抗原在临床实践中的应用

1. 特异性抗原-抗体反应用于疾病诊断与辅助诊断 ①应用特异性抗体定性和定量检测病原体。②检测变应原可为防治过敏性疾病提供重要依据。

2. 注射疫苗防治疾病 ①提纯、合成病原体或其来源的抗原蛋白，通过适当理化修饰并与佐剂混合，可制备疫苗，用于防治多种感染性疾病（如天花、白喉、破伤风、脊髓灰质炎、乙型病毒肝炎等）。②肿瘤抗原疫苗、T 细胞疫苗等可用于治疗肿瘤和自身免疫病。③口服髓鞘碱性蛋白质抗原等耐受原，可诱导特异性免疫耐受，用于治疗脱髓鞘疾病等自身免疫病。④少量多次注射纯化的过敏原，可通过减敏而缓解乃至治愈某些 Ⅰ 型超敏反应性疾病。

3. 抗原表位是蛋白质抗原性的基础 深入研究蛋白质抗原表位对疾病的诊断及预后判定、定点改造蛋白质分子以降低蛋白质药物的免疫原性、设计无毒副作用的人工疫苗以及免疫干预治疗等具有重要意义。

第四节　具有抗原样特性的免疫刺激剂

与抗原特异性激活 T/B 细胞应答不同，某些物质可非特异性激活 T 细胞和 B 细胞应答，称为具有抗原样特性的免疫刺激剂（immunologic stimulant）。

一、超 抗 原

普通蛋白质抗原一般激活机体总 T 细胞库中百万分之一至万分之一的 T 细胞克隆。而某些抗原物质仅需极低浓度（1 ～ 10ng/ml）即可非特异性激活高达 2% ～ 20% 的 T 细胞克隆，产生极强免疫应答，此类抗原称为超抗原（superantigen，SAg），属多克隆激活剂。超抗原主要是一些细菌外毒素和逆转录病毒基因产物。

普通蛋白质抗原表位与 MHC 分子的抗原结合槽结合，与 TCR 相互作用，进而激活特异性 T 细胞（表 3-5）。SAg 的作用机制与普通蛋白质抗原作用机制不同：其一端直接与 TCR V_β 链 CDR3 外侧区域结合，另一端与 APC 表面 MHC Ⅱ 类分子抗原结合槽外部结合，以完整蛋白质形式激活 T 细胞，故 SAg 激活 T 细胞不涉及 TCR 识别抗原受 MHC 限制的机制，不需要抗原提呈细胞加工处理（图 3-5）。由于 TCR V_β 基因片段多样性仅有 20 余种，且一种超抗原通常可与数种 V_β 片段结合，故超抗原活化的 T 细胞克隆数远远多于普通蛋白质抗原，为一类多克隆激活剂。SAg 所诱导的 T 细胞应答效应并非针对超抗原，而是通过非特异性激活 T 细胞分泌大量细胞因子，继而诱导某些病理过程。按照活化细胞的不同，SAg 可分为 T 细胞超抗原和 B 细胞超抗原。热休克蛋白（heat shock protein，HSP，又称热激蛋白）和葡萄球菌 A 蛋白（staphylococcal protein A，SPA）分别是刺激 $TCR\gamma\delta^+T$ 细胞和 B 细胞的 SAg。

表 3-5 超抗原与普通抗原的比较

比较项目	超抗原	普通抗原
化学性质	细菌外毒素、逆转录病毒基因产物	普通蛋白质、多糖等
MHC 结合部位	肽结合槽外侧	多态区肽结合槽
MHC 限制性	无	有
TCR 结合部位	V_β	V_α、J_α 及 V_β、D_β、J_β
APC 处理	不需要	需要
T 细胞反应频率	2% ～ 20%	$1/10^6$ ～ $1/10^4$

根据来源，可将 SAg 分为两类：①外源性超抗原，如金黄色葡萄球菌肠毒素 A ～ E（staphylococcus aureus enterotoxin A ～ E，SEA ～ SEE）

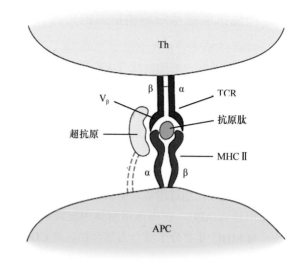

图 3-5 超抗原激活 T 细胞机制

普通抗原肽结合于 MHC Ⅱ 类分子的肽结合槽，由 TCR 的 α 和 β 链的 V 区识别；超抗原直接与 MHC Ⅱ 类分子非多样区外侧和 TCR β 链 V 区外侧结合，所以 T 细胞识别 SAg 无 MHC 限制性

等。②内源性超抗原，如小鼠乳腺肿瘤病毒蛋白，可作为次要淋巴细胞刺激抗原（minor lymphocyte stimulating antigen，MLS-Ag）而刺激 T 细胞增殖。SAg 多为病原微生物的代谢产物或致病因子，可大量激活 T 细胞和巨噬细胞而启动炎症效应，导致中毒性休克、食物中毒、某些自身免疫病、获得性免疫缺陷综合征、多器官衰竭等严重临床表现以及某些肿瘤的发生，也可应用于抗肿瘤生物治疗。

二、丝 裂 原

丝裂原（mitogen）亦称促有丝分裂原，因可致细胞发生有丝分裂而得名，属非特异性淋巴细胞多克隆激活剂。丝裂原作用机制为：丝裂原与淋巴细胞表面丝裂原受体结合，刺激静止淋巴细胞转化为淋巴母细胞并发生有丝分裂，从而激活某一类淋巴细胞的全部克隆。

丝裂原通常来自植物种子中的糖蛋白和某些细菌的产物，主要包括：植物血凝素（phytohemagglutinin，PHA）、伴刀豆球蛋白 A（concanavalin A，ConA）、美洲商陆丝裂原（pokeweed mitogen，PWM）、脂多糖（LPS）和葡萄球菌 A 蛋白。T 细胞及 B 细胞表面分别表达多种丝裂原受体（表 3-6），可对相应丝裂原刺激产生强烈增殖反应，此效应被广泛应用于体外淋巴细胞转化试验确证免疫细胞的活性。

表 3-6 作用于人和小鼠 T 细胞及 B 细胞的丝裂原

	人		小鼠	
	T 细胞	B 细胞	T 细胞	B 细胞
ConA	+	−	+	−
PHA	+	−	+	−
PWM	+	+	+	−
LPS	−	−	−	+
SPA	−	+	−	−

三、佐 剂

佐剂（adjuvant）指预先或与抗原同时注入体内、可增强机体对抗原的应答或改变应答类型的非特异性免疫增强性物质。佐剂的种类很多：①生物性佐剂，包括微生物及其代谢产物，如卡介苗（BCG）、短小棒状杆菌（CP）、百日咳鲍特菌（百日咳杆菌）、霍乱肠毒素 B 亚单位、LPS 和某些细胞因子［如 IL-2、GM-CSF（粒细胞-巨噬细胞集落刺激因子）］、热休克蛋白等。②无机化合物，如氢氧化铝、明矾等。③人工合成物，如双链多聚肌苷酸：胞苷酸（poly I∶C）和双链多聚腺苷酸：尿苷酸（poly A∶U）等。④有机物，如油剂，包括弗氏佐剂、花生油乳化佐剂、矿物油、植物油等。其中弗氏不完全佐剂（Freund's incomplete adjuvant，FIA）和弗氏完全佐剂（Freund's complete adjuvant，FCA）是动物实验中最常使用的佐剂。⑤其他新型佐剂，如脂质体、免疫刺激复合物、纳米佐剂等。

佐剂作用的机制主要为：①改变抗原物理性状，促使抗原缓释，延长抗原在体内潴留时间。②刺激单核巨噬细胞，增强其对抗原的处理和提呈。③刺激淋巴细胞增殖分化，增强和放大免疫应答。

不同佐剂作用机制各异，例如：①脂质体如免疫刺激复合物（immune stimulating complex，ISCOM）可与抗原形成油-水复合物，促使抗原缓释。②人工合成的 CpG 寡核苷酸（模拟细菌来源的低甲基化 CpG），可刺激固有免疫应答受体 Toll 样受体 9（TLR-9）而增强巨噬细胞等分泌炎症细胞因子，是有效的 Th1 型佐剂。③FCA 含灭活的结核分枝杆菌（即 BCG）和矿物油，BCG 具有 Th1 型佐剂作用，而矿物油可与抗原形成油-水复合物，可同时增强机体体液免疫应答和细胞免疫应答。④FIA 仅含矿物油成分，可增强机体抗体应答。

FCA 和 FIA 是动物实验中最常用的佐剂，氢氧化铝则是安全的人用佐剂。

佐剂主要应用于预防接种疫苗的成分配制，可显著增强疫苗免疫效果，增强患者免疫力。现代免疫学的发展加速了疫苗佐剂的开发。新型佐剂研究都是基于模式识别受体、诱导炎症反应、促进共刺激分子表达等原理进行的。以新型佐剂为基础的疫苗既可以诱导高水平持久性抗体，又能诱导极强的 Th1 型免疫反应，这使得机体对抗原的免疫应答发生质的改变。其代表如 M72/ASO1E 结核分枝杆菌疫苗，可有效预防已潜在感染的成年人的肺结核的活动。

小 结

抗原是指能与 T 细胞及 B 细胞表面 TCR 或 BCR 结合，并激活 T/B 细胞产生特异性抗体与效应淋巴细胞，并与之特异性结合从而被清除的物质。完全抗原同时具有免疫原性和反应原性，而半抗原仅具反应原性。机体针对抗原产生特异性免疫应答的分子基础是 TCR 和 BCR 特异性识别抗原分子所含的抗原表位。抗原表位是抗原分子中决定免疫应答特异性的特殊化学基团和最小结构与功能单位，可分为线性表位和构象表位。抗原提呈细胞表面 MHC 分子提呈的线性表位可被 T 细胞表面的 TCR 识别，又称 T 细胞表位。存在于抗原分子表面的构象表位和线性表位可被 B 细胞表面的 BCR 识别，又称 B 细胞表位。抗原的免疫原性取决于抗原物质本身的理化性质、机体的生物学特性及其相互作用。医学上重要的抗原物质包括：病原微生物、外毒素与类毒素、动物免疫血清、血型抗原、主要组织相容性抗原、自身抗原、肿瘤抗原、变应原与耐受原等。具有抗原样特性的免疫刺激剂包括超抗原、丝裂原和佐剂，以抗原非依赖性、MHC 非限制性的方式激活多克隆淋巴细胞。超抗原和丝裂原属非特异性的淋巴细胞多克隆激活剂。

思 考 题

1. 抗原的基本特性是什么？影响机体对抗原产生免疫应答的因素有哪些？
2. 试比较 T 细胞表位和 B 细胞表位的特点。
3. 什么是超抗原？为什么超抗原可以引起细胞因子风暴？
4. 举例说明抗原在医学实践中的应用。

（黎 明）

第四章 抗 体

19 世纪后期，德国学者贝林（Behring）及日本学者北里柴三郎（Kitasato）发现用白喉毒素或破伤风毒素免疫动物后可产生具有中和毒素作用的物质，称为抗毒素（antitoxin）。此后，以抗体（antibody，Ab）一词泛指包括抗毒素在内的一类物质，它们是存在于血液和组织液中的糖蛋白，其由 B 细胞在抗原刺激下增殖分化为浆细胞产生，可与相应抗原发生特异性结合，是介导体液免疫的重要效应分子。1937 年蒂利尤斯（Tielius）用电泳法将血清蛋白分为白蛋白、α1 球蛋白、α2 球蛋白、β 球蛋白和 γ 球蛋白等组分，发现抗体活性主要存在于 γ 球蛋白区，部分抗体活性亦存在于 α 和 β 球蛋白区（图 4-1）。

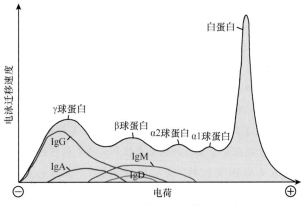

图 4-1 血清蛋白电泳扫描示意图

由于血清蛋白各组分所带电荷不同，其电泳迁移速度不一。球蛋白区可见 α1、α2、β 和 γ 四个区带；IgG 主要见于 γ 区，但也分布于 α2、β 区；其他类 Ig 在 α、β 和 γ 区有相对限制地移动

此后，陆续发现某些球蛋白具有与抗体相似的化学结构。1968 年及 1972 年世界卫生组织和国际免疫学会联合会专家委员会先后决定，将具抗体活性或化学结构与抗体相似的球蛋白统称为免疫球蛋白（immunoglobulin，Ig）。

依据 Ig 存在的部位和形式，可将其分为两类：①分泌型免疫球蛋白（secretory Ig，sIg），主要存在于血液、组织液及各种外分泌液中，在机体免疫防御中发挥重要作用。②膜免疫球蛋白（membrane Ig，mIg），表达于 B 细胞膜表面，即 B 细胞受体（B cell receptor，BCR），可识别并结合微环境中各种抗原，从而活化 B 细胞，启动特异性体液免疫应答。

第一节 抗体的分子结构

埃德尔曼（Eldman）和波特（Porter）于 20世纪 50 年代深入研究了抗体的分子结构，借助变性和非变性电泳技术，发现抗体分子由重链和轻链组成；借助蛋白酶水解等方法，发现抗体分子由抗原结合片段和可结晶片段组成。

一、抗体的基本结构

抗体分子的基本结构是"Y"形四肽链结构（图 4-2），由两条完全相同的重链和两条完全相同的轻链通过二硫键连接而成。

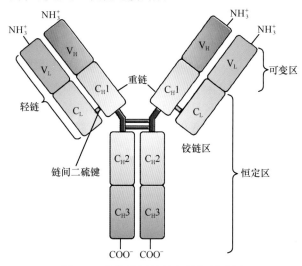

图 4-2 抗体分子的基本结构示意图

抗体分子的基本结构是由四条对称的多肽链构成的"Y"形结构，由两条相同的重链和相同的轻链通过链间二硫键连接而成

1. 重链和轻链 抗体的重链（heavy chain，H）由 450 ～ 550 个氨基酸残基组成，相对分子质量为 50 000 ～ 70 000。根据重链恒定区结构差异，可将抗体重链分为五大类（class），即 γ 链、α 链、μ 链、δ 链和 ε 链。据此，由不同类别重链构成的 Ig 分别称为 IgG、IgA、IgM、IgD 和 IgE。

抗体的轻链（light chain，L）约含 210 个氨基酸残基，相对分子质量约 25 000，约为重链的 1/2。轻链可分为两型（type），即 κ 型和 λ 型，二者功能无差异。两型轻链可与任意一类重链相结合，同一体内可存在分别携带 κ 或 λ 链的抗体分子，但 1 个天然抗体分子两条轻链的型别必然相同。不同种属个体内两型轻链比例各异，正常人血清中 κ

型和 λ 型 Ig 浓度之比约为 2 : 1,而小鼠两者之比为 20 : 1。

2. 可变区和恒定区 分析对比不同抗体的重链和轻链氨基酸序列,发现近 N 端约 110 个氨基酸序列变化较大,而近 C 端的序列在同一类抗体分子中相对保守。据此,前者称为可变区(variable region,V 区),重链的可变区(简称 V_H)约占重链 1/4 或 1/5,轻链的可变区(简称 V_L)约占轻链 1/2;后者称为恒定区(constant region,C 区),重链的恒定区(简称 C_H)约占重链 3/4 或 4/5,轻链的恒定区(简称 C_L)约占轻链 1/2。

V_H 和 V_L 各含 3 个特定区段,其氨基酸组成和排列顺序高度可变,称为高变区(hypervariable region,HVR),分别以 HVR1、HVR2、HVR3 表示,重链和轻链的 HVR 共同构成抗体与相应抗原表位互补的空间构象,又称为互补决定区(complementarity determining region,CDR),分别为 CDR1、CDR2、CDR3。CDR 以外的 V 区,其氨基酸组成和排列顺序相对不易变化,称为框架区(framework region,FR)。V_H 和 V_L 各有 FR1、FR2、FR3 和 FR4 四个框架区。V_H 和 V_L 的 3 个 CDR 共同组成抗体的抗原结合部位,与抗原特异性结合,从而发挥免疫学效应。

不同型(κ 或 λ)抗体分子,其 C_L 的长度基本一致;但不同类抗体分子,其 C_H 的长度不一,分别包括 $C_H1 \sim C_H3$ 或 $C_H1 \sim C_H4$。同一种属个体所产生针对不同抗原的同一类别抗体分子,其 C 区氨基酸组成和排列顺序比较恒定,即免疫原性相同,但 V 区各异。抗体 C 区与诸多生物学效应相关,如激活补体、穿越胎盘和黏膜屏障;结合细胞表面 Fc(可结晶)受体从而介导调理作用、抗体依赖细胞介导的细胞毒作用(ADCC)和 I 型超敏反应等。

3. 铰链区(hinge region) 位于 C_H1 与 C_H2 之间。铰链区之间一般由 1 个或数个链间二硫键连接,富含脯氨酸,使铰链区具有柔性,易伸展弯曲,能改变 2 个 Y 形臂之间的距离,有利于两臂分别结合 2 个抗原表位。铰链区易被木瓜蛋白酶、胃蛋白酶等水解。IgD、IgG、IgA 有铰链区,IgM 和 IgE 则无铰链区。

4. 结构域 抗体两条重链和两条轻链均可折叠形成数个球形结构域(domain)(图 4-3A)。各结构域一般具有独特的功能,故又称为功能区。每个结构域约含 110 个氨基酸残基,其二级结构是由几股多肽链折叠而成的 2 个反向平行的 β 片层(anti-parallel β sheet),2 个 β 片层中心的 2 个半胱氨酸残基由 1 个链内二硫键垂直连接,形成"β 桶状"(β barrel)结构,或称 β 三明治(β sandwich)结构(图 4-3B)。现已发现,许多膜型和分泌型 Ig 分子均含这种独特的桶状结构,并被归于免疫球蛋白超家族(immunoglobulin superfamily,IgSF)。

IgG、IgA、IgD 的重链有 4 个功能区,分别为 V_H、C_H1、C_H2、C_H3;IgM 和 IgE 有 5 个功能区,即多一个 C_H4。轻链有 V_L 和 C_L 两个功能。各区

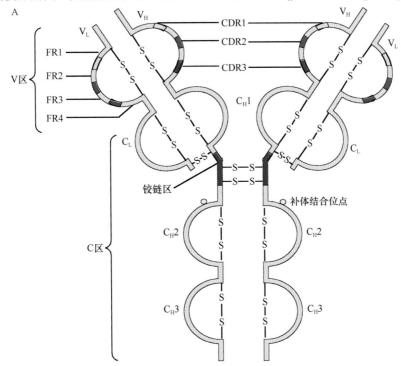

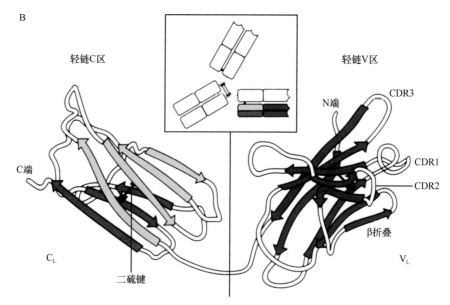

图 4-3　抗体 V 区和 C 区结构域示意图
A. 抗体的结构域（功能区）；B. 免疫球蛋白的二级结构

的功能为：V_H 和 V_L 是结合抗原的部位；C_H 和 C_L 具有部分同种异型的遗传标志；IgG 的 C_H2 和 IgM 的 C_H3 是补体结合位点，参与活化补体。母体的 IgG 可借助 C_H2 通过胎盘主动传递给婴儿，发挥被动免疫作用；IgG 的 C_H3 可与单核细胞、巨噬细胞、中性粒细胞和 NK 细胞表面 IgG 的 Fc 受体结合介导调理作用、ADCC 效应；IgE 的 C_H2 和 C_H3 可与肥大细胞和嗜碱性粒细胞表面 IgE 的 Fc 受体结合，介导 I 型超敏反应。

二、抗体的辅助结构

除轻链和重链外，某些类别 Ig 还含辅助成分。

1. 连接链 又称 J 链（J chain），是富含半胱氨酸的多肽链，由浆细胞合成，相对分子质量约 15 000，主要功能是将抗体的单体分子连接为多聚体。IgA 二聚体和 IgM 五聚体均含 J 链（图 4-4）；IgG、IgD 和 IgE 均为单体，无 J 链。

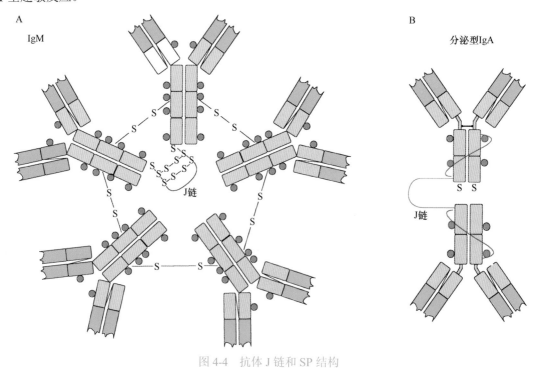

图 4-4　抗体 J 链和 SP 结构
A. 为 IgM 五聚体，由 J 链连接而成；B. 为分泌型 IgA，由 J 链将两个单体 IgA 连接为二聚体，SP（分泌片）以非共价键形式结合于 IgA 二聚体上

2. 分泌片（secretory piece，SP） 属于含糖肽链，是多聚免疫球蛋白受体（poly Ig receptor，pIgR）的胞外段，由黏膜上皮细胞合成和分泌。其功能是：①以非共价形式结合 IgA 二聚体，使其成为分泌型 IgA（secretory IgA，sIgA），辅助 sIgA 经由黏膜上皮细胞转运，分泌至黏膜表面，发挥黏膜免疫效应。②保护 sIgA 铰链区，使其免遭蛋白酶降解（图 4-4）。

三、抗体的酶解片段

一定条件下，抗体的某些部分易被蛋白酶水解。木瓜蛋白酶（papain）和胃蛋白酶（pepsin）是最常用的蛋白酶，并可借此研究抗体的分子结构和功能。以 IgG 为例介绍。

木瓜蛋白酶作用于铰链区二硫键所连接两条重链的近 N 端，可将抗体裂解为 2 个完全相同的抗原结合片段（fragment of antigen binding，Fab 片段）和 1 个可结晶片段（crystallizable fragment，Fc 片段）。Fab 片段由 1 条完整轻链和部分重链（V_H+C_H1）组成。1 个 Fab 片段为单价，可与抗原结合但不发生凝集或沉淀反应。Fc 片段相当于 IgG 的 C_H2 和 C_H3 功能区，其无抗原结合活性，是抗体与效应分子或效应细胞相互作用的部位（图 4-5）。

胃蛋白酶（pepsin）作用于铰链区二硫键所连接两条重链的近 C 端，可将抗体水解为 1 个 F(ab')₂ 大片段和一些 pFc' 小片段。F(ab')₂ 由两个

Fab 及铰链区组成，为双价，可同时结合 2 个抗原表位，故能形成凝集或沉淀反应。pFc' 最终被降解，无生物学作用（图 4-5）。

四、抗体的异质性和免疫原性

抗体异质性（heterogeneity）指抗体在结构和功能上的不均一性，抗体由多种多样的 Ig 分子所组成。抗体的异质性表现为：不同抗原表位刺激所产生的抗体分子，其结合抗原的特异性不同（即可变区有差异）；同一抗原表位刺激所产生的抗体分子，其结合抗原的特异性相同，但恒定区可不同（即重链类别和轻链型别有差异）。

（一）抗原表位多样性所致抗体可变区的高度多样性

自然界抗原（包括蛋白质、多糖、脂类等）分子结构均十分复杂，存在不同的抗原表位，均可诱导产生针对该表位的特异性抗体。因此，天然抗原免疫动物后，机体可产生针对不同抗原不同表位的多种抗体，所谓抗血清即异质性抗体的总和（图 4-6）。针对不同抗原表位的 Ig，其结构差异主要取决于 Fab 片段高变区（HVR）的高度多样性，其多样性的产生机制及其生物学意义见第十五章。

此外，一种病原微生物的抗原可含多种不同表位，进入机体可以刺激不同的 B 细胞产生针对不同表位的特异性抗体。因此机体针对任何一种或任一类抗原所产生的抗体，实际上是可变区不同的异质性抗体（可变区不同）。

（二）抗体恒定区的异质性

根据抗体重链、轻链恒定区氨基酸组成的差异，可将抗体分为不同的类和型。针对同一抗原表位产生的特异性抗体，实际上是异质性抗体的总和，其特异性（由可变区决定）相同，但类、型（由恒定区决定）各异。

1. 抗体的类别 指在同一种属所有个体内，根据抗体重链 C 区结构的不同，可将抗体的重链分为 5 种，即 γ、α、μ、δ、ε，与此对应的抗体分为 5 类，分别是 IgG、IgA、IgM、IgD 和 IgE。同一类抗体依据重链 C 区中氨基酸组成的微小差异以及二硫键数目、位置的不同，可将其分为不同的亚类（subclass）。IgG 有 IgG1 ～ IgG4 四个亚类（图 4-7）；IgA 有 IgA1、IgA2 两个亚类；IgM、IgD 和 IgE 尚未发现亚类。

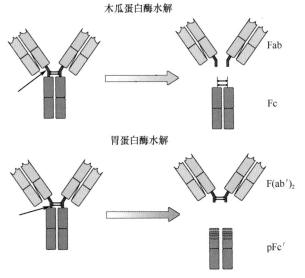

木瓜蛋白酶水解

胃蛋白酶水解

图 4-5 抗体的酶解片段示意图

木瓜蛋白酶作用于铰链区二硫键所连接两条重链的近 N 端，将 Ig 水解为 2 个 Fab 片段和 1 个 Fc 片段；胃蛋白酶作用于铰链区二硫键所连接两条重链的近 C 端，将 Ig 水解为 1 个 F(ab')₂ 大片段和一些无生物活性的 pFc' 小片段

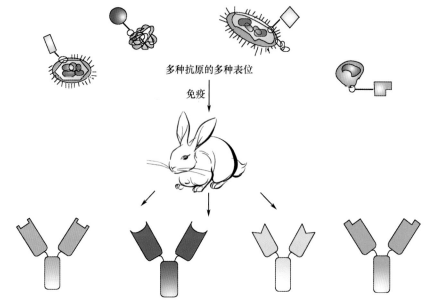

图 4-6　抗原多样性引起抗体异质性示意图

不同抗原所含的抗原表位不同，故其所诱生的抗体类型和特异性各异

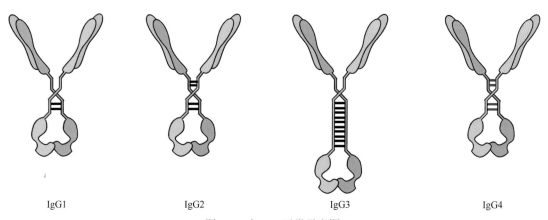

IgG1　　　　　IgG2　　　　　IgG3　　　　　IgG4

图 4-7　人 IgG 亚类示意图

IgG 根据其铰链区大小和链内二硫键的数目和位置分为四个亚类，即 IgG1、IgG2、IgG3 和 IgG4

2. 抗体的型别　同一种属所有个体内，根据抗体轻链 C 区抗原特异性不同，可将其分为 κ 和 λ 两型。λ 型抗体中，依据其 λ 链 C 区氨基端个别氨基酸的差异，又可分为 λ1、λ2、λ3 和 λ4 四个亚型（subtype）。

（三）内源因素所致抗体异质性——抗体的血清型

Ig 亦属于蛋白质大分子，具有抗体和抗原的双重特性。作为抗体，Ig 可与抗原特异性结合，Ig 本身又是抗原，具有免疫原性，可刺激异体，甚至自体 B 细胞分泌抗 Ig 的抗体。Ig 分子含 3 类不同血清型抗原表位，即同种型、同种异型和独特型，可诱导异种、同种异体和自体产生免疫应答（图 4-8）。

1. 同种型　同种型（isotype）指同一种属所有个体 Ig 分子共有的抗原特异性标志，为种属型标志。同种型抗原表位位于 Ig C 区，表现在全部 Ig 的类和亚类、型和亚型分子上。

2. 同种异型　同种异型（allotype）指同一种属不同个体间 Ig 分子所具有的不同抗原特异性标志，为个体型标志。同种异型抗原表位广泛存在于 Ig C 区和 V 区，由同一基因座的不同等位基因所编码，均为共显性，如 IgG 的 Gm 因子、IgA 的 Am 因子、IgE 的 Em 因子、κ 链的 Km 因子。λ 链的 V 区、C 区和 δ、μ 链的 C 区未发现同种异型抗原表位。同种型和同种异型均由遗传因素所决定。

3. 独特型　独特型（idiotype，Id）指每个 Ig 分子所特有的抗原特异性标志，其表位又称独特位

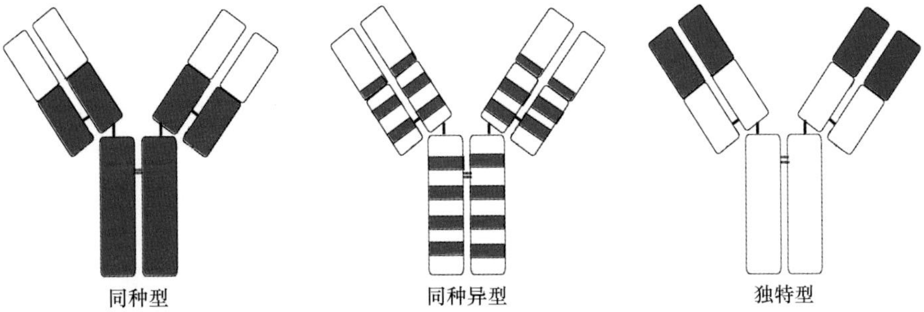

同种型　　　　　　　　　同种异型　　　　　　　　独特型

图 4-8　免疫球蛋白的血清型示意图

免疫球蛋白有 3 类不同的血清型：分别为同种型、同种异型和独特型。图中红色区域代表各类血清型抗原表位所在部位

（idiotope）。抗体分子每一 Fab 片段均含 5 ～ 6 个独特位，它们存在于 V 区。不同特异性的抗体分子，其独特型各异。Id 表位不仅存在于抗体分子中，也存在于 BCR、TCR 中。独特型在异种、同种异体甚至自体内均可刺激产生相应抗体，即抗独特型抗体（anti-idiotype antibody，AId）或 Ab2。AId 与 Id 表位相互作用形成复杂的"独特型-抗独特型网络"，对免疫应答的调节具有重要意义（见第十七章）。

不同的抗体分子能够与多种多样的抗原表位发生反应，体现了抗体的多样性，而 B 细胞内编码抗体的基因结构特点正是产生这种多样性的基础（见第十五章）。

第二节　抗体的生物学特性

一、抗体的主要功能

抗体是在体液免疫应答中发挥免疫功能的最重要免疫分子，免疫球蛋白所具有的功能是以其各功能区的特定结构为基础的，五类抗体分子均为多肽链组成的糖蛋白，它们的 V 区和 C 区具有某些相似的功能。

（一）抗体 V 区的功能

抗体 V 区的功能主要是特异性识别、结合抗原（图 4-9）。V 区 CDR 所构成的环状凹槽决定其能与相应抗原（表位）结合（涉及两种分子空间构型、所带电荷及相互间所形成的氢键等），这种结合具有特异性和可逆性。抗体可为单体、二聚体和五聚体，故其结合抗原表位的数目不同。抗体结

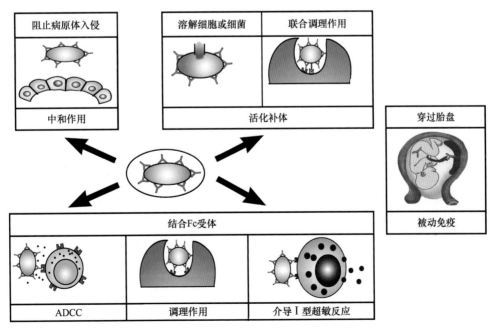

图 4-9　抗体的主要生物学功能

抗体 V 区和 C 区的功能各异：V 区主要功能是特异性识别结合抗原，产生的效应为中和病毒和毒素、阻止病原体入侵、发挥其他生物学活性等；C 区是在 V 区与抗原特异性结合后，通过激活补体及与效应细胞表面 Fc 受体结合，发挥调理作用、ADCC、介导 I 型超敏反应和穿过胎盘等功能

合抗原表位的个数称为抗原结合价。抗体单体形式可结合 2 个抗原表位，结合价为 2 价；分泌型 IgA 为 4 价；理论上五聚体 IgM 的结合价为 10 价，但由于空间位阻，一般抗原结合价为 5 价。抗体 V 区与抗原（表位）结合所产生的效应为：①中和毒素和病毒、阻断病原入侵。②Ig V 区与抗原结合后，其 Fc 片段变构，从而发挥其他生物学活性（见下述）。③免疫调节：位于 V 区的独特型可诱导自身产生抗独特型抗体，二者组成复杂的独特型网络调节（见第十七章）。④体外抗体 V 区与抗原表位结合，有助于特异性抗原或抗体的检测。

（二）抗体 C 区的功能

1. 激活补体 IgG1 ～ IgG3、IgM 与相应抗原结合，可因构型改变而暴露其 C_H2/C_H3 功能区的补体结合位点，从而激活补体经典途径。另外，IgG4、IgA 和 IgE 的凝聚物可激活补体旁路途径（见第五章）。

2. 结合靶细胞 IgG、IgE 可通过其 Fc 片段与细胞表面相应 FcR（Fc 受体）结合，介导不同生物学作用（图 4-9）。

（1）调理作用（opsonization）：是指抗体、补体促进吞噬细胞吞噬细菌等颗粒性抗原的作用。IgG（特别是 IgG1 和 IgG3）与细菌等颗粒性抗原结合，通过抗体 Fc 片段与吞噬细胞表面 FcγR 结合，促进吞噬细胞对颗粒性抗原的吞噬。亦有将针对细胞（如肿瘤细胞、病毒感染细胞）的吞噬称为抗体依赖细胞介导的吞噬作用（antibody-dependent cell-mediated phagocytosis，ADCP）。

（2）抗体依赖细胞介导的细胞毒作用（antibody-dependent cell-mediated cytotoxicity，ADCC）：IgG（Fab 片段）与肿瘤细胞、病毒感染细胞表面的抗原（表位）结合，通过抗体 Fc 片段与具有细胞毒作用的效应细胞（如 NK 细胞）表面 FcγR（FcγR 为可结合 IgG 的 Fc 片段）结合，从而触发效应细胞对靶细胞的杀伤作用。

（3）介导 I 型超敏反应：IgE 通过其 Fc 片段与肥大细胞、嗜碱性粒细胞表面 FcεR I 结合，使上述细胞致敏。相同变应原再次进入机体与致敏靶细胞表面特异性 IgE 结合，即可触发靶细胞脱颗粒，释放组胺等生物活性介质，引起 I 型超敏反应。

（4）穿过胎盘：在人类，IgG 是唯一能通过胎盘的 Ig。胎盘母体一侧的滋养层细胞表达一种特异性新生 Fc 受体（neonatal Fc receptor，FcRn）。IgG 可选择性与 FcRn 结合，从而转移到滋养层细胞内，并主动进入胎儿血液循环中。IgG 穿过胎盘的作用是一种重要的自然被动免疫机制，对新生儿抗感染具有重要意义。

（5）抗体增强作用（antibody-dependent enhancement，ADE）：是一种抗体依赖性增强效应，当机体遭遇病原体感染时（特别在冠状病毒中常见），原有的中和抗体不仅不能防止病毒侵入人体细胞，反而可以与 FcR 或者补体相互作用侵入单核巨噬细胞、粒细胞等，增强病毒在体内的复制，引起严重的机体病理反应。1964 年霍克斯（Hawkes）首次在虫媒病毒中提出了 ADE。ADE 表现为在低浓度免疫血清中病毒的复制不被抑制反而被促进，将病毒加入高度稀释的同源抗体中可能有利于多种虫媒病毒在鸡胚中的繁殖，包括乙型脑炎病毒、墨累山谷脑炎病毒、格塔病毒。随后 Hawkes 发现 ADE 是登革热和登革休克综合征产生的主要因素。

3. 参与黏膜免疫 sIgA（分泌型免疫球蛋白 A）可穿越黏膜抵达呼吸道、消化道等部位黏膜表面，是参与黏膜局部免疫的主要因子。一般认为 sIgA 主要通过隔离、结合以及交联作用而阻止病原体穿过上皮。

二、各类抗体的基本特性

IgG、IgM、IgA、IgD、IgE 的理化特性不尽相同，导致它们功能各异（表 4-1）。

1. IgG IgG 是血清和组织液中主要抗体成分，占血清抗体总量的 75% ～ 85%。个体出生后 3 个月开始合成 IgG，3 ～ 5 岁接近成人水平，血清浓度为 9.5 ～ 12.5mg/ml，半衰期为 20 ～ 23 天。IgG 是再次体液免疫应答产生的主要抗体，亲和力高，在体内分布广泛，发挥重要的免疫效应，是机体抗感染的"主力军"。IgG 可穿过胎盘屏障，在新生儿抗感染免疫中起重要作用；人类 IgG 有 4 个亚类，其中 IgG1 ～ IgG3 与相应抗原结合后可高效激活补体经典途径；IgG 与病原体等相应抗原结合后，再通过其 Fc 片段与表面具有 FcR 的吞噬细胞或 NK 细胞结合，介导调理作用与 ADCC 等；IgG 可借助其 Fc 片段与葡萄球菌 A 蛋白（SPA）结合，借此可纯化抗体，并用于免疫诊断；某些自身抗体以及引起 II、III 型超敏反应的抗体也可属于 IgG。

2. IgM IgM 占血清抗体总量的 5% ～ 10%，血清浓度为 0.7 ～ 1.7mg/ml，个体胚胎后期即开始

表 4-1 各类抗体的主要理化特性与作用

理化特性	IgG	IgM	IgA	IgD	IgE
相对分子质量	150 000	950 000	160 000	184 000	190 000
重链	γ	μ	α	δ	ε
亚类数目	4	无	2	无	无
辅助成分	无	J 链	J 链，SP	无	无
主要存在形式	单体	五聚体	单体/二聚体	单体	单体
最初合成时间	出生后 3 个月	胚胎后期	出生后 4～6 个月	随时	较晚
占血清抗体总量的比例	75%～85%	5%～10%	10%～15%	0.2%	0.02%
血清浓度（mg/ml）	9.5～12.5	0.7～1.7	1.5～2.6	0.03	0.0003
半衰期	20～23	10	6	3	2.5
抗原结合价	2	5	2,4	2	2
溶菌作用	+	+	+	?	?
补体经典激活途径	+	+	−	−	−
补体旁路激活途径	+（IgG4）	−	+（IgA1）	?	−
调理作用	+	+	−	−	−
Ⅰ型超敏反应	−	−	−	−	+
介导 ADCC	+	−	+/−	−	−
其他作用	再次应答 抗感染（抗菌、抗毒素、抗病毒）	初次应答 早期防御 溶菌、溶血、血型抗体、BCR	局部黏膜抗感染免疫 局部抗菌、抗病毒、抗毒素	B 细胞分化成熟的标志	Ⅰ型超敏反应 可能参与抗寄生虫免疫

合成 IgM，半衰期 10 天左右。单体 IgM 以膜结合型（mIgM）表达于 B 细胞表面，构成 BCR；分泌型 IgM 为五聚体，不能通过血管壁，主要存在于血清中。五聚体 IgM 相对分子质量最大，称为巨球蛋白，含 10 个 Fab 片段，具有很强的抗原结合能力；含 5 个 Fc 片段，比 IgG 更易激活补体。天然血型抗体为 IgM，血型不符的输血可致严重溶血反应。因 IgM 是个体发育中最早合成的抗体，故脐带血 IgM 升高提示胎儿宫内感染；IgM 是初次体液免疫应答中最早出现的抗体，是机体抗感染的"先头军"；血清中检出抗某种病原体的 IgM 提示新近发生感染，可用于早期感染的诊断。

3. IgA IgA 仅占血清 Ig 总量的 10%～15%，血清浓度为 1.5～2.6mg/ml，个体出生后 4～6 个月开始合成 IgA，半衰期 6 天左右，是外分泌液中主要抗体类别。IgA 分为两型：①血清型为单体，由脾脏和淋巴结的浆细胞合成，主要存在于血清中，具有抗菌、抗病毒、抗毒素作用。②分泌型 IgA（secretory IgA，sIgA）为二聚体，由 J 链连接（图 4-4）。黏膜固有层浆细胞所合成、分泌的二聚体 dIgA 与黏膜上皮细胞基底膜表达的多聚免疫球蛋白受体（polymeric immunoglobulin receptor，pIgR）

结合，pIgR 可将 dIgA 转运至上皮细胞顶面，而后 pIgR 的胞外段（即 SC）被剪切下来，并与 dIgA 结合形成 sIgA 分泌至黏膜表面。sIgA 主要存在于乳汁、唾液、泪液和呼吸道、消化道、生殖道黏膜表面，参与局部黏膜抗感染免疫。sIgA 与进入黏膜局部的病原微生物结合，可阻止病原体吸附到易感细胞表面，或通过中和病毒和毒素而发挥其重要的抗感染作用。婴儿可从母乳获得 sIgA，抵抗呼吸道、消化道感染，属重要的天然被动免疫（图 4-10）。人出生后 4～6 个月才开始合成 IgA，新生儿易患呼吸道、消化道感染，可能与其 sIgA 合成不足有关。慢性支气管炎发作也与 sIgA 减少有一定关系。

4. IgD IgD 仅占血清抗体总量的 0.2%，血清浓度约 0.03mg/ml，个体可随时合成 IgD。5 类抗体中，IgD 铰链区较长（图 4-11A），易被蛋白酶水解，故其半衰期较短（仅 3 天）。血清中 IgD 的生物学功能尚不清楚。膜结合型 IgD（mIgD）构成 BCR，是 B 细胞分化成熟的标志：未成熟 B 细胞仅表达 mIgM；成熟 B 细胞同时表达 mIgM 和 mIgD。活化的 B 细胞或记忆 B 细胞其表面 mIgD 逐渐消失（图 4-11B）。

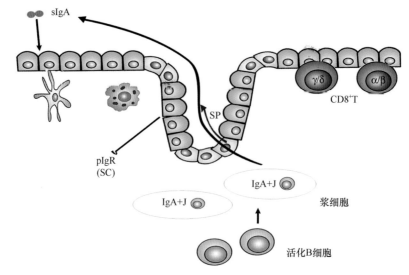

图 4-10 sIgA 经肠道上皮细胞分泌

黏膜固有层浆细胞合成、分泌的二聚体 dIgA 与黏膜上皮细胞表达的 pIgR 结合, pIgR 将 dIgA 转运至上皮细胞顶面, 随后将 pIgR 的 SC 剪切下来,带有 SC 的 sIgA 随后被分泌至黏膜表面

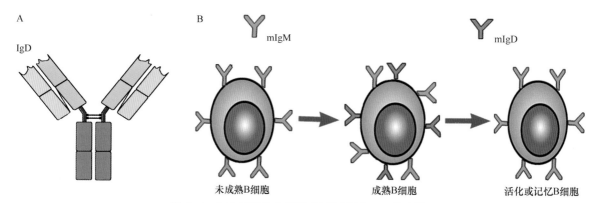

图 4-11 IgD 结构及 B 细胞发育过程中 IgD 的表达

A. IgD 分子结构示意图; B. mIgD 构成 BCR, 是 B 细胞分化成熟的标志; 未成熟 B 细胞仅表达 mIgM; 成熟 B 细胞同时表达 mIgM 和 mIgD。活化的 B 细胞或记忆 B 细胞其表面 mIgD 逐渐消失

5. IgE　IgE 是正常人血清中含量最少的 Ig, 约占血清抗体总量的 0.02%, 主要由黏膜下淋巴组织的浆细胞分泌, 个体合成 IgE 时间较晚 (图 4-12)。IgE 具有强亲细胞性, 其 C_H2 和 C_H3 可与肥大细胞、嗜碱性粒细胞表面高亲和力 FcεR Ⅰ 结合, 促使细胞脱颗粒并释放生物活性介质, 引起 Ⅰ 型超敏反应。此外, IgE 可能参与机体抗寄生虫免疫。

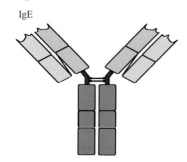

图 4-12 IgE 结构示意图

第三节　抗体的制备及其应用

　　抗体在疾病诊断和免疫防治中发挥重要作用, 故人类对抗体的需求越来越大。人工制备抗体是大量获得抗体的重要途径。根据制备方法、原理及所获得抗体特性的不同, 可将抗体的制备分为多克隆抗体、单克隆抗体和遗传工程抗体的制备。单克隆抗体和多克隆抗体主要用于实验研究和体外诊断试剂, 遗传工程抗体既可作为诊断试剂, 也可作为供临床应用的免疫防治制剂 (尤其是人源抗体)。

一、多克隆抗体

　　早年人工制备抗体的方法主要是以抗原免疫动物 (小鼠、大鼠、家兔、羊或马), 获得抗血清。由于天然抗原常含多种不同抗原表位, 可诱导多个 B 细胞克隆被激活并产生针对不同抗原表位的抗体，同时抗血清一般未经纯化，故所获抗血清是含多种抗体的混合物，此为多克隆抗体（polyclonal antibody，pAb）。此外，多克隆抗体还可来源于恢复期患者血清或经免疫接种的人群。

多克隆抗体的优点是来源广泛、制备容易；缺点是特异性不高、易发生交叉反应，也不易大规模制备。因此，多克隆抗体的质与量均不符合现代医学生物学实践之需（图4-13）。

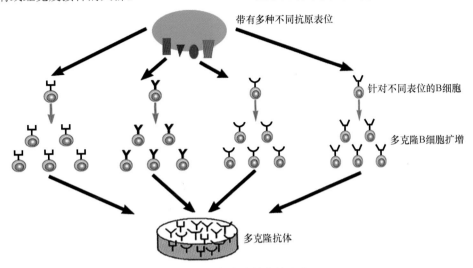

带有多种不同抗原表位

针对不同表位的B细胞

多克隆B细胞扩增

多克隆抗体

图 4-13 多克隆抗体的产生

天然抗原常含多种不同抗原表位，可诱导多个 B 细胞克隆激活并产生针对不同抗原表位的抗体，故所获抗血清是含多种抗体的混合物，称多克隆抗体

二、单克隆抗体

科勒（Kohler）和米尔斯坦（Milstein）于1975年建立体外细胞融合技术，其原理是：将可产生特异性抗体但短寿的免疫小鼠的脾细胞（B细胞）与不能产生特异性抗体，但长寿的多发性骨髓瘤细胞在体外融合，由此形成的杂交细胞系称为杂交瘤（hybridoma），其既有骨髓瘤细胞大量扩增和永生的特性，又具有合成和分泌特异性抗体的能力。

由于每个杂交瘤细胞由单一B细胞与骨髓瘤细胞融合而成，而每个B细胞克隆仅识别一种特异性抗原表位，故经筛选和克隆化的杂交瘤细胞仅能合成并分泌一种同源的特异性抗体。这种由单一抗原表位特异性B细胞克隆经融合、筛选和克隆化而获得的单克隆杂交瘤细胞，其所产生的同源抗体称为单克隆抗体（monoclonal antibody，mAb）（图4-14）。

单克隆抗体具有分子结构高度均一、纯度高、特异性强、效价高、少或无血清交叉反应等优点，且易于在体外大量制备和纯化，故在实验研究和临床检测中得到广泛应用。例如：分析抗原细微结构及检验抗原、抗体未知的结构关系；从生物混合物中分离、分析及纯化特定蛋白质分子以及特异性细胞亚群；用于临床诊断和治疗，如制备以单克隆抗体为弹头的"生物导弹"药物等。

三、遗传工程抗体

单克隆抗体在生命科学和医学领域得到极为广泛应用。但是，迄今所获单克隆抗体多为鼠源性，人体内应用后可诱导产生人抗鼠抗体，不仅会中和单克隆抗体，减弱其效果，甚至会引发多种超敏反应，使其临床应用受到严重限制。随DNA重组技术发展，使得有可能制备遗传工程抗体（genetic engineering antibody），亦称重组抗体，即第三代抗体。其制备原理是：借助DNA重组及蛋白质工程技术，按人们需要而对编码抗体的基因进行加工和改造，并重新组装成抗体基因，经转染适当受体细胞，使其表达重组抗体分子。迄今已成功制备的遗传工程抗体包括人-鼠嵌合抗体（chimeric antibody）、重构抗体（reshaped antibody）、双特异性抗体（bispecific antibody，BsAb）、小分子抗体（包括 Fab、F_V、单链抗体、单域抗体、最小识别单位）以及细胞内抗体等（图4-15）。通过噬菌体抗体库技术制备全人源抗体以及转基因动物表达全人源抗体等。制备遗传工程抗体技术的主要目的是获得靶向特异、杀瘤高效以及人体应用安全的抗体：①降低鼠源抗体的异源性，或直接制备人源抗体，在人体内应用以避免或减弱人抗鼠抗体反应（human anti-mouse antibody reaction，HAMA

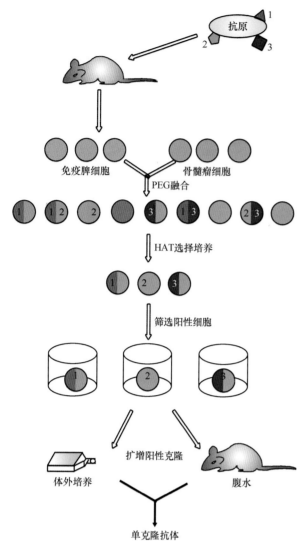

图 4-14　单克隆抗体制备示意图

B 细胞克隆经融合、筛选和克隆化而获得单克隆杂交瘤细胞，分泌单克隆抗体。单克隆抗体技术的流程为：脾细胞和骨髓瘤细胞在聚乙二醇（PEG）作用下发生细胞融合；加入 HAT 选择培养基［含次黄嘌呤（H）、氨基蝶呤（A）、胸腺嘧啶（T）后，未融合的骨髓瘤细胞因其从头合成途径被氨基蝶呤阻断，而又缺乏 HGPRT（次黄嘌呤鸟嘌呤磷酸核糖基转移酶）不能利用补救途径合成 DNA，从而死亡；未融合的脾细胞难以在体外培养而死亡；融合细胞因从脾细胞获得 HGPRT，故可在 HAT 选择培养基中存活和增殖

reaction）。②改进抗体功能，使之更有效地用于临床治疗。③规模化地生产特异性抗体。目前，遗传工程抗体在临床已用于治疗肿瘤、病毒感染、自身免疫性疾病和某些神经系统疾病等。

1. 人-鼠嵌合抗体　是指通过基因工程技术将鼠源性抗体的 V 区与人类抗体的 C 区融合而成的抗体。此类抗体既保持了原来鼠源单抗的特异性、亲和力，又大大减少了其对人体的免疫原性。借助这种构建嵌合抗体的方法，还可对抗体进行不同亚类的转换，从而产生特异性相同，但可介导不同效应的抗体分子，如将细胞毒性较弱的 IgG2 变成细

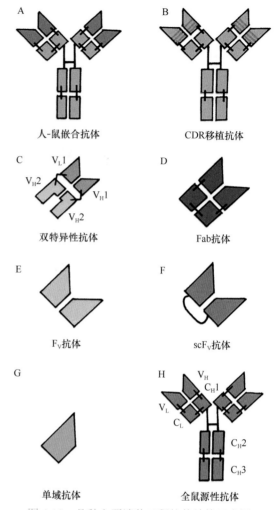

图 4-15　几种主要遗传工程抗体结构示意图

胞毒性较强的 IgG1 和 IgG3，从而增强抗体免疫治疗的功能。

2. 重构抗体　是指以鼠单抗 V 区中互补决定区（CDR）序列取代人源抗体相应 CDR 序列，重组构成既具有鼠源性单抗特异性，又保持人抗体亲和力的重构抗体，又称 CDR 移植抗体（CDR-grafted antibody）。

3. 双特异性抗体　又称双功能抗体（bifunction antibody，BfAb），即抗体分子中的两个抗原结合部位可分别结合两种不同的抗原表位。BsAb 的一个臂可与靶细胞表面抗原结合，而另一个臂可与效应物（药物、效应细胞等）结合，从而将效应物直接导向靶组织细胞，并在局部聚集发挥作用。

4. Fab 抗体　将抗体的重链可变区（V_H）、恒定 1 区（C_H1）和轻链（V_L 及 C_L）通过一段链接肽连接而成。

5. F_V（variable fragment，可变片段）抗体　将含 V_H 和 V_L 基因的载体共转染细胞，使之分别表达，并组装为功能性 F_V 抗体，或在载体中 V_H

和 V_L 间设置终止密码，分别表达 2 个小分子片段，再通过非共价键结合而形成 F_v。

6. 单链抗体（single chain antibody，scAb） 用适当的寡核苷酸接头（linker）连接轻链和重链可变区基因，使之表达单一多肽链。多肽链能自发折叠成天然构象，保持 F_v 的特异性和亲和力。单链抗体可用于嵌合抗原受体（chimeric antigen receptor，CAR）T 细胞（CAR-T 细胞）（见第二十五章）。

7. 单域抗体（single domain antibody，sdAb） 将抗体重链 V 区通过基因工程方法表达，获得仅含 V_H 片段的抗体。单域抗体与抗原结合的能力及其稳定性，均与完全抗体基本一致。

8. 最小识别单位（minimal recognition units，MRU） 其仅含可变区中单一 CDR 结构，相对分子质量仅为完整抗体的 1% 左右，但具有与相应抗原结合的功能。

9. 全人源抗体（fully human monoclonal antibody） 最理想的治疗性抗体是全人源抗体，随着基因工程技术的发展，可通过抗体库技术、转基因小鼠技术以及基于单个 B 细胞聚合酶链反应（PCR）等技术高通量制备全人源抗体。

（1）抗体库技术：通过构建人源抗体文库，实现全人源抗体的体外筛选。抗体库技术简化了抗体的产生过程，根据研究者的需要便于体外操作并进行进一步的优化，赋予抗体在天然状态下不可能具备的新功能，如 2002 年上市的 Adalimumab（阿达木单抗）。

（2）转基因小鼠技术：将人体抗体基因通过转基因或转染色体技术，全部转移至抗体基因缺失的动物中，使动物表达人类抗体，达到抗体全人源化的目的，经抗原免疫后产生全人源抗体，如2006 年上市的 Panitumumab（帕尼单抗）。

（3）单细胞逆转录聚合酶链反应（RT-PCR）技术：人 B 细胞是天然抗体的来源，可通过 B 细胞永生化和单细胞克隆表达，从人 B 细胞中直接获得全人源抗体。

B 细胞表面受体（BCR）的多样性可以识别多种抗原，产生的抗体种类众多。基于高通量测序技术、生物信息学技术针对免疫系统中 B 细胞编码的全部抗体信息进行分析。利用流式细胞术分选单个 B 细胞，对抗体基因进行克隆表达，获得人源抗体。

四、抗体的应用

在体外，抗体可作为诊断试剂用于血清学鉴定、免疫标记技术等，在体内，抗体类药物可用于体内影像诊断及疾病治疗。

单克隆抗体问世后取得了辉煌的成就，单克隆抗体克服了多克隆抗体的交叉反应，提高了免疫学实验的特异性和敏感性，从而促进了医学检验学的发展；用单克隆抗体作亲和柱，可分离提纯极微量的可溶性抗原，如激素、细胞因子和难以纯化的肿瘤抗原等，为物质提纯开辟了一条新途径；制备的单克隆抗体识别细胞表面特异性受体，若将抗肿瘤药物（如毒素或放射性物质）偶联到其上，构建生物导弹，为人类攻克肿瘤带来希望。目前，遗传工程抗体在临床已用于治疗肿瘤、病毒性疾病、自身免疫病和某些神经系统疾病等。

小 结

抗体分子单体是由两条完全相同的重链和两条完全相同的轻链以二硫键连接而成的四肽链对称结构。根据重链恒定区结构的差异，可将 Ig 分为 5 类，即 IgG、IgM、IgA、IgD 和 IgE。抗体重链和轻链均由大小相似的结构域组成，它们构成抗体的可变区和恒定区。可变区位于抗体分子 N 端，是抗体中抗原结合部位，负责特异性识别和结合抗原；恒定区位于抗体分子 C 端，可介导抗体诸多生物学效应，如：激活补体；穿过胎盘和黏膜屏障；结合细胞表面 Fc 受体从而介导调理作用、ADCC 和参与 I 型超敏反应等。各类抗体存在于机体不同部位，发挥不同效应：IgG 是血清和组织液中主要的抗体成分，是机体抗感染的"主力军"；IgM 主要在感染早期发挥作用，是抗体抗感染的"先头军"；IgA 主要参与局部黏膜抗感染免疫；IgE 参与 I 型超敏反应；IgD 主要为膜结合型，是 B 细胞分化成熟的标志。人工制备的多克隆抗体、单克隆抗体和遗传工程抗体已被广泛用于科学研究及临床疾病诊断和防治。

思 考 题

1. 试述抗体的基本结构与功能。
2. 试述抗体的异质性。
3. 试比较各类抗体的功能特点。
4. 如何理解免疫球蛋白是"双功能分子"？
5. 人工制备抗体的类型及其特点。

（庞 慧）

第五章 补体系统

第一节 概　述

补体系统（complement system）是一组存在于人和脊椎动物体液中及细胞膜表面，被激活后具有生物学功能的蛋白质，包括30余种组分。补体系统可经若干条既独立又交叉的途径（包括经典途径、旁路途径、凝集素途径以及近年发现的备解素途径和蛋白酶解途径）被激活，发挥细胞溶解、调理吞噬、炎症反应、清除免疫复合物等一系列重要生物学效应。补体系统不仅是机体固有免疫防御的重要组成部分，也是固有免疫与适应性免疫间的桥梁之一。补体缺陷、功能障碍或异常活化等都与多种疾病的发生和发展密切相关。

一、补体系统的命名和组成

1. 补体成分的命名　一般遵循如下规则：

（1）参与补体经典激活途径的固有成分：补体通常以符号"C"表示，按其发现先后，依次命名为C1（q、r、s），C2…C9。

（2）补体旁路途径成分和某些补体调节蛋白：命名为"因子"，并以英文大写字母表示，如B因子、D因子、P因子、H因子、I因子等。

（3）补体凝集素途径成分：按生物学特征命名，如甘露糖结合凝集素（MBL）、纤胶凝蛋白（FCN）和MBL相关丝氨酸蛋白酶（MASP）等。

（4）补体调节蛋白：一般按其功能命名，如C1抑制物（C1INH）、C4结合蛋白（C4bp）、衰变加速因子（DAF）、膜辅因子蛋白等。

（5）补体受体（complement receptor，CR）：C3各片段的受体一般以数字命名，如CR1、CR2、CR3等。其他补体成分的受体通常在其名称后加"R"表示，如C1qR、C5aR等。

（6）补体裂解片段：在该补体成分符号后面附加小写英文字母表示，如C3a、C3b等，其中a为裂解后的小片段，b为大片段。但C2例外，通常C2a表示大片段，C2b表示小片段。早期将具有酶活性的成分或复合物在其符号上加一横线表示，目前已不再加横线。灭活的补体片段在其符号前加英文字母i表示，如iC3b。

2. 补体系统的组成　按其生物学功能可分为三类：

（1）补体固有成分：指存在于体液中、参与补体激活级联反应的成分，包括：①参与经典途径的C1q、C1r、C1s、C4和C2。②参与旁路途径的B因子、D因子和P因子。③参与凝集素途径的MBL、FCN和MASP。④三条激活途径的共同组分C3、C5、C6、C7、C8和C9。

（2）补体调节蛋白：是指具有调控补体活化和效应功能的蛋白质，包括：①体液中可溶性调节蛋白，如H因子、I因子、C1INH、C4bp、S蛋白、簇集素等。②膜结合调节蛋白，如膜辅因子蛋白（MCP）、衰变加速因子、同源限制因子和膜反应性溶破抑制物等。

（3）补体受体：指存在于不同细胞膜表面，能与某些补体活化裂解片段结合，介导多种生物效应的受体分子，包括CR1～CR4及C3aR、C4aR、C5aR、C1qR等。补体系统激活的级联反应产生的多种生物学效应，如调理吞噬作用、免疫调控作用、免疫黏附作用、清除免疫复合物及炎症作用等，都是通过补体受体介导的。

二、补体的合成、代谢和理化特性

1. 补体的生物合成　人类胚胎发育早期即可合成补体成分，出生后3～6个月达到成人水平。体内多种组织细胞（如肝细胞、单核巨噬细胞、造血细胞、成纤维细胞、内皮细胞、上皮细胞、生殖细胞、脂肪细胞、神经胶质细胞等）均能合成并分泌补体成分，其中肝细胞和巨噬细胞是主要的补体产生细胞。血浆补体成分约90%由肝脏合成，少数由肝外组织细胞分泌，如C1由肠上皮细胞和巨噬细胞合成，D因子由脂肪组织产生。炎症组织中巨噬细胞是补体的主要来源，多种促炎细胞因子（如IFN-γ、TNF-α、IL-1、IL-6）均可刺激补体合成，这对于早期抗感染具有重要意义。

2. 补体的分解代谢　与其他血浆蛋白相比，补体的分解代谢极快，每天约有一半被更新。在疾病状态下，补体代谢会发生更为复杂的变化。

3. 补体的理化特性　补体成分均为糖蛋白，正常情况下，血清补体蛋白含量较稳定，占血清总蛋白含量的5%～6%，其中C3含量最高（1200mg/L），

D 因子含量最低（1～2mg/L）。补体各组分相对分子质量差异较大，其中 C1q 相对分子质量最大（410 000），D 因子相对分子质量最小（25 000）。补体性质极不稳定，乙醇溶液、机械振荡、紫外线照射等因素均可破坏补体，补体尤其对热敏感，经 56℃ 30 分钟即可灭活，在 0～10℃ 条件下活性只能保持 3～4 天，因此补体应在-20℃ 以下或冷冻干燥条件下保存。

第二节 补体系统的激活

补体系统是高度复杂的生物反应系统。正常情况下，血浆中补体成分多呈无活性状态，亦无生物学功能。一旦受某些激活因子作用，补体即按一定顺序通过级联反应而被活化，产生具有不同生物学活性的产物。补体系统的激活过程因激活物质、参与的补体成分以及被激活的顺序不同主要分为经典途径、旁路途径和凝集素途径。三者的前端反应各异，但具有共同的末端通路（图 5-1）。

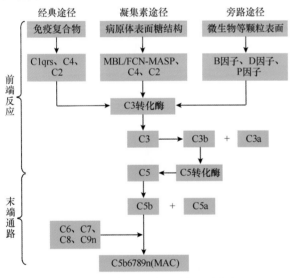

图 5-1 三条补体激活途径示意图

前端反应指活化反应开始至生成 C5 转化酶的过程；末端通路指 C5 活化至攻膜复合物（MAC）形成的过程

一、补体激活的经典途径

补体激活的经典途径（classical pathway，CP）指激活物与 C1q 结合，依次活化 C1r、C1s、C4、C2、C3，形成 C3 转化酶（C4b2a）与 C5 转化酶（C4b2a3b），继而依次激活 C5～C9 的级联反应过程。

1. 参与的补体成分 经典激活途径参与的补体固有成分为 C1～C9。C1 是由 2 个 C1r 分子和

2 个 C1s 分子以 C1s-C1r-C1r-C1s 顺序构成的四聚体，借 Ca^{2+} 连接缠绕于 1 个 C1q 分子上形成的多聚体复合物。C2 血浆浓度很低，是补体激活级联反应的限速分子。

2. 激活物 抗原与 IgG 或 IgM 分子结合形成的免疫复合物（immune complex，IC）是经典途径的主要激活物。IC 激活补体的条件是：①抗体与病原体或细胞表面抗原结合，抗体 Fc 片段发生构型改变并暴露 C1q 结合位点，才能激活补体，游离抗体无此活性。② IgM 的 CH3 区或 IgG1～IgG3 的 CH2 区都具有 C1q 的结合位点，且激活能力依次为 IgM ＞ IgG3 ＞ IgG1 ＞ IgG2，IgG4 无激活经典途径的能力。③每个 C1q 分子须同时与 2个或 2 个以上抗体 Fc 片段"桥联"结合才能被活化。此外，C 反应蛋白、DNA、血清淀粉样蛋白 P 成分、β 淀粉样蛋白多肽及 G⁻ 脂多糖等也能通过结合 C1q 而激活经典途径。

3. 活化过程 以细胞膜上的抗原与相应抗体结合为例，整个反应过程在细胞膜上进行，活化过程如图 5-2 所示。

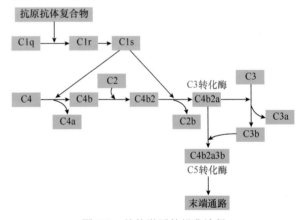

图 5-2 补体激活的经典途径

C1q 与 IC 结合后被活化，依次激活 C1r 和 C1s，C1s 依次裂解 C4 和 C2，形成 C3 转化酶（C4b2a），C4b2a 裂解 C3，形成 C5 转化酶（C4b2a3b），后者裂解 C5，并在 C6、C7、C8、C9 参与下，形成攻膜复合物

（1）前端反应：指从 C1q 识别 IC 开始，依次激活 C1r、C1s、C4、C2、C3，形成 C3 转化酶和 C5 转化酶的过程。

C1q 由 6 个呈辐射状排列的相同亚单位组成，每个亚单位的羧基端是由异源三聚体构成的球形结构，为 C1q 分子头部，与 2 个以上抗体 Fc 片段结合后可发生构象改变，导致与 C1q 结合的 C1r 和 C1s 相继活化，其中活化的 C1s 具有丝氨酸蛋白酶活性。

C1s 的第一个底物是 C4。在 Mg^{2+} 存在的条件下，C1s 使 C4 裂解为 C4a 和 C4b，C4a 释放进入液相，C4b 高度不稳定，大部分与 H_2O 反应而失活，仅约 5% C4b 结合至邻近细胞或颗粒表面。C1s 的第二个底物是 C2。在 Mg^{2+} 存在的条件下，C2 与 C4b 结合形成复合物后，被 C1s 裂解为 C2a 和 C2b，C2b 被释放入液相，C2a 可与 C4b 结合成 C4b2a 复合物，即 C3 转化酶。

C3 转化酶中的 C4b 可与 C3 结合，C2a 可水解 C3 为 C3a 和 C3b，此即补体活化级联反应的枢纽性步骤。C3a 释放至液相，大部分 C3b 在液相中被补体调控因子（如 I 因子）灭活，不再参与补体级联反应，仅约 10% C3b 与 C4b2a 结合，形成 C4b2a3b，即 C5 转化酶。此外，在不同蛋白酶作用下，C3b 又可被依次裂解为 iC3b、C3f、C3c、C3dg、C3d 等片段，其中某些片段具有重要的生物学功能。

（2）末端通路：指 C5 转化酶裂解 C5，在 C6、C7、C8、C9 参与下，于靶细胞膜表面形成 C5b6789n 大分子攻膜复合物的过程，此通路为三条补体激活途径所共有。

C4b2a3b 将 C5 裂解为 C5a 和 C5b。C5a 游离于液相。C5b 可与 C6 稳定结合为 C5b6，后者自发与 C7 结合成 C5b67，暴露膜结合位点，与靶细胞膜非特异性结合。初步插入膜上的 C5b67 与 C8 高亲和力结合，形成稳定的、深插入细胞膜的 C5b678，该复合物可促进 12 ～ 18 个 C9 分子聚合，并与之结合形成 C5b6789n 复合物，此即攻膜复合物（membrane attack complex，MAC）（图 5-3）。电镜下观察，MAC 为中空的管状结构，穿越靶细胞膜脂质双层，形成内径约 11nm 的亲水性通道，可容许水、离子及可溶性小分子等跨膜自由流动。由于细胞内胶体渗透压较胞外高，故大量水分内流，导致细胞内渗透压降低、细胞逐渐肿胀并最终破裂（即细胞"溶破"）。

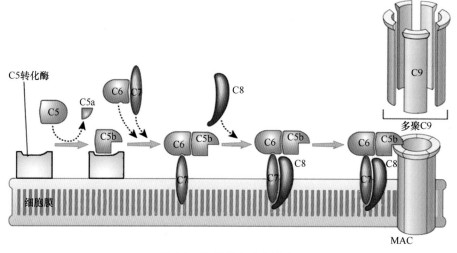

图 5-3　攻膜复合物的形成

C5 转化酶裂解 C5，所产生的 C5b 与 C6 结合为 C5b6，后者与 C7、C8 结合并插入细胞膜，之后与多个 C9 分子结合为 C5b6789n 大分子攻膜复合物（MAC），形成以 C9 为内壁的跨膜通道

二、补体激活的旁路途径

补体激活的旁路途径（alternative pathway，AP）亦称替代激活途径，指由 B 因子与固相（如微生物或外源性异物）表面 C3b 结合为 C3bB，在 D 因子、备解素（properdin，又称 P 因子，Pf）参与下，形成 C3 转化酶和 C5 转化酶并激活末端通路的过程。该途径是物种进化过程中最早出现的补体激活途径，在感染早期参与机体防御功能。

1. 参与的补体成分　旁路途径不经过 C1、C4 和 C2，由 C3、C5 ～ C9 以及 B 因子、D 因子、P 因子等补体成分参与。

2. 激活物　旁路途径不依赖抗体，主要激活物是某些细菌、真菌、病毒感染的细胞以及脂多糖、脂磷壁酸、酵母多糖、葡聚糖和凝聚的 IgA 和 IgG4 等，这些成分均可为补体激活提供接触表面和保护性环境，使后续级联反应得以进行。

3. 活化过程　生理条件下，血清 C3 受蛋白酶等作用可发生缓慢而持久的水解，产生低水平 C3b。绝大多数 C3b 在体液中快速灭活，少数 C3b 与附近的膜表面结构共价结合，产生不同的结果：①结合于自身组织细胞表面的 C3b，可被多种调节蛋白（如 H 因子、I 因子、DAF、MCP、CR1 等）降解而灭活，从而避免了对自身组织细胞的损伤。

②存在于"激活物"表面的 C3b 不易被 I 因子等灭活，从而启动旁路激活途径。

当感染发生或异物进入体内，出现 C3b 接触表面。在 Mg²⁺ 的存在下，血清 B 因子可与 C3b 结合为 C3bB，活性 D 因子将此复合物中的 B 因子裂解为 Ba 和 Bb。Ba 释放入液相，Bb 仍与 C3b 结合，形成 C3bBb，此即旁路途径的 C3 转化酶。C3bBb 极不稳定，易被血清 H 因子和 I 因子迅速灭活，

血清 P 因子可与 C3bBb 结合使之稳定。C3 转化酶可裂解 C3 为 C3a 和 C3b，C3b 与 C3bBb 结合为 C3bBb3b 复合物，即旁路途径的 C5 转化酶，其功能与经典途径的 C5 转化酶类似，启动末端通路，导致靶细胞溶破（图 5-3）。同时，旁路途径激活所产生的 C3b 可再与 B 因子结合，在 D 因子作用下产生更多 C3 转化酶 C3bBb，从而形成旁路途径的 C3b 正反馈放大效应（图 5-4）。

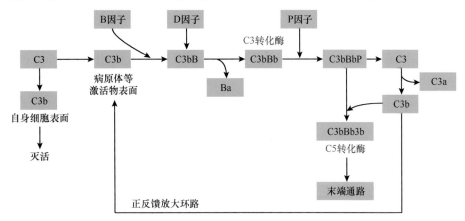

图 5-4 补体激活的旁路途径及 C3b 正反馈放大效应

病原体等激活物表面 C3b 与 B 因子结合形成 C3bB，在 D 因子作用下生成 C3bBb，P 因子与之结合成 C3bBbP，裂解 C3 后生成 C3bBb3b，然后裂解 C5 进入末端通路。C3b 既是 C3bBb 的裂解产物，又是新的 C3bBb 组成成分，构成了旁路途径的正反馈放大环路

三、补体激活的凝集素途径

补体激活的凝集素途径（lectin pathway，LP）指甘露糖结合凝集素（mannose-binding lectin，MBL）或纤胶凝蛋白（ficolin，FCN）直接识别病原体表面糖结构，活化 MBL 相关丝氨酸蛋白酶（MBL-associated serine protease，MASP）、C4、C2、C3，形成 C3 转化酶与 C5 转化酶，从而激活补体级联反应的过程，亦称为 MBL 途径。

1. 参与的补体成分 包括除 C1 以外的所有补体固有成分，其中 MBL（为 Ca²⁺ 依赖的 C 型凝集素）和 FCN 均属于肝细胞合成与分泌的急性期蛋白，与 C1q 结构和功能具有同源性，其球形头部可识别病原体糖结构，纤维状尾部则与 MASP 结合，后者又包括 MASP-1 和 MASP-2 两类。

2. 激活物 凝集素途径的激活物是病原体表面糖结构。MBL 和 FCN 可选择性识别多种病原体表面以甘露糖、甘露糖胺、岩藻糖、N-乙酰葡糖胺等为末端糖基的糖结构。这些糖结构常见于细菌、真菌及寄生虫细胞表面，而在哺乳动物细胞表面较罕见。

3. 活化过程 在病原体感染早期，血清中 MBL 和 FCN 水平明显升高。MBL 或 FCN 与病原体表面糖结构结合后，发生构象改变，使与之结合的 MASP-1 和 MASP-2 分别被激活。

活化的 MASP-2 具有丝氨酸蛋白酶活性，裂解 C4，所产生的 C4b 片段共价结合于病原体表面，随后与 C2 结合，后者也被 MASP-2 裂解，生成与经典途径相同的 C3 转化酶 C4b2a，继而裂解 C3 形成 C5 转化酶 C4b2a3b，最后进入补体激活的末端通路（图 5-5）。

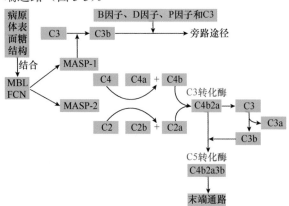

图 5-5 补体激活的凝集素途径

MBL-MASP 或 FCN-MASP 结合于病原体表面糖结构，MBL 或 FCN 构象改变，分别激活 MASP-1 和 MASP-2；活化的 MASP-2 依次裂解 C4 和 C2，产生 C3 转化酶 C4b2a，继而裂解 C3 形成 C5 转化酶 C4b2a3b；活化的 MASP-1 直接裂解 C3 产生 C3b，在 B 因子、D 因子、P 因子参与下，产生 C3 转化酶 C3bBb，继而裂解 C3 形成 C5 转化酶 C3bBb3b；最后进入末端通路

活化的 MASP-1 可直接裂解 C3 产生 C3b，在 B 因子、D 因子和 P 因子参与下，形成旁路途径 C3 转化酶 C3bBb，裂解 C3 并形成 C5 转化酶 C3bBb3b，之后激活末端通路（图 5-5）。同时，此过程中产生的 C3b 参与并加强旁路途径正反馈放大环路。

因此，凝集素途径活化过程兼具经典途径和旁路途径的特点，对两条途径有交叉促进作用。

四、补体三条激活途径的比较

补体属相对独立的天然免疫防御系统，在无脊椎动物体内即已存在。在生物种进化中，三条激活途径出现的顺序依次为旁路途径、凝集素途径、经典途径。三条激活途径激活物质、参与成分各异，但具有共同的 C3 枢纽和末端通路（图 5-6），活化过程既彼此交叉，又互相促进，从而使补体系统成为体内具有重要生物学作用的功能系统和放大系统。补体三条激活途径的比较如表 5-1。

在机体感染早期或初次感染，尚未产生相应抗体之前，旁路途径和凝集素途径可使补体激活发挥非特异性防御作用，给予未免疫个体抵御病原体感染的能力。在感染后期或再次感染，机体已产生相应抗体，可启动经典途径发挥特异性抗感染作用，成为体液免疫效应的重要机制之一。

近年还发现了不同于 CP、AP 和 LP 的补体激活途径，即备解素途径（properdin pathway，PP）和蛋白酶解途径（proteolytic pathway，PlP）。PP 激活补体的特点为 P 因子结合于靶细胞表面，无须 C3b 存在，可直接激活补体。组织局部巨噬细胞、外周血单核细胞、肥大细胞等分泌的 P 因子能特异性识别并非共价地结合于靶细胞表面，通

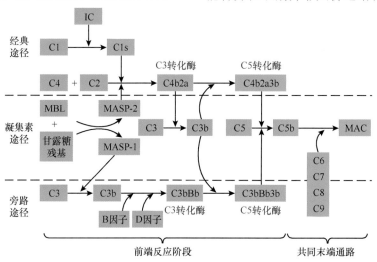

图 5-6 三条补体激活途径之间的关系

三条激活途径起点各异，但相互联系，并具有共同的 C3 枢纽和末端通路

表 5-1 三条补体激活途径的比较

	经典途径	旁路途径	凝集素途径
激活物质	IC、C 反应蛋白、DNA、血清淀粉样蛋白 P 成分、β 淀粉样蛋白多肽及脂多糖等	微生物颗粒或脂多糖、脂磷壁酸、酵母多糖、葡聚糖、凝聚的 IgA 和 IgG4 等	病原体表面以甘露糖、甘露糖胺、岩藻糖、N-乙酰葡糖胺等为末端糖基的糖结构
识别分子	C1q	无	MBL 或 FCN
参与成分	C1 ~ C9	C3、C5 ~ C9、B 因子、D 因子、P 因子	除 C1 外所有补体固有成分
丝氨酸蛋白酶	C1r、C1s 和 C2	B 因子、D 因子	MASP、C2、B 因子和 D 因子
所需离子	Ca^{2+}、Mg^{2+}	Mg^{2+}	Ca^{2+}、Mg^{2+}
C3 转化酶	C4b2a	C3bBb	C4b2a、C3bBb
C3b 正反馈环	无	有	有
C5 转化酶	C4b2a3b	C3bBb3b	C4b2a3b、C3bBb3b
进化	出现于脊椎动物软骨鱼	出现于棘皮动物海胆	出现于尾索动物海鞘
作用	参与体液免疫	参与固有免疫	参与固有免疫
意义	后期或再次感染防御	早期抗感染	早期抗感染

过招募体液中 C3b 和 B 因子，形成 C3 转化酶为 C3bBbP，从而启动 PP，参与局部防御、炎症和自身免疫；PIP 是血液中其他级联反应系统（凝血、纤溶、激肽系统）的某些蛋白酶或因子通过裂解 C3、C5 直接激活补体的途径。

第三节 补体激活的调节

补体系统是一个具有精密调控机制的复杂蛋白质反应系统。补体激活受一系列调节机制严格控制，使之反应适度，既能有效杀灭入侵的病原体，又可防止对自身组织产生损伤。这种调节作用主要体现在补体自身调节和补体调节蛋白的作用两方面。

一、补体的自身调节

补体激活过程中形成的某些活性成分（如 C4b、C3b、C5b、C4b2a 和 C3bBb 等）均不稳定，若未及时与靶细胞膜结合，极易自行衰变失活，通过控制后续的酶促反应发挥调节作用。

二、补体调节蛋白的调节

补体调节蛋白（complement regulatory protein）包括体液中可溶性调节蛋白和细胞表面的膜型调节蛋白，具体调节机制见表 5-2。各类补体调节蛋白主要通过控制补体激活途径中某些关键环节（如 C3 转化酶、C5 转化酶以及 MAC 的形成和活性）而发挥作用（图 5-7）。

表 5-2 补体调节蛋白的特点及作用

调控蛋白	特点	功能
可溶性调节蛋白		
C1 抑制物（C1INH）	血浆糖蛋白	抑制 C1r、C1s 和 MASP 活性，使 C4 和 C2 不被裂解，阻断 C4b2a 形成
C4 结合蛋白（C4bp）	存在于血浆中，其与 C4b 结合的亲和力比 C2 高 27 倍	与 C2 竞争结合 C4b，阻断 C4b2a 组装，也能置换 C4b2a 中 C2a，使已形成的 C4b2a 灭活，还可促进 I 因子对 C4b 的裂解，从而抑制 C4b2a 和 C4b2a3b 形成和活性
I 因子（If）	即 C3b/C4b 灭活因子，存在于血浆，具有丝氨酸蛋白酶活性	在 CR1、C4bp、MCP、Hf 等辅助下，可裂解 C3b 和 C4b。抑制 C4b2a、C3bBb、C4b2a3b、C3bBb3b 形成和活性
H 因子（Hf）	为血浆蛋白	可与 B 因子或 Bb 竞争结合 C3b，阻断 C3bBb 形成或使已形成的 C3bBb 解离，另可促进 If 对 C3b 的灭活作用，从而抑制 C3bBb 和 C3bBb3b 形成和活性
P 因子（Pf）	存在于血浆，是补体调节蛋白中唯一的正调节因子	与 C3bBb 结合后可增强 C3b 与 Bb 间结合力，形成稳定的 C3 转化酶，使其半衰期延长 10 倍
S 蛋白（SP）	为血浆糖蛋白	可与 C5b67 复合物结合，妨碍其插入靶细胞脂质双层膜，从而抑制 MAC 形成
簇集素（SP40/40）	由相对分子质量均为 40 000 的 α 链和 β 链所组成的异二聚体	可与 C5b67、C5b678、C5b6789 结合，抑制 MAC 组装，还可与 SP 协同作用，促使膜结合的 MAC 解离，使之丧失溶细胞作用
膜型调节蛋白		
I 型补体受体（CR1）	为单链跨膜蛋白，广泛表达于红细胞及有核细胞膜表面	与 C3b、C4b 结合，可分别阻断其与 B 因子、C2 结合，并促进 If 对 C3b、C4b 的灭活，从而抑制 C4b2a、C3bBb、C4b2a3b、C3bBb3b 形成和活性
衰变加速因子（DAF）	表达于所有外周血细胞、内皮细胞及各种黏膜上皮细胞表面	一方面阻止经典途径和旁路途径中 C3 转化酶、C5 转化酶的装配，另一方面也可促进已形成的 C3 转化酶自发衰变，无 If 辅因子的作用。可以抑制 C4b2a、C3bBb、C4b2a3b、C3bBb3b 形成和活性
膜辅因子蛋白（MCP）	为单链蛋白，广泛表达于白细胞、血小板、造血细胞、成纤维细胞等细胞膜表面	作为 If 的辅因子，可增强 If 对 C3b、C4b 的裂解作用，抑制 C4b2a、C3bBb、C4b2a3b、C3bBb3b 形成和活性
膜反应性溶破抑制物（MIRL）	广泛分布于各种组织细胞及血细胞、精子表面	可阻止 C8、C9 分别与 C5b67、C5b678 结合，进而抑制 MAC 形成
同源限制因子（HRF）	存在于多种组织细胞膜	能抑制 C9 与 C5b678 结合及与 C9 聚合，从而阻断 MAC 形成及其对靶细胞的溶破作用

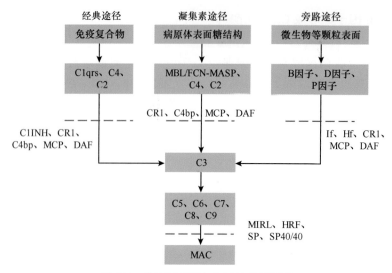

图 5-7　补体调节蛋白作用的关键环节

1. 针对经典途径 C3 转化酶和 C5 转化酶的调节作用　C4b2a 是经典途径和凝集素途径的 C3 转化酶。针对 C4b2a 的调节蛋白均发挥负调控作用，主要是阻断 C4b2a 形成或分解已形成的 C4b2a，使之灭活。同时，经典途径和凝集素途径的 C5 转化酶 C4b2a3b 也受此机制调控。在该环节起作用的补体调节蛋白有 C1 抑制物（C1 inhibitor，C1INH）、CR1（CD35）、C4 结合蛋白（C4 binding protein，C4bp）、膜辅因子蛋白（membrane cofactor protein，MCP，即 CD46）、I 因子（factor I，If）、衰变加速因子（decay-accelerating factor，DAF，即 CD55）等。

2. 针对旁路途径 C3 转化酶和 C5 转化酶的调节作用　C3bBb 是旁路途径和凝集素途径的 C3 转化酶。针对 C3bBb 的调节主要依赖负调控因子，如 If、H 因子（factor H，Hf）、CR1、MCP、DAF 等，它们通过抑制 C3bBb 形成或抑制已形成 C3bBb 的活性而发挥调控作用。旁路途径和凝集素途径的 C5 转化酶 C3bBb3b 也受此机制调控。此外，Pf 起正调节作用。

3. 针对 MAC 的调节作用　补体活化的共同末端通路中，多种调节蛋白可抑制 MAC 形成和活性，从而保护自身正常细胞免遭补体攻击。这些因子包括膜反应性溶破抑制物（membrane inhibitor of reactive lysis，MIRL，即 CD59）、同源限制因子（homologous restriction factor，HRF）亦称 C8 结合蛋白（C8 binding protein，C8bp）、S 蛋白（S protein，SP）、簇集素（clusterin，SP40/40）等。

第四节　补体的生物学功能及意义

一、补体的生物学功能

补体系统作为固有免疫组成部分，在机体防御中发挥重要作用。补体活化的最终效应是在细胞膜表面组装 MAC，导致细胞溶破，称为补体依赖的细胞毒性（complement dependent cytotoxicity，CDC）；同时，补体活化可产生多种活性片段，具有广泛的生物学效应见表 5-3。

1. 细胞毒作用　补体系统激活，最终在靶细胞表面形成 MAC，导致细胞溶破。该效应的意义为：①参与宿主抗细菌（主要是 G⁻）、抗病毒（如

表 5-3　补体系统的功能

功能	参与成分	作用机制
细胞毒作用	C5 ～ C9	形成 MAC，溶解细胞
调理作用	C3b、C4b、iC3b	与吞噬细胞表面相应受体结合而促进吞噬
清除免疫复合物	C3b	免疫黏附作用、抑制 IC 形成和解离 IC
炎症介质作用	C5a > C3a > C4a	刺激肥大细胞或嗜碱性粒细胞脱颗粒，释放生物活性物质，引起血管扩张、毛细血管通透性增高、平滑肌收缩等；C5a 趋化中性粒细胞并刺激其氧化代谢
启动 B 细胞应答	C3d	C3d 与抗原形成复合物，介导 B 细胞共受体复合物与 BCR 交联

流感病毒、HIV 等）及抗寄生虫等防御机制。②参与机体抗肿瘤免疫机制。③某些病理情况下引起机体自身细胞破坏，导致组织损伤与疾病（如血型不符输血后的溶血反应及自身免疫病）。

2. 调理作用 补体激活过程所产生的 C3b、C4b、iC3b 等均为重要的调理素（opsonin），它们结合于细菌或其他颗粒物质表面，可通过与吞噬细胞表面 CR1、CR3 或 CR4 结合而促进吞噬细胞的吞噬作用（图 5-8），可增强 Fc 受体介导的吞噬作用，亦可介导 Fc 受体非依赖性吞噬作用。这种补体介导的调理作用可能是机体抵御全身性细菌感染和真菌感染的主要机制之一。

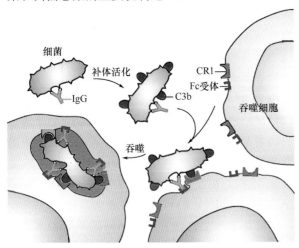

图 5-8 C3b/CR1 的调理作用

病原体被 IgG 或补体 C3b、C4b 包被，可分别通过与吞噬细胞表面 Fc 受体或 CR1 结合而被吞噬

3. 清除免疫复合物 血液循环中形成的中等大小 IC 可沉积于血管壁，通过激活补体介导炎症反应，造成周围组织损伤。补体某些成分可参与清除循环 IC，其机制包括：①可溶性 IC 活化补体，所产生的 C3b 可与 IC 共价结合，且 C3b 可与 CR1$^+$血细胞黏附，从而将 IC 运送至肝脏和脾脏被巨噬细胞吞噬、清除，此作用被称为免疫黏附（immune adherence）（图 5-9），由于血液循环中红细胞数量巨大，故成为清除 IC 的主要参与者。②中等大小 IC 的大量形成，不仅有赖于抗体 Fab 片段与抗原的结合，还依赖抗体 Fc 片段之间的相互作用。C3b 可以与 IC 中抗体的 Fc 片段结合，在空间上干扰 Fc 片段间的相互作用，导致中等大小 IC 无法形成或使已形成的 IC 发生解离。

4. 炎症介质作用 补体活化过程产生的多种活化片段，均可发挥炎症介质作用。①激肽样作用：C2b 具有激肽样活性，能够使小血管扩张，增

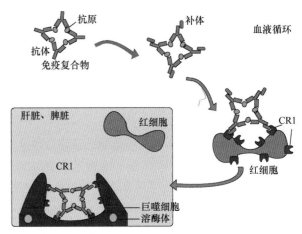

图 5-9 免疫黏附作用

可溶性 IC 体积小，难以被吞噬细胞捕获，但其可激活补体经典途径产生 C3b，IC-C3b 黏附于 CR1$^+$红细胞和血小板，形成较大的复合物并随血液流经肝脏和脾脏，可被巨噬细胞吞噬、清除

强血管通透性，引起炎症性充血或水肿。②过敏毒素样作用：C3a、C4a 和 C5a 又被称为过敏毒素（anaphylatoxin），可与肥大细胞或嗜碱性粒细胞表面相应受体结合，触发靶细胞脱颗粒，释放组胺和其他生物活性物质，引起毛细血管通透性增高、平滑肌收缩等，从而介导局部炎症反应。三种过敏毒素中，以 C5a 的作用最强。③趋化作用：C5a 对中性粒细胞有很强趋化活性，还可诱导中性粒细胞表达黏附分子，刺激其产生氧自由基、前列腺素和花生四烯酸等。此外，C3a、C5b67 片段也具有趋化作用。

正常情况下，炎症反应仅发生在抗原入侵的局部。某些情况下，补体介导的炎症反应也可能对自身组织造成损害，如Ⅲ型超敏反应。

二、补体的生物学意义

1. 机体抗感染防御的主要机制 补体既是固有免疫应答的重要组成部分，也是参与适应性免疫应答的关键效应分子。病原体入侵机体后，在特异性抗体产生前，补体系统通过旁路途径和/或凝集素途径识别微生物颗粒或其表面糖结构，从而被活化并产生多个裂解片段和复合物，最终通过调理吞噬、炎症反应和溶解细菌或病毒感染细胞而发挥抗感染作用。特异性抗体产生后，IC 可通过经典途径触发 C3 活化，并与旁路途径 C3 正反馈环路协同作用，形成更为有效的抗感染防御机制。由于补体的出现远早于适应性免疫，故在尚未形成适应性免疫的低等生物中，补体参与的固有免疫是其重要的防御机制之一。

2. 参与适应性免疫应答 补体能通过多种机制参与适应性免疫应答各个环节的调节，包括抗原提呈，免疫细胞活化和增殖，以及免疫效应等。

（1）补体参与适应性免疫应答的启动：C3b 介导的调理作用，有利于抗原提呈细胞摄取和提呈抗原。

（2）补体参与适应性免疫细胞的活化与增殖：①与抗原结合的 C3d 可介导 B 细胞表面 BCR 与 CR2 交联，促进 B 细胞活化。② C3b 与 B 细胞表面 CR1 结合，可促使 B 细胞增殖、分化为浆细胞。③补体调节蛋白 DAF、MCP 和 MIRL 能介导细胞活化信号，参与 T 细胞活化。

（3）补体参与适应性免疫应答的效应：①滤泡树突状细胞表面 CR1、CR2 和 CR3 可将 IC 固定于生发中心，有助于记忆 B 细胞的诱导和维持。② C3a-C3aR 相互作用可促进 Th2 细胞应答，并调控 B 细胞分泌 IgE 的水平。③ C3b 或 C4b 与 MCP 相互作用，可诱导调节性 T 细胞产生抑制性细胞因子。

3. 参与炎症性疾病的发生和发展 补体激活过程所产生的活性片段 C3a、C5a 是重要的炎症介质，可激活单核细胞、内皮细胞和血小板等，使之释放炎症介质及促炎细胞因子，参与并放大炎症反应，直接或间接导致组织损伤。补体异常活化可引起多种炎症性疾病。

4. 补体系统与血液中其他级联反应系统的相互作用 补体系统与凝血系统、纤溶系统和激肽系统存在密切关系：①具有共同的激活物，如 IC 或 LPS 可激活补体系统，也能活化凝血因子ⅩⅡ，进而活化凝血、纤溶及激肽系统。②具有共同的抑制因子，如 C1INH 不仅抑制 C1 和 MASP，也可抑制激肽释放酶、血浆纤溶酶、凝血因子ⅩⅡ。③具有交互激活作用，补体活化可触发凝血系统，也可激活纤溶系统，反之，纤溶酶、缓激肽等也可激活补体系统。④具有相似的生物学活性，四个系统的活化产物均具有增高血管通透性、扩张血管、趋化吞噬细胞、促使平滑肌痉挛和溶酶体酶释放等活性。因此，以上四个系统的伴行活化是介导炎症、休克、弥散性血管内凝血等病理过程发生、发展的重要机制。

第五节　补体与疾病的关系

正常情况下，体内补体系统各成分含量相对稳定，适时、适度地被激活而发挥其生物学功能，并受到精密调控。一旦出现遗传性补体成分缺陷或补体异常激活，则可能引起疾病。此外，某些微生物或肿瘤细胞均可借助多种机制逃避宿主补体系统攻击。因此，基于补体的临床干预策略已成为研究的热点领域。

一、遗传性补体缺陷与疾病

几乎所有补体成分均可能发生遗传性缺陷，多数为常染色体隐性遗传，少数为常染色体显性遗传，个别成分（如 P 因子缺陷）是 X 连锁隐性遗传。遗传性补体缺陷所致疾病约占原发性免疫缺陷病的 2%，以 C1q、MBL、C2、C1INH 等缺陷较为常见。

补体固有成分缺陷，使补体系统不能激活，导致患者对病原体易感，同时体内 IC 清除障碍，可引发 IC 相关的自身免疫病。如补体经典途径成分缺陷者易被化脓性细菌感染，旁路途径成分缺陷者易被奈瑟球菌感染，凝集素途径成分缺陷者易感各种病原体；C1q、MBL、C2 和 C4 缺乏致 IC 堆积，引发系统性红斑狼疮（systemic lupus erythematosus，SLE）等自身免疫病。

补体调节蛋白或补体受体缺陷，使补体调节功能紊乱，也会导致多种疾病的发生。如 I 因子缺陷，导致 C3 过度消耗，易发生严重的反复细菌性感染；C1INH 缺陷可导致 C1 过度活化，产生大量具有激肽样活性的 C2b 片段，引发遗传性血管神经性水肿；红细胞表面 CR1 缺陷，影响免疫黏附作用对 IC 的清除，易引发自身免疫病（如 SLE）。

二、补体与感染性疾病

一方面，补体是参与机体抗感染的重要成分，补体缺陷可导致机体对病原体易感。另一方面，病原体（尤其是病毒）经长期进化，可借助多种机制逃避补体系统攻击，例如：①某些病毒表达与补体调节蛋白功能相似的蛋白质，保护病毒包膜或病毒感染细胞膜免遭补体系统攻击。②包被于微生物表面的 C3b、C4b 和 iC3b 可与宿主细胞表面的 CR1 和 CR2 结合，使病原体侵入细胞，导致感染扩散。③某些病原体表达 Fc 受体或其他蛋白质，可干扰补体与 IC 结合，抑制经典途径的活化，从而逃避补体系统攻击。④多种病原体可利用补体受体或调控蛋白作为受体或辅助受体而感染靶细胞，如 EB（Epstein-Barr）病毒以 CR2 为受体，麻疹病毒以

MCP 为受体, 柯萨奇病毒和大肠埃希菌以 DAF 为受体。

三、补体与炎症性疾病

补体激活产生的一些活性片段, 如 C3a、C5a 可以促进免疫细胞活化, 释放炎症介质, 诱发炎症反应。此外, 补体系统与凝血、激肽、纤溶系统以及细胞因子相互作用, 可加剧炎症反应。补体异常激活参与多种组织器官炎症性疾病的发生和发展, 包括肾脏疾病 (如肾炎)、呼吸系统疾病 (如急性呼吸窘迫综合征)、神经系统疾病 (如自身免疫性脑脊髓炎)、缺血再灌注损伤 (如心肌梗死)、全身炎症反应 (如脓毒血症)、多脏器功能衰竭、严重创伤和烧伤等。因此, 在这些病理过程中, 适当抑制补体功能可能有利于炎症性疾病的治疗。

四、补体与其他疾病的关系

1. 补体与肿瘤 补体介导的细胞毒作用是机体抗肿瘤免疫效应的重要机制, 但肿瘤细胞可通过多种机制逃避补体系统的攻击:①肿瘤细胞高表达 MCP、DAF、CD59 等补体调节蛋白, 有效阻止补体系统的激活, 参与肿瘤的发生。②某些肿瘤模型中, 补体激活所释放的 C5a 可促进调节性免疫细胞亚群的产生和 (或) 血管生成, 形成利于肿瘤生长的微环境。

2. 补体与器官移植 补体激活不仅导致同种移植物的损伤 (见第二十二章), 也参与异种器官移植排斥反应。猪因其器官解剖和生理功能与人类相近, 而被视为异种移植物来源的首选。猪血管内皮细胞表面表达的 α 半乳糖苷抗原, 可与人体内相应天然抗体 (IgM) 结合而激活补体, 导致超急性排斥反应, 也成为制约异种器官移植的关键环节。

3. 补体与母胎耐受 精子和胎盘滋养层上皮细胞高表达 MIRL 和 DAF 等补体调节蛋白, 可保护精子或者胎儿免遭女性生殖系统或者母体补体的攻击, 而且已发现补体的异常激活参与妊娠相关疾病的发生。

此外, 补体激活还是 Ⅱ、Ⅲ 型超敏反应性疾病和相关自身免疫病发生的重要机制 (见第十八、第十九章)。

小 结

补体系统由 30 余种可溶性或膜结合蛋白组成, 是体内重要的免疫效应放大系统, 不仅参与固有免疫防御的组成, 还是适应性体液免疫应答的重要效应机制之一。在激活物作用下, 补体系统可通过经典途径、旁路途径和凝集素途径三条主要的通路被活化, 三者前端反应各异, 但具有共同的末端通路, 最终形成攻膜复合物, 发挥溶破细胞效应。补体激活过程中产生的活化片段具有调理吞噬、介导炎症反应、清除免疫复合物以及免疫调节等功能, 在防御病原体感染、参与适应性免疫应答和诱导免疫病理过程中发挥重要作用。血浆和细胞膜表面存在多种补体调节蛋白, 通过控制补体激活的级联反应发挥调节作用, 以维持内环境的稳定。补体成分或其调节蛋白遗传性缺陷或功能紊乱均与多种疾病的发生和发展密切相关。

思 考 题

1. 简述补体系统的概念及其组成。
2. 简述补体系统三条激活途径的异同点。
3. 补体系统具有哪些生物学作用?
4. 试述补体调节蛋白对经典途径的调节作用。
5. 举例说明补体系统异常与疾病的关系。

(王 健)

第六章 细胞因子

细胞因子（cytokine，CK）是由免疫细胞及组织细胞分泌的具有广泛生物学活性的小分子蛋白质，是参与细胞间信息传递的重要介质，在细胞分化发育、免疫应答、免疫调节、炎症反应、造血过程中发挥重要功能，一定条件下也参与某些病理过程的发生与发展。

第一节 细胞因子概述

一、细胞因子的来源

细胞因子可由多种细胞产生，包括免疫细胞，如 T 细胞、B 细胞、NK 细胞、单核巨噬细胞等；组织细胞，如血管内皮细胞、表皮细胞及成纤维细胞等；某些肿瘤细胞，如白血病、淋巴瘤、骨髓瘤细胞等。抗原、促有丝分裂原、感染、炎症，以及机体组织或细胞受到损伤、缺氧、应激等因素刺激后释放到细胞间隙或血液循环中的损伤相关分子模式（damage-related molecular pattern，DAMP）等多种因素均可刺激上述细胞产生细胞因子，各细胞因子间也可相互诱生。

二、细胞因子分类和命名

迄今已发现 200 余种人细胞因子，根据其结构与功能，可将细胞因子分为白细胞介素、干扰素、肿瘤坏死因子、集落刺激因子、生长因子和趋化因子六大类。

（一）白细胞介素

白细胞介素（interleukin，IL）早期指由白细胞产生并在白细胞间发挥调节作用，故命名为白细胞介素。后来发现白细胞介素也可由其他细胞产生并作用于其他细胞，介导广泛的生物学效应，但名称仍沿用至今。现在是指一类分子结构和生物学功能已基本明确，按照发现顺序，已发现 40 种 IL，命名为 IL-1～IL-40，白细胞介素广泛参与免疫调节、造血、炎症反应等过程，附表 6-1 列举部分白细胞介素及其主要功能。

附表 6-1 及附表 6-2

（二）干扰素

干扰素（interferon，IFN）因最早发现其具有干扰病毒复制的功能而得名，根据其结构特征及生物学活性可分为 I 型、II 型和 III 型。I 型干扰素主要包括 IFN-α、IFN-β、IFN-ε、IFN-ω 和 IFN-κ 等。IFN-α 主要由单核巨噬细胞产生，IFN-β 主要由成纤维细胞产生，二者与同一受体结合；II 型干扰素即 IFN-γ，主要由活化的 T 细胞和 NK 细胞产生；III 型干扰素包括 IFN-λ1（IL-29）、IFN-λ2（IL-28A）和 IFN-λ3（IL-28B），主要由 DC 产生。干扰素具有抗病毒、抗细胞增殖、抗肿瘤和免疫调节等作用。目前已发现 10 余种干扰素家族成员。

（三）肿瘤坏死因子

肿瘤坏死因子（tumor necrosis factor，TNF）因最初发现其能造成肿瘤组织坏死而得名，包括 TNF-α 和 TNF-β，前者主要由活化的单核巨噬细胞产生，后者主要由活化的 T 细胞产生，又称淋巴毒素（lymphotoxin，LT）。TNF 在调节免疫应答、杀伤靶细胞和诱导细胞凋亡等过程中发挥重要作用。目前已发现 30 余种肿瘤坏死因子家族成员。

（四）集落刺激因子

集落刺激因子（colony stimulating factor，CSF）是指能够刺激多能造血干细胞和不同发育分化阶段的造血祖细胞分化、增殖的细胞因子，在体外半固体培养基中能形成相应细胞集落。主要包括粒细胞集落刺激因子（granulocyte CSF，G-CSF）、巨噬细胞集落刺激因子（macrophage CSF，M-CSF）、粒细胞-巨噬细胞集落刺激因子（granulocyte-macrophage CSF，GM-CSF）、多集落刺激因子（multi-CSF，又称 IL-3）、干细胞因子（stem cell factor，SCF）、促红细胞生成素（erythropoietin，EPO）、血小板生成素（thrombopoietin，TPO）等。它们均可选择性刺激造血干细胞或不同分化阶段的造血祖细胞分化增殖成为相应的血细胞（附表 6-2）。

（五）生长因子

生长因子（growth factor，GF）泛指一类可促进相应细胞生长和分化的细胞因子。其种类较多，包括转化生长因子（transforming growth factor，TGF）、表皮生长因子（epithelial growth factor，EGF）、血管内皮细胞生长因子（vascular endothelial growth factor，

VEGF）、成纤维细胞生长因子（fibroblast growth factor，FGF）、神经生长因子（nerve growth factor，NGF）、血小板源性生长因子（platelet derived growth factor，PDGF）等。

（六）趋化因子

趋化因子（chemokine）是一类对不同靶细胞具有定向趋化、定位、分化或活化作用的细胞因子。几乎所有的趋化因子都含有 1 对或 2 对保守的半胱氨酸残基（C）形成的分子内二硫键。根据靠近氨基端 C 的个数以及排列顺序将趋化因子分为四个亚家族（图 6-1）。趋化因子与其受体相互作用控制着免疫细胞在循环系统和组织器官间定向迁移，在免疫细胞和免疫器官发育、炎症反应、创伤修复、肿瘤生长及转移、移植排斥等过程中均发挥重要作用。目前已发现 50 余个成员。依据其分子 N 端（氨基端）半胱氨酸的排列，可分为 C、CC、CXC、CX3C 四个亚家族。

1. C 亚家族 又称 γ 亚家族，分子 N 端只有 1 个 C，该分子只有 1 个分子内二硫键。白细胞介素-16（IL-16）又称淋巴细胞趋化因子（lymphocyte chemokines，LTN），为该亚家族成员，其主要作用是趋化 T 细胞、B 细胞和 NK 细胞。

2. CC 亚家族 又称 β 亚家族，分子 N 端 2 个 C 相邻，代表成员有单核细胞趋化蛋白-1（mono-

cyte chemotactic protein-1，MCP-1）和巨噬细胞炎症蛋白-1α/β（MIP-1α/MIP-1β），其主要作用是趋化和激活单核巨噬细胞，对 T 细胞和嗜酸性粒细胞也有一定趋化和激活作用。

3. CXC 亚家族 又称 α 亚家族，分子 N 端 2 个 C 被 1 个氨基酸残基隔开。代表成员有中性粒细胞激活蛋白-1（neutrophil activating protein-1，NAP-1，又称 IL-8）和血小板因子-4，其主要功能是趋化并激活中性粒细胞，对 T 细胞和嗜碱性粒细胞也有一定趋化和激活作用。

4. CX3C 亚家族 又称 δ 亚家族，分子 N 端 2 个 C 被 3 个氨基酸残基隔开，羧基端跨细胞膜。分形趋化因子（fractalkine，FKN）是该亚家族成员，其主要作用是趋化巨噬细胞、T 细胞和 NK 细胞。

（七）其他细胞因子

其他细胞因子，如抑瘤素 M，由单核细胞产生，可作用于多种肿瘤细胞，抑制黑色素瘤、肺癌、膀胱癌等生长；白血病抑制因子，由激活的淋巴细胞、单核巨噬细胞及粒细胞等产生，可促进骨髓细胞和胚胎干细胞的增殖，对嗜酸性粒细胞也有一定的趋化作用；血管生成素，由成纤维细胞、人腺癌细胞及外周血淋巴细胞产生，可引起细胞表面肌动蛋白的聚合和释放。

三、细胞因子受体

细胞因子受体（cytokine receptor，CKR）指可以接受细胞因子信号，存在于细胞膜表面或体液中的蛋白质分子，分别称为膜结合型细胞因子受体和可溶性细胞因子受体。已知的膜结合型细胞因子受体大多由胞外区、跨膜区和胞质区组成，具有一般膜受体特性。细胞因子通过与靶细胞表面相应受体结合，启动细胞内信号转导途径，最终介导细胞的生物学效应。

（一）膜结合型细胞因子受体的分类

根据细胞因子受体结构特点，可分为 6 个家族（图 6-2）。

1. Ⅰ型细胞因子受体家族 亦称造血细胞因子受体超家族（hemopoietic cytokine receptor superfamily）。该类受体胞外区有保守的 4 个半胱氨酸和 WSXWS 基序（W 代表色氨酸，S 代表丝氨酸，X 代表任一氨基酸），包括 IL-2、IL-3、IL-4、IL-5、

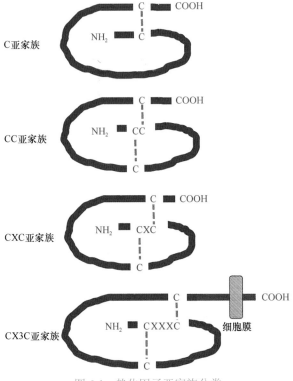

图 6-1 趋化因子亚家族分类

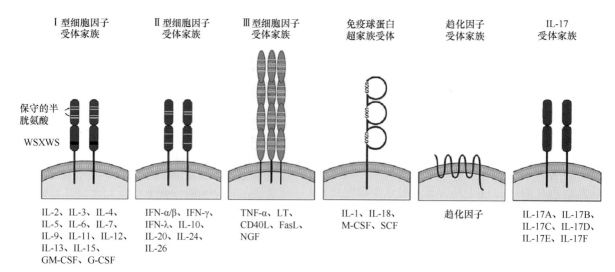

图 6-2　细胞因子受体家族

细胞因子受体家族：Ⅰ型细胞因子受体家族、Ⅱ型细胞因子受体家族、Ⅲ型细胞因子受体家族、免疫球蛋白超家族受体、趋化因子受体家族、IL-17 受体家族

IL-6、IL-7、IL-9、IL-11、IL-12、IL-13、IL-15、GM-CSF 和 G-CSF 等细胞因子受体，通过 JAK-STAT 信号通路转导信号。

2. Ⅱ型细胞因子受体家族　即干扰素受体家族，其胞外区含 4 个保守的半胱氨酸，无 WSXWS 基序，包括各种干扰素（IFN-α/β、IFN-γ、IFN-λ）受体及 IL-10、IL-20、IL-24、IL-26 等细胞因子受体，通过 JAK-STAT 信号通路转导信号。

3. Ⅲ型细胞因子受体家族　又称肿瘤坏死因子受体超家族（tumor necrosis factor receptor super-family，TNFRSF），其胞外区含数个富含半胱氨酸的结构域，多以同源三聚体发挥作用，包括 TNF-α、LT、CD40L、FasL、NGF 受体等。

4. 免疫球蛋白超家族受体　胞外区均有 1 个或多个 Ig 样结构域，包括 IL-1、IL-18、M-CSF、SCF 等细胞因子受体，主要通过 TRAF-NF-κB、TRAF-AP-1 信号通路转导信号。

5. 趋化因子受体（CCR）家族　7 次跨膜受体，属于 G 蛋白偶联受体家族，包括 CCR1～CCR11、CXCR1～CXCR6、CX3CR1 及 XCR1。多数趋化因子受体可与若干不同趋化因子结合，也有少数趋化因子受体具有特异性，仅与一种配体结合，如 CXCR4 仅能结合 CXCL12。

6. IL-17 受体家族　以同源或异源二聚体形式存在，包括 IL-17A、IL-17B、IL-17C、IL-17D、IL-17E、IL-17F 细胞因子受体。已知 IL-17RA、IL-17RC 可结合 IL-17A、IL-17F，主要通过 TRAF-NF-κB 信号通路转导信号。

（二）细胞因子受体的公有链和私有链

多数细胞因子受体家族成员由 2 条或 2 条以上多肽链构成。其中，一条或两条肽链特异性结合细胞因子，称为细胞因子结合亚单位，也称私有链（private chain）；另一肽链则专司信号转导，称为信号转导亚单位。结合亚单位构成低亲和力细胞因子受体，信号转导亚单位一般不能单独与细胞因子结合，但可与结合亚单位共同构成高亲和力细胞因子受体，并转导信号。由于细胞因子受体的信号转导亚单位常可共用，称为公有链（common chain）。例如：γ 链是 IL-2、IL-4、IL-7、IL-9、IL-15 和 IL-21 受体的公有链；β 链是 IL-3、IL-5 和 GM-CSF 受体的公有链；gp130 是 IL-6、IL-11、IL-27、白血病抑制因子（leukemia inhibitory factor，LIF）、抑瘤素 M（oncostain-M，OSM）受体的公有链（图 6-3）。

某些细胞因子效应的重叠性，部分原因可能是共用公有链所致。共用亚单位异常，可造成相关细胞因子受体缺陷，使多种细胞因子不能发挥效应。例如：性联重症联合免疫缺陷病患者 IL-2Rγ 链基因突变，使 IL-2、IL-4、IL-7、IL-9、IL-15 和 IL-21 受体缺陷，相应细胞因子功能异常，导致 T/B 细胞成熟障碍，患者表现为细胞免疫和体液免疫均低下的重症联合免疫缺陷病。

（三）可溶性细胞因子受体、细胞因子诱饵受体和细胞因子受体拮抗剂

1. 可溶性细胞因子受体（soluble cytokine receptor，sCKR）　除了膜型受体外，大多数细胞因子受体还存在可溶形式。多为膜受体被特定酶水

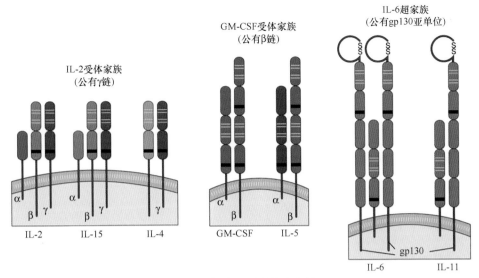

图 6-3 细胞因子受体公有链

γ 链是 IL-2、IL-4、IL-15 等受体的公有链，β 链是 IL-5 和 GM-CSF 等受体的公有链，gpl30 是 IL-6 和 IL-11 等受体的公有链

解而脱落或受体 mRNA 不同剪接而产生分泌型 mRNA，通过翻译后直接分泌至细胞外。sCKR 可与相应配体结合，但亲和力较低。

sCKR 可以多种方式发挥作用：①与相应膜受体竞争性结合细胞因子，从而抑制膜受体介导的生物学作用，发挥负反馈调节。②作为相应细胞因子运载体，将细胞因子转运至病灶局部，增加局部细胞因子浓度并有效发挥作用。③减缓细胞因子衰变，维持并延长低水平细胞因子的生物学活性。④某些 sCKR 可上调 CK 作用，如 sIL-6R 与 IL-6 特异性结合，可与靶细胞表面 gpl30 结合并转导信号，促进 IL-6 效应。⑤作为膜受体正常代谢途径脱落为 sCKR，有利于处于活化状态的细胞恢复至正常水平。

临床研究显示：sIL-2R、sIL-6R、sTNFR 增高与某些恶性肿瘤、自身免疫病、超敏反应、感染性疾病及移植排斥反应有关，故检测相应 sCKR 水平有助于辅助诊断并判断疗效和病程转归。此外，sCKR 与细胞因子结合可阻断细胞因子与膜受体结合，从而抑制细胞因子生物学活性，故给予 sCKR 可缓解某些促炎细胞因子所致病理损伤。

2. 细胞因子诱饵受体（decoy receptor） 此类受体细胞质段缺乏信号结构域，与相应细胞因子结合后不能启动信号转导，无生物学效应，反而使细胞因子失活，或者介导细胞因子内化后被降解，从而负向调控细胞因子活性。例如 TNF 诱饵受体、IL-1 Ⅱ型受体、IL-13Rα2 亚单位等。

3. 细胞因子受体拮抗剂 一些细胞因子的受体存在天然拮抗剂，如 IL-1R 拮抗剂（IL-1Ra）是一种由单核巨噬细胞产生、与 IL-1 有一定同源性的多肽，可竞争性结合 IL-1R，从而抑制 IL-1 的生物学活性。人工制备的细胞因子结合物或受体拮抗剂可用于治疗某些因细胞因子过高引起的相关疾病。

第二节　细胞因子特征与生物学作用

一、细胞因子的共同特点

细胞因子种类繁多、来源广泛、功能各异，但具有其共同特点。

（一）细胞因子的基本特征

细胞因子均为小分子可溶性蛋白质（8000～30000Da），多为糖蛋白；与细胞表面相应受体结合后发挥生物学效应；可诱导产生，合成具有自限性；半衰期短。

有些细胞因子亦能以膜结合形式表达于细胞表面，称为膜型 CK，如 IL-8、TNF-α、TGF-α、M-CSF、SCF 及某些生长因子，如 EGF、施万细胞瘤源性生长因子（Schwannoma-derived growth factor）等，主要通过细胞间直接接触而发挥作用，参与细胞间黏附、邻近细胞的刺激、细胞毒及杀瘤作用等。

（二）细胞因子的作用方式

细胞因子的作用方式可分为自分泌、旁分泌及内分泌三种（图 6-4）。

1. 自分泌（autocrine） 作用于分泌细胞自身，例如 T 细胞产生 IL-2，与自身细胞表面 IL-2R 结合，刺激自身 T 细胞增殖。

2. 旁分泌（paracrine） 对邻近细胞发挥作用，例如树突状细胞（DC）产生 IL-12，刺激邻近的 T 细胞分化。

3. 内分泌（endocrine） 少数细胞因子通过循环系统对远距离的靶细胞发挥作用，例如 IL-1、TGF-β、TNF-α 可通过血流作用于远处的靶细胞。

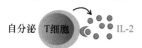
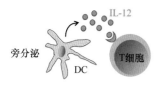
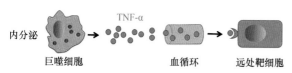

图 6-4　细胞因子的作用方式

T 细胞产生 IL-2，与自身细胞表面 IL-2R 结合发挥自分泌作用；树突状细胞（DC）产生 IL-12，作用邻近的 T 细胞，发挥旁分泌作用；巨噬细胞产生 TNF-α 通过血流作用于远处的靶细胞，发挥内分泌作用

（三）细胞因子的功能特点

1. 高效性 细胞因子与其受体以高亲和力结合，体内极微量（pmol/L）细胞因子即能产生明显的生物学效应。例如，细胞培养体系中，1pg 干扰素即可保护 100 万个细胞免遭 100 亿个病毒颗粒感染。

2. 多效性 一种细胞因子可以对不同的细胞发挥不同作用，例如 IL-4 可活化 B 细胞并促进 B 细胞的增殖和分化，也可刺激 T 细胞分化和肥大细胞的增殖（图 6-5）。

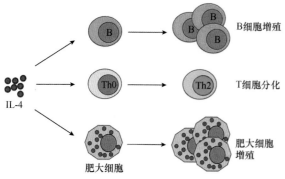

图 6-5　细胞因子的多效性

IL-4 可促进 B 细胞增殖，促进树突状细胞提呈抗原激活的初始 T 细胞（Th0）分化为 Th2，促进肥大细胞的增殖，发挥细胞因子的多效性

3. 重叠性 两种或两种以上的细胞因子具有同样或类似的生物学作用，例如 IL-2、IL-7 和 IL-15 均可刺激 T 细胞增殖（图 6-6）。

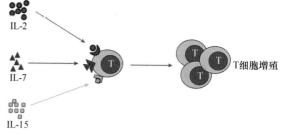

图 6-6　细胞因子的重叠性

IL-2、IL-7 和 IL-15 均可刺激 T 细胞增殖

4. 协同性 一种细胞因子可增强另一种细胞因子的功能，例如 IL-5 可增强 IL-4 诱导 B 细胞分泌的抗体类别向 IgE 转换（图 6-7）。

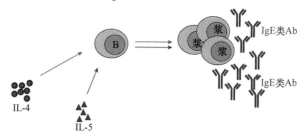

图 6-7　细胞因子的协同性

IL-5 可增强 IL-4 诱导 B 细胞分泌的抗体类别向 IgE 转换

5. 拮抗性 一种细胞因子可抑制另一种细胞因子的功能，例如 IFN-γ 可阻断 IL-4 诱导 B 细胞分泌的抗体类别向 IgE 转换（图 6-8）。

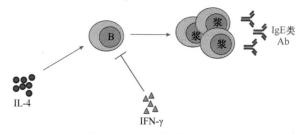

图 6-8　细胞因子的拮抗性

IFN-γ 可阻断 IL-4 诱导 B 细胞分泌的抗体类别向 IgE 转换

6. 网络性 在免疫应答过程中，免疫细胞之间通过具有不同生物学效应的细胞因子相互刺激、彼此约束，其合成、分泌及受体表达可相互调节，形成复杂而有序的细胞因子网络，对免疫应答进行调节，发挥重要的生物学功能，并维持免疫系统的稳态。

二、细胞因子的生物学作用

细胞因子在免疫细胞的发育分化、免疫应答及其免疫调节中扮演重要的角色。

（一）细胞因子的效应机制

细胞因子与膜结合型细胞因子受体作用的效应涉及复杂的跨膜信息转导过程，包括三个环节（图 6-9）。

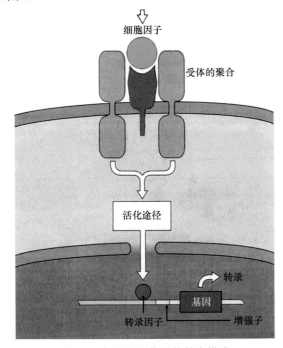

图 6-9 细胞因子作用的基本模式

细胞因子与膜结合型细胞因子受体作用包括三个环节：细胞因子与受体结合，启动信号转导，激活转录因子，效应分子合成并发挥生物学效应

1. **细胞因子与受体结合** 细胞因子与相应受体结合后通过交联作用引起受体聚集，形成二聚体或三聚体。

2. **启动信号转导** 激活蛋白酪氨酸激酶，使受体胞质区磷酸化，进而通过一系列级联反应募集相关信号分子，启动细胞内信号转导途径，如 TRAF-NF-κB 途径、TRAF-AP-1 途径、MAPK 途径、PI-3K 途径、JAK-STAT 途径、死亡信号转导途径等。

3. **激活转录因子，效应分子合成并发挥生物学效应** 通过一系列级联反应，被激活的相关转录因子入细胞核并与特异性基因序列结合，启动基因转录，相应效应分子合成，发挥生物学效应。

（二）调控免疫细胞的发育、分化和功能

1. **参与免疫细胞的发育和分化** 多能造血干细胞在骨髓微环境中分化为不同谱系的免疫细胞，此过程是在不同细胞因子（如 SCF、IL-7、IL-3、CSF 等）的严密调控下而完成的。来源于骨髓的前 T 细胞和前 B 细胞分别在胸腺与骨髓内分化、发育为成熟 T 细胞和 B 细胞，此过程依赖胸腺与骨髓局部微环境，而多种细胞因子是构成局部微环境的重要因素（图 6-10）。

2. **调控免疫细胞在外周组织的发育、分化、活化和功能** 外周免疫器官中的免疫细胞进一步分化、活化和发挥功能，也有赖于细胞因子参与。

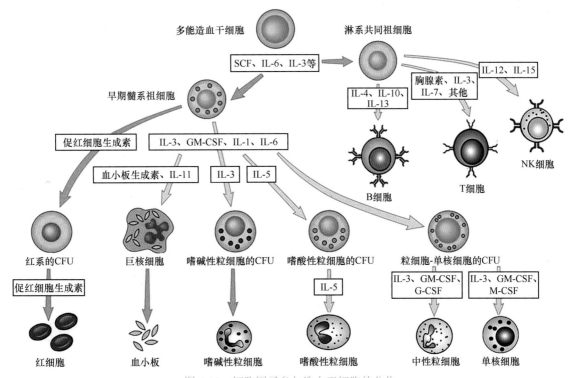

图 6-10 细胞因子参与造血干细胞的分化

多能造血干细胞在骨髓微环境中受不同细胞因子严密调控进而分化为不同谱系的免疫细胞；CFU，集落形成单位

例如：IL-4、GM-CSF 等可诱导单核细胞分化为 DC；IL-4、IL-5、IL-6 和 IL-13 等可促进 B 细胞的活化、增殖和分化为抗体产生细胞；局部微环境中，IL-12 和 IFN-γ 促进激活的初始 T 细胞（Th0 细胞）分化为 Th1 细胞，IL-4 促进 Th0 细胞分化为 Th2 细胞；TGF-β 诱导 T 细胞向调节性 T 细胞（Treg）分化，而 TGF-β 与 IL-6 共同诱导 T 细胞向 Th17 亚群分化；IL-23 促进 Th17 细胞的增殖和功能的维持；IL-2、IL-6 和 IFN-γ 促进 CTL 的分化并增强其杀伤功能；IL-12 和 IL-15 刺激 NK 细胞增殖，IL-5 刺激嗜酸性粒细胞分化为杀伤蠕虫的效应细胞等。多种细胞因子调控 B 细胞分泌 Ig 的类别转换，如 IL-4 可诱导 IgE 的产生；TGF-β 和 IL-5 可诱导 IgA 的产生。

（三）调控机体的免疫应答

细胞因子直接或间接调控固有免疫应答和适应性免疫应答，参与免疫应答全过程，涉及抗原提呈、淋巴细胞活化、增殖、分化和效应等，发挥抗感染、抗肿瘤、诱导细胞凋亡等功能。

1. 抗感染作用 细胞因子参与抗感染免疫应答的全过程。当病原体感染时，机体的固有免疫和适应性免疫在细胞因子网络的调控下构成机体重要的抗感染防御体系，从而有效地清除病原体，保持机体的稳态和平衡。

（1）抗菌免疫：细菌感染时可刺激感染部位的巨噬细胞释放 IL-1、TNF-α、IL-6、IL-8 和 IL-12，引起局部和全身炎症反应，促进对病原体的清除；IL-1β、TNF、IFN-γ 等可激活单核巨噬细胞，增强其吞噬和杀伤功能；IL-1、IL-6、TNF-α 和 IFN-γ 可促进肝细胞合成多种急性期蛋白，促进对病原体的清除。IL-8 等多种趋化因子可吸引中性粒细胞、单核巨噬细胞等炎性细胞向炎症部位聚集。DC 摄取抗原后在 IL-1β 和 TNF-α 等作用下逐渐成熟，在趋化因子的作用下到达外周淋巴组织。IFN-γ 可诱导 DC 表达 MHC Ⅰ/Ⅱ类分子，促进抗原提呈，启动适应性免疫应答；IL-1、IL-2、IL-4、IL-5、IL-6 等可分别促进 T/B 细胞活化，增殖，分化为效应细胞进而诱导抗体产生，清除细菌。Th2 细胞主要产生 II-4、IL-5、IL-6 和 IL-10 等，刺激 B 细胞增殖、分化为浆细胞并产生抗体，参与体液免疫。

（2）抗病毒免疫：病毒感染时，IFN-α/β 通过作用于病毒感染细胞和其邻近的未感染细胞，诱导抗病毒蛋白酶的产生而发挥抗病毒作用。IFN-α/β

和 IFN-γ 激活 NK 细胞，在病毒感染早期发挥重要的抗病毒效应；IL-2、IL-12、IL-15 和 IL-18 可促进 NK 细胞的杀伤效应。IFN-α/β 和 IFN-γ 还可刺激病毒感染细胞表达 MHC Ⅰ类分子，提高其抗原提呈能力，使其更容易被特异性细胞毒性 T 细胞（CTL）识别与杀伤；Th1 细胞主要产生 IL-2、IFN-γ、TNF-β，辅助 CTL 活化，介导细胞免疫。IL-1、TNF-α、IFN-γ 等可激活单核巨噬细胞，增强抗病毒效应。

2. 抗肿瘤作用 多种细胞因子可直接或间接抗肿瘤。例如 TNF-α 和 LT 可直接杀伤肿瘤细胞；IFN-γ 可抑制多种肿瘤细胞生长；IL-2、IL-15、IL-1、IFN-γ 等可诱导 CTL 和 NK 细胞杀伤活性；IFN-γ 可诱导肿瘤细胞表达 MHC Ⅰ类分子，增强机体对肿瘤细胞的杀伤。

3. 诱导细胞凋亡 TNF-α 可诱导肿瘤细胞或病毒感染细胞凋亡；活化 T 细胞及 NK 细胞表达的 Fas 配体（FasL）可通过膜型或可溶性形式结合靶细胞膜上受体 Fas，诱导其凋亡。

细胞因子除了对免疫应答具有正向调节外，亦可发挥负向调节，例如 IL-10、TGF-β 等通过直接抑制免疫细胞功能或诱导调节性 T 细胞（Treg）间接发挥免疫抑制作用。

（四）参与神经-内分泌-免疫网络调控

细胞因子与神经肽、神经递质、激素均是神经-内分泌-免疫系统网络的关键信息分子，参与对机体整体生理功能的调节。细胞因子可促进或抑制神经细胞分化、成熟、再生、移行以及神经递质、内分泌激素的释放；神经系统和内分泌系统也可抑制或促进细胞因子的合成和分泌。

此外，细胞因子还具有刺激造血、促进血管生成、致痛及止痛等效应。

第三节　细胞因子与临床

细胞因子是把"双刃剑"，既可参与免疫应答，发挥抗感染、抗肿瘤、诱导凋亡等功能，又可在一定条件下参与多种疾病的发生。采用现代生物技术研制开发的重组细胞因子、细胞因子抗体和细胞因子受体拮抗剂已获得了广泛的临床应用。

一、细胞因子与疾病的发生

1. 细胞因子风暴（cytokine storm） 也称高细

胞因子血症，或称细胞因子释放综合征（cytokine release syndrome，CRS）。这主要是由于机体炎性细胞因子和抗炎细胞因子之间的平衡失调，体液中迅速、大量产生多种促炎细胞因子，包括 TNF-α、IL-1β、IL-6、IL-12、IFN-α、IFN-β、IFN-γ、MCP-1、IL-18 等，形成细胞因子风暴，引发全身炎症反应，严重者可导致多器官功能障碍综合征（multiple organ dysfunction syndrome，MODS）。细胞因子风暴可发生于多种疾病，如移植物抗宿主病、急性呼吸窘迫综合征（acute respiratory distress syndrome，ARDS）、严重急性呼吸综合征（SARS）及新型冠状病毒（SARS-CoV-2）感染、脓毒血症、流感、CAR-T 细胞及免疫检查点阻断治疗的免疫相关副作用等。

2. 致热与炎症病理损害 炎症是临床常见病理过程，多种细胞因子直接、间接参与炎症过程。① TNF-α、IL-1、IL-6 均为内源性致热源，可作用于体温调节中枢，引起发热。② IL-1、TNF-α、IFN-γ 等可促进血管内皮细胞表达细胞间黏附分子-1（ICAM-1）、血管细胞黏附分子-1（VCAM-1）等，有助于白细胞渗出。③ IL-17 可诱生多种趋化因子（如 IL-8、MCP-1、MIP-2 等），继而招募中性粒细胞、单核细胞。④ TNF-α、IL-1、IL-17、GM-CSF、IFN-γ 和趋化因子等可激活中性粒细胞及单核巨噬细胞，增强它们的吞噬功能并促进炎症介质释放。⑤ TNF-α、IL-1β 等可刺激内皮细胞与白细胞释放某些炎性介质（如一氧化氮、氧自由基等），并影响凝血功能，导致组织损伤和弥散性血管内凝血，从而在感染性休克中发挥重要作用。⑥ IL-4、IL-10、IL-13、TGF-β、可溶性肿瘤坏死因子受体Ⅰ（sTNFRⅠ）、可溶性肿瘤坏死因子受体Ⅱ（sTNFRⅡ）、可溶性白介素-6受体（sIL-6R）、抗IL-6单抗及抗TNF-α抗体可拮抗炎性介质，通过控制炎症反应而避免组织过度损伤。

3. 肿瘤的发生及免疫逃逸 一些细胞因子及其受体表达异常与某些肿瘤发生、发展密切相关。肿瘤血管新生是肿瘤发生发展中的关键事件，而细胞因子 VEGF 是肿瘤新生血管的必要细胞因子。对 VEGF 及血管内皮生长因子受体（VEGFR）的阻断型药物已经在临床上市并取得了很好的效果；心脏黏液瘤、浆细胞瘤、子宫颈癌及膀胱癌细胞均异常高分泌 IL-6。IL-1 可刺激急性、慢性髓细胞性白血病、浆细胞瘤和卵巢癌细胞生长。多种肿瘤细胞通过分泌 TGF-β、IL-10 等抑制机体的免疫功能，从而有助于肿瘤逃逸。

4. 免疫相关疾病

（1）器官移植排斥反应：急性排斥反应时，受者血清及移植物局部炎症性细胞因子 IL-1、IL-2、TNF-α、IFN-γ、IL-6 等水平升高。检测相关细胞因子或其可溶性受体水平可作为监测排斥反应的指标之一。IL-2 受体阻断剂在进行宿主抗移植物反应（HVGR）治疗中取得良好效果。

（2）免疫缺陷病：某些免疫缺陷病发病与细胞因子或细胞因子受体表达异常有关。X 连锁严重联合免疫缺陷病（X-linked severe combined immunodeficiency，X-SCID）是由于机体 IL-2Rγ 链基因突变，细胞因子 IL-2、IL-4、IL-7、IL-9、IL-15 和 IL-21 等均以其作为信号转导的公有链，导致相关受体介导的信号转导通路发生障碍，表现为严重的细胞免疫和体液免疫缺陷。通过基因编辑对造血干细胞 IL-2Rγ 链基因突变进行修正，对 SCID 的患者进行治疗取得了良好的效果。人乳头瘤病毒所致的疣、低丙种球蛋白血症、感染及先天性骨髓系粒细胞缺乏四联症（warts, hypogammaglobulinemia, infection and congenital myelokathexis syndrom）与趋化因子受体 CXCR4 基因突变有关，是一种罕见的常染色体显性遗传性疾病，可口服或注射 CXCR4 受体拮抗剂进行治疗。

（3）自身免疫病：IFN-γ 能促进某些自身组织细胞表达 MHC Ⅱ 类分子，提呈抗原给自身反应性 T 细胞，导致自身组织损伤，如 1 型糖尿病，即胰岛素依赖型糖尿病（insulin-dependent diabetes mellitus，IDDM）。类风湿性关节炎、强直性脊柱炎和银屑病患者体内均可检测到过高水平的 TNF-α。SLE、硬皮病、类风湿性关节炎等患者血清 IL-2 水平升高。银屑病患者皮损组织 IL-17、IL-23（与 IL-12 共用 p40 亚基）及 IL-6 水平异常升高。类风湿性关节炎患者关节腔滑液内 IL-1、TNF-α、IL-6 等水平升高。应用抗 TNF-α、IL-6 抗体及 IL-6R 或 IL-1 受体拮抗剂治疗类风湿性关节炎，应用抗 IL-12p40 抗体治疗银屑病患者，均已经取得了较好的疗效。

（4）超敏反应：IL-4 促进 IgE 合成，IL-5 和 IL-6 可协同 IL-4 促进 IgE 产生；IFN-γ 可抑制 IL-4 诱生 IgE 的作用。变态反应发生时，黏膜和肥大细胞增生有赖于 IL-3。血小板活化因子（PAF）可参与过敏性休克、支气管哮喘、过敏性鼻炎、荨麻疹、特应性皮炎等疾病的发生。

5. 代谢性疾病 TNF-α 不仅能够直接杀伤胰岛细胞，同时可以干扰胰岛素受体信号转导，降低外周组织对胰岛素的敏感性，导致胰岛素抵抗；IL-1、IL-6、IL-18、TNF 等参与胰岛炎症反应。

二、细胞因子与疾病的治疗

鉴于细胞因子具有多种生物学功能并参与多种疾病发生、发展，故应用细胞因子或其拮抗剂治疗疾病成为关注的热点。细胞因子相关的治疗策略主要包括：细胞因子补充疗法，通过补充外源性细胞因子治疗疾病；细胞因子拮抗疗法，应用抗细胞因子抗体、细胞因子受体拮抗物等进行治疗。

1. 细胞因子补充疗法 指通过补充外源性细胞因子而治疗疾病，如①重组 α 干扰素于 1986 年被美国食品药品监督管理局（FDA）批准成为世界上第一个获得临床应用的商品化细胞因子类药物，用于治疗人毛细胞白血病，其后又用于治疗卡波西（Kaposi）肉瘤、慢性髓细胞性白血病、恶性肿瘤、尖锐湿疣、乙型病毒性肝炎等疾病。②重组 IFN-γ 用于治疗慢性肉芽肿病。③重组 EPO 用于治疗慢性肾功能衰竭引起的重度贫血。④重组 IL-2 用于治疗转移性肾细胞癌。⑤重组 G-CSF 和 GM-CSF 用于治疗肿瘤化疗后白细胞减少等。

2. 细胞因子拮抗疗法 指应用抗细胞因子抗体、细胞因子受体拮抗剂或者可溶性细胞因子受体治疗疾病。如抗 TNF-α 和 IL-6 抗体用于治疗类风湿性关节炎和 SLE 等。抗 VEGF 抗体可治疗肿瘤新生血管。抗 IL-6 抗体治疗重症新型冠状病毒感染患者。抗 IL-12 和 IL-23 抗体治疗斑块状银屑病，克罗恩病（克隆病）、类风湿性关节炎，人源抗 IL-17A/F 单抗用于治疗银屑病等。

小　结

细胞因子是由免疫细胞及非免疫细胞分泌的具有广泛生物学活性小分子蛋白质，是参与免疫细胞间信息传递的重要介质，在免疫细胞分化发育、免疫应答、免疫调节、炎症反应及造血过程中发挥重要功能。细胞因子根据其结构和功能被分为白细胞介素、集落刺激因子、干扰素、肿瘤坏死因子、生长因子和趋化因子六大类。细胞因子受体根据其结构特点被分为 I 型细胞因子受体家族（造血细胞因子受体超家族）、II 型细胞因子受体家族（干扰素受体家族）、III 型细胞因子受体家族（肿瘤坏死因子受体超家族）、免疫球蛋白受体家族、趋化因子受体家族和 IL-17 受体家族。细胞因子主要以自分泌、旁分泌或内分泌方式作用于靶细胞表面相应受体，发挥生物学效应。在体内，细胞因子相互影响、相互制约，表现为高效性、多效性、重叠性、协同性、拮抗性和网络性。细胞因子的生物学效应极为复杂、多样，既参与多种重要生理功能，又参与多种病理过程发生和发展。临床上已广泛应用细胞因子或其拮抗物治疗不同疾病，获得良好疗效。

思　考　题

1. 简述细胞因子的共同特点。
2. 简述细胞因子的分类。
3. 简述细胞因子受体的分类及特点。
4. 举例说明细胞因子的临床应用。

（陈雪玲）

第七章　白细胞分化抗原和黏附分子

免疫应答是由免疫系统中多种免疫细胞共同完成的复杂过程，细胞之间的相互识别、相互作用，主要包括细胞表面的功能性分子通过受体与配体之间的相互作用，介导的细胞之间的直接接触，以及细胞分泌的可溶性免疫分子或其他可溶性活性分子介导的细胞间的相互作用。免疫细胞间的直接接触有赖于细胞膜的表面分子，根据免疫细胞表面膜分子的功能不同，可分为受体，如特异性抗原受体（TCR 和 BCR）、细胞因子受体、免疫球蛋白 Fc 受体、补体受体和 Toll 样受体等，以及 MHC 分子、分化抗原、共刺激分子和黏附分子等。某些细胞表面功能分子的表达与细胞的形态、功能和发育阶段密切相关，又被称为细胞表面标志（surface marker）。本章主要介绍分化抗原和黏附分子。

第一节　白细胞分化抗原

分化抗原（cluster of differentiation，CD）是一大类由单克隆抗体所鉴定、表达于细胞表面的膜分子，具有重要的生物学功能。许多 CD 分子不仅参与免疫应答（免疫识别、活化和效应）和免疫调节，还广泛参与细胞生长、成熟、分化和发育，故被归于免疫分子。

一、白细胞分化抗原和 CD 的概念

（一）白细胞分化抗原的概念

白细胞分化抗原是指造血干细胞（hematopoietic stem cell，HSC）在分化、发育、成熟为不同谱系（lineage）、分化发育的不同阶段以及成熟细胞活化的过程中，细胞膜表面会出现或消失的一些表面标记分子。由于这些分子最早发现于白细胞，且与白细胞分化密切相关，因此被称为白细胞分化抗原（leukocyte differentiation antigen，LDA）。后续研究发现，白细胞分化抗原种类繁多，分布广泛，不仅表达于白细胞表面，还表达于其他血细胞谱系（如红细胞、巨核细胞、血小板）和非造血细胞（如血管内皮细胞、成纤维细胞、上皮细胞、神经内分泌细胞等）。LDA 不仅参与了机体抗原识别、免疫细胞活化、增殖和分化以及免疫效应等整个免疫应答过程的各个阶段，而且在临床医学疾病发病机制的阐明、免疫诊断、预防和治疗中得到广泛的应用。

LDA 大多是跨膜蛋白或糖蛋白，其分子结构包括胞膜外区、跨膜区和胞质区。根据其胞膜外区的结构特点，LDA 可分为不同的家族或超家族，主要包括免疫球蛋白超家族（IgSF）、C 型凝集素超家族、整合素家族、细胞因子受体家族、选择素家族、肿瘤坏死因子超家族（TNFSF）和肿瘤坏死因子受体超家族（TNFRSF）等；有些 LDA 通过糖基磷脂酰肌醇（glycosyl phosphatidyl inositol，GPI）连接方式被锚定在细胞膜表面；极少数 LDA 是分泌型蛋白。此外，还有少数 LDA 不是蛋白质，而是碳水化合物。应该注意的是，随着人类基因组计划研究的深入以及免疫学与其他学科的交叉，LDA 的概念逐渐被细胞分化分子（cell differentiation molecule，CDM）所替代。

（二）CD 的概念及命名

LDA 的鉴定依赖单克隆抗体。早期由于不同实验室用于鉴定 LDA 的单克隆抗体名称不同，使得同一分化抗原有着不同的命名。1982 年，首次人类白细胞分化抗原国际协作组会议召开并决定应用以单克隆抗体鉴定为主的聚类分析法，将不同实验室所鉴定的、具有明确基因及表达细胞种类的同一白细胞分化抗原归为同一分化抗原，又称分化簇、分类决定簇。一种白细胞分化抗原可具有多个不同的表位，从而可诱导产生多种不同单克隆抗体。由此可见，CD 分子是一大类由单克隆抗体所鉴定、表达于细胞表面的膜分子，具有重要的生物学功能。以分化群英文缩写 CD 加阿拉伯数字对 LDA 进行统一命名。迄今 CD 分子已从 CD1 命名至 CD371（附表 7-1），根据其主要表达细胞，大致分为 14 个组（表 7-1）。许多 CD 分子不仅参与免疫应答（免疫识别、活化和效应）和免疫调节，还广泛参与细胞生长、成熟、分化和发育，故被归于免疫分子。需要注意的是，很多情况下抗体及其识别的相应抗原都用同一个 CD 编号，因此在参阅文献时应加以区分。

附表 7-1

表 7-1 人 CD 分子分组

分组	CD 分子（举例）
T 细胞	CD2、CD3、CD4、CD5、CD8、CD28、CD152（CTLA-4）、CD154（CD40L）、CD272（BTLA）、CD278（ICOS）、CD294（CRTH2）
B 细胞	CD19、CD20、CD21、CD40、CD79α（Igα）、CD79β（Igβ）、CD80（B7-1）、CD86（B7-2）、CD267（TACI）、CD268（BAFFR）、CD269（BCMA）、CD307（IRTA2）、CD307a～CD307d（FcRL1～FcRL4）
NK 细胞	CD16（FcγRⅢ）、CD56（NCAM-1）、CD94、CD158（KIR）、CD161（NKR-P1A）、CD314（NKG2D）、CD335（NKp46）、CD336（NKp44）、CD337（NKp30）
树突状细胞	CD85（ILT/LIR）、CD273（B7DC）、CD274～CD276（B7-H1～B7-H3）、CD302（DCL1）、CD303（BDCA2）、CD304（BDCA4）
内皮细胞	CD105（TGF-βRⅢ）、CD106（VCAM-1）、CD140（PDGFR）、CD144（血管内皮细胞钙黏素）
髓样细胞	CD14、CD35（CR1）、CD64（FcγRⅠ）
血小板	CD36、CD41（整合素αⅡβ）、CD42a～CD42d、CD51（整合素αv）、CD61（整合素β3）、CD62P（P 选择素）
红细胞	CD233～CD242
基质细胞	CD292（BMPR1A）、CD293（B7DC）、CD274～CD276（B7-H1～B7-H3）、CD302（DCL1）、CD303（BDCA2）、CD304（BDCA4）
干细胞/祖细胞	CD133、CD243
细胞因子/趋化因子受体	CD25（IL-2Rα）、CD116～CD137、CD183（CXCR3）、CD184（CXCR4）、CD195（CCR5）、CD261～CD264（TRAIL-R1～TRAIL-R4）、CD359（IL-15RA）、CD360（IL-21R）
非谱系	CD30、CD32（FcγRⅡ）、CD45RA、CD45RO、CD46（MCP）、CD55（DAF）、CD59、CD252（OX40L）、CD279（PD-1）、CD281～CD284（TLR-1～TLR-4）、CD289（TLR-9）、CD305（LAIR-1）、CD306（LAIR-2）、CD319（CRACC）、CD352（SLAMF6）、CD354（TREM1）、CD356（TNFRSF14）
黏附分子	CD11a～CD11c、CD15、CD15s（sLeˣ）、CD18（整合素β2）、CD29（整合素β1）、CD49a～CD49f、CD54（ICAM-1）、CD62E（E 选择素）、CD62L（L 选择素）、CD324（上皮钙黏素）、CD325（神经钙黏素）、CD326（Ep-CAM）
碳水化合物结构	CD15s（sLeˣ）、CD60a～CD60e、CD75、CD327～CD329（siglec6、siglec7、siglec9）

注：CD 分子的分组仅为相对特异性，实际上许多 CD 分子组织细胞分布谱较广泛；表中某些 CD 分子后加括号，列出其相应分子名称，以便于在相应章节查阅

二、CD 分子的结构与功能特点

大部分 CD 分子属于整合膜蛋白（integral membrane protein），又称内在膜蛋白（intrinsic membrane protein），是一类以部分插入膜的内侧或外侧，或大部分和全部插入磷脂双分子层的蛋白质或酶。它们与膜结合较紧密，一般要用较剧烈的方法（如用表面活性剂、有机溶剂或超声波处理等）才能将其从膜上脱离下来。CD 分子具有细胞表面跨膜分子的典型结构：①胞外区，通常含 1 个至数个结构、功能各异的结构域，介导与相应配体/受体的结合。②跨膜区，为疏水结构。大部分 CD 分子是单次跨膜分子，少部分是多次跨膜分子，如 CD81。③胞质区，含信号转导结构域或基序，参与信号转导或与细胞质蛋白和细胞骨架蛋白相连。如 CD45 包含蛋白质酪氨酸磷酸酶（protein tyrosine phosphatase，PTP）结构域；CD95（又称 Fas）包含死亡结构域（death domain，DD）；CD3、CD28、CD19、CD21 等包含免疫受体酪氨酸激活基序或免疫受体酪氨酸抑制基序，通过酪氨酸磷酸化级联反应，传递 T/B 细胞特异性活化/抑制信号。

不同 CD 分子的结构不同，在免疫应答中发挥生物学作用也不同。例如，一些 CD 分子（如 CD21）的胞外区较长，但胞质区很短，因此其功能是作为受体识别配体，下游信号的传递需借助其他含较长胞质区的 CD 分子（如 CD19）。反之，一些 CD 分子（如 CD3 复合物的 ζ 链）的胞外区较短，但胞质区较长，它们主要参与信号转导。

CD 分子的功能特点主要为：①通过受体-配体结合和相互作用的方式发挥功能。CD 分子可以与 CD 分子或其他分子识别与结合后，启动信号通路，介导不同的生物学效应。②CD 分子的功能主要包括受体/配体特异性结合和信号转导两个方面。一些 CD 分子兼具两个功能，但某些 CD 分子仅具备单一功能，其功能的发挥有赖于其他 CD 分子与之紧密偶联，如 CD21 仅具有受体功能，与 CD19 偶联后促进 B 细胞的活化。

三、免疫相关 CD 分子的主要生物学功能

CD 分子作为免疫细胞膜分子，参与的生命活动范围十分广泛，不仅参与免疫细胞的分化、发育、成熟和凋亡过程，还在免疫应答的各个阶段（识别、活化、增殖与效应）发挥重要的调控作用。

（一）参与免疫细胞分化、发育过程

T/B 细胞均来源于骨髓多功能造血干细胞（HSC）和淋系共同祖细胞（common lymphoid progenitor，CLP）。在淋巴细胞发育的不同阶段，多种 CD 分子依次表达于细胞膜表面，对细胞的分化、发育过程发挥重要的调控功能，并可作为鉴定与划分不同发育阶段 T/B 细胞的表面标志。例如：CLP 分化为祖 B 细胞（pro-B）后，开始表达 CD19 分子，因此 CD19 分子也成为 B 细胞的特征性表面标志；当祖 B 细胞分化为前 B 细胞（pre-B）后，细胞膜表面开始表达 CD40 分子，它是 B 细胞激活的重要共刺激分子（图 7-1）。

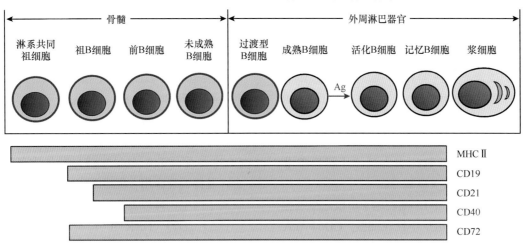

图 7-1　B 细胞分化、发育过程中依次表达的主要 CD 分子

（二）参与免疫应答过程

CD 分子在免疫应答的识别、活化、效应的各个阶段均发挥重要的调控作用。

1. 参与免疫细胞的识别与活化　T/B 细胞在识别特异性抗原（TI 抗原除外）后，均需要双信号（第一信号、第二信号）才能发生活化。CD 分子不仅提供了 T/B 细胞识别抗原的受体活化信号，还提供了第二信号。①参与提供第一信号：B 细胞受体（B cell receptor，BCR）和 T 细胞受体（T cell receptor，TCR）的胞质区都较短，在受体识别特异性抗原后，需要与之偶联的 CD 分子（分别为 CD79α/CD79β 或 CD3）的辅助，将抗原信号（第一信号）传递至细胞内；此外，BCR 和 TCR 需要相应的 CD 分子作为辅助受体（分别为 CD19/CD21/CD81 复合物、CD4 或 CD8 分子），分别结合补体片段（如 C3d）或 MHC 分子，增强 BCR 与抗原、TCR 与抗原肽-MHC 分子复合物的亲和力，加强 T/B 细胞活化的第一信号。②参与提供第二信号：一类称为共刺激分子的 CD 分子相互结合，为 T 细胞-B 细胞间或 T 细胞-APC 间以"共刺激分子对"相互作用的方式，提供 T/B 细胞活化必需的第二信号。共刺激分子种类繁多，对于 T 细胞活化最为关键的分子对为 CD28-CD80/CD86；对于 B 细胞活化最为关键的分子对为 CD40-CD40L。共刺激分子缺如或功能低下，可导致 T/B 细胞无法活化而失能（anergy）。

2. 参与免疫应答的效应　参与免疫效应的 CD 分子包括介导细胞凋亡的 CD 分子、介导免疫细胞效应的免疫球蛋白 Fc 受体（FcR）的 CD 分子、属于补体受体（见第五章）和细胞因子受体的 CD 分子（见第六章）。本章主要介绍前两类 CD 分子。

（1）介导细胞凋亡的 CD 分子：在免疫效应阶段，免疫细胞通过诱导靶细胞凋亡而发挥效应。免疫细胞的 CD95（Fas）和 CD178（FasL）是介导凋亡的主要膜分子，CD95（又称 Fas，APO-1）是死亡受体（death receptor）家族成员之一。CD95 组成性或诱导性表达于活化的 T/B 细胞、NK 细胞、单核细胞、嗜酸性粒细胞、中性粒细胞和胸腺细胞等表面。CD95 主要以膜受体形式存在，胞质区包含 80 ～ 100 个氨基酸组成的死亡结构域；通过转录水平的差异剪切，细胞还可表达可溶性 CD95。

CD178 是 CD95 的配体，主要表达于活化的 T 细胞表面，或分泌或脱落至细胞外，成为可溶性分子。

活化 T 细胞表面的 CD178 分子与靶细胞表面的 CD95 结合后，促进死亡诱导信号复合体（death inducing signaling complex，DISC）的形成，进而剪切胱天蛋白酶原-8（procaspase-8）成为具有活性的胱天蛋白酶-8（caspase-8），通过下游的级联反应诱导靶细胞凋亡。CD95-CD178 介导的凋亡不仅是免疫效应中杀伤靶细胞的效应机制之一，还在淋巴细胞的分化、发育、增殖、细胞毒作用、免疫调节中均发挥重要作用（见第十七章）。

（2）介导免疫细胞效应的免疫球蛋白 FcR 的 CD 分子：许多免疫细胞的表面表达多种 FcR，可结合不同类或亚类的 Ig 的 Fc 片段，介导免疫细胞发挥其生理功能或病理学效应。属于 CD 分子的 FcR 有 FcγR、FcαR 和 FcεR（图 7-2）。FcγR 分为 FcγR I（CD64）、FcγR II（CD32）和 FcγR III（CD16）三种类型；FcαR 为 CD89；FcεR 分为 FcεR I 和 FcεR II（CD23），FcεR I 尚无 CD 编号。

1）CD64（FcγR I）：高表达于单核巨噬细胞和树突状细胞，低表达于中性粒细胞。CD64 与人 IgG1、IgG3 的 Fc 片段发生高亲和力结合，介导 ADCC 效应，发挥调理作用促进免疫复合物和颗粒性抗原的吞噬和清除，促进巨噬细胞分泌 IL-1、IL-6、TNF-α 等炎性因子。

2）CD32（FcγR II）：广泛表达于单核巨噬细胞、朗格汉斯细胞（树突状细胞）、粒细胞、B 细胞和血小板、胎盘内皮细胞表面，与 IgG 发生低亲和力结合。CD32（FcγR II）包括三个成员，活化性受体 CD32a（FcγR IIa）、CD32c（FcγR IIc）和抑制性受体 CD32b（FcγR IIb）。活化性受体在结合 IgG 后启动活化信号上调体液免疫应答，而抑制性受体 CD32b（FcγR IIb）胞质区包含 ITIM，启动抑制性信号而下调体液免疫应答。此外，CD32 还介导中性粒细胞和单核细胞吞噬和呼吸爆发，胎盘内皮细胞表面的 CD32 与母体 IgG 通过胎盘关联。

3）CD16（FcγR III）：表达于人 NK 细胞、巨噬细胞、肥大细胞、中性粒细胞表面，与 IgG 发生低亲和力结合，介导 NK 细胞的 ADCC 效应和巨噬细胞的调理作用等。

4）CD89（FcαR）：分布于外周血和黏膜组织的髓系（中性粒细胞、单核细胞、巨噬细胞、嗜酸性粒细胞和部分树突状细胞等），也表达于某些 T/B 细胞亚群。CD89 是一个跨膜受体，胞外区包含两个 IgSF 的 C2 样结构域、跨膜区和胞质区。CD89 与配体 IgA（IgA1/A2）发生中低亲和力结合，发挥调理作用（促进吞噬细胞的吞噬作用、超氧离子产生、释放炎性介质）及 ADCC 效应。

5）CD23（FcεR II）：分布于 B 细胞、单核细胞、嗜酸性粒细胞表面，与 IgE 低亲和力结合。CD23 是唯一一个不属于 IgSF 成员的 FcR，其胞外区包含一个 C 型凝集素结构域，可以结合 IgE。膜型 CD23 被蛋白酶剪切后成为可溶性 CD23（soluble CD23，sCD23），仍保留与 IgE 结合的能力，又被称为 IgE 结合因子（IgE binding factor，IgE-BF）。B 细胞表面的膜型 CD23 参与 B 细胞活

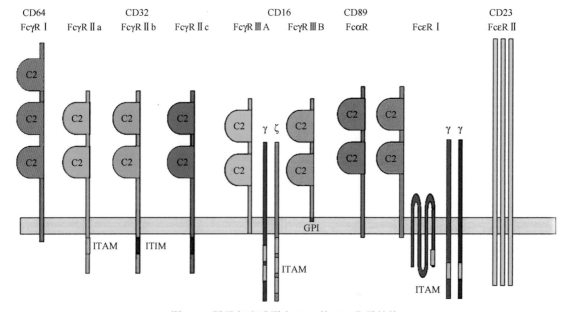

图 7-2　属于免疫球蛋白 FcR 的 CD 分子结构

化与抑制的过程：调节 B 细胞提呈抗原和分化为 IgE 产生细胞；而 IgE-抗原形成的免疫复合物通过促进 CD23 交联，负反馈调节 B 细胞的活化与分化。此外，sCD23 可通过结合 B 细胞的膜型 IgE 或 CD21 受体，促进 IgE 合成。

6）FcεR Ⅰ：暂无 CD 编号。FcεR Ⅰ 为高亲和力 IgE Fc 受体，主要分布于肥大细胞和嗜碱性粒细胞表面，也可表达于嗜酸性粒细胞、单核细胞及朗格汉斯细胞表面。多价变应原与肥大细胞、嗜碱性粒细胞表面 IgE/FcεR Ⅰ 复合物中的 IgE 结合，促使 FcεR Ⅰ 发生交联，启动细胞内信号转导，使肥大细胞和嗜碱性粒细胞脱颗粒、释放组胺等活性介质，引发 Ⅰ 型超敏反应（详见第十八章）。

第二节　黏附分子

黏附分子（adhesion molecule，AM）是一类介导细胞与细胞间或细胞与细胞外基质（extracellular matrix，ECM）间或细胞、基质、细胞间的相互接触和结合的分子，多为跨膜糖蛋白。黏附分子分布于几乎所有细胞表面，某些情况下也可从细胞表面脱落至体液中，成为可溶性黏附分子（soluble adhesion molecule）。黏附分子以配体-受体结合的形式发挥作用，参与细胞识别、信号转导以及细胞的生长、活化、增殖、分化与移动等，是免疫应答、炎症反应、凝血、创伤愈合、器官发生、组织整体性的维持以及肿瘤转移等一系列重要生理与病理过程的分子基础。

黏附分子是依据其黏附功能进行归类命名，CD 分子依据单克隆抗体鉴定，命名的角度不同。CD 分子的范围更为广泛，其中包括了黏附分子，大部分黏附分子已有相应的 CD 编号。

一、黏附分子的类别及其特征

根据黏附分子的结构特点，可将其分为 5 个家族，包括整合素家族、选择素家族、免疫球蛋白超家族（IgSF）、黏蛋白样家族及钙黏素家族（图 7-3），此外还有一些尚未归类的黏附分子。

1. 整合素家族（integrin family） 是一组细胞表面的糖蛋白受体，成员有 20 余种，在体内分布广泛，主要介导细胞与细胞外基质（ECM）黏附，参与细胞活化、增殖、分化、吞噬与炎症发生等。该家族均为 α（120～185kDa）和 β 链（90～110kDa）（或亚单位）组成的异源二聚体，α 链至少有 18 种亚单位，根据 β 链亚单位不同，可将整合素家族分为 β1～β8 八个组。同一组成员的 β 链均相同，但 α 链各异。α 链、β 链共同构成整合素识别配体的结合点，配体包括纤维粘连蛋白、血纤维蛋白原、胶原蛋白等，介导细胞与 ECM 的黏附。此外，有些整合素的配体是细胞表面分子，可介导细胞-细胞间的相互作用。整合素家族的主要成员及其配体详见线上数字化教学资源附表 7-2。

附表 7-2

2. 选择素家族（selectin family） 包括三个成员：白细胞选择素（leukoctye-selectin，L 选择素、CD62L）、血小板选择素（platelet-selectin，P 选择素，CD62P）和内皮细胞选择素（endothelium-selectin，E 选择素，CD62E）。它们的命名源于最初发现时其所表达的细胞。选择素家族成员均为跨膜的糖分子，膜外区结构相似，由 C 型凝集素（C-type lectin，CL）结构域、表皮生长因子（EGF）样结构域和补体调节蛋白结构域组成。其中 CL 结构域是选择素识别配体的结合点，配体主要是一些寡糖基团，如唾液酸化的路易斯寡糖（sialyl Lweis X，sLe^x 或 CD15s）。细胞表面的选择素分子与配体结合后，可介导炎症发生、淋巴细胞归巢、凝血

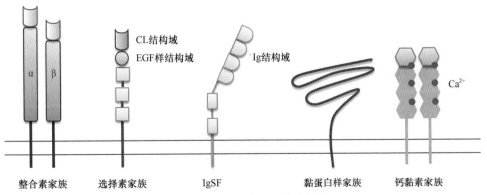

图 7-3　黏附分子家族蛋白的结构

以及肿瘤转移等。三种选择素分子的分布、配体和主要功能见线上数字化教学资源附表7-3。

3. 免疫球蛋白超家族 属于免疫球蛋白超家族（IgSF）的黏附分子的胞外区具有与 Ig 分子相似的折叠结构。其成员极多，识别的配体多为 IgSF 分子或整合素分子，主要介导 T 细胞与 APC/靶细胞、T 细胞与 B 细胞间的相互识别与作用（线上数字化教学资源附表 7-4）。

4. 黏蛋白样家族（mucin-like family） 是一组富含丝氨酸和苏氨酸的糖蛋白，可与选择素结合。家族成员主要包括三类：① CD34 分子，是 L 选择素的配体，主要分布于造血干细胞和某些淋巴结的血管内皮细胞表面，参与早期造血的调控，介导淋巴细胞归巢。②糖基化依赖的细胞黏附分子-1（glycosylation-dependent cell adhesion molecule-1，GlyCAM-1），也是 L 选择素的配体，主要表达于某些淋巴结的内皮细胞表面。③ P 选择素糖蛋白配体-1（P-selectin glycoprotein ligand-1，PSGL-1），是 E 选择素和 P 选择素的配体，主要表达于中性粒细胞表面，可介导中性粒细胞向炎症部位迁移。

5. 钙黏素家族（cadherin family） 是一类 Ca^{2+} 依赖的黏附分子，含 Ca^{2+} 结合位点和结合配体的部位，可介导相同分子的黏附，即配体是与自身同型的黏附作用。其成员在体内有各自独特的组织分布，且可随细胞生长、发育状态不同而改变。钙黏素家族中与免疫相关的成员有上皮钙黏素（E-cadherin，E: epithelial，上皮）、神经钙黏素（N-cadherin，N: neural，神经）和胎盘钙黏素（P-cadherin，P: placenta，胎盘）。钙黏着蛋白在调节胚胎形态发育和实体组织形成与维持中具有重要作用。此外，肿瘤细胞钙黏着蛋白表达改变与肿瘤细胞浸润和转移有关。

除上述五类黏附分子外，还有一些尚未归类

的黏附分子，如外周淋巴结血管地址素（peripheral lymphonode vascular addressin，PNAd）、皮肤淋巴细胞相关抗原（cutaneous lymphocyte-associated antigen，CLA）、CD36 和 CD44 等，具有介导炎症和淋巴细胞归巢等功能。

二、黏附分子的生物学作用

黏附分子种类繁多，它们发挥作用具有一些共同的特点：①通过受体与配体相互结合而发挥效应，且其生物学作用往往有赖多对受体和配体共同协作而完成。②细胞间的黏附作用通常具有可逆性、低特异性，且作用时间短暂。③同一黏附分子在不同细胞表面可发挥不同作用，同一生物学作用也可能由不同黏附分子所介导。④黏附分子与配体的结合可启动信号转导，黏附作用及信号传递的水平强弱与黏附分子密度及其与配体的亲和力相关。

黏附分子生物学作用广泛，在免疫系统和免疫应答过程中具有广泛的调控作用。

1. 参与炎症反应 炎症过程的重要特征之一是白细胞与血管内皮细胞黏附、穿越血管内皮细胞并向炎症部位移行与渗出。该过程的重要分子基础是白细胞与血管内皮细胞间黏附分子的相互作用。介导白细胞移行与渗出的黏附分子，在不同步骤不尽相同。例如：炎症发生初期，中性粒细胞通过表面的 CD15s（sLe^x）与血管内皮细胞表面的 E 选择素结合，附着于管壁并沿血管壁滚动；随后，在血管内皮细胞表面的膜型 IL-8 诱导下，中性粒细胞活化上调 LFA-1 和 Mac-1 等整合素分子的表达，与内皮细胞表面的 ICAM-1 结合，使得中性粒细胞与内皮细胞紧密黏附；最后，中性粒细胞穿越血管内皮细胞（渗出），到达炎症部位发挥效应（图7-4）。淋巴细胞的黏附、移行、渗出过程与中性粒细胞相似，但参与的黏附分子不同。

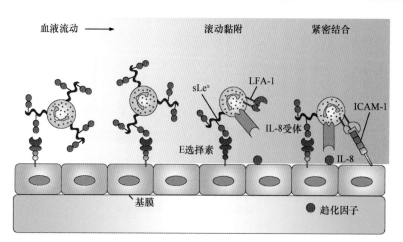

图 7-4 黏附分子参与中性粒细胞黏附、移行和浸润

①正常情况下→血管中淋巴细胞表面 CD15s（sLe^x）与血管内皮细胞表面的 E 选择素结合（此类相互作用较弱）→靠近血管内皮细胞的白细胞仍可沿其表面向前滚动。②局部组织发生炎症→释放 IL-8 等炎症介质→诱导血管中淋巴细胞及血管内皮细胞表达黏附分子（如 IL-8 受体、LFA-1、ICAM-1 等）→促进淋巴细胞与血管内皮细胞间相互作用→滚动黏附、紧密连接、渗出、迁移→淋巴细胞浸润炎症局部

2. 参与免疫细胞活化和效应　免疫应答过程有多种不同的免疫细胞参与，它们之间的信号传递有赖于这些细胞表面的黏附分子对的紧密结合。

（1）参与T/B细胞活化：在T细胞活化过程中，T细胞通过TCR-CD3复合物识别并特异性结合抗原提呈细胞或靶细胞表面的抗原肽-MHC分子复合物，传递T细胞活化第一信号时，需要辅助受体CD4或CD8与MHC结合的辅助增强作用；而黏附分子对，包括CD28/B7-1、LFA-1/ICAM-1、CD2/LFA-3等也必不可少，它们帮助形成"免疫突触"并传递共刺激信号，促使T细胞活化；B细胞活化的过程同样依赖多个黏附分子对的形成，如LFA-1/ICAM-1、CD40/CD40L等。如果缺乏黏附分子对提供的共刺激信号，T/B细胞将无法活化而失能（详见第十三章、十四章）。

（2）参与T细胞的免疫效应：在免疫应答的效应阶段，黏附分子对发挥重要的调节作用。例如，在CD8$^+$T分化为CTL后，它们通过黏附分子对与靶细胞紧密接触，包括CD8/MHC Ⅰ、LFA-1/ICAM-1、CD2/LFA-3等，并提供CTL共刺激信号，使后者活化而发挥杀伤作用。

另外，一些黏附分子（如LFA-1、ICAM-1）参与巨噬细胞、NK细胞等对靶细胞的非特异性杀伤作用，并提高抗原提呈细胞的提呈效果。

3. 参与淋巴细胞归巢　淋巴细胞在再循环过程中，可借助黏附分子与正常内皮细胞相互作用，从血液回到淋巴组织的过程称为淋巴细胞归巢（lymphocyte homing）。淋巴细胞归巢是淋巴细胞迁移的一种特殊形式，它们定向归巢到相应的组织或器官，具有选择性。介导淋巴细胞归巢的黏附分子称为淋巴细胞归巢受体（lymphocyte homing receptor，LHR），主要包括L选择素、LFA-1、CD44等。LHR的配体称为地址素（addressin），主要表达于血管［尤其是淋巴结高内皮细胞小静脉（high endothelial venule，HEV）内皮细胞表面］，包括PNAd、黏膜地址素细胞黏附分子（MadCAM-1）、ICAM-1、ICAM-2等。通过LFA-1/ICAM-1、L选择素/PNAd、CD44/MadCAM-1、LFA-1/ICAM-1等相互作用，淋巴细胞黏附于HEV、穿越管壁回归至淋巴结中，继而再经淋巴管、胸导管进入血液，进行淋巴细胞再循环。

4. 其他作用　黏附分子具有其他多种生物学功能。例如：IgSF的黏附分子参与诱导胸腺细胞的分化、成熟；整合素蛋白GPⅡb/Ⅲa（又称αⅡbβ3）、

VNRβ3等整合素分子参与凝血及伤口修复过程；胚胎发育过程中，钙黏着蛋白等参与细胞黏附及有序组合，对胚胎细胞发育形成组织和器官至关重要；黏附分子还参与细胞迁移和细胞凋亡的调节等。

三、黏附分子与临床

黏附分子具有广泛的生物学功能，在人体的正常生理功能和疾病的发生发展过程中发挥了复杂的作用。通过DNA测序和基因敲除小鼠开展的研究证实，黏附分子的表达或功能异常与越来越多的疾病发生、发展密切相关，因此黏附分子及其单克隆抗体被应用于这些疾病的诊断与治疗。

1. 黏附分子与免疫缺陷病　黏附分子的表达异常与某些免疫缺陷病的发生密切相关。例如，白细胞黏附缺陷症（leukocyte adhesion deficiency，LAD）是一种罕见的常染色体隐性遗传病，患者易发生反复细菌或真菌感染。LAD可分为LAD-1、LAD-2、LAD-3三型，分别由*ITGB2*、*SLC35C1*、*FERMT3*基因缺陷所引起。*ITGB2*编码LFA-1（CD18）蛋白，LFA-1功能缺陷时，白细胞不能与血管内皮细胞表面ICAM-1结合，因此无法穿越血管壁渗出至炎症部位；*SLC35C1*编码GPD-岩藻糖共转运体蛋白，而岩藻糖是介导CD15s（sLe^x）结合E选择素的重要结构；*FERMT3*编码的蛋白Kindlin 3是所有整合素活化所需的关键蛋白。因此，这些基因缺陷使得白细胞在感染后无法移行、渗出至炎症部位，容易引起反复感染。

格兰茨曼血小板功能不全（Glanzmann thrombasthenia，GT）是一种罕见的常染色体隐性遗传病，由于*ITGA2B*或*ITGB3*基因缺陷引起。*ITGA2B*或*ITGB3*基因分别编码血小板表面整合素分子的α2链和β3链。这些基因缺陷时，血小板的整合素蛋白（GPⅡb/Ⅲa或αIIbβ3）不能结合配体发生活化、凝集形成血栓，最终导致出血时间延长、出血不止或瘀斑。

此外，*α6*或*β4*基因突变会引起幽门闭锁型交界型大疱性表皮松解症（JEB-PA）；*CD40L*（*CD154*）基因缺陷会导致高IgM综合征（hyperimmunoglobulin M syndrome，HIGM）等。

2. 黏附分子与自身免疫病　黏附分子参与某些自身免疫病的组织损伤。例如：类风湿性关节炎患者T细胞CD2、LFA、VLA等黏附分子表达明显上调，炎症部位淋巴细胞、单核细胞、粒细胞表

达 CD44、L 选择素等归巢受体,并产生大量细胞因子作用于内皮细胞,促使其 ICAM-1、CD31 等表达增高,从而促进白细胞与内皮细胞黏附及穿越血管壁,促进淋巴细胞、单核巨噬细胞、粒细胞等向关节滑囊浸润,最终导致局部关节炎症病变加重、组织增生、血管翳形成和功能损害。此外,患者关节滑膜液中多种可溶性黏附分子水平升高。

3. 黏附分子与移植排斥 整合素、选择素、黏蛋白样家族和 IgSF 成员参与移植排斥反应发生,其机制为:介导白细胞向移植部位移行与浸润;提供 T 细胞激活的共刺激信号;诱导效应 T 细胞形成并介导效应细胞杀伤移植物靶细胞等。因此,在临床上联合应用抗 LFA-1(CD11a/CD18)单抗和免疫抑制剂,可延长骨髓移植患者存活期;抗 ICAM-1 单抗与环孢素 A 联合使用,可延长猴同种异体肾移植的存活期。此外,检测患者血中可溶性 ICAM-1(sICAM-1)和可溶性 VCAM-1(sVCAM-1)水平,可作为监测移植排斥反应的指标。

4. 黏附分子与肿瘤 黏附分子通过不同机制参与肿瘤发生、发展和转移。

(1)肿瘤细胞黏附分子的表达水平或定位异常:肿瘤细胞表面某些黏附分子表达减少,或者分布的改变可减弱细胞间附着,肿瘤细胞得以从原发肿瘤分离,这是肿瘤浸润和转移开始的第一步。例如,人肠癌、乳腺癌等多种肿瘤细胞 E-cadherin 表达明显减少或缺失,与肿瘤细胞恶性程度显著相关。此外,E-cadherin 在正常上皮组织中分布于细胞相邻的侧面,但在一些上皮组织起源的肿瘤细胞中分布于细胞顶部,难以介导细胞间附着,可能是肿瘤细胞易与原发肿瘤脱离并转移的机制之一。

(2)肿瘤细胞表达黏附分子的种类异常与肿瘤细胞的转移:肿瘤细胞异常表达某些黏附分子,促进进入血流的肿瘤细胞与血管内皮细胞黏附,造成癌细胞血行转移。例如,人结肠癌细胞高表达 CD15,通过结合血管内皮细胞的 E 选择素,参与血行转移。

(3)肿瘤细胞黏附分子表达的动态变化与肿瘤转移:肿瘤发生早期,其整合素表达降低,有利于肿瘤细胞从瘤体脱落和扩散;肿瘤细胞进入血液循环,其整合素表达上调,能促进瘤细胞黏附血管内皮细胞,继而发生转移。

(4)黏附分子参与机体抗瘤免疫效应:黏附分子介导 CTL、NK 细胞、巨噬细胞等细胞与肿瘤细胞黏附,如 ICAM-1、LFA-1、CD2、LFA-3、CD8 及 MHC I 类分子等参与 CTL 细胞杀伤肿瘤细胞。某些肿瘤细胞黏附分子表达缺失或下降,可逃避效应细胞的杀伤作用;肿瘤患者体液中可溶性 CCAM-1 水平升高,可能抑制 NK 细胞等效应细胞的杀伤作用,从而使肿瘤细胞得以逃避免疫攻击。

此外,在疾病的诊断和治疗方面,CD44、CD326 等黏附分子已成为某些肿瘤干细胞的表面标志。截至 2018 年,美国食品药品监督管理局(FDA)批准用于治疗自身免疫病、肿瘤等的治疗性单抗中,约有 1/3 是以黏附分子为靶点的。

综上所述,免疫细胞的膜分子种类繁多,是免疫细胞之间信号传递的重要分子基础。CD 分子是借助单克隆抗体对细胞膜分子进行的分类;而黏附分子是根据细胞膜分子的功能分类,大部分的黏附分子也有其相应的 CD 编号。此外,细胞膜分子根据其功能分类,还包括了抗原识别受体、主要组织相容性抗原、细胞因子受体、促有丝分裂受体等,这些分子分别在本书相关章节阐述。免疫细胞的膜分子具有不同的生理学功能并受到精密调控,如果表达异常可能引起疾病。

小 结

白细胞分化抗原和黏附分子均为免疫细胞表面膜分子,广泛参与免疫细胞的分化与发育、免疫识别与活化、免疫效应、炎症反应、淋巴细胞归巢等生理和病理过程。CD 分子是借助单克隆抗体对细胞表面膜分子进行的分类方式,大致分为 14 个组。黏附分子则是根据功能来命名的一群细胞膜分子,它们通过受体-配体结合的方式,介导细胞与细胞间、细胞与细胞外基质的接触与黏合,可分为整合素家族、选择素家族、免疫球蛋白超家族、黏蛋白样家族、钙黏素家族。CD 分子和黏附分子表达异常与某些免疫相关性疾病的发生和发展具有相关性。

思 考 题

1. 简述 CD 分子的结构与作用特点。
2. 简述介导白细胞向炎症部位移动的分子及其功能。
3. 以 T 细胞或 B 细胞为例,说明其表面的 CD 分子的主要生物学功能。
4. 根据结构特点,黏附分子主要分为哪几个家族?请说明其中一个家族的生物学功能。

(张 萍 吴长有)

第八章 主要组织相容性复合体及其编码分子

20世纪初已发现，同种异体动物组织器官移植一般均会发生排斥反应。其后证实，移植排斥反应的本质是移植的组织器官表面所表达的抗原与受者自身抗原的差异所引起的免疫应答。若供、受者间组织细胞抗原相同，移植物不被受者排斥，即供、受者间组织相容；反之，移植物则被受者排斥，即供、受者间组织不相容。这些决定移植物排斥反应发生（或组织相容性）的抗原被称为移植抗原（transplantation antigen）或组织相容性抗原（histocompatibility antigen）。其中，可诱导迅速而强烈排斥反应的组织相容性抗原称为主要组织相容性抗原（major histocompatibility antigen），其编码基因是一组紧密连锁的基因群，称为主要组织相容性复合体（major histocompatibility complex，MHC）。而能引起缓慢且较弱排斥反应的组织相容性抗原称为次要组织相容性抗原（minor histocompatibility antigen），其编码基因称为次要组织相容性复合体（minor histocompatibility complex，mHC）。

不同MHC编码的抗原系统在不同种属的哺乳动物中有不同的名称，但其组成、结构、分布和功能相似。小鼠的主要组织相容性抗原的编码基因位于第17号染色体上，称H-2复合体。人类主要组织相容性抗原首先发现于外周血白细胞表面，故称人类白细胞抗原（human leukocyte antigen，HLA），其编码基因位于第6号染色体短臂上，称HLA复合体。

本章主要讨论人的MHC分子，即HLA分子及其相应基因的结构、特点和功能。必须强调：MHC和MHC分子（抗原）、HLA复合体和HLA分子（抗原）是不同的概念，分别指基因及其编码产物（分子）。但在文献和论著中，MHC和HLA有时既指基因，亦可指分子，取决于上下文。为避免产生歧义，本章一般均指明MHC、HLA复合体（基因）或分子（抗原）。

第一节 HLA复合体的结构及遗传特点

一、HLA复合体的结构

HLA复合体位于第6号染色体短臂6p21.31，全长3600kb，共有224个基因座，其中128个是有功能基因座。HLA复合体的基因数量众多，其编码产物具有相似的结构和功能。传统上，依据HLA基因座的定位和特点将HLA复合体分为Ⅰ、Ⅱ、Ⅲ类基因区（图8-1）。

1. HLA Ⅰ类基因 HLA Ⅰ类基因根据其编码产物及功能不同，可分为经典和非经典HLA Ⅰ类基因。

（1）经典HLA Ⅰ类基因：又称HLA Ⅰa，包括HLA-A、HLA-B和HLA-C基因，分别编码HLA-A、HLA-B、HLA-C分子α链，主要参与提呈内源性抗原和免疫调控。

（2）非经典HLA Ⅰ类基因：又称HLA Ⅰb，包括HLA-E、HLA-F、HLA-G、HLA-H等基因，分别编码HLA-E、HLA-F、HLA-G、HLA-H分子等，与免疫调控相关。

2. HLA Ⅱ类基因 HLA Ⅱ类基因包括经典Ⅱ类基因及抗原加工相关基因。

（1）经典HLA Ⅱ类基因：包括HLA-DP、HLA-DQ和HLA-DR三个基因亚区（每一亚区含2个或若干个A、B基因座），分别编码HLA-DP、HLA-DQ和HLA-DR分子α、β链，其功能类似于经典HLA Ⅰ类分子，主要参与提呈外源性抗原和免疫调控。

（2）抗原加工相关基因：其编码产物参与蛋白质抗原加工、提呈。其包括如下基因：①蛋白酶体β亚单位（proteasome subunit beta type，PSMB）基因，编码PSMB8和PSMB9（旧称低相对分子质量多肽基因LMP7、LMP2）分子，参与内源性抗原的降解。②抗原加工相关转运体（transporter associated with antigen processing，TAP）基因，编码TAP1和TAP2分子，参与内源性抗原加工过程中抗原肽转运。③HLA-DM基因，包括HLA-DMA和HLA-DMB，分别编码HLA-DM分子α、β链，参与外源性抗原的加工、提呈。④HLA-DO基因，包括HLA-DOA和HLA-DOB，分别编码HLA-DO分子的α链和β链，可通过抑制HLA-DM分子功能，对外源性抗原加工、提呈发挥负调控作用。

3. HLA Ⅲ类基因 此类基因位于HLA Ⅰ类和Ⅱ类基因之间，主要包括某些补体成分、热休克蛋白和细胞因子（TNF、LTA和LTB）等的编码基因，

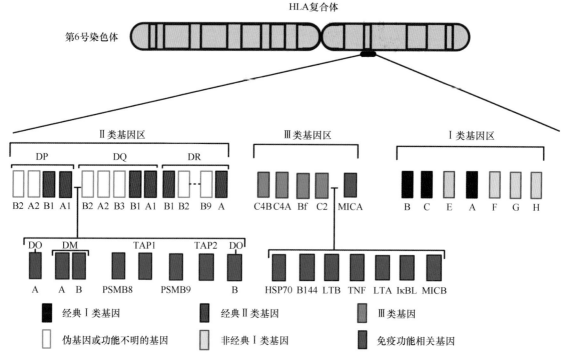

图 8-1 HLA 复合体示意图

经典 HLA Ⅰ 类基因包括 HLA-A、HLA-B 和 HLA-C 基因；经典 HLA Ⅱ 类基因包括 HLA-DP、HLA-DQ 和 HLA-DR 亚区，每一亚区包括 2 个或若干个 A、B 基因座

亦称炎症相关基因。

二、HLA 复合体的遗传特点

HLA 复合体具有高度多态性、单体型和连锁不平衡遗传的特征，其中最为显著的是高度多态性。

1. 高度多态性 多态性（polymorphism）是指在随机婚配人群中，同一基因座以稳定频率（＞1%）出现 2 种或 2 种以上等位基因的现象。

多态性的形成主要由于：

（1）复等位基因：遗传学上，位于同源染色体上对应位置的基因称为等位基因（allele）。同一基因座所有可能出现的基因系列称为复等位基因（multiple allele）。

HLA Ⅰ 类和 Ⅱ 类基因座（尤其是经典 HLA 基因座）均存在为数众多的复等位基因，使 HLA 复合体成为多态性程度最高的人类基因复合体。截至 2022 年 3 月，已确定的 HLA 等位基因总数达 34 145 个（表 8-1）。其中等位基因数量最多的基因座是 HLA-B（8849 个）。随着对人群调查的增多以及检测方法改进，发现的基因数还将不断增多。

（2）多基因性（polygeny）：已进行基因克隆并被命名的 HLA 基因座数超 100 个，仅经典的 HLA 基因座有 6 个，如 HLA Ⅰ 类基因座包括 HLA-A、HLA-B、HLA-C，HLA Ⅱ 类基因座包括 HLA-DP、HLA-DQ、HLA-DR。

（3）共显性（codominance）：两条同源染色体对应 HLA 基因座上的每一等位基因均为显性基因，均可编码和表达各自产物（HLA 分子），由此进一步增加了 HLA 表型（phenotype）多态性。

必须指出，多态性和多基因性是从不同水平反映 HLA 复合体的高度多样性（diversity）；多基因性指同一个体内 HLA 复合体在基因座数构成上的多样性，使个体可提呈环境中大多数（病原）抗原；多态性则指群体中 HLA 各基因座的等位基因（及其产物）在数量构成上的多样性，从而保证群体可提呈各种不同抗原。

表 8-1 HLA 主要基因座和已获正式命名的等位基因数（2022 年 3 月）

基因种类	经典Ⅰ类基因			经典Ⅱ类基因						免疫功能相关基因				其他*	合计
基因座	A	B	C	DRA	DRB	DQA1	DQB1	DPA1	DPB1	E	G	MICA	MICB		
等位基因数	7 452	8 849	7 393	32	4 018	442	2 230	406	1 958	310	102	388	237	328	34 145

注：* 包括 DOA/DOB、DMA/DMB、TAP1/TAP2 以及 C2/C4A/C4B/Bf 等

HLA 高度多态性的生物学意义在于：由遗传决定，每一个体组织细胞表面均表达一组结构和功能相似，但又不完全相同的 HLA 分子；这些 HLA 分子各具不同的抗原肽结合特性（见下文），足以提呈个体一生中可能遭遇的绝大多数抗原，使人群针对极为多样的病原微生物（如细菌、病毒等）均可产生免疫应答，从而适应复杂的生存环境，有利于群体生存和延续。

2. 单体型遗传　HLA 复合体是一个紧密连锁的基因群。遗传学上将紧密连锁在同一条染色体上的基因组合称为单体型（haplotype）。HLA 具有单体型遗传规律，即亲代遗传信息传给子代时，以 HLA 单体型作为基本单位进行遗传，而很少发生同源染色体互换。换言之，子代所携带的 2 个 HLA 单体型，分别来自父方和母方，故比较任何两个同胞间单体型的异同，仅存在如下三种可能性：2 个 HLA 单体型全相同的概率为 25%，2 个 HLA 单体型全不相同的概率为 25%，仅 1 个 HLA 单体型相同的概率为 50%（图 8-2）。另外，由于

HLA 单体型终生不变，可视为个体独特的遗传标志。

由于每一个体 HLA 复合体具有多基因性，而群体中 HLA 具有高度多态性，仅以经典 HLA Ⅰ、HLA Ⅱ类基因座（HLA-A、HLA-B、HLA-C、HLA-DR、HLA-DQ、HLA-DP）计算，人群中可能存在的 HLA 单体型型别超过 5×10^8，故在无亲缘关系人群中找到 2 个单体型完全相同的个体概率极低。

3. 连锁不平衡（linkage disequilibrium）　是指不同基因座的 2 个等位基因在同一染色体上出现（连锁）的频率与期望值间出现差异的现象。例如：中国北方汉族人群 *HLA-DRB1 * 0901* 和 *DQB1*0701* 基因频率分别为 15.6% 和 21.9%，按随机分配规律，这 2 个等位基因同时出现在同一条染色体上的概率是两者频率的乘积 3.4%（$0.156 \times 0.219 \approx 0.034$，即 3.4%），但实际频率为 11.3%，远高于理论值，即该人群中此 2 个等位基因处于连锁不平衡。连锁不平衡的发生可能与人类在长期进化过程中的选择压力有关，抗感染能力强的连锁基因群被高频率选择，利于群体生存。

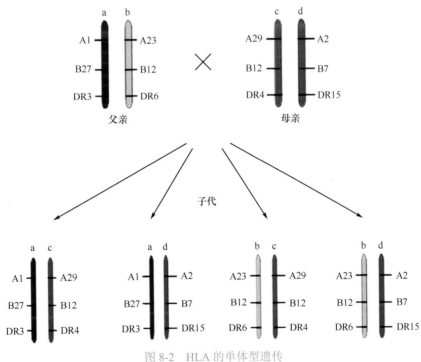

图 8-2　HLA 的单体型遗传

子代细胞所含两个同源单体型分别来自父亲、母亲，单体型以遗传单位完整地复制到子代

第二节　HLA 分子

一、HLA 分子结构

1. HLA Ⅰ类分子结构　经典的 HLA Ⅰ类分子是由非共价键连接的两条多肽链组成的异源二聚体，其中一条是由 HLA Ⅰ类基因所编码的重链（α链），另一条由第 15 号染色体上的非 HLA 基因编码的轻链，或称为 β_2 微球蛋白（β_2-microglobulin，β_2m）组成（图 8-3）。β_2m 是 HLA Ⅰ类分子组装、表达及功能所必需，并参与维持 HLA Ⅰ类分子构型的稳定性。

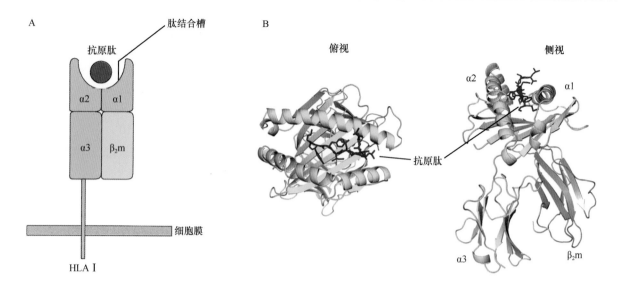

图 8-3　HLA Ⅰ 类分子结构

A. HLA Ⅰ类分子结构示意图: HLA Ⅰ类分子由 α 链和 β₂m 组成, α1 和 α2 结构域构成抗原肽结合槽; B. HLA Ⅰ类分子的 X 射线衍射图: 抗原肽结合槽由 α1 和 α2 各提供 1 条 α 螺旋和 4 条 β 片层所组成, 两端呈封闭状态, 仅可容纳较短抗原肽

HLA Ⅰ类分子 α 链和 β₂m 通过非共价键连接（图 8-3A）: α 链胞外区含 α1、α2 和 α3 结构域, β 链仅含 1 个结构域, 每个结构域约含 90 个氨基酸残基。

（1）抗原肽结合槽: α 链的 α1 和 α2 结构域组成 HLA Ⅰ类分子抗原肽结合槽（peptide-binding cleft）, 亦称抗原肽结合区（peptide binding region）。

借助 X 射线衍射技术已解析 HLA-A2 分子结构（图 8-3B）: 抗原肽结合槽由 2 条 α 螺旋构成的 2 个侧壁和 8 条互相平行的 β 片层所构成底部组成, 其中 α1 和 α2 结构域各提供 1 条 α 螺旋和 4 条 β 片层。HLA Ⅰ类分子抗原肽结合槽两端呈封闭状, 仅可容纳含 8 ～ 11 个氨基酸残基的短肽（最常见为九肽）。不同型别 HLA Ⅰ类分子结构的差异主要存在于抗原肽结合槽, 后者也是 HLA 分子显示多态性的主要部位, 亦称多态区。

（2）非多态区: 该区主要为 α3 结构域, 其序列高度保守, 因与 Ig 的恒定区同源, 又称免疫球蛋白样区。非多态区是 HLA Ⅰ类分子与 T 细胞表面 CD8 分子结合的部位。HLA Ⅰ类分子的 β₂m 与 α3 结构域连接。α3 结构域可与 T 细胞表面 CD8 结合。

（3）跨膜区和胞质区: α3 结构域的延伸部分构成 HLA Ⅰ类分子跨膜区和胞质区。跨膜区由疏水性氨基酸残基组成, 穿过细胞膜脂质双层, 将 Ⅰ类分子的重链固定于细胞膜。胞质区是重链羧基端部分, 含某些蛋白激酶, 可能参与细胞信号转导。

2. HLA Ⅱ类分子结构　经典的 HLA Ⅱ类分子包括 HLA-DR、HLA-DP、HLA-DQ 抗原, HLA Ⅱ类分子是由两条多肽链连接组成的跨膜异二聚体, α 链和 β 链均由 HLA Ⅱ类基因编码, 均具有多态性。两条链均为跨膜糖蛋白, 胞外区各有 α1、α2 和 β1、β2 结构域（每个结构域约含 90 个氨基酸残基）。

（1）抗原肽结合槽: α1 和 β1 结构域组成肽结合槽, 是 HLA Ⅱ类分子与抗原肽结合的部位, 也是多态性存在的部位。与 HLA Ⅰ类分子相比, 该区的两端更为开放, 可容纳更多的氨基酸残基（10 ～ 18 个氨基酸残基）, 通常与外源性抗原肽结合形成抗原肽-HLA Ⅱ类分子复合物, 供 CD4⁺T 细胞识别。

X 射线衍射技术已解析 HLA-DR1 分子的空间结构（图 8-4B）: HLA Ⅱ类分子抗原肽结合槽也由 2 条 α 螺旋和 8 条互相平行的 β 片层组成, α1 和 β1 结构域各提供 1 条 α 螺旋和 4 条 β 片层。与 Ⅰ类分子不同, HLA Ⅱ类分子抗原肽结合槽两端呈开放结构, 故能容纳较长抗原肽的氨基酸残基。不同型别 HLA Ⅱ类分子的差异体现于其肽结合槽（主要是 β1 结构域）, 此区亦称多态区。

（2）非多态区: α2 和 β2 结构域构成 HLA Ⅱ类分子 Ig 样区（即非多态区）, 维持 Ⅱ类分子构型; β2 还可与 T 细胞表面 CD4 分子结合。

（3）跨膜区和胞质区: α2 和 β2 结构域延伸部分形成 Ⅱ类分子跨膜区和胞质区（图 8-4A）。跨膜区将 HLA Ⅱ类分子的 α 链和 β 链固定于细胞膜, 胞质区可能参与细胞信号转导。

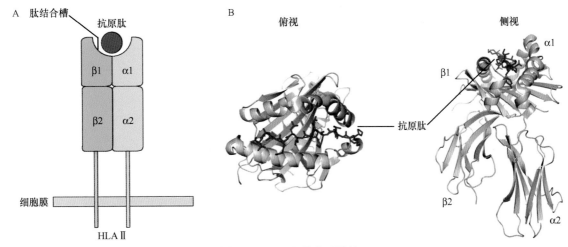

图 8-4　HLA Ⅱ 类分子结构

A. HLA Ⅱ 类分子结构示意图：Ⅱ 类分子由 α 链和 β 链组成，α1 和 β1 结构域构成抗原肽结合槽；B. HLA Ⅱ 类分子的 X 射线衍射图，抗原肽结合槽由 α1 和 β1 各提供 1 条 α 螺旋和 4 条 β 片层所组成，两端呈开放状，可容纳较长抗原肽

HLA Ⅰ 类和 Ⅱ 类分子特征见表 8-2。

表 8-2　HLA Ⅰ、Ⅱ 类分子的结构、分布和功能

特征	HLA Ⅰ 类分子	HLA Ⅱ 类分子
多肽链	α 链、$\beta_2 m$	α、β 链
多态性位点	α1、α2 结构域	α1、β1 结构域
与 CD8、CD4 结合位点	α3 为 CD8 结合位点	β2 为 CD4 结合位点
结合的抗原肽	8～11 个氨基酸残基	10～18 个氨基酸残基
表达	有核细胞	DC、Mφ、B 细胞等 APC
类别	HLA-A、HLA-B、HLA-C	HLA-DP、HLA-DR、HLA-DQ
功能	提呈内源性抗原，激发 CD8⁺T 细胞应答	提呈外源性抗原，激发 CD4⁺T 细胞应答

二、HLA 分子与抗原肽相互作用

不同型别 HLA 分子抗原结合槽的氨基酸组成及空间结构存在差异，故所结合抗原肽不同，从而决定表达不同型别 HLA 抗原的个体，对同一抗原的应答能力各异。

1. 抗原肽与 HLA 分子相互作用的锚着残基 HLA 分子与抗原肽结合具有一定选择性，即一种特定的 HLA 分子可结合、提呈一定类别抗原肽。已发现，被提呈的抗原肽段上 2 个或数个特定位点的氨基酸，通过与 HLA 分子抗原肽结合槽所形成的小袋（pocket）相互作用而实现结合。抗原肽中与 HLA 分子抗原肽结合槽相互作用的特定位点称为锚定位（anchor site），位于抗原肽锚定位的氨基酸残基称为锚着残基（anchor residue）（图 8-5）。

2. 抗原肽与 HLA 分子相互作用的共用模体

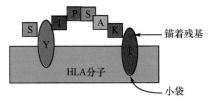

图 8-5　HLA Ⅰ 类分子与抗原肽相互作用

抗原肽与 HLA 分子小袋结合；抗原肽第二位（左起）和第八位是抗原肽与 HLA 分子小袋相互结合的位置，称为抗原肽的锚定位，锚定位上的氨基酸（Y、I）称为抗原肽的锚着残基

抗原肽通过锚着残基而与 HLA 分子结合。不同抗原肽其氨基酸组成及序列各异（即特异性不同），但只要锚着残基相同或相似，即可与同一型别 HLA 分子结合。换言之，同一型别 HLA 分子可选择性结合不同抗原肽，其结构基础在于被结合的抗原肽含相同或相似的锚着残基，后者称为不同抗原肽的共用模体（consensus motif，又称共用基序）。具有共用基序的不同抗原肽其氨基酸数目及非共用基序氨基酸序列可不同。如表 8-3 所示：进入 HLA-A*0201 分子凹槽的 9 肽或 10 肽都有 2 个由特定氨基酸所组成的锚定位，第 2 位（P2）通常是亮氨酸（L）或蛋氨酸（M），第 9 位（P9）为亮氨酸（L）或缬氨酸（V），因此 HLA-A*0201 分子所接纳的抗原肽所要求的共用基序是 XL/MXXXXXXV/L（其中 X 代表任意氨基酸残基）。与 HLA Ⅰ 类分子相比，HLA Ⅱ 类分子所接纳的抗原肽共用基序的结构比较复杂，但其特点与 HLA Ⅰ 类分子基本相似。如所列与 HLA-DRB1*0405 分子抗原肽结合槽结合的抗原肽长度为 13～17 个氨基酸，或者更长，锚定位为 P1、P7 和 P9 或其他位。因而，不同型别的 HLA 分子的结构差异主

表 8-3　已被加工的天然抗原肽借锚着残基与 HLA 分子结合

等位基因	N端←	1	2	3	4	5	6	7	8	9	→C端	肽长
HLA-A*0201 （HLA Ⅰ类分子）		S	L*	L	P	A	I	V	E	L*		9 肽
		T	L*	W	V	D	P	Y	E	V*		9 肽
	L	L	L*	D	V	P	I	A	A	V*		10 肽
		Y	M*	N	G	T	M	S	Q	L*		9 肽
		M	L*	L	A	L	L	Y	C	L*		9 肽
		A	L*	W	L	F	F	G	V	L*		9 肽
HLA-DRB1*0405 （HLA Ⅱ类分子）	QRAR	Y*	Q	W	V	R	C	N*	P	D*	SNS	16 肽
	KPPQ	Y*	I	A	V	H	V	V*	P	D*	Q	14 肽
	YEPDH	Y*	V	V	V	G	A	Q*	R	D*	A	15 肽
	YLL	Y*	Y	T	E	F	T	P*	T	E*	KD	14 肽
	DPIL	Y*	R	P	V	A	V	A*	L	D*	TKGP	17 肽

注：*，锚着残基；Y，酪氨酸；F，苯丙氨酸；L，亮氨酸；V，缬氨酸；I，异亮氨酸；G，甘氨酸；A，丙氨酸；W，色氨酸；D，天冬氨酸；E，谷氨酸；K，赖氨酸；Q，谷氨酰胺；M，蛋氨酸；S，丝氨酸；T，苏氨酸；C，半胱氨酸；P，脯氨酸；R，精氨酸；N，天冬酰胺；H，组氨酸

要集中于抗原肽结合槽，从而决定了特定型别的 HLA 分子可选择性与某一类抗原肽结合。

3. HLA 分子与抗原肽相互作用的特点

（1）相对选择性：在群体中 HLA 分子有高度多态性，多态性的氨基酸残基主要位于抗原肽结合槽。不同型别 HLA 分子的抗原肽结合槽是不同的，能够与特定型别 HLA 分子结合的抗原肽必须含特定锚着残基，才能与之结合，即相对选择性。若某抗原缺乏与某个体 HLA 抗原肽结合槽结合的适当基序，该个体就不能对这种蛋白质抗原产生免疫应答。因此，HLA 分子型别决定了个体对哪些抗原肽能发生免疫应答。从群体水平而言，HLA 分子的多态性提高了对各种抗原肽发生免疫应答的可能性，增加了群体生存的机会。

（2）包容性：虽然 HLA 分子对抗原肽具有相对选择性，但这种选择性并非严格的专一性。任何抗原肽，只要具有与特定 HLA 分子结合的锚着残基，均可被结合，由此可见二者相互作用中的包容性。因此，每一个体仅凭有限的 HLA Ⅰ类分子、HLA Ⅱ类分子就能提呈自然界种类繁多的抗原。

了解 HLA 分子与抗原肽的相互作用的特性有一定实践意义。例如在多肽疫苗的设计中，须考虑群体的 HLA 分子的型别，疫苗须含有群体中 HLA 分子的锚着残基，才有广泛的保护作用。

三、HLA 的组织分布

1. HLA Ⅰ类分子　HLA Ⅰ类分子广泛分布于体内各种有核细胞、血小板和网织红细胞表面。成熟的红细胞、神经细胞和成熟的滋养层细胞表面尚未检出经典 HLA Ⅰ类分子，但某些特殊血型的红细胞也能检出 HLA Ⅰ类分子。不同组织细胞表达 HLA Ⅰ类分子的密度各异：外周血白细胞和淋巴结、脾脏淋巴细胞 HLA Ⅰ类分子表达水平最高；其次为肝脏、肾脏、皮肤、主动脉和肌细胞；体内任何有核细胞均可能被病毒或胞内菌感染，由于 HLA Ⅰ类分子参与对内源性抗原（包括病毒抗原或肿瘤抗原）的加工、处理和提呈，故其广泛分布具有重要生物学意义。

2. HLA Ⅱ类分子　HLA Ⅱ类分子分布相对局限，主要表达于专职性抗原提呈细胞表面。另外，内皮细胞、某些组织的上皮细胞和激活的人体 T 细胞也可诱导性表达 HLA Ⅱ类分子。

已发现，人体血清、尿液、唾液、精液及乳汁等多种体液中均可检出从细胞膜表面脱落的可溶性 HLA 分子。

四、MHC 分子的生物学功能

1. 加工和提呈抗原　经典 MHC Ⅰ类和Ⅱ类分子通过加工、处理、提呈抗原肽而激活 T 细胞，参与适应性免疫应答，这是 MHC 分子主要的生物学功能。T 细胞通常仅识别抗原肽与 MHC 分子形成的抗原肽-MHC 分子复合物（peptide-MHC complex，pMHC），这一识别是通过 T 细胞和 APC 间"TCR-pMHC"三元体或称三分子复合结构而

完成，亦称 T 细胞激活的双识别（见第十二章、十三章）。

2. 参与 T 细胞分化、发育 T 细胞前体迁移至胸腺内分化、成熟，最终形成多样性的 T 细胞库。MHC 分子作为参与胸腺细胞阳性和阴性选择的关键分子，在 T 细胞分化、发育中起重要作用。

（1）阳性选择：胸腺皮质的双阳性 T 细胞，凡与胸腺上皮细胞表面 MHC Ⅰ 类/ Ⅱ 类分子以适度亲和力结合者，分别分化为 CD8 或 CD4 单阳性 T 细胞，反之凋亡而被清除。

（2）阴性选择：进入胸腺髓质的单阳性 T 细胞，凡与胸腺巨噬细胞（或 DC）表面自身抗原肽-MHC 分子复合物结合者，即凋亡。由此，自身反应性 T 细胞被清除，从而建立中枢免疫耐受（见第十一章）。

3. 参与调节 NK 细胞活性 NK 细胞表面表达一类抑制性受体，其通过与自身 MHC Ⅰ 类分子结合而启动抑制性信号，抑制 NK 细胞活性，故不杀伤正常自身细胞。现已证实，肿瘤细胞、某些病毒感染细胞表面 MHC Ⅰ 类分子表达减少或缺失，则 NK 细胞的抑制性受体不能启动抑制信号，导致 NK 细胞激活并发挥杀伤作用。由此，MHC 分子可调控 NK 细胞杀伤活性，并赋予 NK 细胞识别"自己"和"非己"的能力。

4. 参与免疫应答的遗传控制 人群中不同个体对抗原（含多个抗原表位或不同肽段）的应答能力存在差别，此与 MHC 高度多态性密切相关。其机制为：不同型别 MHC 基因编码不同 MHC 分子，其抗原肽结合槽的氨基酸组成和序列、结合槽与特定抗原肽结合的亲和力、抗原肽-MHC 分子复合物的结构特征、特异性 TCR 对抗原肽-MHC 分子复合物的识别能力等均存在差异，从而决定个体对特定抗原是否产生应答以及应答的强度。具体到特定抗原（如病原体），则表现为人群中携带不同 HLA 等位基因的个体对各类感染性疾病的易感性各异。由此，MHC 多态性在群体水平实现对免疫应答的遗传调控。

第三节 HLA 与医学的关系

一、HLA 与同种异体器官移植

同种异体器官移植成功与否，在很大程度上取决于供、受者间 HLA 型别的差异，即组织相容

程度，特别是造血干细胞移植。因此，移植术前进行 HLA 配型已成为寻找合适供者的主要依据。另外，从已建立的造血干细胞捐赠者资料库（或脐血库）中筛选合适供者，也有赖于 HLA 分型。

随着 HLA 基因分型技术的普及、计算机网络的应用、骨髓库和脐血库的建立，大大提高了 HLA 相匹配供受者选择的效率和准确性，亦推动了器官和干细胞移植的迅速发展。

二、HLA 与疾病关联

迄今已发现数十种免疫相关性疾病与 HLA 关联，即携带某型 HLA 的个体比不携带该型别的个体易患特定疾病。例如，强直性脊柱炎（ankylosing spondylitis，AS）与 HLA-B27 间的关联是一个非常典型的例子，在 AS 患者人群中 HLA-B27 抗原阳性率高达 58% ～ 97%，而在健康人群仅为 1% ～ 8%，因此确认 AS 与 HLA-B27 属阳性关联。资料表明，同一基因座上 HLA 等位基因的差别可导致个体对某些疾病具有易感性或抗性。HLA 与疾病关联的确切机制尚不清楚，鉴于与 HLA 关联的疾病多为自身免疫病（表 8-4），提示特定型别 HLA 分子可能易于提呈自身抗原，从而诱导异常的自身免疫应答。

表 8-4 HLA 与疾病关联

疾病	HLA 分子	频数 患者（%）	频数 对照人群（例）	相对危险率（%）
强直性脊柱炎	B27	＞95	9	＞150
Reiter 综合征（莱特尔综合征）	B27	＞80	9	＞40
急性前葡萄膜炎	B27	68	9	＞20
亚急性甲状腺炎	B35	70	14	14
寻常性银屑病	Cw5	87	33	7
发作性睡病	DQ6	＞95	33	＞38
Grave's 病（格雷夫斯病）	DR3	65	27	4
重症肌无力	DR3	50	27	5
Addison 病（艾迪生病）	DR3	69	27	5
风湿性关节炎	DR4	81	33	9
青少年风湿性关节炎	DR8	38	7	8
乳糜泻	DQ2	99	28	10.8
多发性硬化	DR2，DQ6	86	33	12
1 型糖尿病	DQ8	81	23	14
2 型糖尿病	DQ6	＜1	33	0.02

三、HLA 表达异常与疾病

HLA Ⅰ类分子广泛分布于机体所有有核细胞表面，HLA Ⅱ类分子主要分布于抗原提呈细胞（树突状细胞、巨噬细胞和 B 细胞）、胸腺上皮细胞和活化的 T 细胞表面。HLA 分子表达异常与某些免疫性疾病发病相关。

1. HLA Ⅰ类分子低表达　某些恶变细胞 HLA Ⅰ类分子表达减弱甚至缺如，以致不能有效激活特异性 CD8$^+$CTL，导致肿瘤细胞免疫逃逸。

2. HLA Ⅱ类分子高表达　某些疾病状态可诱导某些组织细胞（非 APC）高表达 HLA Ⅱ类分子。例如，胰岛素依赖性糖尿病患者胰岛 β 细胞、乳糜泻患者肠道细胞均可诱导性高表达 HLA Ⅱ类分子，从而激发异常自身免疫应答。

3. 可溶性 HLA 分子　现已发现，膜表面 HLA 分子可脱落，以可溶性 HLA（sHLA）分子形式存在于体液（血清、尿液和初乳等）。sHLA 分子具有免疫调节作用，并参与某些病理过程发生（如肿瘤、感染、移植排斥等）。

四、HLA 分型的其他应用

多次接受输血的患者体内可产生抗 HLA 抗体，从而发生因白细胞或血小板受到破坏而引起的非溶血性输血反应。HLA 型别是伴随个体终身的遗传标志，在无亲缘关系的个体间，表现高度的多态性，而且 HLA 复合体中所有基因均为共显性表达并以单体型形式遗传，据此，HLA 多态性的研究及分型技术的发展使其成为法医学亲子鉴定和个体识别理想的遗传标记。另外，不同人群 HLA 多态性（等位基因）的分布存在差异，HLA 分型也可应用于人类学研究。

小　结

MHC/HLA 分子是参与免疫应答和免疫调节的关键分子，HLA 抗原由人第 6 号染色体上一组紧密连锁的基因群所编码。HLA 复合体包括 HLA Ⅰ类基因（包括 HLA-A、HLA-B、HLA-C）和非经典Ⅰ类基因（HLA-E、HLA-F、HLA-G、HLA-H）、HLA Ⅱ类基因（包括 HLA-DP、HLA-DQ、HLA-DR 以及抗原加工相关基因）和 HLA Ⅲ类基因。

经典 HLA Ⅰ类分子由 α 链和 β$_2$m 组成，经典 HLA Ⅱ类分子由 α 链和 β 链组成，两类分子的肽结合槽是其行使功能的最重要区段。不同型别 HLA 分子肽结合槽的差异，决定其对同一抗原或不同抗原的结合及提呈能力，此乃 HLA 对免疫应答进行遗传调控的分子基础。

HLA 最重要的生物学功能是参与加工和提呈抗原，并由此衍生其他功能，如激活 T 细胞、参与淋巴细胞发育、实现对免疫应答的遗传调控等。HLA 广泛参与某些免疫病理过程（如移植排斥反应、自身免疫病、肿瘤、感染等）发生和发展，在临床医学中具有重要意义。

思 考 题

1. 简述 MHC 多态性的概念及意义。
2. 试述 HLA Ⅰ类和Ⅱ类分子在结构、组织分布及与抗原肽相互作用的差异。
3. 什么是 MHC 限制性？

（赵　星）

第九章 固有免疫细胞

固有免疫细胞主要包括来源于骨髓早期髓样祖细胞的经典固有免疫细胞以及来源于骨髓淋系共同祖细胞的固有淋巴样细胞和固有样淋巴细胞等，这些细胞均起源于骨髓造血干细胞。

第一节 经典固有免疫细胞

经典固有免疫细胞主要包括单核巨噬细胞、树突状细胞、粒细胞（中性粒细胞、嗜酸性粒细胞、嗜碱性粒细胞）和肥大细胞。

一、单核巨噬细胞

单核巨噬细胞系统（mononuclear phagocyte system，MPS）包括骨髓前单核细胞（promonocyte）、外周血单核细胞（monocyte，Mon）以及组织巨噬细胞（macrophage，Mφ）（图9-1）。

单核细胞来源于骨髓中的造血干细胞，由单核细胞前体分化而成，占外周血白细胞总数的3%～8%；在外周存留数小时至数日可穿越血管内皮细胞至全身各组织器官，发育成熟为巨噬细胞（Mφ）或树突状细胞（DC），分别称为单核细胞来源Mφ和单核细胞来源DC（Mo-DC）；感染部位或组织损伤部位局部不同环境因素可诱导单核细胞分化为不同亚群Mφ：Ⅰ型Mφ（type-1 macrophage，M1）和Ⅱ型Mφ（type-2 macrophage，M2）。它们的表型各异，可分泌不同细胞因子，具有不同生物学活性，从而调控免疫应答的类型与强度，并在感染、肿瘤等疾病中发挥不同作用。M1通过经典方式激活（激活物包括IFN-γ、TNF-α及TLR的配体，如微生物代谢产物等），产生一氧化氮合酶（NOS）、NO以及IL-1、IL-12、IL-23和趋化因子等主要发挥杀灭微生物及促炎作用的物质，但其过度活化可引起病理性损伤；M2则通过替代方式激活（激活物包括IL-4、IL-13及IL-10等），产生IL-10、TGF-β等主要参与免疫调节、抑制炎症及组织修复的物质，并与感染性疾病的慢性进展相关。在不同病理过程和微环境中，M1和M2可互相转化。

巨噬细胞由定居和游走两类巨噬细胞组成。定居在不同组织的Mφ具有不同名称和功能特征，如肝脏中的库普弗（Kupffer）细胞、骨组织表面的破骨细胞、中枢神经组织中的小胶质细胞等；游走的Mφ广泛分布于结缔组织，在某些炎症因子影响下能趋化至炎症部位。Mφ的迁移、活化及功能均受精密调控，从而在机体免疫防御中发挥重要作用。

组织定居Mφ一直被认为是由成体骨髓单核细胞分化而来，即骨髓中的造血干细胞分化为单核细胞，后者通过血液循环按照不同周期进入不同组织器官，分化为组织定居Mφ。新近研究表明，许多组织定居Mφ由胎儿期造血器官卵黄囊中的原始造血祖细胞和胎儿肝脏中的造血祖细胞，以及出生后骨髓来源的单核细胞分化而来，包括肝脏中的Kupffer细胞、骨组织表面的破骨细胞、中枢神经组织中的小胶质细胞、肺泡巨噬细胞、心肌巨噬

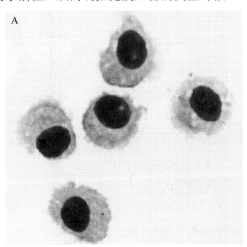
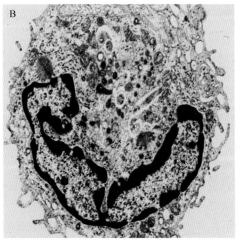

图 9-1 单核巨噬细胞
A. 瑞氏-吉姆萨混合染色光镜照片；B. 扫描电镜照片

细胞、皮肤巨噬细胞、脾窦巨噬细胞以及肠黏膜固有层巨噬细胞等，即胚胎干细胞来源巨噬细胞（embryonic stem cell-derived macrophage，EDM）。EDM 能够通过自我更新稳定持续存在，血单核细胞可能在出生后对巨噬细胞的组织驻留池作出贡献。如在正常肝脏中，EDM 通过自我更新维持数量。肝脏发生炎症反应时，肝组织中的 EDM 由 M1 转为 M2，并募集骨髓单核细胞，平衡Ⅰ型与Ⅱ型炎症反应，进而发挥免疫监视、损伤修复、维持稳态的功能，有效避免肝脏慢性炎症的发生和恶变。

1. 生物学特征

（1）表型特征：①表面标志，包括 MHC 分子、黏附分子（LFA-1 及 ICAM-1 等）、共刺激分子（B7 及 CD40 等），这些分子不仅作为表面标志，也参与细胞黏附、对颗粒抗原的摄取和提呈、介导相应配体触发的跨膜信号转导等，从而在单核巨噬细胞活化、游走、分化和发育等过程中发挥重要作用。②表面受体，包括补体受体、Fc 受体、细胞因子受体、模式识别受体（PRR）等（见第十章）。

（2）产生多种生物活性物质：单核巨噬细胞是体内具有最活跃生物学活性的细胞之一，可产生、分泌 100 余种生物活性物质，主要包括各种酶（溶酶体酶、溶菌酶、髓过氧化物酶等）、细胞因子（IL-1、IL-4、IL-6、IL-12、TNF-α、IFN-γ、IFN-α、G-CSF、GM-CSF、TGF-β 等）、补体成分（C1、C2、C3、C4、C5、B 因子、D 因子、P 因子等）、凝血因子（Ⅴ、Ⅶ、Ⅸ、Ⅹ和凝血酶原等）、反应性氧中间物、反应性氮中间物、脂类活性分子（前列腺素、白三烯、血小板活化因子）、ACTH 和内啡肽等。这些活性分子参与 Mφ 对病原体和肿瘤细胞的吞噬杀伤、免疫调节作用及机体病理性损伤。

2. 生物学作用 单核巨噬细胞既具有固有免疫功能，亦可通过参与适应性免疫而发挥作用。

（1）抗感染（尤其是胞内寄生菌与某些病毒感染）：Mφ 具有强大的吞噬、消化与杀伤功能，可将病原体等大颗粒抗原异物摄入细胞内（图 9-2），形成吞噬体（phagosome），再与溶酶体（lysosome）融合形成吞噬溶酶体（phagolysosome），通过氧依赖性和氧非依赖性系统，在多种酶参与下，杀灭和消化病原体等异物。在适应性免疫中，Mφ 吞噬和杀灭病原体的能力增强，其主要机制是：①覆盖于病原体表面的抗体或补体，可通过与 Mφ 表面 FcR 或补体 C3b 受体结合而发挥调理作用。②T 细胞释放的某些细胞因子可增强 Mφ 对病原体的吞噬、杀伤及消化作用。

（2）维持免疫内环境稳定：Mφ 可吞噬和清除体内代谢过程中不断产生的衰老、死亡或恶变细胞，从而维持内环境稳定。

（3）抗肿瘤：活化的巨噬细胞在肿瘤形成早期通过直接杀伤作用及抗原提呈作用杀伤肿瘤细胞并抑制肿瘤生长。值得注意的是，在晚期并伴有慢性炎症时其作用可能不同。

（4）加工和提呈抗原：Mφ 是一类重要的专职性 APC，可摄取、加工、处理抗原，并将抗原肽-MHC Ⅱ类分子复合物提呈给 CD4⁺T 细胞（见第十二章）。

（5）调节免疫应答：Mφ 可通过分泌多种活性分子发挥免疫调节作用，例如分泌 IL-1、IL-12、TNF-α 等介导细胞活化、增殖，促进适应性免疫应答；分泌前列腺素、TGF-β、活性氧分子等抑制免疫应答。

（6）介导炎症反应：在病原体及其产物或某些趋化因子等作用下，Mφ 可移行/浸润至炎症部位，在发挥杀灭和清除病原体的同时也参与炎症损伤。其机制为：①产生组织蛋白酶与弹力酶。②溶酶体酶外漏。③分泌各种炎症介质（IL-1、IL-8、TNF-α 等）。

近年来，研究发现一群 IL-4⁺的组织修复型巨噬细胞（wound healing macrophage），主要产生 IL-4、TGF-β、GF 以及胶原蛋白与血管生长因子，在组织损伤修复及组织纤维化中起关键作用。

单核巨噬细胞亦参与某些病理过程，如参与超敏反应发生发展与过度炎症反应导致机体损伤、促进某些胞内寄生菌与病毒感染以及肿瘤相关巨噬细胞促进肿瘤免疫逃逸等。

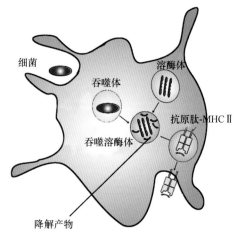

图 9-2 单核巨噬细胞吞噬作用示意图

二、树突状细胞

树突状细胞（dendritic cell，DC）因其成熟时胞体具有许多树突样或伪足样突起而得名（图9-3）。

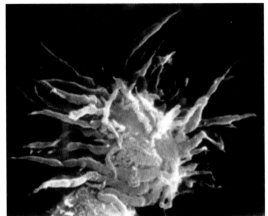

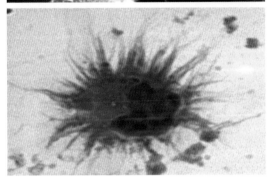

图 9-3 树突状细胞
上为扫描电镜照片，下为普通光镜照片

DC 可由骨髓粒-单核祖细胞和淋系共同祖细胞分化而来，分别称为经典 DC（classical 或 conventional DC，cDC）、单核细胞来源 DC（monocyte-derived DC，Mo-DC）、淋巴样 DC（lymphoid DC，LDC）或浆细胞样 DC（plasmacytoid DC，pDC）（图9-4）。不同来源的 DC 可经血液和淋巴循环迁移至全身各组织和器官，其组织分布、表面标志、转录因子和功能特点各异，广泛分布于全身各组织和器官，但数量很少，人外周血 DC 仅占单个核细胞数量的 1% 以下。

1. DC 的分类 在免疫应答中发挥重要作用的主要亚群特征见表 9-1。这些 DC 亚群的共同特征还包括：①组成性表达 MHC Ⅱ 类分子和 CD11。②表达多种 TLR（Toll 样受体）。③提呈抗原激活初始 T 细胞或者诱导 T 细胞耐受。

（1）经典 DC：由粒-单核祖细胞分化发育而来。其广泛分布于与外部接触的上皮组织中，如皮肤、肠道和呼吸道上皮以及富含淋巴器官的组织。它们是捕获抗原并将其运输到次级淋巴器官的

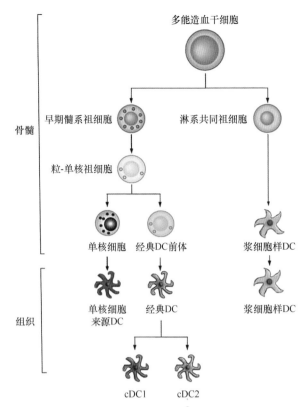

图 9-4 骨髓来源 DC

主要 DC 亚群，也是上皮和淋巴器官中数量最多的 DC 类型。根据表型和分化发育途径不同 cDC 被分为 cDC1 和 cDC2 亚群，其中 cDC1 在交叉抗原提呈中起重要作用；cDC2 是数量最多的亚群，有较强的捕获外源性抗原并诱导 CD4⁺T 细胞应答的能力。

（2）浆细胞样 DC（pDC）：由淋系共同祖细胞分化而来，目前发现其主要存在于血液，少量存在于淋巴器官中，因在激活后形态上类似浆细胞而得名。pDC 是人体内 Ⅰ 型干扰素的主要来源，因此其在抗病毒的固有免疫中至关重要，或可能捕获血液中的微生物，将其携带到脾脏提呈给 T 细胞。

（3）单核细胞来源 DC（Mo-DC）：由被招募到炎症组织的单核细胞分化而来，类似于所有 DC，其表达 CD11c，也表达单核细胞标记物，如 CD11b、CCR2 和 CD14，其功能类似于 cDC。

（4）朗格汉斯细胞（Langerhans cell，LC）：是存在于表皮、最早被发现的一类 DC，其发育与来自胎肝或卵黄囊祖细胞的巨噬细胞有关。电子显微镜下可见 LC 的网球拍状细胞器（Birbeck 颗粒，即伯贝克颗粒），其标记物的表达见表 9-1。LC 的功能可能与 cDC2 相似，LC 可能在皮肤感染中通过提呈抗原并活化 CD4⁺T 细胞发挥作用；在没有感染的情况下，将自身抗原提呈给 CD4⁺T 细胞诱导免疫耐受。

表 9-1　人树突状细胞主要亚群

细胞名称		表面标志	转录因子	主要分泌的细胞因子	主要功能
cDC	cDC1	CD11c、BDCA3 (CD141)、CLEC9A、XCR1+	IRF8，BATF3	IL-12	适应性免疫：捕获并交叉提呈抗原给 CD8+T 细胞；诱导 Th1 细胞应答
	cDC2	CD11c、BDCA1 (CD1c)	IRF4	多种（包括 IL-6，IL-23）	固有免疫：炎症性细胞因子来源 适应性免疫：捕获并主要提呈抗原给 CD4+T 细胞
pDC		BDCA2 (CD303)、BDCA4 (CD304)、CD123	E2-2	Ⅰ 型 IFN	抗病毒免疫：早期固有免疫；致敏抗病毒 T 细胞
Mo-DC		CD11b、CCR2、CD14、CD11c		多种	类似于 cDC2
LC		CD11b、Langerin (CD207)、EPCAM BDCA1、CD1a	PU.1		固有免疫：炎症性细胞因子来源 适应性免疫：捕获并主要提呈抗原给 CD4+T 细胞

（5）胸腺 DC（thymic dendritic cell，TDC）：来源于骨髓，存在于胸腺皮质/髓质交界处和髓质部分，组成性表达 MHC Ⅱ类分子摄取自身抗原发育成熟，参与未成熟单阳性 T 细胞阴性选择，诱导自身耐受。

（6）滤泡 DC（follicular DC，FDC）：来源于间充质祖细胞，主要定居于淋巴结、脾脏、黏膜相关淋巴组织等外周免疫器官的淋巴滤泡，不表达 MHC Ⅱ类分子，并不提呈蛋白质抗原给 T 细胞；高表达 IgG FcR 和补体受体，可与抗原抗体复合物/抗原-抗体-补体复合物结合，主要参与外周免疫器官生发中心 B 细胞的活化过程，诱导体液免疫应答和免疫记忆。

2. 成熟迁移过程　DC 祖细胞经血液循环或淋巴循环进入多种实体器官及上皮部位，发育为未成熟 DC。未成熟 DC 具有较强抗原摄取与加工功能，而提呈抗原功能较弱。未成熟 DC 摄取抗原后，或受炎症因子的影响，失去对上皮组织的黏附性，并高表达趋化因子受体 CCR7，向表达趋化因子 CCL19 和 CCL21 的淋巴器官迁移，并逐渐成熟。成熟 DC 摄取、加工抗原能力减弱，但提呈抗原能力强，从而可激活初始 T 细胞（见第十二章）。

此外，依据 DC 功能状态不同，亦可分为炎性 DC（inflammatory DC）、调节性 DC（regulatory DC）和耐受性 DC（tolerance DC）。

3. 生物学作用

（1）摄取、加工、处理与提呈抗原，介导固有免疫与启动适应性免疫：未成熟 DC 主要定居于微生物和外来抗原易于入侵和定植的组织中，通过多种方式摄取抗原后受细胞因子影响向引流淋巴结迁移，并逐渐转化为成熟 DC。被 DC 摄入

的抗原经加工处理，以抗原肽-MHC 分子复合物（pMHC）的形式提呈给 T 细胞（见第十二章）。

（2）免疫调节作用：DC 可分泌多种细胞因子及趋化因子，参与调节免疫细胞分化、发育、活化、移行及效应等。DC 和其他免疫细胞通过分泌不同的细胞因子而对不同 T 细胞亚群产生影响，进而影响免疫应答的方向、效应与结局（图9-5）。此外，处于外周淋巴器官 B 细胞依赖区的 DC 在调节 B 细胞的发育、分化、激活以及记忆 B 细胞的形成和维持中起重要作用。

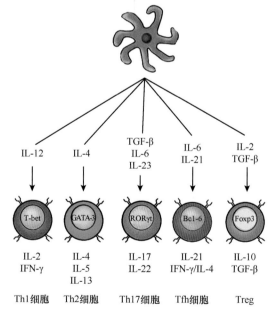

图 9-5　DC 及其他免疫细胞分泌不同细胞因子诱导 T 细胞亚群分化

（3）参与诱导中枢与外周免疫耐受：胸腺 DC 在胸腺 T 细胞阳性选择及阴性选择中起着重要作用，胸腺 DC 提呈自身抗原及携带自身抗原到胸腺的外周 DC 均可参与中枢耐受的诱导，即胸腺 DC 参与胸腺内 T 细胞阴性选择，通过清除自身反应

性 T 细胞而参与 T 细胞中枢耐受；诱导外周免疫耐受的主要是未成熟 DC（immature DC，imDC）或半成熟 DC（semi-immature DC，smDC），其机制为：①未成熟 DC 不表达共刺激分子，故不能激活 T 细胞，反而诱导 T 细胞失能，引起免疫耐受。②未成熟 DC 可诱生调节性 T 细胞，并可分泌 IL-10、TGF-β 等抑制性细胞因子，促进外周耐受形成。

此外，FDC 参与 B 细胞发育、分化及激活。

三、粒细胞和肥大细胞

各类粒细胞与肥大细胞均来源于骨髓粒-单核祖细胞。

（一）中性粒细胞

中性粒细胞（neutrophil）在骨髓中分化发育后进入血液，在血管内停留 6～8 小时后穿过血管壁进入组织（不再返回血液），在结缔组织中存活 2～3 天。成年人外周血中性粒细胞数量占白细胞总数的 55%～70%。

1. 生物学特征　中性粒细胞表面表达多种受体，例如：①趋化因子受体，故可被趋化因子招募至炎症局部。② Fc 受体及补体 C3b 受体，可分别与抗体 Fc 片段或补体激活片段 C3b 结合，促进对细菌的吞噬。

中性粒细胞细胞质内表达多种生物活性分子，如溶酶体内含髓过氧化物酶、组织蛋白酶等多种酶类，分泌颗粒内含防御素（defensin）、溶菌酶等。另外，中性粒细胞受细菌或免疫复合物作用还可释放一系列生物活性分子（如蛋白酶、嗜酸性粒细胞趋化因子、凝血因子、白三烯等）。上述分子在处理、消化吞噬物及炎症过程中发挥重要作用。

2. 生物学作用　中性粒细胞具有吞噬与杀菌功能，并介导炎症反应，在机体抗感染免疫中发挥重要作用，其机制为：①迅速、有效地吞噬细菌及异物。②吞噬后立即启动细胞内酶系统，通过触发呼吸爆发（respiratory burst）或氧爆发（oxygen burst），产生反应性氧中间物（reactive oxygen intermediate，ROI），有效杀伤吞噬的微生物。③细胞内多种溶酶体酶可消化吞噬物。④中性粒细胞处理大量细菌后自身死亡成为脓细胞，并解体释放溶酶体酶溶解周围组织而形成脓肿，从而限制炎症与感染扩散。⑤释放酶类及其他生物活性分子而发挥抗寄生虫效应。

中性粒细胞亦参与 Ⅱ 型和 Ⅲ 型超敏反应免疫病理过程以及介导感染性与非感染性炎症反应。

（二）嗜酸性粒细胞

嗜酸性粒细胞（eosinophil）因细胞质充满嗜酸性颗粒而得名，占外周血白细胞总数的 0.5%～3%，分布于呼吸道、消化道及泌尿生殖道黏膜组织。一方面，Ⅰ 型超敏反应中，嗜碱性粒细胞与肥大细胞释放的嗜酸性粒细胞趋化因子可趋化嗜酸性粒细胞至超敏反应部位，激活的嗜酸性粒细胞通过释放白三烯、血小板活化因子（platelet activating factor，PAF）、蛋白酶及胶原酶等炎性介质而参与超敏反应。另一方面，嗜酸性粒细胞也具有负调节作用，其机制为：直接吞噬肥大细胞释放的颗粒；释放组胺酶与芳基硫酸酯酶灭活组胺与白三烯，抑制其生物学活性。

此外，临床某些过敏及寄生虫病患者可出现外周血嗜酸性粒细胞增多。嗜酸性粒细胞颗粒内阳离子蛋白及过氧化物酶对某些寄生虫（如蛔虫、血吸虫幼虫）具有杀伤作用。

（三）嗜碱性粒细胞和肥大细胞

嗜碱性粒细胞（basophil）因细胞质含嗜碱性颗粒而得名，仅占外周血白细胞总数的 0.2%。嗜碱性粒细胞表面表达高亲和力 FcεR Ⅰ、补体受体及趋化因子受体。嗜碱性粒细胞一旦激活，即释放细胞内嗜碱性颗粒所含肝素、组胺及嗜酸性粒细胞趋化因子，并释放白三烯、IL-4、IL-5 及 PAF。

嗜碱性粒细胞主要功能是参与 Ⅰ 型超敏反应（见第十八章），并可促进 Th2 细胞型免疫应答。此外，嗜碱性粒细胞可能与其他免疫病理过程相关，例如：嗜碱性粒细胞可浸润自身免疫病（如系统性红斑狼疮）患者脾脏与淋巴结，并以激活形式出现于外周血；人嗜碱性粒细胞表达多种模式识别受体（如 TLR-1、TLR-2、TLR-4 及 TLR-9），可能参与对微生物的识别并发挥抗感染作用。

肥大细胞（mast cell）与嗜碱性粒细胞同源，在祖细胞阶段迁移至外周组织发育成熟为肥大细胞，主要分布于宿主与环境相互作用的界面（如消化道、呼吸道黏膜和皮肤结缔组织）。肥大细胞表面表达高亲和力 FcεR Ⅰ、补体受体及趋化因子受体，其细胞内存在高电子密度颗粒，内含组胺、肝素、类胰蛋白酶、嗜酸性粒细胞趋化因子等。激活的肥大细胞还可迅速合成白三烯、IL-1、IL-3、IL-4 及 PAF 等。

肥大细胞是 I 型超敏反应的主要效应细胞（见第十八章），其表面 FcεR I 结合的 IgE 一旦与过敏原作用，即可触发脱颗粒，释放预存及新合成的生物活性介质，从而介导超敏反应，并对防御寄生虫感染起着重要作用。此外，某些非免疫因素（如补体裂解片段 C3a 和 C5a、万古霉素、肾脏造影剂、黄蜂毒素、胆碱能神经兴奋性增高等）也可导致肥大细胞脱颗粒，产生超敏反应。

肥大细胞在抗感染免疫中亦发挥重要作用，其作用机制包括：直接吞噬；释放抗菌肽杀伤细菌；分泌多种细胞因子参与急慢性炎症；参与抗原提呈和免疫调节。

第二节　参与固有免疫的淋巴细胞

参与固有免疫应答的淋巴细胞包括自然杀伤细胞、固有淋巴样细胞和固有样淋巴细胞。

一、自然杀伤细胞

自然杀伤细胞（natural killer cell，NK 细胞）无须抗原预先致敏即能直接杀伤某些靶细胞，如病毒感染细胞、肿瘤细胞等。NK 细胞细胞质内含许多大的嗜苯胺颗粒，故又称大颗粒淋巴细胞（large granular lymphocyte），亦有学者认为 NK 细胞也归属于固有淋巴样细胞。

NK 细胞由骨髓中淋系共同祖细胞分化而来，可能循骨髓途径或胸腺途径而发育、成熟。人 NK 细胞约占外周血淋巴细胞总数的 10%，亦存在于骨髓、淋巴结、脾脏及肺脏等组织。近年发现，肝脏中 NK 细胞占淋巴细胞总数的 30% 以上，提示其对于肝脏稳态维持可能具有重要意义。

1. 生物学特征　人 NK 细胞的形态具有异质性。NK 细胞表面表达 IgG Fc 受体（FcγR Ⅲ，CD16），目前将 CD3⁻CD19⁻CD56⁺CD16⁺淋巴样细胞鉴定为 NK 细胞，其细胞内转录因子为 E4BP4⁺。部分 NK 细胞具有某些类似 T 细胞的特征，如表达 IL-2R，在 IL-2 刺激下可增殖。NK 细胞可被 IFN-α/β、IL-2、IL-12、IL-15、IL-18 等激活，活化 NK 细胞可分泌 IFN-γ 和 TNF-α 等。此外，NK 细胞还表达多种与识别机制相关的调节性受体（见下文）。

2. 生物学作用

（1）细胞毒作用：NK 细胞可直接杀伤病毒感染细胞、肿瘤细胞、细胞内寄生菌等，从而在机体

免疫监视和早期抗感染免疫过程中发挥重要作用。此外，NK 细胞还参与移植排斥反应、自身免疫病和超敏反应等发生。

NK 细胞杀伤效应的机制为：①释放穿孔素和颗粒酶，引起靶细胞溶解。②通过 Fas/FasL 途径介导靶细胞凋亡。③释放细胞毒性细胞因子，通过与靶细胞表面相应受体结合而杀伤靶细胞。④表达 IgG Fc 受体，可通过 ADCC 杀伤靶细胞。

NK 细胞无须抗原预先致敏即可直接杀伤靶细胞；仅杀伤异常细胞，对宿主正常组织细胞一般无细胞毒作用。

（2）分泌细胞因子：NK 细胞具有强大的分泌细胞因子能力，是机体 IFN-γ 的主要来源，还可大量产生 TNF-α、GM-CSF、IL-10 及 IL-22 等。

（3）免疫调节：活化的 NK 细胞通过杀伤效应或分泌多种细胞因子而对免疫应答发挥正负调节作用。例如，分泌 IFN-γ 激活 T 细胞；分泌 IFN-γ 与 TNF-α 活化 DC 及巨噬细胞；通过对 DC、活化 T 细胞及活化巨噬细胞的细胞毒作用而抑制免疫应答；通过分泌不同细胞因子而调控 T 细胞功能亚群分化和 T/B 细胞应答。

3. 调节性受体与 NK 细胞杀伤活性的启动

（1）NK 细胞调节性受体：一般情况下，NK 细胞仅杀伤异常或病变的细胞，而不杀伤正常组织细胞，这一独特的识别机制与其表面表达多种调节性受体有关。目前已发现 10 余种 NK 细胞调节性受体，本节重点介绍与杀伤活性密切相关的杀伤细胞激活性受体（killer activatory receptor，KAR），简称杀伤活化受体，以及杀伤细胞抑制性受体（killer inhibitory receptor，KIR），简称杀伤抑制受体。

1）杀伤抑制受体：杀伤抑制受体的胞质区均含免疫受体酪氨酸抑制基序（immunoreceptor tyrosine-based inhibitory motif，ITIM），其配体是自身 MHC Ⅰ类分子或自身肽-MHC Ⅰ类分子复合物。相应配体一旦与此类受体结合，即使受体胞质区 ITIM 发生酪氨酸磷酸化，启动抑制信号，从而阻断 NK 细胞活化并抑制其杀伤活性。

2）杀伤活化受体：激活性受体胞质区缺乏免疫受体酪氨酸激活基序（immunoreceptor tyrosine-based activation motif，ITAM），但其跨膜区可与 DAP 12（包含 ITAM）或 DAP 10（包含 YxxM 基序）等衔接蛋白非共价结合，从而获得转导活化信号的功能。此类受体与相应糖类配体结合，衔接蛋白胞质区 ITAM 发生酪氨酸磷酸化，启动激活信号，使

NK 细胞活化并发挥杀伤效应。ITAM 激活信号途径可被 NK 细胞表面抑制性受体所产生的信号阻断（图 9-6）。

（2）NK 细胞调节性受体结构与识别配基：NK 细胞表达多种以经典/非经典 MHC Ⅰ 类分子为配体的杀伤活化/抑制受体，包括以下四种结构不同的分子家族。

1）杀伤细胞免疫球蛋白样受体（killer immunoglobulin-like receptor，KIR）：依其细胞外区所含 Ig 样结构区数目，可分为 KIR2D 和 KIR3D；依据其细胞内区长短，可分为"短尾"S 型（属激活性 KIR，其胞质区不含 ITAM，但跨膜区能与胞质区含 ITAM 的 DAP 12 分子结合而获得转导活化信号的能力，如 KIR2DS、KIR3DS）与"长尾"L 型（胞质区含 ITIM，属抑制性 KIR，如 KIR2DL、KIR3DL）。KIR 可识别自身经典和非经典 MHC Ⅰ 类分子，启动抑制性信号通路；自身 MHC Ⅰ 类分子表达下降，激活性 KIR 可识别某些病毒产物和同种异型 HLA 抗原，启动活化信号通路。KIR 与不同 HLA Ⅰ 类分子结合可决定 NK 细胞的功能状态，即抑制或激活，从而影响机体对疾病易感性、妊娠过程稳定性，也与造血干细胞移植所致的移植物抗宿主病（graft versus host disease，GVHD）相关。

2）免疫球蛋白样转录物（immunoglobulin-like transcript，ILT）：亦称 LIR（leukocyte Ig-like receptor）或 MIR（monocyte/macrophage Ig-like receptor），属 KIR 超家族，其编码基因、结构、功能与 KIR 相似。NK 细胞表达 ILT2，其配体为 HLA-A3、HLA-B27 及 HLA-G1，二者结合可提高 NK 细胞活化的阈值。

3）C 型凝集素受体（C-type lectin receptor）：①抑制性受体，如 CD94/NKG2A、CD94/NKG2B

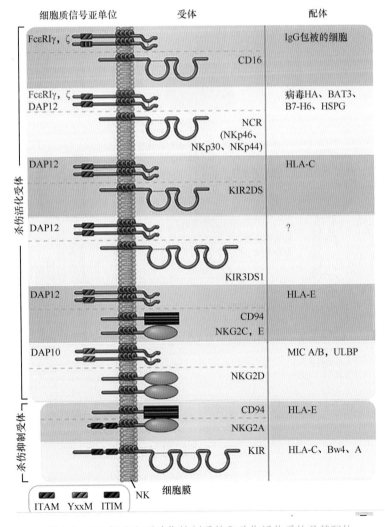

图 9-6 NK 细胞主要杀伤抑制受体和杀伤活化受体及其配体

CD16、NKp46 和 NKp30 的细胞质信号亚单位为 ζ 同源二聚体，FcεRIγ 同源二聚体或 ζ-FcεRIγ 异源二聚体，NKp44 的细胞质信号亚单位为 DAP 12 同源二聚体；抑制性 KIR 包括 KIR2DL1/2/3、KIR2DL5A/5B，KIR3DL1/2/3 等。

BAT3：HLA-B 关联转录因子 3；ULBP：UL16 结合蛋白；HSPG：硫酸肝素蛋白多糖；MIC A/B：MHC Ⅰ 类分子链相关分子 A/B

等（NKG2A、NKG2B 胞质区含 ITIM，CD94 为分子伴侣），其配体为 HLA-E 等。②激活性受体，如 NKG2C、NKG2E/H 和 NKG2D（胞质区不含 ITAM，但能与 DAP 12 或胞质区含 YxxM 基序的 DAP 10 分子结合而获得转导活化信号的能力），配体分别为 HLA-C 和 MHC Ⅰ 类分子链相关 A/B 分子（MIC A/B），是应激、感染或肿瘤等产生的 MHC 样分子，主要表达于乳腺癌、卵巢癌、结肠癌、胃癌和肺癌等上皮肿瘤细胞表面，而在正常组织细胞表面水平很低或缺失。

4）天然细胞毒性受体（natural cytotoxicity receptor，NCR）：NCR 是 NK 细胞特有的标志。该家族成员 NKp46 和 NKp30 表达于不同分化阶段的 NK 细胞表面，是 NK 细胞表面主要的活化性受体。上述 NCR 胞质区不含 ITAM，其中 NKp30 和 NKp46 能与胞质区含 ITAM 的 CD3-ζζ 非共价结合而获得转导活化信号的能力，NKp44 能与胞质区内含 ITAM 的 DAP12 同源二聚体非共价结合而获

得转导活化信号的能力。NKp46 和 NKp44 可识别结合流感病毒血凝素，提示 NK 细胞可攻击杀伤流感病毒感染的细胞；NKp30 可识别肿瘤细胞特异表达的 B7-H6，在机体对肿瘤的监视与杀伤中发挥重要作用。

（3）NK 细胞的识别模式：通常杀伤活化受体和杀伤抑制受体共表达于 NK 细胞表面，二者均可识别结合表达于自身组织细胞表面的 MHC Ⅰ 类分子。自身组织细胞表面 MHC Ⅰ 类分子正常表达，NK 细胞表面杀伤抑制受体的作用占主导地位，不杀伤自身组织细胞（图 9-7A）。病毒感染或细胞癌变时，细胞表面 MHC Ⅰ 类分子缺失或表达低下，即通过"迷失自己"（missing-self）识别模式而使 NK 细胞表面杀伤抑制受体功能丧失（图 9-7B）；同时靶细胞上调可被活化受体 NKG2D/NCR 识别的某些非 MHC Ⅰ 类配体分子，即通过"诱导自己"（induce-self）识别模式导致 NK 细胞活化从而杀伤靶细胞（图 9-7C）。

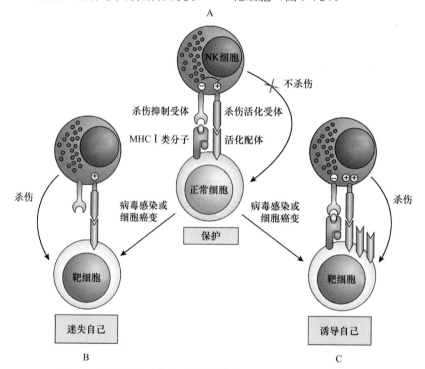

图 9-7　杀伤活化受体与杀伤抑制受体与 NK 细胞的杀伤作用

A. 正常细胞表面 MHC Ⅰ 类分子与杀伤抑制受体结合→触发的抑制信号起主导作用→不发生杀伤；B、C. 病毒感染细胞或肿瘤细胞表面 MHC Ⅰ 类分子表达下降（"迷失自己"识别模式），或活化性受体表达上调（"诱导自己"识别模式）→不能触发抑制信号→NK 细胞杀伤靶细胞

二、固有淋巴样细胞

固有淋巴样细胞（innate lymphoid cell，ILC）是一类具有淋巴细胞形态，但缺乏重排抗原特异性受体的免疫细胞。此类淋巴细胞可表达细胞因子受体 IL-2Rα（CD25）、IL-7Rα（CD127）等，可接受

病原体感染的巨噬细胞或树突状细胞分泌的细胞因子刺激，通过分泌不同类型的细胞因子参与抗感染免疫和过敏性炎症反应，或通过释放一系列细胞毒性介质裂解破坏相关靶细胞。ILC 广泛分布于皮肤、肺、肠道、呼吸道、脂肪组织，发挥维持肠道稳态、抵御外界病原体感染的重要作用。ILC 在发

育和功能上与 T 细胞亚群类似，亦来源于骨髓淋系共同祖细胞（CLP），发育依赖转录因子 DNA 结合抑制蛋白 2（inhibitor of DNA binding 2，ID2），根据其表达特定的转录因子和细胞因子分为 ILC1、ILC2、ILC3 三个亚群（表 9-2）。NK 细胞被认为是具有细胞毒性的 ILC1。

1. ILC1 发育分化依赖 IL-7、IL-15 和转录因子 T-bet，接受 IL-12 和 IL-18 等的刺激而被激活，主要分泌 Th1 型细胞因子如 IFN-γ 和 TNF-α，通过激活巨噬细胞杀伤胞内病原体及病毒感染，或参与肠道炎症反应。

2. ILC2 发育分化依赖 IL-7 和转录因子 GATA-3，接受 IL-13、IL-25、IL-33 或胸腺基质淋巴细胞生成素（thymic stromal lymphopoietin，TSLP）等的刺激而被激活，主要分泌 IL-4、IL-5、IL-9、IL-13 等 Th2 型细胞因子和趋化因子 CCL11，参与抗寄生虫感染或哮喘等过敏性炎症反应。ILC2s 分泌的双调蛋白（amphiregulin，AREG）可促进上皮细胞的修复和重建。

3. ILC3 包括 ILC3s 和淋巴组织诱导细胞（lymphoid tissue-inducer cell，LTi 细胞），发育依赖 IL-7 和转录因子 RORγt，接受 IL-1β、IL-23 刺激而被激活，主要分泌 Th17 型细胞因子如 IL-17 和 IL-22，参与抗胞外细菌/真菌感染或肠道炎症反应、淋巴器官发育、组织修复。LTi 细胞可以产生淋巴毒素 LT-α1 或 LT-β2 促进淋巴器官的生成。

表 9-2 ILC 亚群及其主要功能

细胞分类	分布	特征性转录因子	主要激活物	主要分泌产物	主要功能
ILC1	肝脏、肠道、脂肪组织	T-bet	IL-2、IL-12、IL-15、IL-18	IFN-γ、TNF-α	激活巨噬细胞杀伤胞内病原体及病毒感染，或参与肠道炎症反应
ILC2	皮肤、肠道、呼吸道、肺、外周血、脂肪组织	GATA-3	IL-13、IL-25、IL-33、TSLP	IL-4、IL-5、IL-9、IL-13、CCL11、AREG	抗寄生虫感染、参与哮喘等过敏性炎症反应、组织修复
ILC3	肠道、淋巴结、脾脏	RORγt	IL-1β、IL-23	LT-α、LT-β、IL-22、IL-17、GM-CSF、TNF-α	抗胞外细菌/真菌感染、参与肠道炎症反应、淋巴器官发育、组织修复

三、固有样淋巴细胞

固有样淋巴细胞（innate-like lymphocyte，ILL）包括 B-1 细胞，γδT 细胞和 NKT 细胞。此类细胞与 T 细胞和 B 细胞具有共同的细胞来源，并表达 TCR 和 BCR，但抗原受体的多样性有限，功能上更接近固有免疫细胞。

（一）B-1 细胞

B-1 细胞在个体发育过程中出现较早，是由胚胎期造血器官或出生后早期的祖细胞分化而来，其生物学特征为：①属具有自我更新能力的 CD5+、mIgM+ 长寿细胞。②主要分布于胸腔、腹腔和肠壁固有层。③抗原识别谱较窄，主要识别多糖类 TI-2 抗原，尤其是某些菌体表面共有的多糖抗原（如肺炎球菌荚膜多糖等）（表 9-3）。

B-1 细胞功能特点是：主要产生 IgM 类低亲和力抗体；不发生抗体类别转换；无免疫记忆。B-1 细胞属固有免疫效应细胞，参与对多种细菌（尤其体腔中）的免疫防御。另外，B-1 细胞也可能通过产生 IgM 类自身抗体而参与某些自身免疫病发生。

表 9-3 B-1 细胞和 B-2 细胞生物学特征比较

性质	B-1 细胞	B-2 细胞
体内出现时间	胚胎期	出生后
更新方式	自我更新	骨髓产生
自发性 Ig 产生	高	低
特异性	低	高
分泌的 Ig 类型	IgM 为主	IgG 为主
体细胞突变频率	低/无	高
对 TI 抗原的应答	是	可能
对 TD 抗原的应答	可能	是

（二）γδT 细胞

此类 TCR 由 γ 和 δ 链组成，其多样性较少。γδT 细胞多为 CD4−CD8− 双阴性细胞（部分为 CD8+），属较"原始"的 T 细胞，仅占外周血成熟 T 细胞的 2%～7%，其广泛分布于皮肤和黏膜下或存在于胸腺内。γδT 细胞主要识别未被处理的多肽抗原（而非抗原肽-MHC 分子复合物），或 CD1 所提呈的某些非多肽抗原（如分枝杆菌菌体的脂类或多糖类抗原）。γδT 细胞是机体非特异性免疫防御的重要组成部分，尤其在皮肤黏膜局部及肝脏抗感染免疫中发挥重要作用，也参与机体免疫监视及免疫内环境稳定（表 9-4）。

表 9-4 αβT 细胞和 γδT 细胞生物学特征比较

特性	αβT 细胞	γδT 细胞
TCR	高度多态性	较少多态性
分布	外周血，占成熟 T 细胞 90%～95%，主要分布于外周淋巴组织	外周血，占成熟 T 细胞 2%～7%，主要分布于皮肤及黏膜下
表型特征		
CD2$^+$CD3$^+$	100%	100%
CD4$^+$CD8$^-$	60%～65%	< 1%
CD4$^-$CD8$^+$	30%～35%	20%～50%
CD4$^-$CD8$^-$	< 5%	> 50%
识别的抗原	8～18 个氨基酸	简单多肽、多糖、HSP
MHC 限制性	经典 MHC 分子	MHC 类似分子（如 CD1）
主要作用	经典 MHC 分子	MHC 类似分子（如 CD1）
	介导细胞免疫，辅助体液免疫应答和参与免疫调节	杀伤某些肿瘤细胞、病毒或胞内寄生菌产生的靶细胞；参与免疫应答调节、介导炎症反应

（三）NKT 细胞

自然杀伤 T 细胞（nature killer T cell，NKT 细胞）是一类既表达 NK 细胞表面标志 CD56（小鼠 NK1.1）又表达 TCRαβ-CD3 的 T 细胞亚群。NKT 细胞主要定居于肝脏和骨髓，其主要生物学特性为：①同时表达 TCR 和某些 NK 细胞表面标志。②TCR 多样性有限。③抗原识别谱窄，可识别

CD1 所提呈的脂类和糖脂类抗原，且无 MHC 限制性。④激活时可分泌大量 Th1、Th2 和 Th7 型细胞因子（如 IFN-γ、IL-4 和 IL-7 等），从而发挥不同免疫调节作用，亦可根据 NKT 细胞分泌的细胞因子谱不同，将其分为 NKT1、NKT2 和 NKT17 细胞。⑤具有非特异性杀伤效应，被认为是参与固有免疫的效应细胞。

小 结

固有免疫细胞指经典固有免疫细胞、固有淋巴样细胞和固有样淋巴细胞等。单核巨噬细胞具有吞噬、杀伤、分泌生物活性分子及提呈抗原等功能，广泛参与固有免疫、适应性免疫和炎症反应，并参与超敏反应、肿瘤免疫等免疫病理过程。树突状细胞是体内所知功能最强的专职性 APC，不同来源的 DC 可经血液和淋巴循环迁移至全身各组织和器官，根据其组织分布、表面标志、转录因子和功能特点分为不同的亚群，在介导固有免疫与启动适应性免疫占有独特地位。粒细胞（中性粒细胞、嗜酸性粒细胞及嗜碱性粒细胞）及肥大细胞是参与抗感染免疫和超敏反应的主要效应细胞。NK 细胞属于固有淋巴样细胞，其无须抗原预致敏即可直接杀伤靶细胞，并在机体抗病毒、抗肿瘤及免疫调节中发挥重要作用。固有淋巴样细胞与 B-1 细胞、γδT 细胞及 NKT 细胞是执行固有免疫作用的主要细胞。

思 考 题

1. 巨噬细胞的特征和生物学功能是什么？
2. 简述树突状细胞的分类和各自的功能特点。
3. 固有淋巴样细胞的基本特征和生物学功能是什么？
4. B-1 细胞、γδT 细胞和 NKT 细胞的基本特征和生物学功能是什么？

（张 艳 雷爱华 刘红云）

第十章 固有免疫应答

固有免疫（innate immunity）又称非特异性免疫（non-specific immunity）或天然免疫（natural immunity），是机体在长期进化过程中形成的免疫应答方式。在种系发生上，固有免疫比适应性免疫更古老（图 10-1）：低等生物仅具有固有免疫应答，直至脊椎动物才出现适应性免疫应答。脊椎动物（例如斑马鱼、非洲爪蟾、人等）与无脊椎动物（例如果蝇等）的固有免疫系统有许多相似之处。例如，果蝇和哺乳动物的 Toll 样受体是重要的固有免疫识别受体，编码它们的基因之间具有较高的保守性。

固有免疫应答作用时相分为即刻固有免疫应答（immediate innate immune response）阶段，发生于感染后 4 小时内；早期诱导固有免疫应答（early induced innate immune response）阶段，发生于感染 4～96 小时；适应性免疫应答启动与效应阶段，发生于感染 96 小时后。

与适应性免疫相比，固有免疫具有以下特点：一是由遗传决定，即在个体出生时就具备，并能遗传给后代；二是作用范围广，即机体对入侵病原体的识别与清除没有高度特异性；三是无免疫记忆性，即在再次接受同样的抗原刺激时，机体并不产生更强烈的免疫应答。固有免疫系统构成机体抵御致病微生物感染的第一道防线，并参与适应性免疫应答的启动、效应和调节。

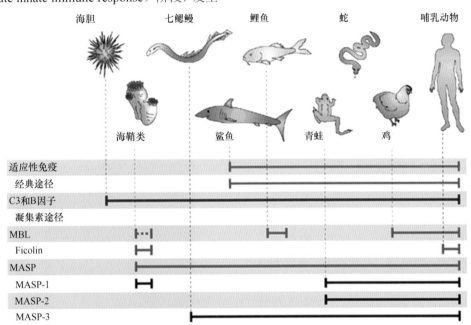

图 10-1 不同进化阶段中的免疫应答类型和代表性分子

第一节 参与固有免疫的组分

固有免疫系统的组分主要由屏障结构、固有免疫效应细胞和固有免疫效应分子组成。当病原体入侵宿主时，宿主的屏障结构（例如皮肤、黏膜等）是机体抵御入侵病原体第一道防线的第一道关卡。当屏障结构被突破后，细胞外液、血液及上皮分泌物中预存的固有免疫效应分子（例如溶菌酶、抗菌肽、补体等）可继续发挥消灭或削弱病原体的功能。如果这些固有免疫效应分子仍不能有效地清除病原体，固有免疫效应细胞可作为第一道防线的第二道关卡，通过表面表达的固有免疫受体识别病原体，进而被激活并启动效应机制清除病原体。

一、屏障结构

（一）皮肤黏膜屏障

覆盖于体表的皮肤以及消化、呼吸、泌尿和生殖管道内的黏膜共同构成皮肤黏膜屏障（图 10-2）。皮肤黏膜将全身各组织器官封闭在内，主要通过物理、化学和生物屏障功能发挥作用（表 10-1）。

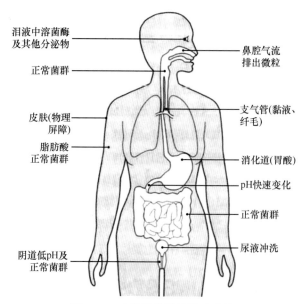

图 10-2　皮肤及黏膜的屏障功能

表 10-1　皮肤黏膜屏障功能

皮肤黏膜屏障功能	具体功能
物理屏障功能	阻挡病原体入侵体内，此外肠蠕动、上皮纤毛定向摆动、分泌液和尿液的冲洗作用有助于排除入侵黏膜表面的病原体
化学屏障功能	皮肤和黏膜分泌的物质（例如乳酸、不饱和脂肪酸、溶菌酶、抗菌肽、天然抗体、胃酸等）可杀菌、抑菌
生物屏障功能	共生菌竞争结合上皮细胞、吸收营养物质并分泌杀菌、抑菌物质（例如过氧化氢和细菌素等）

1. 物理屏障功能　皮肤表面复层鳞状致密上皮细胞和黏膜上皮细胞构成了阻挡微生物的物理屏障，阻挡病原体入侵体内。此外，虽然黏膜的屏障作用相对较弱，但肠蠕动、呼吸道上皮纤毛定向摆动、分泌液和尿液的冲洗作用等，均有助于排除入侵黏膜表面的病原体。

2. 化学屏障功能　皮肤和黏膜附属物（例如汗腺和皮脂腺等）的分泌液中含有物质可杀菌、抑菌。例如：汗腺分泌的乳酸和皮脂腺分泌的不饱和脂肪酸均具有抑菌作用；呼吸道、消化道分泌的黏液中含有溶菌酶、抗菌肽、天然抗体等抗菌物质；而胃酸可杀死大多数细菌，是抗消化道感染的重要天然屏障。

3. 生物屏障功能　寄居于皮肤和黏膜的共生菌可通过竞争结合上皮细胞、吸收营养物质并分泌杀菌、抑菌物质，发挥生物屏障功能。例如：口腔中的某些细菌可产生过氧化氢杀死白喉棒状杆菌、

脑膜炎球菌等；唾液链球菌产生的抗菌物质能杀伤多种革兰氏阴性菌；肠道中的大肠埃希菌能分泌细菌素来抑制某些厌氧菌和革兰氏阳性菌的定居和繁殖。因此，临床上长期使用或滥用广谱抗生素可导致正常菌群失调，从而使致病菌感染的机会增大，例如耐药性葡萄球菌性肠炎以及口腔或肺部的念珠菌、真菌感染等。

（二）内部屏障

当病原体突破皮肤黏膜屏障及局部固有免疫细胞和分子的防御体系进入血液循环后，机体内部的屏障可抵御病原体进一步入侵。人体主要的内部屏障包括血-脑屏障、血胎屏障和血-胸腺屏障等。

1. 血-脑屏障（blood-brain barrier）　软脑膜、脉络丛的脑毛细血管壁及包在血管壁外的星形胶质细胞共同组成血-脑屏障（图 10-3）。其结构致密，能阻挡血液中病原微生物及其他大分子物质进入脑组织及脑室，从而保护中枢神经系统。婴幼儿血-脑屏障尚未发育完善，因而容易发生中枢神经系统感染。

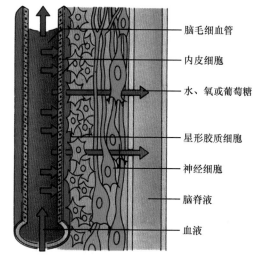

图 10-3　血-脑屏障

2. 血胎屏障（blood placental barrier）　母体子宫内膜的底蜕膜和胎儿绒毛膜滋养层细胞共同构成血胎屏障，可防止母体内病原微生物和有害物质进入胎儿体内，保护胎儿免遭感染，但并不妨碍母体和胎儿之间的营养物质交换。妊娠早期（前三个月内）此屏障发育尚不完善，此时孕妇若感染风疹病毒和巨细胞病毒等病毒，可致胎儿畸形、流产或死胎等。

3. 血-胸腺屏障（blood-thymus barrier）　位于胸腺皮质，由连续的毛细血管内皮、内皮外完整

基膜、上皮网状细胞、血管周隙和巨噬细胞等组成。其主要功能是限制大分子物质如抗原抗体复合物等进入胸腺实质。对于维持胸腺内环境的稳定、保证胸腺细胞的正常发育起重要作用。

二、固有免疫效应分子

参与免疫应答和炎症反应的各种效应分子中，除抗体属于特异性免疫效应分子外，其余均为固有免疫应答的效应分子，它们主要包括补体、细胞因子、溶菌酶、抗菌肽和其他效应分子。

补体三条激活途径均可介导对靶细胞的攻击效应，补体激活所产生的活性片段可发挥调理、免疫黏附、趋化、促炎等效应（见第五章）。

免疫细胞和非免疫细胞（例如感染的组织细胞）经激活后均可产生各种细胞因子，其作用为致炎、趋化炎症细胞、激活免疫细胞、诱导细胞毒作用以及抑制病毒复制等（见第六章）。

溶菌酶为不耐热的碱性蛋白质，由吞噬细胞分泌，存在于血液、唾液及尿液等体液中。溶菌酶能破坏革兰氏阳性菌细胞壁的关键组分肽聚糖，从而使细菌溶解；此外，它也可激活补体并促进吞噬。

抗菌肽是可被诱导产生的一类能够杀伤多种细菌、真菌、病毒和原虫的短肽，已在动植物体内发现数百种，其中以防御素（defensin）最具代表性。哺乳动物体内的 α-防御素属阳离子多肽，由中性粒细胞和小肠帕内特细胞（Paneth cell，又称潘氏细胞）产生，可破坏细菌胞壁或病毒包膜，导致病原体死亡；也可干扰病原体 DNA/蛋白质合成；或诱导细胞因子和趋化因子的产生，发挥致炎和趋化作用。近期发现，某些亚型的 α-防御素甚至可以阻止病毒（包括 HIV）复制。

乙型溶素（β lysin）、一氧化氮（NO）、活性氧（ROS）、C 反应蛋白（C reactive protein，CRP）及白三烯等也是重要的固有免疫效应分子。例如，乙型溶素是血小板释放的一种碱性耐热多肽，可作用于革兰氏阳性菌细胞壁产生非酶性破坏作用而起到杀菌作用。

三、固有免疫效应细胞

除了传统的 T 细胞和成熟的 B-2 细胞外，参与免疫应答和炎症反应的效应细胞均可视为固有免疫效应细胞，主要包括经典固有免疫细胞、固有淋巴样细胞（innate lymphoid cell，ILC）以及固有样淋巴细胞（innate-like lymphocyte，ILL）。值得注意的是，这些细胞也参与适应性免疫应答。

第二节 固有免疫应答的机制与特点

固有免疫具有不同于适应性免疫的应答机制和特点，主要体现在识别方式和效应特点。

一、固有免疫的识别

在适应性免疫应答中，T 细胞和 B 细胞通过 TCR 和 BCR 精确识别众多不同特异性抗原表位，识别过程有赖多种免疫细胞协作，并受 MHC 限制。基于克隆选择学说而提出的"自己-非己"（self-non-self，SNS）理论（图 10-4A）将免疫识别的主体限定为特异性免疫细胞，即 T 细胞和 B 细胞。其后数十年克隆选择学说成为解释基本免疫学现象的经典理论。但后续研究发现：T 细胞和 B 细胞活化还有赖于共刺激信号，SNS 理论无法解释此现象。而固有免疫识别方式的特点是模式识别，基于 T 细胞激活的双信号学说，詹韦（Janeway）于 1989 年提出模式识别理论。其要点为：APC 表面表达 PRR，通过识别病原体携带的 PAMP 而被激活，继而高表达共刺激分子（如 B7）和 MHC Ⅱ类分子，并向 T 细胞提供双信号而使之激活。非感染的"自己"正常自身细胞由于不携带 PAMP 而不能启动适应性免疫应答。按照该理论，APC 是参与免疫识别的主体，其在适应性免疫应答中承担"分拣信号"的作用。上述感染-非己（infectious-non-self，INS）模式（图 10-4B）可圆满解释感染免疫等诸多免疫学现象，但显然不适用于创伤和自身免疫所致的无菌性炎症。以模式识别理论为基础，马青格（Matzinger）于 1994 年提出危险模式理论（danger model theory）。其要点为：①免疫细胞需接收双信号（即抗原刺激信号和共刺激信号）才能活化，其控制权在 APC。②各种导致宿主细胞损伤的触发剂（即危险信号）均可诱导 APC 活化并表达共刺激分子，从而提供 T 细胞活化的第二信号（图 10-4C）。危险信号包括两类：第一类是外源性危险信号，即 PAMP；第二类是内源性危险信号，即损伤相关分子模式（DAMP）。

模式识别对象、识别的特异性以及识别受体与适应性免疫具有显著差异（表 10-2）。

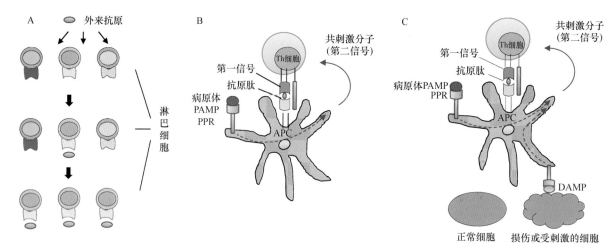

图 10-4　三种免疫识别模式理论

A. 克隆选择学说；B. 模式识别理论；C. 危险模式理论

表 10-2　固有免疫与适应性免疫应答识别特点

	固有免疫	适应性免疫
识别对象	主要是分子模式（PAMP、DAMP）	抗原
识别的特异性	泛特异性	高度特异性，识别精确的抗原表位
识别受体	由胚系基因编码，非克隆化，模式识别受体	特异的抗原受体，TCR和BCR基因在个体发育过程中发生重排（体细胞基因重组）编码，克隆化，具有高度特异性（识别不同抗原的不同淋巴细胞克隆表达不同的识别受体）

（一）固有免疫的识别对象——分子模式

1. 病原体相关分子模式（pathogen associated molecular pattern，PAMP）　固有免疫可识别存在于病原微生物（而不存在于哺乳动物细胞）或其产物的某些特征性组分，它们一般是特定类别微生物所共有、高度保守的成分，是病原微生物生存与致病所必需的。不同种类的微生物，如病毒、革兰氏阴性菌和阳性菌、真菌可表达不同的PAMP，包括：①微生物的特征性蛋白：如 N-甲酰甲硫醇，仅由原核生物表达，而真核生物不表达。②由微生物（而非由微生物入侵的宿主细胞）合成的脂质复合物和碳水化合物：如脂多糖、脂磷壁酸（lipoteichoic acid，LTA）、肽聚糖（peptidoglycan，PGN）、葡聚糖和甘露糖等。③微生物的特异性核苷酸：如复制的病毒所产生单链RNA（ssRNA）和双链RNA（dsRNA）、细菌的非甲基化 CpG DNA 序列等。由于PAMP仅来源于病原体，而宿主组织细胞并无此组分，故PAMP是固有免疫系统区分"自己"与"非己"的重要标志。

2. 损伤相关分子模式（damage associated molecular pattern，DAMP）　DAMP 系宿主体内因组织损伤而产生的内源性分子模式。感染、应激、无菌性炎症以及细胞坏死和凋亡等因素均可导致组织损伤。在细胞死亡或损伤后，某些细胞内的成分释放到细胞外后，或细胞外基质成分降解后，可作为 DAMP 而被识别。例如：高速泳动族蛋白B1（high mobility group protein B1，HMGB1）是一个典型的 DAMP。它是一种染色体相关的核蛋白，在维持细胞正常的生理功能中发挥重要作用。当组织细胞损伤或某些细胞（如巨噬细胞）被激活时，HMGB1 即可被释放。此外，HSP、S100 钙结合蛋白家族中的 S100A8/S100A9/S100A12、肝癌源性生长因子（hepatoma derived growth factor，HDGF）、尿酸、IL-1α 和凋亡细胞表面存在的磷脂酰丝氨酸等均是已知的比较典型的 DAMP。

（二）固有免疫的识别方式——模式识别

固有免疫的模式识别是受体依赖性的，这些受体表达在固有免疫效应细胞表面、细胞质或体液中，统称为模式识别受体（pattern recognition receptor，PRR）。这种识别方式使得宿主能通过简单、快速的反应机制启动防御性应答，从而快速识别并清除侵入体内并迅速繁殖的各种病原微生物。其主要特点是：不同的 PRR 分别识别来源于某一类病原体共有的特征性组分（分子模式），使得数量有限的 PRR 可应对、识别种类众多的 PAMP 与 DAMP。因此，模式识别亦称为泛特异性识别。

PRR 包括可溶型（亦称分泌型）、膜型（亦称胞吞型）和膜型（亦称信号转导型），分别存在于体液、固有免疫细胞质及细胞膜表面，其主要特征为：①多样性有限：由于 PRR 由胚系基因编码，不同于 TCR 与 BCR 可以通过体细胞重排而获得极大的多样性。②非克隆性分布：同一类型的细胞（如巨噬细胞）所表达的 PRR 具有相同的特异性。③介导快速反应：效应细胞一旦识别 PAMP，则立刻被激活并发挥生物学效应。

1. 分泌型 PRR

（1）甘露糖结合凝集素（MBL）：由肝脏合成，可识别并结合革兰氏阳性/阴性菌、酵母菌及某些病毒、寄生虫表面的甘露糖组分，通过激活补体或介导调理作用来促进对病原体的清除。

（2）C 反应蛋白（CRP）：可结合细菌细胞壁磷酰胆碱、激活补体以及增强吞噬细胞的吞噬而发挥调理作用。

2. 胞吞型 PRR　固有免疫细胞表面表达多种跨膜受体，可识别并结合相应 PAMP，介导吞噬细胞对病原菌抗原的摄取和运输，参与病原菌在溶酶体中降解及对病原体蛋白的加工、处理。这一类 PRR 主要包括：

（1）甘露糖受体：主要表达于吞噬细胞表面，可特异性识别并结合微生物细胞壁糖蛋白和糖脂组分中的末端甘露糖和岩藻糖残基，从而介导巨噬细胞的吞噬作用。

（2）清道夫受体（scavenger receptor，SR）：主要表达于巨噬细胞表面，可识别细菌细胞壁表面的 LPS、脂磷壁酸和磷脂酰丝氨酸等，促进对细菌的胞吞作用而将其从血液循环中清除。

3. 信号转导型 PRR　部分亦称为胞质型。包括 Toll 样受体（Toll-like receptor，TLR）、核苷酸结合寡聚结构域（nucleotide binding oligomerization domain，NOD）样受体（NOD like receptor，NLR）、维甲酸诱导基因（retinoic acid-inducible gene，RIG）样受体（RIG like receptor，RLR）等。

（1）TLR：Toll 是果蝇的一种膜蛋白，其功能是作为固有免疫的中介而抵御感染。其后发现哺乳动物固有免疫细胞表达多种与 Toll 细胞质部分具有同源性的蛋白，统称为 TLR。TLR 大部分分布于淋巴细胞、单核巨噬细胞等细胞的表面。有若干亚型的 TLR 表达在内体膜，主要包括 TLR-3、TLR-7、TLR-8 及 TLR-9。另外，其他细胞也可表达 TLR。目前已在哺乳动物中发现 10 余种 TLR 和一系列可被 TLR 识别的配体（附表 10-1），多数

为 PAMP，部分为 DAMP。

（2）NLR：NLR 家族成员包含 NOD1 和 NOD2 等，主要分布于巨噬细胞、中性粒细胞、树突状细胞以及黏膜上皮细胞。通过识别革兰氏阴性菌细胞壁的特定组分，激活 NF-κB 信号通路，从而诱导产生 IL-1β 等促炎细胞因子。此外，另一个 NLR 亚家族（NLRP）与感染或细胞损伤后诱导的细胞死亡和炎症有关。该受体家族通过释放活性 caspase-1 片段，诱发促炎因子特别是 IL-1β 和 IL-18 产生，最终诱发胞膜破裂和促炎因子的释放。

（3）RLR：RLR 广泛分布于固有免疫细胞和组织细胞细胞质中，通过识别病毒双链 RNA 后诱导 Ⅰ 型干扰素和 IL-1 等促炎细胞因子的表达。

（三）PRR 激活后产生的生物学效应

总的来说，PRR 与相应 PAMP/DAMP 结合后发挥的主要生物学效应是：介导吞噬和调理作用；参与活化补体；启动细胞内信号转导，促进细胞活化，诱导炎性细胞因子的产生，表达共刺激分子等膜分子；参与抗感染。此外，某些 TLR 家族成员（如 TLR-2、TLR-4 和 TLR-9）还参与超敏反应、自身免疫病及肿瘤发生。

图 10-5 显示革兰氏阴性菌细胞壁的 LPS 被 TLR-4 识别及其效应机制。

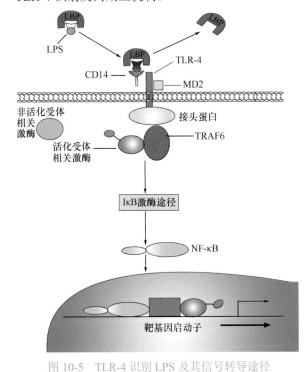

图 10-5　TLR-4 识别 LPS 及其信号转导途径

TLR-4 识别 LPS 需要 LPS 结合蛋白（LPS-binding protein，LBP）、CD14 和 MD2 辅助。LPS 与 LBP 结合→转运至 Mφ→与 Mφ 表面的 LPS 受体（CD14）结合→LPS 释放→被 TLR-4 结合并识别→激活相关激酶→激活 NF-κB→激活细胞因子基因→细胞因子表达

附表 10-1

二、固有免疫应答的特点

固有免疫应答有着与适应性免疫应答显著不同的特点，同时，固有免疫应答可启动和调节适应性免疫并参与适应性免疫效应阶段（表 10-3）。

表 10-3 固有免疫应答与适应性免疫应答特点的比较

应答特点	固有免疫	适应性免疫
作用启动时相	即刻至数小时	数日
识别方式	泛特异性	特异性
	模式识别	表位识别
作用特点	泛特异性	特异性
	无须抗原特异性淋巴细胞克隆增殖与分化，作用迅速	有抗原特异性淋巴细胞克隆增殖与分化
	无抗原特异性免疫记忆	抗原特异性免疫记忆
作用持续时间	短	长
两类免疫应答的关系	启动和调节适应性免疫、参与适应性免疫效应阶段	效应分子促进固有免疫应答，如分泌细胞因子调节固有免疫、抗体介导 ADCC、ADCP 等

（一）快速反应性

固有免疫应答的启动和作用十分迅速，能够从接触病原体或其产物开始至 96 小时内发挥作用。感染 0～4 小时，最先发挥抗感染作用的是各类屏障和一些体内预存的可溶性固有免疫分子（如补体、溶菌酶、防御素等）。同时，感染部位上皮细胞和角质细胞开始分泌趋化因子（CXCL8、CCL2、CCL3）等招募和活化中性粒细胞、单核巨噬细胞。大多数病原体感染在此阶段就能被清除。感染 4～96 小时，中性粒细胞大量浸润，伴随细胞因子和炎性介质释放，促进炎症反应。96 小时之后进入特异性免疫的诱导期。

（二）泛特异性

固有免疫的识别和应答机制并非精确针对特异性抗原表位，而是针对病原体相关分子模式（PAMP）和损伤相关分子模式（DAMP），故具有泛特异性。

（三）维持时间短且无抗原特异性免疫记忆

经典的免疫记忆指机体对某一抗原产生适应性免疫应答后，再次遇到同一抗原时能够产生更强烈的应答。参与免疫记忆的细胞主要是能够对该抗原产生应答的淋巴系细胞，统称为免疫记忆细胞。固有免疫细胞的寿命较短，且不形成特定的细胞克隆和记忆细胞，因此一般情况下固有免疫应答维持时间较短，在再次应答过程中面对同种抗原机体并不产生更强烈的抗原特异性免疫应答。

最近研究发现固有免疫也有一定的记忆功能，可对某些病原体的再次感染产生应答。如 NK 细胞、巨噬细胞等对巨细胞病毒感染、卡介苗接种等可产生免疫记忆，主要机制是通过"训练"固有免疫细胞使之产生长时间的功能变化，被称为训练性免疫（trained immunity），指随着最初的免疫刺激，固有免疫细胞可发生代谢重编程以及表观遗传修饰而储存免疫记忆。

第三节 固有免疫的生物学功能

固有免疫通过识别"自己"与"非己"，成为机体抵御微生物侵袭的第一道防线，同时它也参与特异性免疫应答的启动、进程和效应。此外，固有免疫也可影响某些非感染性疾病，如超敏反应、自身免疫病、移植排斥反应、肿瘤等的发生和发展。

一、固有免疫抗感染并维持机体自稳

组成固有免疫系统的细胞和分子主要发挥非特异性抗感染效应，在长期进化中形成了机体的天然防御系统。它们在体内分布广泛且反应快速，能迅速对病原体感染产生免疫应答，但不局限于某一种特定的病原体，而是对细菌、病毒及寄生虫等多种病原体都有一定的防御作用，这在感染早期机体尚未形成特异性免疫的情况下尤为重要。

固有免疫细胞几乎参与适应性免疫应答的全过程，可通过产生不同种类的细胞因子影响适应性免疫应答的类型和强度。例如，固有免疫参与抗感染适应性免疫应答的效应阶段，机体倘若存在固有免疫缺陷会增加对病原体的易感性。

机体时刻都在发生新陈代谢，及时清除体内出现的衰老、损伤和变性的体细胞是维持机体内环境稳定的一种重要生理功能。当细胞死亡或者受损时，破裂的细胞膜会释放出 DAMP，这是引起炎症的内源性分子，从而诱导局部炎症反应的发生。若免疫系统能及时识别出衰老和死亡的细胞，将有助于机体清除体内产生的细胞碎片，并可诱导和促进组织修复，从而保持机体内环境的稳定。如果 DAMP 相关的炎症失控或转为慢性炎症，则可导致自身免疫病的发生，也与败血症和肿瘤的发生发展有关。

二、固有免疫启动并参与适应性免疫应答

（一）参与适应性免疫应答的启动

固有免疫参与适应性免疫应答的启动见图 10-6。

1. 参与淋巴细胞的激活过程　巨噬细胞或 DC 等抗原提呈细胞（APC）将病原体抗原降解成抗原肽段后与 MHC 分子结合形成多肽-MHC 分子复合物并提呈给 T 细胞，而 TCR 在特异性识别多肽-MHC 分子复合物后启动 T 细胞活化的第一信号；同时被病原体产物如 LPS 活化的 APC 会高表达 B7 等共刺激分子和黏附分子，并与 T 细胞表面分子产生相互作用，为 T 细胞活化提供第二信号。

2. 参与 T 细胞亚群的分化　活化的巨噬细胞或 DC 可分泌促进 T 细胞增殖和分化的细胞因子（如 IL-12），促进初始 T 细胞发育成 Th1 型效应 T；而嗜碱性粒细胞等分泌的 IL-4 能促进 Th2 细胞的分化。

固有免疫细胞和分子与淋巴细胞亚群相互组合，以介导不同类型的免疫细胞分化与应答，并发挥相似的效应功能。例如，固有淋巴样细胞（ILC）与淋巴细胞亚群具有三种共同介导的效应性调变特性：Ⅰ型由 Th1 细胞、ILC1 和巨噬细胞等介导，针对胞内病原体产生应答；Ⅱ型由 Th2 细胞、ILC2 和嗜酸性粒细胞等介导，针对多细胞寄生虫感染产生应答；Ⅲ型由 Th17、ILC3 和中性粒细胞等介导，针对胞外菌和霉菌感染产生应答。此外，Th1 细胞因子（例如 IFN-γ）诱导产生经典激活型巨噬细胞又称为 M1，M1 产生大量促炎因子、趋化因子以及反应性氮和氧自由基，同时高表达 MHC 抗原提呈分子、共刺激分子等，促进 Th1 细胞免疫应答的作用；Th2 细胞因子（例如 IL-4 和 IL-13）诱导产生的替代激活型巨噬细胞又被称为 M2，而 M2 又具有抗寄生虫感染且在促进组织修复和抑制炎症方面发挥着重要作用。

（二）参与适应性免疫应答的效应过程

1. 参与体液免疫应答　例如：①三条补体激活途径的共同终末效应均可形成 C5b-9 攻膜复合物，发挥溶解细菌和靶细胞的细胞毒作用；而补体激活过程中所产生的 C3b、C4b 和 iC3b 具有促进巨噬细胞胞吞及杀伤微生物的作用。此外，C3a、C5a 促使肥大细胞或嗜碱性粒细胞释放组胺，引起炎症反应。②由 Th2 细胞、ILC2 和 IgE 等参与，在 IL-4、IL-5 和 IL-13 等作用下，通过肥大细胞、嗜碱性粒细胞和嗜酸性粒细胞等参与抗多细胞寄生虫和蠕虫感染，启动部分超敏反应。③IgG 类抗体与靶细胞特异性结合后，还可通过其 Fc 片段与巨噬细胞和 NK 细胞表面相应受体结合，对靶细胞产生调理胞吞和 ADCC，使之溶解破坏。巨噬细胞和 NK 细胞也参与清除病原微生物，在Ⅱ型超敏反应中清除同种异体细胞和作为自身抗原的自体细胞。

2. 参与细胞免疫应答　例如：①由 Th1 细胞介导的以单个核细胞/巨噬细胞浸润和组织损伤为主要特征的炎症反应，活化的巨噬细胞通过释放细胞因子、蛋白酶及胶原酶等清除靶抗原。②Th17 细胞是适应性免疫的重要效应细胞，它们可分泌 IL-17 和 IL-22，并通过募集中性粒细胞等启动抗

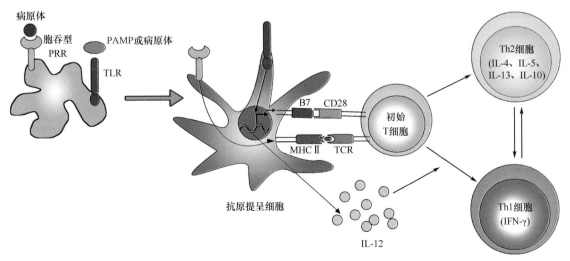

图 10-6　固有免疫参与适应性免疫应答的启动

胞外菌和抗霉菌感染的免疫应答。

（三）对适应性免疫应答的调节作用

1. 影响适应性免疫应答的类型

（1）Th1、Th2 与 Th17 细胞应答：固有免疫通过识别"自己"与"非己"，不但成为机体抵御微生物侵袭的第一道防线，并参与特异性免疫应答的启动、进程和效应。根据病原体类别的差异，固有免疫可以调动不同类型的适应性免疫应答。例如：活化的巨噬细胞和 NK 细胞分泌 IL-12 和 IFN-γ，可以诱导初始 T 细胞向 Th1 细胞分化；肥大细胞和嗜碱性粒细胞等分泌的 IL-4 能促成 Th2 的分化；树突状细胞和活化的巨噬细胞分泌的 IL-23/IL-22 可促进 Th17 细胞分化并稳定已分化的 Th17。

（2）体液免疫与细胞免疫：机体在选择体液免疫和细胞免疫时会激活自身的锁定机制，例如，被激活的 NK 细胞通过分泌 IL-2、IFN-γ、TNF-α 和 GM-CSF 等细胞因子，增强 T 细胞功能；同时抑制 B 细胞分化；它们甚至可通过杀伤活化的 B 细胞来抑制体液免疫的激活，从而推动免疫应答向细胞免疫方向发展。

此外，耐受性 DC、M2 等分泌 TGF-β 可介导 Treg 的形成。

2. 影响适应性免疫应答的强度 固有免疫细胞或分子可以通过降低适应性免疫细胞对抗原产生应答的阈值来提高适应性免疫应答的强度。例如：B 细胞表面上由 CD21 与 CD19 和 CD81 组成的 BCR 共受体，可以被补体活化片段 C3b 包被的抗原结合，从而降低激发 B 细胞应答的阈值；在特异性 T 细胞应答中，活化后 APC 高表达的 B7 等共刺激因子可以降低 T 细胞活化的阈值；此外，许多佐剂亦是病原体产物，能够激发强烈的免疫应答。

（四）固有免疫参与的免疫病理

1. 固有免疫与肿瘤 各类固有免疫效应细胞均具有一定的抗肿瘤效应。例如：NK 细胞可杀伤肿瘤细胞；激活的巨噬细胞可发挥抗肿瘤作用，TLR-2、TLR-4 和 TLR-9 参与此过程；NKT 细胞和 γδT 细胞可监视恶性肿瘤发生；中性粒细胞也参与攻击肿瘤。目前认为，足量的固有免疫细胞快速浸润并活化，有利于杀伤肿瘤细胞。

2. 固有免疫与移植排斥 TLR-2 与 TLR-4 激动剂或配体可介导急性移植排斥，或打破已建立的移植耐受。例如：LPS 可通过激活 TLR-4 途径而终止免疫耐受；可溶性的 CD14 则可减轻 LPS 的效应。

3. 固有免疫与炎性疾病 某些非过敏原因素可导致肥大细胞脱颗粒，产生非 IgE 依赖性超敏反应。近年还发现，固有免疫诱发的轻度、持续性炎症参与动脉硬化等疾病发生。当固有免疫细胞对病毒和感染过度反应释放出大量炎性因子时则可导致炎性因子风暴，对机体造成伤害。

小 结

固有免疫是由遗传决定的，在个体出生时即已具备，不针对特定病原体，故作用范围广。其主要生物学作用是抵御感染、维持机体稳态与参与抗肿瘤；同时也参与适应性免疫应答的启动与效应，参与和调控某些免疫相关疾病的发生和发展。

固有免疫的组分包括屏障结构、效应分子和效应细胞，其最突出的特征是通过模式识别受体来识别病原相关分子模式和损伤相关分子模式。在应答效应方面，固有免疫的特点是：效应发生迅速、泛特异的模式识别、维持时间短和无抗原特异性免疫记忆。

思 考 题

1. 什么是固有免疫？参与固有免疫的组分有哪些？
2. 皮肤黏膜具有哪些屏障功能？
3. 试比较固有免疫应答与适应性免疫应答的特点。
4. 什么是病原体相关分子模式和损伤相关分子模式？
5. 固有免疫如何参与适应性免疫应答的启动？

（周 洪 杨亚男）

第十一章 适应性免疫细胞

适应性免疫细胞是一类表达特异性抗原受体和高度异质性的淋巴细胞群体，其表面抗原受体具有高度多样。参与适应性免疫应答的主要细胞是T淋巴细胞、B淋巴细胞，它们还可进一步分为若干亚群。淋巴细胞及其亚群在免疫应答过程中相互协作、相互制约，共同完成对抗原物质的识别、应答和清除，从而维持机体内环境稳定。

T淋巴细胞（T lymphocyte）简称T细胞，是体内功能活跃的细胞群体，其介导细胞免疫应答，并在B细胞针对TD-Ag的体液免疫应答中发挥重要的辅助作用。T细胞来源于造血干细胞，在胸腺中发育成熟后，在外周淋巴器官识别抗原提呈细胞所提呈的特异性抗原信号并被激活，分化为效应T细胞和记忆T细胞，参与适应性免疫应答和免疫记忆的维持。

B淋巴细胞（B lymphocyte）简称B细胞，是由哺乳动物骨髓或禽类法氏囊内淋巴样祖细胞分化、发育而来。成熟B细胞主要定居于淋巴结皮质浅层淋巴小结和脾脏红髓及白髓淋巴小结内。外周血中，B细胞占淋巴细胞总数的10%～15%。B细胞可分化成熟为浆细胞，是机体产生抗体（免疫球蛋白）的细胞，主要执行体液免疫，也具有抗原提呈与免疫调节功能。

第一节 淋巴细胞的来源与分化

T/B细胞和其他所有血液细胞一样，均由骨髓中造血干细胞分化、发育而来。造血干细胞分化、发育受骨髓微环境影响。骨髓造血干细胞分化为淋系共同祖细胞，进一步分化为祖T细胞和祖B细胞。祖T细胞随血液循环迁移至胸腺，分化、发育，成熟的T细胞被输送至外周淋巴组织；祖B细胞继续在骨髓分化、发育，成熟后也被输送至外周淋巴器官。

一、T细胞的分化发育

体内存在可识别各种抗原的特异性T细胞，其总和称为T淋巴细胞库（T lymphocyte repertoire）。祖T细胞进入胸腺后在胸腺微环境即胸腺基质细胞（thymus stromal cell，TSC）及其分泌的细胞因子和胸腺激素的作用下，每个胸腺细胞发生TCR的V区基因片段随机重排，表达多样性的TCR（见第十五章）；众多随机形成的表达特有TCR的胸腺细胞克隆再经历阳性选择和阴性选择，获得自身MHC限制性和自身免疫耐受性，逐渐分化为成熟T细胞。

胸腺是T细胞分化、发育的主要场所，胸腺中处于不同分化阶段的T细胞统称为胸腺细胞（thymocyte），胸腺微环境是诱导并调控T细胞分化、发育的关键因素。胸腺细胞在此经历复杂的选择过程，本节简介αβT细胞在胸腺分化发育的阳性选择与阴性选择过程（图11-1）。

1. T细胞发育的阳性选择 早期胸腺细胞位于胸腺浅皮质区，表面表达CD2、CD3分子，不表达CD4、CD8分子，称为双阴性细胞（double negative cell，DN细胞）。随着DN细胞向深皮质区迁移，逐渐发生TCRα、TCRβ基因重排和表达，使双阴性细胞免于凋亡（apoptosis），并发育为CD4$^+$CD8$^+$双阳性细胞（double positive cell，DP细胞）。

DP细胞继而经历阳性选择（positive selection），其机制为：若DP细胞不能与皮质的胸腺基质细胞（主要为胸腺上皮细胞）表面MHC分子结合，则凋亡；若DP细胞以适当亲和力与胸腺基质细胞表面MHC分子结合，则存活并转化为单阳性细胞（single positive cell，SP细胞）。其中：若DP细胞以适当亲和力与MHC I类分子结合其CD8表达水平增高，则CD4表达水平下降直至丢失，分化为CD4$^-$CD8$^+$ SP细胞；若DP细胞以适当亲和力与MHC II类分子结合其CD4表达水平增高，则CD8表达水平下降直至丢失，分化为CD4$^+$CD8$^-$ SP细胞。

通过阳性选择，CD4$^-$CD8$^+$和CD4$^+$CD8$^-$T细胞分别获得MHC I类分子和MHC II类分子限制性的识别能力。

2. T细胞发育的阴性选择 经历阳性选择的T细胞离开深皮质区，向胸腺皮质与髓质交界处迁移，在该处进行阴性选择（negative selection），主要由胸腺髓质上皮细胞以及骨髓来源的DC和巨噬细胞介导，其机制为：胸腺髓质上皮细胞（medullary thymic epithelial cell，mTEC）受自身免

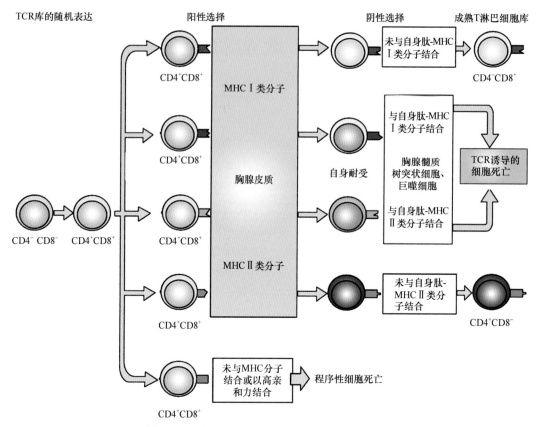

图 11-1　T 细胞在胸腺经历阳性选择和阴性选择

阳性选择：双阳性细胞识别胸腺上皮细胞表面 MHC 分子→以中等亲和力与之结合→ T 细胞存活并分化为 CD4 或 CD8 单阳性细胞，否则凋亡；

阴性选择：单阳性细胞识别髓质上皮细胞以及胸腺 DC 和巨噬细胞表面的自身抗原肽-MHC 分子复合物→以高亲和力与之结合→凋亡或失能，

否则可存活并继续分化、发育

疫调节蛋白和表观遗传机制调控，可镜像低表达自身外周组织限制性抗原（tissue restricted antigen, TRA），并以 TRA-MHC 分子复合物的形式提呈给胸腺细胞。SP 细胞若能与局部上述细胞表面的自身肽-MHC 分子复合物高亲和力结合，即被诱导凋亡或失能（anergy）；反之，则继续分化、发育，成为仅能识别"非己"抗原的 T 细胞。

通过阴性选择，使自身反应性 T 细胞得以被清除，此乃机体免疫系统建立中枢性自身耐受的重要机制之一。

经历上述阳性和阴性选择，胸腺细胞分化、发育为成熟 T 细胞，其特征为：①表达功能性 TCR。②为 CD4 或 CD8 单阳性细胞。③具有 MHC 限制性识别能力。④一般不针对自身抗原产生应答。成熟 T 细胞离开胸腺，随血液循环迁移至周围淋巴器官。

二、B 细胞的分化发育

B 细胞分化、发育可分为两个阶段（图 11-2）：①祖 B 细胞来源于骨髓淋系共同祖细胞，其在骨髓内分化、发育为成熟 B 细胞，此为中枢发育。B

细胞在中枢免疫器官中的分化发育过程主要包括 B 淋巴细胞库（B lymphocyte repertoire）中众多细胞克隆功能性 BCR 的重排和表达以及自身免疫耐受的形成，主要经历了祖 B 细胞、前 B 细胞、未成熟 B 细胞和成熟 B 细胞等阶段。②成熟 B 细胞迁移至外周淋巴组织，经抗原刺激而分化为可产生抗体的浆细胞，此为外周发育。

1. 中枢发育　骨髓中祖 B 细胞在骨髓内经历前 B 细胞、未成熟 B 细胞等阶段而发育为成熟 B 细胞，此过程即 B 细胞的中枢发育，亦称为 B 细胞发育的外来抗原非依赖期（图 11-3）。B 细胞中枢发育始终围绕功能性 BCR 表达和自身耐受的形成，此过程与骨髓造血微环境密切相关，尤其骨髓基质中细胞因子和黏附分子是参与 B 细胞发育的关键因素。

（1）祖 B 细胞（pro B cell）阶段：祖 B 细胞相继发生 Ig 重链可变区 D-J 基因和 V-D-J 基因重排，开始表达 Igα 和 Igβ。

（2）前 B 细胞（pre B cell）阶段：祖 B 细胞发生 Ig 轻链可变区 V-J 基因重排，开始合成膜型

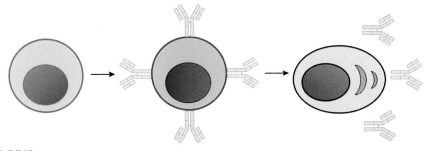

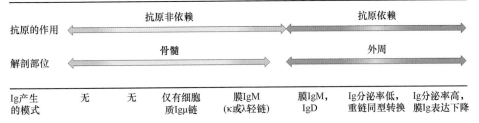

图 11-2　B 细胞分化和发育的两个阶段

抗原非依赖期：骨髓多能造血干细胞→祖 B 细胞→前 B 细胞→未成熟 B 细胞（mIgM⁺）→成熟 B 细胞（mIgM⁺mIgD⁺）；抗原依赖期：外周成
熟 B 细胞（mIgD⁺mIgM⁺）→初始 B 细胞→抗原刺激→增殖、分化为产生抗体的浆细胞（mIgD 消失）和记忆 B 细胞

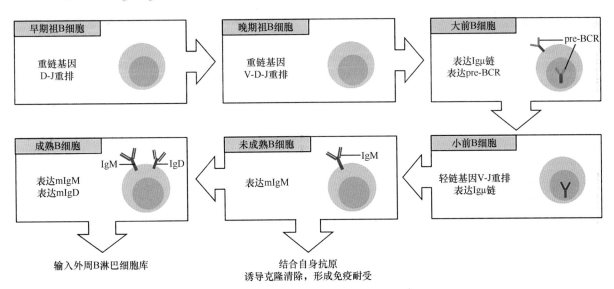

图 11-3　B 细胞在骨髓内发育过程

Igμ 链（前 B 细胞标志）。前 B 细胞表达由 Igμ 与 Igα、Igβ 链共同组成的 pre-BCR，并表达 CD19、CD20 和 MHC Ⅱ类分子。

（3）未成熟 B 细胞（immature B cell）阶段：未成熟 B 细胞 Ig 轻链开始重排，形成可识别抗原、特异性各异的 BCR（mIgM⁺mIgD⁻）。此阶段 B 细胞在骨髓中与自身多价抗原结合经历受体编辑或凋亡。

1）受体编辑：在骨髓未成熟自身反应性 B 细胞与自身抗原以高亲和力结合，激活重组激活基因（recombination activating gene，RAG），通过轻链 V-Jκ 链或 V-Jλ 链基因重排，产生新的轻链，其

BCR 特异性改变，不对自身抗原产生应答。

2）阴性选择：如果受体编辑失败，凡 BCR 可与自身抗原以高亲和力结合的未成熟 B 细胞克隆，在骨髓或脾脏即凋亡而被删除。

绝大多数未成熟 B 细胞则进入脾脏等外周淋巴器官继续分化发育，称为过渡型 B 细胞（transitional B cell），按照表型不同可分为 T1B 细胞（IgMʰⁱᵍʰIgDˡᵒʷCD21⁻CD23⁺）、T2B 细胞（IgMⁱⁿᵗᵉʳIgDⁱⁿᵗᵉʳCD21⁺CD23⁺）和 T3B 细胞（IgMˡᵒʷIgDʰⁱᵍʰCD21⁺CD23⁺）。在脾脏中的过渡型 B 细胞（transitional B cell）经过阴性选择后发育为成熟初始 B 细胞。

（4）成熟 B 细胞（mature B cell）：经上述分

化、发育过程所形成的成熟 B 细胞，其生物学特征为细胞表面同时表达 mIgM 和 mIgD，且均与 Igα 和 Igβ 结合为复合物；表达 CD19、CD21 和 CD81 组成的辅助受体，并表达补体受体、丝裂原受体和细胞因子受体等。成熟 B 细胞进入血液并迁移至外周淋巴器官，在未受抗原刺激前称初始 B 细胞（naïve B cell）。

2. 外周发育 发育成熟的 B 细胞迁移、定居于外周免疫器官。若接受抗原刺激，B 细胞即增殖、分化为浆细胞并产生抗体，此即 B 细胞的外周发育，亦称 B 细胞发育的外来抗原依赖期。其过程为：成熟 B 细胞接受外来抗原刺激，在外周淋巴组织内特异性 T 细胞辅助下被激活，随之进入增殖状态并形成生发中心，经历 Ig 可变区体细胞超频突变、亲和力成熟、Ig 类别转换等复杂事件。部分 B 细胞突变后不再与滤泡树突状细胞（follicular dendritic cell，FDC）表面的抗原结合，继而凋亡；部分 B 细胞经突变后，其 BCR 能更有效地与抗原结合，且 B 细胞表面 CD40 与活化 Th 细胞表面 CD40L 结合，使之免于凋亡，最终充分活化的 B 细胞其转归为：大部分 B 细胞最终分化为能分泌特异性抗体的浆细胞；少数 B 细胞分化为长寿命记忆 B 细胞（见第十四章）。

第二节 T 细胞

各种免疫细胞在不同分化阶段可表达不同种类和数量的表面膜分子，它们与免疫细胞分化、成熟、活化状态和功能密切相关。其中，细胞膜表面的分化抗原是鉴定免疫细胞种类、亚型及反映免疫细胞分化成熟、活化状态和功能状态的标志。

一、T 细胞的表面标志

T 细胞表面标志即其膜蛋白，包括各种表面受体、表面抗原，是 T 细胞与其他免疫细胞相互作用、接受信号刺激并产生应答的物质基础，亦是鉴定 T 细胞及其亚群的重要依据，并可用于 T 细胞分离。在诸多表面分子中，TCR、CD3 和 CD2 是 T 细胞各亚群的共同标志。

1. T 细胞受体（T cell receptor，TCR） TCR 是 T 细胞特异性识别抗原的受体，也是成熟 T 细胞共有的特征性表面标志。T 细胞表面 TCR 与 CD3 分子以非共价键结合为 TCR-CD3 复合物：TCR 专司特异性识别抗原表位，而由 CD3 向细胞内传递 TCR 识别抗原所产生的活化信号（图 11-4）。TCR 为异二聚体分子，按其肽链组成可分为两类。

（1）TCRαβ：由 α、β 链组成，二者分子结构与 Ig 类似，膜外区各含 2 个 Ig 样结构域：膜远端是可变区，膜近端是恒定区。TCRα 链和 TCRβ 链可变区分别由 V-J 及 V-D-J 基因片段重排后所编码，形成特异性各异的 TCR 分子，由此决定 TCR 具有高度多样性，可识别抗原提呈细胞（APC）膜表面复杂多样的抗原肽-MHC 分子复合物。

（2）TCRγδ：由 γ 和 δ 链组成，其多样性较少。表达 TCRγδ 的 T 细胞参与机体固有免疫。

2. CD3 分子 由 γ、δ、ε、ζ、η 五种肽链组成，其中 ε 链分别与 γ 链和 δ 链非共价结合组成 γε 和 δε 异二聚体；ζ 链多以 ζζ 同源二聚体形式存在，也能以 ζη 异二聚体形式存在。CD3 通过盐桥与 T 细胞受体 TCR 形成 TCR-CD3 复合物，分布于所有成

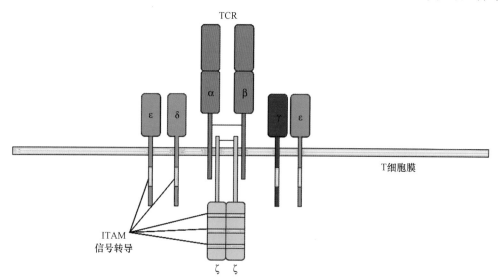

图 11-4 TCR-CD3 复合物示意图

熟 T 细胞和部分胸腺细胞表面。CD3 分子胞内区均含有免疫受体酪氨酸激活基序（immunoreceptor tyrosine-based activation motif, ITAM），可转导 TCR 特异性识别抗原所产生的活化信号，促进 T 细胞活化。

3. CD4 和 CD8　绝大多数成熟 T 细胞只表达 CD4 或 CD8，其主要功能是辅助 TCR 识别抗原和参与 T 细胞活化信号的转导，故又称为 TCR 的共受体。

CD4 是由 4 个 Ig 样结构域所组成的单链跨膜蛋白，其远膜端的 2 个结构域（D1 和 D2）能够与 MHC Ⅱ类分子 β2 结构域结合。CD8 则是由 α 和 β 两条肽链经二硫键连接所组成的异二聚体，两条肽链均为含 1 个 Ig 样结构域的跨膜蛋白，能够与 MHC Ⅰ类分子重链的 α3 结构域结合。

CD4 和 CD8 分别与 MHC Ⅱ类和 MHC Ⅰ类分子结合，不仅可增强 T 细胞与 APC 或靶细胞之间的相互作用，且大大地提高了 TCR 识别抗原的敏感性。而且 CD4 和 CD8 的胞质区可结合酪氨酸蛋白激酶 P56^{lck}。P56^{lck} 的激活可催化 CD3 细胞质区 ITAM 中酪氨酸残基的磷酸化，参与识别抗原所产生的级联活化信号的转导过程。同时 CD4 还是人类免疫缺陷病毒（HIV）的受体。

4. 共刺激分子（costimulatory molecule）　是为 T/B 细胞完全活化提供共刺激信号及其配体的细胞表面分子。

初始 T 细胞的完全活化需要两种活化信号的协同作用。第一信号又称抗原刺激信号，由 TCR 识别 APC 提呈的 pMHC 而产生，经 CD3 转导信号，CD4 或 CD8 辅助，导致 T 细胞初步活化，代表适应性免疫应答严格的特异性。第二信号又称共刺激信号，则由 APC 或靶细胞表面的共刺激分子与 T 细胞表面相应的共刺激分子相互作用而产生。共刺激信号使 T 细胞完全活化，只有完全活化的 T 细胞才能进一步分泌细胞因子和表达细胞因子受体，在细胞因子的作用下分化和增殖。如果没有共刺激信号，T 细胞就不能活化而克隆失能（图 11-5）。

（1）CD28：是由两条相同肽链组成的同源二聚体，其配体是 B7，主要表达于专职性 APC。CD28 产生的共刺激信号在 T 细胞活化中发挥重要作用：刺激 T 细胞合成 IL-2 等细胞因子，促进 T 细胞的增殖等。

（2）CD40 配体：CD40 配体（CD40L，CD154）主要表达于活化的 CD4^{+}T 细胞，而 CD40 表达于 APC。CD40 和 CD40L 的结合可以促进 APC 活化，促进 B7 分子的表达和细胞因子（例如 IL-12）分泌，故也进一步促进 T 细胞的活化。

（3）诱导性共刺激分子（inducible costimulator, ICOS）：表达于活化的 T 细胞，配体为 ICOSL（B7-H2），表达于大部分 APC。初始 T 细胞的活化主要依赖 CD28 提供共刺激信号，而 ICOS 则在 CD28 之后起作用，虽然 ICOS 和 CD28 在 T 细胞的活化中起类似的作用，但是 ICOS 并不诱导 IL-2 的产生，而是调节其他细胞因子的表达，例如 IL-4、IFN-γ。

（4）CTLA-4（CD152）：细胞毒性 T 淋巴细胞相关抗原 4（cytotoxic T lymphocyte-associated antigen-4，CTLA-4）表达于活化的 T 细胞，其配体亦是 B7，但 CTLA-4 与 B7 结合的亲和力较 CD28 高 20 倍。由于 CTLA-4 的细胞质区有免疫受体酪氨酸抑制基序（immunoreceptor tyrosine-based inhibitory motif,

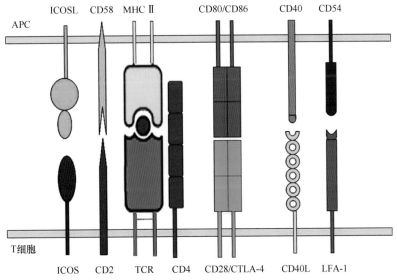

图 11-5　向 T 细胞提供共刺激信号的 CD 分子

ITIM），故传递抑制性信号。通常 T 细胞活化并发挥效应后才表达 CTLA-4，它可以和 CD28 竞争性结合 B7，从而限制 T 细胞的活化和增殖。

（5）程序性死亡受体 1（programmed death 1，PD-1）：表达于活化 T 细胞，配体为 PD-L1 和 PD-L2。PD-1 与配体结合后，可抑制 T 细胞及 B 细胞的增殖以及 IL-2 和 IFN-γ 等细胞因子的产生。

（6）CD2：又称淋巴细胞功能相关抗原-2（lymphocyte function associated antigen-2，LFA-2），配体为 LFA-3（CD58），除了介导 T 细胞与 APC 或靶细胞之间的黏附外，还为 T 细胞提供活化信号。

（7）LFA-1 和 ICAM-1：T 细胞表面的淋巴细胞功能相关抗原-1（LFA-1）与 APC 表面的细胞间黏附分子-1（intercellular adhesion molecule-1，ICAM-1）相互结合，介导 T 细胞与 APC 或靶细胞的黏附。

5. 细胞因子受体（cytokine receptor，CKR） T 细胞表面表达多种细胞因子受体（如 IL-1R、IL-2R、IL-4R、IL-6R 及 IL-7R 等），不同细胞因子通过与相应受体结合而发挥作用，参与 T 细胞活化、增殖和分化。活化状态的 T 细胞，其表面 CKR 的种类、密度及与配体的亲和力均发生改变。例如：静止 T 细胞仅表达低亲和力的 IL-2Rβγ 链，活化的 T 细胞则表达高亲和力的 IL-2Rαβγ 链。

6. 丝裂原受体 T 细胞表达伴刀豆球蛋白 A（ConA）、植物血凝素（PHA）和美洲商陆丝裂原（PWM）等丝裂原受体。在体外淋巴细胞转化试验（lymphocyte transformation test）中，应用 PHA 等刺激人外周血 T 细胞观察其增殖水平，可用于判断机体细胞免疫功能状态。

7. MHC 抗原 所有 T 细胞均表达 MHC Ⅰ 类分子，活化的人 T 细胞还表达 MHC Ⅱ 类分子，后者可被视为活化 T 细胞的标志之一。

8. T 细胞的其他表面标志 T 细胞还表达与 APC 或内皮细胞黏附有关的膜蛋白，如 CD44；与趋化作用有关的趋化因子受体，如 CCR7、CXCR3、CXCR4 和 CCR5；与淋巴细胞向淋巴结归巢有关的膜蛋白，如 CD62L；与调节活化 T 细胞数量有关的膜蛋白，如 Fas。

必须强调：静止的 T 细胞和激活的 T 细胞，二者所表达膜分子的种类和密度等有明显差异，表现为某些表面标志出现、高表达、低表达或消失。例如：活化的 T 细胞可新表达 IL-2Rα（CD25）、MHC Ⅱ 类分子、转铁蛋白受体（transferrin receptor，

TfR，即 CD71）、CD40L（CD154）等，并高表达 Fas（CD95）、CTLA-4（CD152）等。上述表面标志均直接参与活化 T 细胞的生物学效应，检测这些膜分子有助于判断机体免疫功能状态。

二、T 细胞亚群

成熟 T 细胞是高度不均一的细胞群体，根据其表面标志及功能特点，可分为不同亚群。首先，根据 TCR 肽链的组成，可将 T 细胞分为 TCRαβ+ T 细胞（αβT 细胞）和 TCRγδ+ T 细胞（γδT 细胞）；其次，根据 T 细胞表面 CD4、CD8 分子表达，可分为 CD4+ T 细胞或 CD8+ T 细胞；另外，根据 αβT 细胞的功能特点，可将其分为辅助性 T 细胞（Th 细胞）、细胞毒性 T 细胞（CTL）、调节性 T 细胞（Treg）等；最后，根据表型特征、活化状态及在免疫应答中所起作用，可将 T 细胞分为初始、效应和记忆 T 细胞。

1. 按照 TCR 肽链的组成分类

（1）αβT 细胞：即通常所指 T 细胞，是参与机体适应性免疫应答的主要 T 细胞群体。成熟的 αβT 细胞通常为 CD4 或 CD8 单阳性细胞，其占外周血成熟 T 细胞的 95% 以上。

（2）γδT 细胞：多为 CD4⁻CD8⁻ 双阴性细胞（部分为 CD8+），仅占外周血成熟 T 细胞的 2%～7%，其广泛分布于皮肤和黏膜下，或存在于胸腺内（见第九章）。

γδT 细胞是机体非特异性免疫防御的重要组成部分，尤其在皮肤黏膜局部及肝脏抗感染免疫中发挥重要作用，也参与机体免疫监视及免疫内环境稳定。

2. 按照 CD4 和 CD8 表型分类 人成熟 T 细胞可分为 CD2+CD3+CD4+CD8⁻ 和 CD2+CD3+CD4⁻CD8+ T 细胞，简称 CD4+ T 细胞和 CD8+ T 细胞。外周淋巴组织的 T 细胞中，CD4+ T 细胞约占 65%，CD8+ T 细胞约占 35%。一般而言，二者均为 αβT 细胞。

（1）CD4+ T 细胞：功能上具有异质性的 T 细胞群，主要亚群是辅助性 T 细胞（helper T cell，Th 细胞），其生物学作用是辅助 B 细胞活化并产生抗体；辅助 CD8+ T 细胞活化；激活巨噬细胞，增强其杀伤胞内菌和抗原提呈能力。少部分 CD4+ T 细胞具有杀伤作用，称为 CD4+CTL。一类具有明显负向免疫调节作用的 CD4+CD25+ T 细胞也被称作为 Treg（见下文）。

CD4⁺T 细胞的 TCR 识别抗原提呈细胞表面的抗原肽-MHC Ⅱ类分子复合物，激活后主要通过分泌多种细胞因子而发挥效应。

（2）CD8⁺T 细胞：其 TCR 识别靶细胞（如病毒感染细胞、肿瘤细胞等）表面的抗原肽-MHC Ⅰ类分子复合物。CD8⁺T 细胞主要是一类具有杀伤活性的效应细胞，称为细胞毒性 T 细胞（cytotoxic T lymphocyte，CTL 或 cytotoxic T cell，Tc 细胞），其杀伤作用的机制为：①分泌穿孔素（perforin）、颗粒酶（granzyme）等直接杀伤靶细胞。②通过 Fas/FasL 途径诱导靶细胞凋亡。③分泌 TNF-α 等细胞因子发挥杀伤效应。

3. Th 细胞功能亚群　辅助性 T 细胞是指活化后能够产生细胞因子和表达膜蛋白来辅助其他免疫细胞活化并产生效应的 T 细胞，主要为组成性表达 TCRαβ 和 CD4 分子的 T 细胞。根据其所产生细胞因子种类和介导的免疫效应不同，Th 细胞主要分为 Th1、Th2、Th17 以及 Th9、Th22 和 Tfh 细胞。初始 CD4⁺T 细胞接受抗原刺激后被激活，随后向不同亚群的分化受抗原的性质、种类、结构和细胞因子等因素的调控，在微环境特定细胞因子诱导下，可分化为不同功能亚群，其特征是：膜表面选择性表达某些表面标志；细胞内表达特征性转录因子；分泌某些特定细胞因子发挥生物学效应（图 11-6）。

（1）Th1 细胞：局部微环境中 IFN-γ、IL-12 是促进激活的初始 T 细胞（Th0）向 Th1 细胞分化的关键因子。Th1 细胞可分泌 IFN-γ、IL-2 和 TNF-β 等，介导Ⅰ型效应与Ⅰ型炎症反应，主要促进细胞免疫应答，表现为通过经典途径激活巨噬细胞，增强吞噬细胞功能；参与细胞毒作用和迟发型超敏反应性炎症；IL-2 可促进 CTL 活化。另外，IFN-γ 可促进 B 细胞所合成抗体类型向 IgG2a 和 IgG3 转换。

Th1 细胞在抗细胞内病原体感染中发挥重要作用，其在细胞内细菌感染时优先分化，并引发吞噬细胞介导的宿主防御应答。Th1 细胞持续性强应答，参与器官特异性自身免疫病、接触性皮炎、不明原因的慢性炎症性疾病、迟发型超敏反应性疾病、急性同种异体移植排斥反应等发生和发展。

（2）Th2 细胞：局部微环境中 IL-4 是诱导 Th2 细胞分化的关键因子。Th2 细胞可分泌 IL-4、IL-5、IL-6 和 IL-10、IL-13 等，介导Ⅱ型效应与Ⅱ型炎症反应，主要功能为趋化 B 细胞、嗜酸性粒细胞、嗜碱性粒细胞等。Th2 细胞主要参与机体对蠕虫感染和环境变应原的应答。Th2 细胞亦可通过旁路途径激活巨噬细胞，参与组织修复过程。

十分重要的是，Th1 和 Th2 细胞间存在互相制约和调节的复杂关系，例如：Th1 细胞所产生的

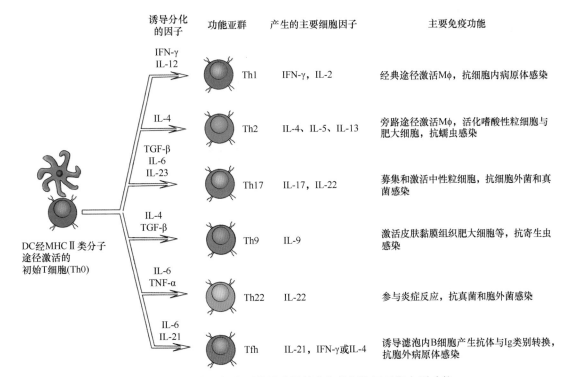

图 11-6　CD4⁺Th 细胞亚群形成及其产生的细胞因子和主要功能

DC 提呈 pMHC Ⅱ类分子复合物激活的初始 CD4⁺T 细胞（Th0），在局部微环境 IL-2 及不同免疫细胞来源的细胞因子刺激下分化为不同功能性亚群，发挥不同的功能

IFN-γ 可促进 Th1 细胞分化、增殖，而抑制 Th2 细胞分化、增殖；Th2 细胞所产生的 IL-4 可促进 Th2 细胞分化、增殖，而抑制 Th1 细胞分化、增殖。微环境中细胞因子调控 Th1 和 Th2 细胞分化具有重要临床意义。目前已经发现，由于 Th1 细胞和 Th2 细胞失衡（或称偏移）所致某些临床疾病的发生。因此，通过改变局部（病灶）微环境细胞因子组成，可能会成为对某些疾病进行干预的有效策略。

（3）Th17 细胞：Th17 细胞可分泌 IL-17 及 IL-22 等炎症因子，介导Ⅲ型效应与Ⅲ型炎症反应，在慢性感染和自身免疫病发生、发展中起作用。

近年发现，CD8⁺Tc 也可据此分为 Tc1、Tc2 和 Tc17 细胞，分别发挥Ⅰ型、Ⅱ型和Ⅲ型细胞效应。

（4）Th9 细胞：以高分泌 IL-9 为特征的 CD4⁺T 细胞亚群，在抗寄生虫感染、过敏性疾病中发挥着重要作用。

（5）Th22 细胞：独立于 Th1、Th2 和 Th17 细胞，主要分泌 IL-22、IL-26、IL-13 等细胞因子的 CD4⁺T 细胞亚群，在自身免疫病和炎症疾病中发挥重要作用。

（6）Tfh 细胞：CD4⁺滤泡辅助性 T 细胞（T follicular helper cell，Tfh 细胞）表型为 CXCR5⁺CD40L⁺ICOS⁺，固定居于外周淋巴组织滤泡部位而得名。近年证实，Tfh 细胞是辅助 B 细胞产生抗体的关键细胞亚群。Tfh 细胞表面高表达的 CD40L 和 ICOS（诱导性高刺激分子）可分别与 B 细胞表面 CD40 和 ICOSL 结合，并通过 Tfh 细胞所分泌的 IL-21、IFN-γ 或 IL-4 等在刺激 B 细胞增殖、分化及免疫球蛋白类别转换中起重要作用。此外，表达 CXCR5 的 Tfh 细胞在淋巴滤泡局部所产生 CXCL13 的趋化下，被募集至淋巴滤泡并与 B 细胞共定位和相互作用。因此，CXCR5 成为参与 Tfh 细胞迁移、定位的重要"转运分子"，也是 Tfh 细胞的重要表面标志。目前认为，Bcl-6 可能是调控初始 T 细胞分化为 Tfh 细胞的转录因子。

综上所述，CD4⁺Th 细胞在微环境特定细胞因子诱导下，可分化为不同功能亚群，其特征是：细胞膜选择性表达相对特征性的表面标志；细胞内表达特征性转录因子；选择性分泌某些细胞因子。例如：微环境 IL-12 可诱导 Th1 细胞分化，其细胞内表达转录因子 STAT-4 和 T-bet，分泌 IFN-γ；微环境 IL-4 可诱导 Th2 细胞分化，其细胞内表达转录因子 GATA-3 和 STAT-6，分泌 IL-4、IL-5、IL-10 和 IL-13；微环境 IL-6、IL-23 和 TGF-β 可诱导 Th17 细胞分化，其细胞内表达转录因子 RORγt 和 STAT-3，分泌 IL-17；微环境 IL-6、IL-21 可诱导 Tfh 细胞分化，其表面标志为 CXCR5⁺CD40L⁺ICOS⁺，细胞内表达转录因子 Bcl-6，分泌 IL-21、IFN-γ 或 IL-4 等（图 11-7）。

4. 根据功能状态分类

（1）初始 T 细胞（naïve T cell，Tn 细胞）：指未经抗原刺激的成熟 T 细胞，表达 CD45RA。初始 T 细胞在胸腺中发育成熟后迁移至外周淋巴组织，未接触抗原刺激前处于相对静止状态。在未经免疫的机体内，针对任一抗原（表位）的特异性初始 T 细胞克隆仅占总 T 淋巴细胞（库）的 1/100 000 ～

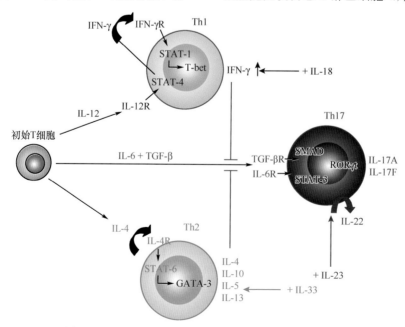

图 11-7　微环境细胞因子 Th 细胞功能亚群分化示意图

1/10 000，其被抗原激活后迅速增殖，并分化为效应 T 细胞。

（2）效应 T 细胞（effector T cell，Te 细胞）：指执行免疫效应的 T 细胞，由初始 T 细胞经抗原刺激后分化而来。其生物学特征为：存活期较短；高表达 IL-2 受体；可向异物抗原侵入的局部组织迁移和浸润。按照 Te 细胞功能活性，又可分为 Th 细胞（包括 Th1、Th2 细胞等）、CTL、Treg 等不同亚群。

在相同刺激条件下，CD8$^+$ 初始 T 细胞较 CD4$^+$ 初始 T 细胞更易分化为效应/记忆 T 细胞，故体内抗原特异性 CD8$^+$ Te 细胞的频率通常高于 CD4$^+$ Te 细胞。

（3）记忆 T 细胞（memory T cell，Tm 细胞）：具有抗原特异性、能够长期存活，当相同的抗原再次进入机体时，能够迅速出动，发挥快速和强烈免疫应答的 T 细胞。免疫应答后期，大部分 Te 细胞均通过 Fas/FasL、TNF/TNFR 等途径而凋亡，少量分化为记忆 T 细胞，可维持机体免疫记忆功能，参与再次免疫应答。Tm 细胞特征为：①表达 CD45RO、CCR7 与 CD62L，后者使其能够穿越 HEV，迁入次级淋巴器官的 T 细胞区。②存活期长，可达数年甚至数十年。③可规律性地进行稳态增殖（homeostatic proliferation），使其数量维持在一定水平。④经相同特异性抗原刺激可迅速活化，分化为效应 T 细胞（即再次应答）。

（4）调节性 T 细胞（regulatory T cell，Treg）：是一类具有负向调节作用的 CD4$^+$T 细胞。

1）天然调节性 T 细胞（natural Treg，nTreg）：是指在胸腺分化发育而成，其组成性表达 CD4$^+$CD25$^+$Foxp3$^+$，且高表达 CD25（IL-2 受体的 α 链）的 Treg，占正常人或小鼠外周 CD4$^+$ T 细胞的 5%～10%。此类细胞功能特征是本身缺乏增殖能力，可抑制 CD4$^+$ 或 CD8$^+$T 细胞活化、增殖，并能抑制初始 T 细胞和记忆 T 细胞功能。其机制可能为：①通过与靶细胞直接接触而发挥抑制效应。②组成性表达 CTLA-4 和跨膜型 TGF-β，从而下调靶细胞表达 IL-2Rα 链，抑制靶细胞增殖。③下调 APC 表达 CD80 和 CD86 等共刺激分子，干扰 T 细胞活化。

2）诱导型调节性 T 细胞（inducible Treg，iTreg）：是指外周免疫器官或感染组织部分初始 CD4$^+$ T 细胞接受抗原刺激后，在 TGF-β 和 IL-2 作用下形成的 CD4$^+$CD25$^+$Foxp3$^+$ Treg，能表达高水平 IL-10 及中等水平 TGF-β 等，其中 IL-10 在负调节中发挥主要作用，对 Th1、Th2 和 Th17 细胞以及巨噬细胞均有抑制作用。

Treg 具有确切的免疫抑制效应，故在防治自身免疫病、移植排斥等免疫相关疾病中具有广泛应用前景。

各类 αβTCR$^+$CD3$^+$CD4$^+$T 细胞亚群的生物学特征见表 11-1。

综上所述，T 细胞亚群种类繁多，其功能各异。须强调的是：有必要淡化传统上所谓"效应 T 细胞/调节性 T 细胞"及"辅助性 T 细胞/抑制性 T 细胞"的概念。实际上，无论 CD4$^+$T 或 CD8$^+$T 细胞，均包括可发挥正、负调节功能的细胞亚群。而且，即使是同一细胞亚群，在不同生理、病理条件下（如所处微环境、所针对靶细胞的类型、个体遗

表 11-1 各类 CD4$^+$T 细胞亚群分化所需细胞因子及其生物学特征

CD4$^+$T 亚群	分化所需细胞因子	关键转录因子	产生的细胞因子	功能	相关免疫性疾病
Th1	IL-12，IFN-γ	T-bet、STAT-4、STAT-1	IFN-γ、IL-2	经典途径激活 Mφ，抗胞内病原体感染	器官特异性自身免疫病，慢性炎症
Th2	IL-4	GATA-3、STAT-6	IL-4、IL-5、IL-13、IL-10	旁路途径激活 Mφ，抗蠕虫感染，组织修复	I 型超敏反应
Th9	TGF-β，IL-4	PU.1、STAT-6、GATA-3、IRF4	IL-9、IL-10	激活皮肤黏膜组织肥大细胞等，抗寄生虫	变态反应性炎症，自身免疫病
Th17	TGF-β、IL-6、IL-1、IL-23	RORγt、STAT-3、RORα	IL-17A/F、IL-21、IL-22	激活中性粒细胞，抗胞外菌和真菌感染	炎症反应，自身免疫病
Th22	TNF-α，IL-6	AHR	IL-22、TNF-α	参与炎症反应，抗真菌和胞外菌感染	皮肤炎症反应和自身免疫病
Tfh	IL-6，IL-21	Bcl-6、STAT-3	IL-21、IFN-γ/IL-4	辅助 B 细胞产生抗体，Ig 类别转换	抗体相关自身免疫病，免疫缺陷
Treg	IL-10，TGF-β	Foxp3、STAT-5、FOXO1/3、SMAD2	IL-10、TGF-β、IL-35	免疫负调节，抑制细胞免疫与体液免疫	肿瘤、自身免疫病

传背景、不同种类和不同剂量抗原刺激等），可发挥不同、甚至是相反的效应。

此外，不同 CD4$^+$Th 细胞亚群所分泌细胞因子谱及特征性转录因子各异，早期曾认为不同 CD4$^+$Th 细胞亚群均为终末分化细胞，其可塑性有限。但随着新亚群不断被发现，对可塑性有了新的认识。目前认为，T 细胞功能亚群并非终末分化的 T 细胞，它们在特定微环境中仍可被重新塑型为其他亚型。例如：TGF-β 和 IL-4 可诱导 Th2 细胞重新塑为 Th9 细胞，IL-6，TGF-β 可以促进 Treg 变为 Th17 细胞。

第三节　B 细胞

一、B 细胞的表面标志

1. B 细胞受体（B cell antigen receptor，BCR） BCR 是嵌入 B 细胞膜类脂分子的膜免疫球蛋白（mIg），是 B 细胞特征性表面标志，也是 B 细胞特异性识别抗原表位的分子基础。mIg 类别随 B 细胞发育阶段而异：未成熟 B 细胞仅表达 IgM；成熟 B 细胞同时表达 IgM 和 IgD；接受抗原刺激后，B 细胞表面的 mIgD 很快消失，最终分化为浆细胞后不再表达 mIg；记忆 B 细胞不表达 mIgD。

CD79α（Igα）/CD79β（Igβ）均属免疫球蛋白超家族，通过链间二硫键连接组成异二聚体结合为 BCR-Igα/Igβ 复合物，其功能类似于 TCR-CD3 复合物：BCR 特异性识别抗原分子的 B 细胞表位；Igα 和 Igβ 将 BCR 的特异性识别信号传递至细胞内（图 11-8）。

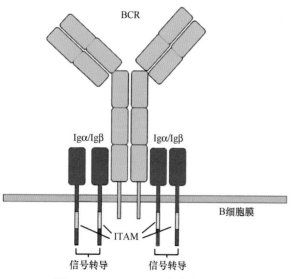

图 11-8　BCR-Igα/Igβ 复合体示意图

2. 细胞因子受体 B 细胞表面表达 IL-1R、IL-2R、IL-4R、IL-5R、IL-6R、IL-7R 及 IFN-γR 等多种细胞因子受体。细胞因子通过与 B 细胞表面相应受体结合而参与或调节 B 细胞活化、增殖和分化。

3. 补体受体（CR） ① CR1（CD35），主要表达于成熟 B 细胞，在 B 细胞活化后其表达增高，CR1 与相应配体结合可促进 B 细胞活化。② CR2（CD21），是 EB 病毒受体，在体外用 EB 病毒感染 B 细胞可使之转化为 B 淋巴母细胞系，从而实现永生化。

4. Fc 受体 多数 B 细胞表达 IgG Fc 受体 II（FcγR II），可与免疫复合物的 IgG Fc 片段结合，有利于 B 细胞捕获和结合抗原，并促进 B 细胞活化和抗体产生。B 细胞表面还表达 FcαR 和 FcμR；活化的 B 细胞表面表达 FcεR II 受体（CD23）。

5. 丝裂原受体 B 细胞表面丝裂原受体与相应丝裂原结合，可被激活并增殖、分化为淋巴母细胞。此实验可用于检测 B 细胞功能状态。美洲商陆丝裂原（PWM）对 T 细胞和 B 细胞均有致有丝分裂作用；脂多糖（LPS）是常用的小鼠 B 细胞丝裂原。

6. MHC 抗原 B 细胞可表达 MHC I 类和 II 类抗原。MHC II 类抗原可与 Th 细胞表面 CD4 结合，参与 T 细胞第一活化信号的产生。

7. CD 分子 B 细胞分化、发育的不同阶段，其 CD 分子表达各异。例如：① CD19、CD20 是所有 B 细胞共有的表面标志。② CD19/CD21/CD81 构成 BCR 共受体复合物，参与 B 细胞第一活化信号形成。③ CD40 是最重要的共刺激分子，其与 T 细胞表面 CD40L 结合，提供 B 细胞活化第二信号。④ CD80（B7-1）和 CD86（B7-2），是重要的共刺激分子，表达于活化 B 细胞表面，通过与 CD28 结合而提供 T 细胞活化的第二信号。

二、B 细胞亚群

根据是否表达 CD5 分子，可将人 B 细胞分为 B1（CD5$^+$）和 B2（CD5$^-$）细胞。

1. B-1 细胞 B-1 细胞在个体发育过程中出现较早，是由胚胎期或出生后早期的祖细胞分化而来，其生物学特征为：①是具有自我更新能力的长寿细胞。②主要分布于胸腔、腹腔和肠壁固有层中。③抗原识别谱较窄，主要识别多糖类 TI-2 抗原，尤其是某些菌体表面共有的多糖抗原（如肺炎球菌荚膜多糖等）。

B-1 细胞的功能特点是：主要产生 IgM 类低亲和力抗体；不发生抗体类别转换；无免疫记忆。B-1 细胞参与对多种细菌（尤其体腔内）的抗感染免疫，属固有免疫细胞（如同 γδT 细胞）。此外，B-1 细胞也可能通过产生 IgM 类自身抗体而参与某些自身免疫病发生。

2. B-2 细胞亚群 B-2 细胞是参与适应性体液免疫应答的主要细胞类别，其由骨髓中多能造血干细胞分化而来，属形态较小、比较成熟的 B 细胞，在体内出现较晚，定位于外周淋巴器官。B-2 细胞即通常所指的 B 细胞。脾脏 B 细胞（B-2 细胞）根据表型、微解剖定位和功能可分为两类：①边缘区 B 细胞（marginal zone B cell，MZB），其表达 CD9，不参与淋巴细胞再循环，细胞周期短，可对血源性颗粒抗原快速产生应答。②滤泡 B 细胞（follicular B cell，FOB），可针对较晚出现的 TD-Ag 产生应答，分泌高亲和力的特异性抗体。

B-2 细胞的主要生物学功能为：①参与体液免疫应答，在抗原刺激及 Th 细胞辅助下，可被激活并分化为浆细胞（即抗体形成细胞），产生高亲和力抗体。②抗原提呈，BCR 可特异性识别、结合并摄取抗原，进而进行加工、处理，将抗原肽-MHC Ⅱ类分子复合物提呈给 CD4⁺ Th 细胞。③免疫调节，活化的 B 细胞可产生多种细胞因子，发挥免疫调节作用。

近年来研究的重要发现是体内存在一类调节性 B 细胞，其主要通过分泌 IL-10、TGF-β 发挥免疫负调节作用。

小 结

T 细胞、B 细胞分别是介导细胞免疫和体液免疫效应的关键细胞，它们表达多种表面分子，是其活化和参与免疫细胞间相互作用的分子基础。例如：TCR 识别特异性抗原表位，由 CD3 向 T 细胞内传递识别信号；CD4/CD8 是启动 T 细胞活化第一信号的共受体；CD28/B7 是提供 T 细胞活化第二信号的最重要共刺激分子对；BCR 识别特异性抗原表位，由 Igα/Igβ 分子向 B 细胞内传递识别信号；CD19/CD21/CD81 组成 BCR 共受体复合物，参与 B 细胞第一活化信号形成；CD40/CD40L 是提供 B 细胞活化第二信号的最重要共刺激分子对。

T 细胞可分为不同亚群，例如：根据 TCR 肽链的组成而分为 αβT 细胞和 γδT 细胞；根据 T 细胞表型特征、活化状态及在免疫应答中所起作用，而分为初始、效应和记忆 T 细胞；根据 CD4 或 CD8 表型而分为 CD4⁺T 细胞和 CD8⁺T 细胞；根据功能特征而分为辅助性 T 细胞、细胞毒性 T 细胞和调节性 T 细胞。另外，CD4⁺Th 细胞在不同微环境中可分化为不同的功能亚群，如 Th1 细胞、Th2 细胞、Th17 细胞、Tfh 细胞等。

思 考 题

1. 简述 T 细胞发育过程中的阳性选择和阴性选择过程及其生理意义？

2. T 细胞表面有哪些分子与其活化相关？发挥何种作用？

3. 简述诱导激活的初始 T 细胞向 Th1 细胞和 Th2 细胞分化的重要细胞因子，Th1 细胞和 Th2 细胞的免疫效应及其二者的关联。

4. B 细胞形成中枢免疫耐受的机制是什么？

5. 比较 B-1 细胞和 B-2 细胞的差异。

（邓 凯）

第十二章 抗原提呈细胞与抗原加工及提呈

抗原提呈细胞（antigen presenting cell，APC）指能加工、处理抗原，并以抗原肽-MHC分子复合物形式将抗原信息提呈于细胞表面，供T细胞识别，并为T细胞的活化提供共刺激信号（costimulatory signal）的所有细胞，其在机体免疫应答过程中发挥重要作用。

第一节 抗原提呈细胞

一、抗原提呈细胞的种类

由于T细胞不能识别游离的抗原分子，而是识别与自身MHC分子结合的抗原肽，因此T细胞的活化需要APC启动。根据APC表面膜分子表达和功能的差异，可将其分为两类：①专职性APC（professional APC），包括树突状细胞、巨噬细胞和B细胞等，其组成性表达MHC Ⅱ类分子及参与T细胞活化的共刺激分子。②非专职性APC（non-professional APC），主要包括内皮细胞、成纤维细胞及各种上皮细胞等组织细胞，此类细胞通常并不表达MHC Ⅱ类分子，但在炎症环境下，可诱导性表达MHC Ⅱ类分子、共刺激分子和黏附分子，具有相比专职性APC较弱的摄取、加工及提呈抗原的能力。

此外，体内的有核细胞，即表达MHC Ⅰ类分子的靶细胞属于一类特殊的非专职性APC，如病毒感染的细胞、肿瘤细胞，均能将内源性抗原降解、处理为多肽片段，以抗原肽-MHC Ⅰ类分子复合物的形式表达于细胞表面，并提呈给CD8⁺T细胞。此类细胞被CD8⁺T细胞（CTL）识别和杀伤，一般统称为CD8⁺T细胞的靶细胞。然而，靶细胞又可以MHC Ⅰ类分子限制性的方式向CD8⁺T细胞提呈内源性蛋白质抗原，故广义上也属APC。

二、专职性抗原提呈细胞的生物学特性

（一）树突状细胞

DC是迄今为止体内所知功能最强的专职性APC，其最大特点是分布广泛、具有迁移能力，能够显著刺激初始T细胞活化、增殖与分化。因此，DC作为机体免疫应答的启动者在免疫应答中占有独特地位。

经典DC（cDc）是捕获抗原并将其运输到次级淋巴器官的主要DC亚群，也是上皮和淋巴器官中数量最多的DC类型。cDC1在交叉抗原提呈中起重要作用，cDC2是数量最多的亚群，有较强的捕获外源性抗原并诱导CD4⁺T细胞应答的能力。浆细胞样DC（pDC）可捕获血液中的微生物，将其携带到脾脏提呈给T细胞。单核细胞来源DC（mDC）由招募到感染或炎症组织的单核细胞分化而来，类似于所有DC其表达CD11c，也表达单核细胞标记物，如CD11b和CCR2，其功能类似于cDC。

朗格汉斯细胞（LC）的功能可能与cDC2相似，能在皮肤感染中通过提呈抗原并活化CD4⁺T细胞发挥作用。

DC成熟与否与其功能密切相关，如未成熟DC具有较强抗原摄取与加工功能，而提呈抗原功能较弱，其主要定居于微生物和外来抗原易于入侵和定植的组织中，可通过多种方式摄取抗原：①胞饮（pinocytosis），即借助骨架结构向外伸展而吞入周围细胞外液中低浓度抗原和可溶性抗原。②吞噬作用（phagocytosis），可摄取大颗粒物质或微生物。③受体介导的胞吞（receptor-mediated endocytosis），指细胞膜表面各种非特异性受体，识别并结合相应配体，通过内化而摄入抗原。

未成熟DC摄取抗原后，或受炎症因子的影响，失去对上皮组织的黏附性，并高表达趋化因子受体CCR7，向表达趋化因子CCL19和CCL21的淋巴器官迁移，并逐渐成熟。成熟DC摄取、加工抗原能力减弱，但提呈抗原能力强。被DC摄入的抗原经加工处理，以抗原肽-MHC分子复合物（pMHC）的形式提呈给T细胞。成熟DC高表达多种共刺激分子，特别是CD80、CD86和LFA-2等，从而可激活初始T细胞，同时分泌多种细胞因子进一步诱导T细胞的增殖和分化（表12-1）。

表 12-1　未成熟 DC 与成熟 DC 的生物学特征

类别	表型特征	功能特点
未成熟 DC	高表达 IgG Fc 受体、C3b 受体、甘露糖受体和某些 TLR、趋化因子受体，低表达 MHC I/II 类分子、CD80、CD40 等共刺激分子、ICAM 等黏附分子及 CCR7 等趋化因子	具有较强的摄取、加工及处理抗原的能力，但提呈抗原并活化初始 T 细胞的能力很弱 未成熟 DC 在摄取抗原后或受炎症因子的影响，在向淋巴器官的迁移过程中逐渐成熟
成熟 DC	高表达 MHC I/II 类分子、共刺激分子（CD80/86、CD40、ICAM-1）和 CD1a、CD83 分子及 CCR7 等趋化因子受体	摄取加工抗原能力较弱，但能有效地将抗原肽-MHC II 分子复合物提呈给初始 T 细胞，并使之有效激活

（二）巨噬细胞

巨噬细胞通过表面多种受体（模式识别受体、补体受体、Fc 受体等）识别并结合病原体，通过吞噬、胞饮、受体介导的胞吞摄取抗原，进而将加工处理后的 pMHC 提呈给 T 细胞（提供第一信号）。巨噬细胞在正常情况下几乎不表达 II 类分子以及共刺激分子，并不能有效提呈抗原激活初始 T 细胞，主要与已被 DC 激活的效应 CD4$^+$T 细胞相互作用，进一步激活 T 细胞的辅助功能。与 cDC 不同，组织定居的巨噬细胞通常不具有迁移能力。活化后的巨噬细胞其表面表达 MHC II 类分子及共刺激分子，主要在炎症组织局部或感染部位增强已被 DC 启动的 T 细胞应答，对维持进入感染部位的效应 T 细胞或记忆 T 细胞的功能具有重要的作用。淋巴器官中的巨噬细胞大部分与 T 细胞区隔离，不能有效活化初始 T 细胞，其在淋巴组织中的主要功能可能是摄取微生物和颗粒抗原以防止其进入血液。如在感染组织局部（摄取病原体和识别 PAMP）炎症因子作用下，Mφ 诱导性高表达共刺激分子（如 B7 分子等），向 T 细胞提供第二信号，可有效激活 CD4$^+$Th1/Th17 细胞，诱导细胞免疫应答。同时 Mφ 分泌大量细胞因子（如 IL-12、TNF-α 和趋化因子等），参与 T 细胞活化、增殖和定向迁移。

（三）B 细胞

B 细胞是参与体液免疫应答的关键细胞，也是一类重要的专职性 APC。B 细胞主要借助 BCR 特异性识别、浓集并摄取低浓度的可溶性抗原物

质，如某些半抗原、细菌毒素、大分子蛋白、病毒抗原、自身抗原、变应原等。在局部抗原浓度很高的情况下，B 细胞亦可通过胞饮方式摄取抗原，但在天然免疫应答中 B 细胞不能有效提呈抗原激活初始 T 细胞。B 细胞对抗原进行加工、处理，将抗原肽-MHC II 类分子复合物提呈给 DC 激活的 CD4$^+$ Th/Tfh 细胞，促进 Th/Tfh 细胞的活化。同时，B 细胞在活化 Th/Tfh 细胞提供的共刺激信号及细胞因子作用下完全活化，进而增殖、分化为浆细胞，产生和分泌抗体，介导体液免疫。静息状态下的 B 细胞通常不表达或低表达 CD80、CD86 等共刺激分子，活化后的 B 细胞其表达明显增强，因此活化后的 B 细胞借助共刺激分子结合 T 细胞的 CD28，提供 T 细胞活化最重要的第二信号。同时表达于 B 细胞表面的黏附分子 ICAM-1（CD54）、LFA-1（CD11a/CD18）等也具有协同刺激作用。因此，B 细胞的抗原提呈功能在胸腺依赖性抗原诱导的抗体产生中有重要作用，BCR 结合抗原的特异性与亲和力都远高于 DC 与 Mφ，所以其是再次免疫应答（尤其是抗原浓度低的情况下）起主要作用的 APC。

三类专职性 APC 摄取和提呈抗原作用的比较见图 12-1 和表 12-2。

第二节　抗原的加工及提呈

病原体及其代谢产物可循淋巴管道直接进入淋巴组织（如局部淋巴结）后被 APC 摄取；病原体也可在感染部位被 APC（主要是 DC）所摄取，被 DC 带往局部淋巴结。三类主要的专职性 APC 在淋巴结内定位和功能有所差异：①进入淋巴结的成熟 DC 主要分布于 T 细胞区，其具有强大提呈抗原和活化初始 T 细胞的能力。②巨噬细胞除分布于淋巴结 T 细胞区外，也可定居于淋巴结输入管附近边缘窦和输出管附近的髓索，在这些部位摄取微生物和颗粒性抗原，阻止它们进入血液。③B 细胞主要分布于淋巴滤泡，摄取并提呈可溶性抗原。

巨噬细胞和 B 细胞主要与已致敏的效应 CD4$^+$T 细胞相互作用。此外，血液循环中某些可溶性抗原可被脾脏 APC 捕获，并在脾脏中诱导应答。

完整的抗原分子并不能直接被 T 细胞识别，绝大部分抗原需要经过 APC 的加工处理才能被 T 细胞识别。APC 将内源性抗原或摄入的外源性抗原降解处理为一定大小的抗原片段，以适合

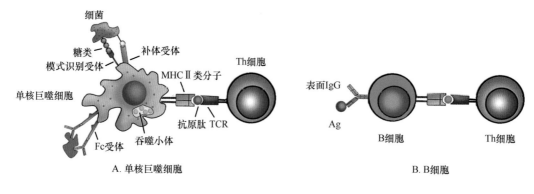

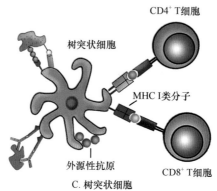

图 12-1　三类专职性 APC 对抗原的摄取和提呈

A. 单核巨噬细胞借助其表面 Fc 受体、补体受体及甘露糖受体等摄入细菌或颗粒性抗原；B.B 细胞通过其表面 BCR 特异性结合并摄取抗原；
C.DC 通过吞噬、胞饮及受体介导的胞吞摄取抗原，cDC1 亦可通过抗原的交叉提呈激活 CD8⁺T 细胞

表 12-2　三类专职性 APC 对抗原的摄取和提呈比较

	DC	巨噬细胞	B 细胞
抗原摄取	+++组织中 DC 巨胞饮和吞噬	+++巨胞饮，+++吞噬	++++抗原特异性受体（BCR）浓集抗原
MHC Ⅱ类分子的表达	组成性表达；IFN-γ 及 CD40L-CD40 相互作用诱导表达增加	不表达或低表达；细菌或 IFN-γ 及 CD40L-CD40 相互作用诱导表达	组成性表达；IL-4，BCR 交联，CD40L-CD40 相互作用诱导表达增加
共刺激分子的表达	组成性表达；TLR、IFN-γ、CD40-CD40L 相互作用诱导表达增加	TLR、IFN-γ、CD40-CD40L 相互作用诱导表达增加	BCR 交联，CD40L-CD40 相互作用诱导表达增加
分布	全身分布	淋巴组织、结缔组织和体腔	淋巴组织和外周血
功能	活化初始 T 细胞，启动对蛋白质抗原的 T 细胞应答	活化效应 T 细胞和 Mφ（细胞免疫）	活化效应 T 细胞和 B 细胞（体液免疫）

与 MHC 分子结合，此过程称为抗原加工或处理（antigen processing）。加工处理后的抗原肽与 MHC 分子结合成复合物，并表达于 APC 表面供 T 细胞识别，此过程称为抗原提呈（antigen presentation）。不同来源的抗原循不同途径被提呈给 T 细胞。

根据来源的不同，被提呈的抗原可分为两大类：细胞内合成的抗原称为内源性抗原（endogenous antigen），通常情况下，内源性抗原通过 MHC Ⅰ类分子进行提呈，称为胞质溶胶途径（cytosolic pathway）；来自 APC 之外的抗原称为外源性抗原（exogenous antigen），例如被吞噬的细胞、细菌、蛋白质抗原等。外源性抗原通过 APC

表面的 MHC Ⅱ类分子进行提呈，称为内体-溶酶体途径（endosome-lysosome pathway）；此外，体内还存在抗原的交叉提呈和 MHC 非依赖性的非经典抗原提呈途径。

一、MHC Ⅰ类分子提呈

宿主细胞自身合成的抗原（如肿瘤抗原、病毒感染细胞表达的病毒抗原、合成或折叠错误的抗原和应激过程中受损的自身抗原等），被细胞质内蛋白酶体系统降解为肽段，继而与 MHC Ⅰ类分子结合为复合物，提呈给 CD8⁺T 细胞识别，称为胞质溶胶途径（cytosolic pathway）或 MHC Ⅰ类分

子途径。

1. 内源性抗原的加工和处理　APC 细胞质中存在具有蛋白降解作用的蛋白酶体（proteasome）（图 12-2A）。内源性抗原通过与多个泛素结合，解除折叠，才能以线性结构进入蛋白酶体进行降解，形成 8～16 个氨基酸的 C 端多为疏水或碱性氨基酸抗原多肽。这种抗原肽易于被抗原加工相关转运体（transporter associated with antigen processing，TAP）转入内质网腔，也更容易与 MHC Ⅰ 类分子的抗原结合槽结合。

2. 抗原肽的转运与 MHC Ⅰ 类分子的合成　蛋白酶体降解产生的抗原肽被位于内质网膜中的 TAP 转运至内质网腔内。TAP 是由 TAP1、TAP2 两种跨膜分子组成的异二聚体。

MHC Ⅰ 类分子的 α 链和 β_2m 均在内质网合成。TAP 相关蛋白（tapasin）介导内质网腔中空载的 MHC Ⅰ 类分子与 TAP 结合，促进 TAP 转运入的抗原肽与 MHC Ⅰ 类分子的迅速结合。

3. 抗原肽-MHC Ⅰ 类分子复合物的形成及抗原提呈　通过 TAP 转运入内质网腔中的抗原肽及部分内质网中产生的蛋白质分子被进一步修剪为适合 MHC Ⅰ 类分子结合的 8～10 个氨基酸的肽段。当抗原肽与 MHC Ⅰ 类分子结合为 pMHC 后，pMHC 迅速与 tapasin 解离，离开内质网，由高尔基复合体转运至细胞表面，供 CD8$^+$T 细胞 TCR 识别，并激活 CD8$^+$T 细胞，使之增殖、分化为 CTL，杀伤向其提呈特异性抗原的靶细胞（如病毒感染细胞、肿瘤细胞等）（图 12-2B）。

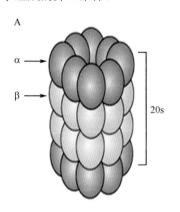
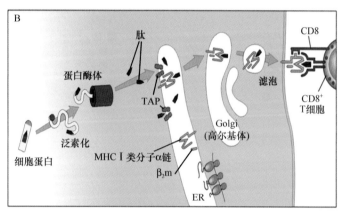

图 12-2　MHC Ⅰ 类分子提呈途径示意图

A. 蛋白酶体由一个催化核心和两个调控"门"组成。其中催化核心为 28 个亚单位组成的中空圆柱体结构，每 7 个亚单位组成 1 个环状体，中间 2 个环各由 7 个 β 亚基组成，环的内表面含 6 个蛋白酶活性位点；1 个调控"门"识别并结合泛素化蛋白，另 1 个调控"门"阻止抗原肽的过早离开；B. 细胞内合成的内源性抗原经泛素化，进入蛋白酶体降解成抗原肽，TAP 将抗原肽转运至内质网腔内，内质网驻留氨基肽酶（ERAP）进一步修剪抗原肽，使之更易与抗原结合槽结合，形成 pMHC；pMHC 出内质网，并被提呈至细胞表面

二、MHC Ⅱ 类分子提呈

被专职性 APC 摄取的外源性抗原（如病原体及其产物），或寄生于 APC（如巨噬细胞）内囊泡的病原体，被 APC 细胞内溶酶体系统降解为肽段，与 MHC Ⅱ 类分子结合为复合物，提呈给 CD4$^+$ T 细胞识别，称为内体-溶酶体途径，亦称溶酶体途径（lysosome pathway）或 MHC Ⅱ 类分子途径。

1. 外源性抗原在内体/溶酶体内加工和处理　APC 通过吞噬、胞饮或受体介导的胞吞作用摄入外源性抗原，后者连同包裹的细胞膜共同形成内体（endosome），向细胞内迁移并逐步酸化，最终与溶酶体融合；APC 摄取的颗粒性抗原在胞内形成吞噬体（phagosome），后者与溶酶体融合形成吞噬溶酶体（phagolysosome）。内体和溶酶体内均

含多种酸性蛋白酶（如组织蛋白酶等），在酸性环境下被活化，可将囊泡内抗原降解为抗原肽。

某些细胞内寄生的病原体（如利什曼原虫、麻风分枝杆菌和结核分枝杆菌等）可在巨噬细胞小囊泡内繁殖，而不与细胞质内蛋白酶体接触，但在巨噬细胞活化后，可经外源性抗原处理途径，被囊腔内蛋白酶降解为抗原肽。

2. MHC Ⅱ 类分子的合成及转运　在伴侣蛋白如钙黏着蛋白的辅助下，内质网合成的 MHC Ⅱ 类分子的 α 和 β 链完成折叠并与三聚体的恒定链（invariant chain，Ii）形成九聚体复合物（图 12-3A）。Ii 作用包括：①Ii 每一亚单位以非共价键形式与 MHC Ⅱ 类分子肽结合槽结合，阻止其与内质网中肽和未折叠蛋白结合。②Ii 可促使 MHC Ⅱ 类分子通过高尔基体向含抗原肽的内体/溶酶体迁移。

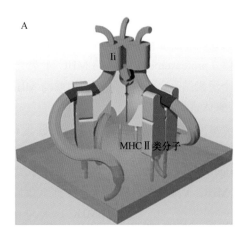

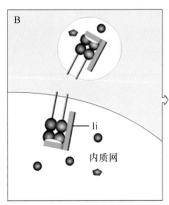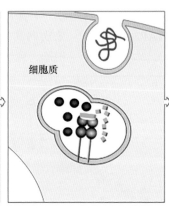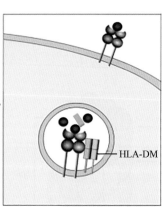

图 12-3 MHC Ⅱ类分子提呈途径

A. Ii 三聚体与 3 个 MHC Ⅱ类分子的肽结合槽结合，形成九聚体。B（左）. Ii 与新合成的 MHC Ⅱ类分子结合为复合物，阻止内质网中的肽及错误折叠的蛋白与 MHC Ⅱ类分子结合；B（中）. MHC Ⅱ类分子与内体/溶酶体融合，蛋白酶水解 Ii，仅留下 CLIP 仍占据 MHC Ⅱ类分子的肽结合槽；B（右）. HLA-DM 与 MHC Ⅱ类分子结合，促进 CLIP 解离及肽与 MHC Ⅱ类分子抗原结合槽结合，pMHC 被提呈至细胞表面

3. 抗原肽-MHC Ⅱ类分子复合物形成及提呈
含 MHC Ⅱ类分子和 Ii 的囊泡与含外源性抗原肽的内体/溶酶体融合后，多种酸性蛋白酶逐步降解 Ii，仅留下称为 MHC Ⅱ类分子相关恒定链肽段（class Ⅱ-associated invariant chain peptide，CLIP）的短片段，后者仍与 MHC Ⅱ类分子肽结合槽结合。继而，HLA-DM 分子与 MHC Ⅱ类分子结合，发挥如下作用：①促进 MHC Ⅱ类分子释放 CLIP，使肽结合槽空出后与抗原肽结合（图 12-3B）。②促使 MHC Ⅱ类分子与低亲合力抗原肽解离，而与高亲合力抗原肽结合，形成稳定的抗原肽-MHC Ⅱ分子复合物。

pMHC Ⅱ类分子复合物被转运至 APC 膜表面并提呈给 CD4⁺T 细胞，诱导后者激活并增殖、分化为效应性 Th 细胞。

三、抗原的交叉提呈

APC 能将摄取、加工的某些外源性抗原通过 MHC Ⅰ类分子途径提呈给 CD8⁺T 细胞；称为抗原的交叉提呈（cross-presentation），也被称为交叉致敏（cross-priming）。

MHC Ⅰ类分子将外源性抗原提呈给 CD8⁺T 细胞的主要机制包括：①某些 DC 亚群，如 cDC1 可将被病毒或其他胞内菌感染的细胞摄入内体系统，逃脱溶酶体降解的抗原可以从内体系统中逸出，进入细胞质，通过蛋白酶体降解为抗原肽，并以 MHC Ⅰ类分子途径提呈给 CD8⁺T 细胞，该通路在机体针对某些病毒、肿瘤的免疫应答中发挥重要作用。②某些外源性抗原直接穿越细胞膜进入细胞质或者部分被吞噬的微生物等外源性抗原从吞噬囊泡逃逸入细胞质，随后也可通过上述 MHC Ⅰ类分子途径被提呈。

在某些情况下，如细胞自噬（autophagy）时，亦可将细胞质蛋白和细胞器等自身成分转运至溶酶体进行降解经 MHC Ⅱ类分子途径提呈给 CD4⁺T 细胞。

四、脂质抗原的提呈

CD1 为 MHC Ⅰ类样分子，与 β_2 微球蛋白形成异源二聚体，表达于 DC、单核细胞和某些胸腺细胞表面。CD1 具有不同于 MHC Ⅰ类分子的某些特征：① CD1 并不滞留于内质网，而是如同 MHC Ⅱ类分子，在囊泡内与抗原结合。② CD1 分子可借其疏水通道与碳氢化合物烃基链结合，故可结合并提呈脂类抗原。

人类有 5 种 CD1 基因（CD1a ~ CD1e），其产物分为两类：① CD1a、CD1b 和 CD1c，可结合微生物来源的糖脂、磷脂和脂肽抗原（如分枝杆菌膜成分等），将抗原主要提呈给 $CD4^-CD8^-T$ 细胞，部分提呈给 $CD4^+T$ 细胞，这些 T 细胞表达的 TCR 具有高度多样性。② CD1d 主要结合自身脂类抗原（如鞘脂和二酰甘油），将抗原提呈给 NKT 细胞。CD1e 为中间产物。

小 结

根据 APC 表面膜分子表达和功能的差异，可将其分为两类：专职性 APC 和非专职性 APC。专职性 APC 包括 DC、单核巨噬细胞和 B 细胞。DC 是目前所知体内功能最强的专职性 APC，其最大特点是能刺激初始 T 细胞，启动适应性免疫应答。内源性抗原主要由 MHC Ⅰ类分子提呈给 $CD8^+T$ 细胞；外源性抗原主要由 MHC Ⅱ类分子提呈给 $CD4^+T$ 细胞。此外，也有抗原交叉提呈现象。脂类抗原由 CD1 分子提呈。

思 考 题

1. APC 的类型及其各自功能特点是什么？
2. 三类专职性 APC 摄取、处理和提呈抗原有哪些异同点？
3. 内源性抗原是如何通过 MHC Ⅰ类分子途径被提呈的？
4. 外源性抗原是如何通过 MHC Ⅱ类分子途径被提呈的？

（刘红云 吴 砂）

第十三章 适应性免疫应答一：T 细胞介导的细胞免疫应答

免疫应答（immune response）指机体受抗原刺激后，免疫细胞识别抗原，发生活化、增殖、分化或失能与凋亡，进而发挥出特定生物学效应的全过程。免疫应答最基本的生物学意义是识别"自己"与"非己"。抗原的"质""量"以及机体免疫功能状态和反应性，均可决定免疫应答的类型和强弱。免疫应答在多数情况下对机体是保护性的生理反应，但在一定条件下也可以导致免疫病理损伤。

免疫应答根据其发生时间及参与细胞，可分为固有免疫应答（见第十章）和适应性免疫应答。

适应性免疫应答均发生于外周免疫器官或组织（主要是淋巴结和脾脏），根据参与应答并介导效应的细胞种类和组分不同，可分为 T 细胞介导的细胞免疫（cellular immunity）和 B 细胞介导的体液免疫（humoral immunity）。不同病原体可诱导人体产生不同类型的免疫应答。

适应性免疫应答的过程十分复杂，目前已阐明其基本规律，并据此将应答过程划分为紧密相关且不可分割的若干阶段（图 13-1）：

（1）识别阶段：抗原被 APC 摄取、加工、处理（提呈给 T 细胞）；T/B 细胞通过 TCR/BCR 特异性识别抗原肽。

（2）增殖和分化阶段：T/B 细胞分别特异性识别 pMHC/抗原肽，产生其激活所需要的第一信号；T/B 细胞表面与 APC 表面的多种黏附分子相互作用，提供 T/B 细胞激活所需要的第二信号。此外，激活的 APC 和 T 细胞所产生的多种细胞因子，可通过自分泌和旁分泌效应，参与淋巴细胞增殖和分化，最终形成效应 T 细胞或浆细胞。

（3）效应阶段：免疫效应细胞和效应分子（细胞因子、抗体与酶等）共同发挥作用，清除非己抗原或诱导免疫耐受，从而维持机体稳态，或引发病理损伤过程。

（4）降低（稳态）与记忆阶段：抗原清除后，活化增殖的淋巴细胞克隆通过被动性死亡及"活化诱导的细胞死亡"而发生失能，衰老及凋亡，免疫系统转归稳态。同时，在体内形成长寿命的抗原特异性记忆淋巴细胞，相同抗原再次入侵时，抗原特异性记忆淋巴细胞可快速识别并应答，产生比初次应答更为快速有效的再次免疫应答。

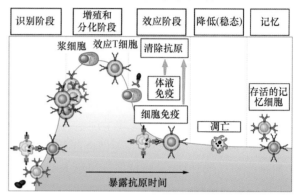

图 13-1 适应性免疫应答的过程

本章介绍 T 细胞介导的细胞免疫应答。

T 细胞在胸腺中发育成熟为初始 T 细胞后迁出，进入淋巴/血液循环，定居于外周淋巴组织，并在体内循环。在抗原提呈细胞的刺激下，识别抗原，活化、增殖及分化为具有各种特异性免疫应答能力的效应 T 细胞，发挥效应作用的过程称为 T 细胞介导的细胞免疫应答。T 细胞介导的应答不仅包括细胞应答为主的细胞免疫应答，也可以辅助 B 细胞介导的体液免疫应答。

第一节 T 细胞对抗原的识别

一、T 细胞识别 APC 提呈的抗原信号

在胸腺内发育成熟的初始 T 细胞（naïve T cell，Tn）进入淋巴/血液循环，迁移至外周淋巴器官（淋巴结、脾脏和黏膜相关淋巴组织），通过 TCR 与 APC 表面的抗原肽-MHC 分子复合物（peptide-MHC，pMHC）发生特异性结合过程称为抗原识别（antigen recognition）。T 细胞在识别 APC 所提呈的抗原肽的同时，也必须识别 pMHC 中的自身 MHC 分子，称为 MHC 限制性（MHC restriction）识别。

1. T 细胞与 APC 非特异性结合 初始 T 细胞通过高内皮细胞小静脉进入淋巴结皮质区深部，与 APC（主要是 DC）随机接触，通过二者表面某些

黏附分子（LFA-1/ICAM-1、CD2/CD58、ICAM-3/ DC-SIGN 等）间相互作用，使 T 细胞与 APC 发生短暂、可逆性结合（图 13-2）。此过程有利于 TCR 从 APC 表面大量 pMHC 中筛选相对特异性抗原肽。未遭遇特异性抗原肽的 T 细胞与 APC 解离，经淋巴结输出管道而重新进入淋巴/血液，参与淋巴细胞再循环。

2. T 细胞与 APC 特异性稳定结合　仅少数 TCR 可遭遇并识别特异性 pMHC，经 CD3 分子向细胞内传递特异性识别的活化信号，导致 LFA-1

变构并增强其与 ICAM 的亲合力，进而稳定并延长 T 细胞与 APC 间特异性结合（图 13-2）。此时，T 细胞与 APC 之间的特异性识别涉及细胞表面多种黏附分子间的相互作用，它们紧密接触，主动形成一个瞬时性结构，以 TCR-pMHC 三元体为中心，周围环形分布着 CD80/CD86-CD28 共刺激分子、LFA-1/ICAM-1 等黏附分子形成的"免疫突触"，促进 APC 与 T 细胞相互作用，直至 T 细胞增殖分化为效应细胞（图 13-2）。

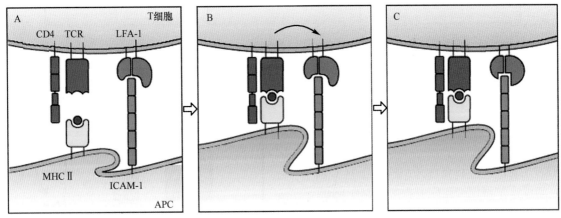

图 13-2　特异性 T 细胞与 APC 稳定结合

A. LFA-1/ICAM-1 等黏附分子间低亲合力结合，介导 T 细胞与 APC 起始接触，利于 TCR 筛选特异性抗原肽；B.TCR 识别特异性 pMHC，所启动信号可导致 LFA-1 变构；C. 变构的 LFA-1 与 ICAM-1 亲合力增强，促进 APC 与 T 细胞稳定结合并延长结合时间

T 细胞通过识别 APC 表面 pMHC 而被激活，该过程涉及多种膜分子间复杂的相互作用：① TCR 特异性识别 pMHC 结构，称为双识别，CD3 传递抗原识别信号。② CD4 和 CD8 是 TCR 识别抗原的共受体，可分别识别和结合 MHC Ⅱ 与 MHC Ⅰ 类分子，从而提高 TCR 与 pMHC 特异性结合的亲和力，显著增强 T 细胞对抗原刺激的敏感性（图 13-3）。

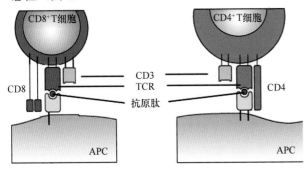

图 13-3　参与 T 细胞识别 pMHC 的膜分子

TCR 识别特异性 pMHC；CD4、CD8 分别与 MHC Ⅱ 类/Ⅰ 类分子结合，增强 CD4⁺/CD8⁺T 细胞对抗原刺激的敏感性；CD3 传递 TCR 识别特异性 pMHC 的信号

二、T 细胞识别抗原的 MHC 限制性

APC 将抗原降解为多个抗原肽，后者与 MHC 分子结合形成稳定的 pMHC，表达于 APC 膜表面。抗原肽与 MHC 呈不可逆结合（仅当抗原肽变性的情况下才可能与 MHC 分离），动态表达于 APC 表面，以有效激活 T 细胞。TCR 特异性识别 pMHC，瞬间结合为 TCR-pMHC 三元体。

依据"MHC 限制性"理论，TCR 并非单纯识别特异性抗原肽，而是识别 pMHC 所形成的复合结构。因此，抗原肽或 MHC 任一因素改变，均可影响 TCR 对复合物的识别和结合（图 13-4）：这种限制性可能由以下因素引起：① MHC 分子多态区直接影响其与 TCR 结合及亲和力。② MHC 分子肽结合槽多态性决定其与特异性抗原肽结合及亲和力。③MHC 分子多态性决定 pMHC 空间构型，影响后者与 TCR 结合及亲和力。因此，在 MHC 显示高度多态性的群体中，任一携带特定 MHC 等位基因的个体，其能否对特定抗原产生应答以及所产生应答的强度，取决于其 TCR 能否识别和结合特异性 pMHC 以及这种结合的亲和力（图 13-4）。

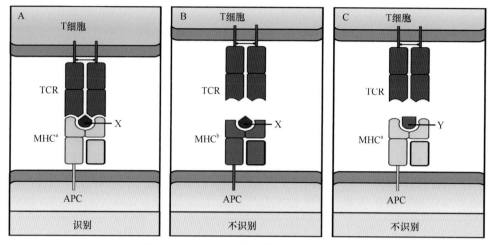

图 13-4 T 细胞识别抗原的 MHC 限制性

A. TCR 识别特异性抗原肽（X）及提呈该抗原肽的自身 MHC^a 分子；B. X 抗原特异性 TCR 不能识别 MHC^b 分子所提呈的相同抗原肽；C. X 抗原特异性 TCR 不能识别同一自身 MHC^a 分子所提呈的 Y 抗原肽。TCR 的双识别称为 MHC 限制性，即 MHC 限制 T 细胞对特异性抗原的识别

第二节　T 细胞活化、增殖和分化

通常情况下，体内表达某一特异性 TCR 的 T 细胞克隆仅占 T 淋巴细胞库中总克隆数的 $1/10^6 \sim 1/10^5$。特异性 T 细胞一旦被抗原激活，即通过克隆扩增而产生大量效应细胞，有效发挥作用。

一、T 细胞活化、增殖和分化的信号

（一）T 细胞活化信号

APC 向 T 细胞提呈抗原的同时，也提供诱导 T 细胞活化、增殖和分化的信号（图 13-5）。

1. 诱导 T 细胞活化的第一信号（抗原识别信号） TCR 特异性识别 APC 所提呈 pMHC，其共受体（CD4 或 CD8 分子）与 MHC（Ⅰ类或Ⅱ类）分子结合，使共受体尾部相连的酪氨酸激酶与 CD3 细胞质段免疫受体酪氨酸激活基序（ITAM）靠近，继而发生酪氨酸磷酸化，启动激酶活化的级联反应，由此提供 T 细胞活化信号（图 13-6）。该信号为初始 T 细胞活化所必需，但并不足以诱导 T 细胞增殖和分化。

2. 诱导 T 细胞活化和增殖的第二信号 APC 表面多种共刺激分子与 T 细胞表面对应受体结合（CD80/86 与 CD28、LFA-1 与 ICAM，CD2 与 LFA-3 等），向 T 细胞提供活化所需要的第二信号，即共刺激信号（costimulatory signal）（图 13-7），尤其是 APC 表面的 CD80/86 分子与 T 细胞表面的 CD28 分子结合，双信号作用下，启动 T 细胞多条信号通路相关的多种转录因子活化，促进 IL-2 基

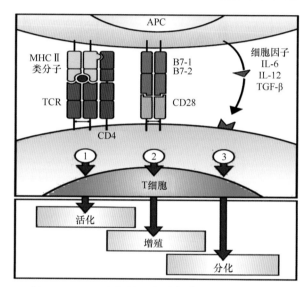

图 13-5　APC 向初始 T 细胞提供活化和分化信号

TCR 识别并结合 APC 所提呈的特异性 pMHC，共受体 CD4 与 MHC Ⅱ类分子结合，产生第一信号，CD3 将该信号传递至 T 细胞内，诱导 T 细胞活化；APC 表面 B7-1、B7-2 与 T 细胞表面 CD28 结合，向 T 细胞提供第二信号（即共刺激信号），诱导 T 细胞激活和增殖；APC 所分泌的细胞因子向 T 细胞提供第三信号，诱导 T 细胞增殖和分化

因转录和稳定 IL-2 mRNA，高表达 IL-2 和高亲和力 IL-2 受体，从而促进 T 细胞活化、增殖。

在 T 细胞应答过程中，若仅有第一信号而缺失第二信号，T 细胞无法有效活化，而会发生 T 细胞失能（anergy），这是机体维持自身免疫耐受的重要机制之一。正常情况下，自身抗原不能诱导 APC 表达共刺激分子，故自身反应性 T 细胞虽可识别自身抗原，但由于缺乏第二信号而"失能"。病原体感染时，APC 通过其表面模式识别受体识别 PAMP，从而被激活并高表达共刺激分子，诱导

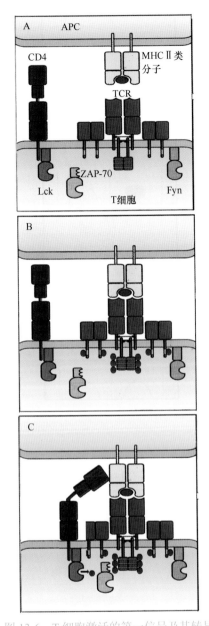

图 13-6 T 细胞激活的第一信号及其转导

A. 静止 T 细胞 CD3 细胞质段 ITAM 未发生磷酸化；B. TCR 与特异性 pMHC 结合→受体相关激酶活化→ CD3 细胞质段 ITAM 磷酸化；C. CD4 与 MHC Ⅱ类分子结合→ CD4 细胞质段偶联的激酶在空间位置上向 TCR-CD3 复合物靠近→该酶促使结合于 CD3 细胞质段 ITAM 磷酸化部位的 ZAP-70 发生磷酸化→转导抗原识别信号

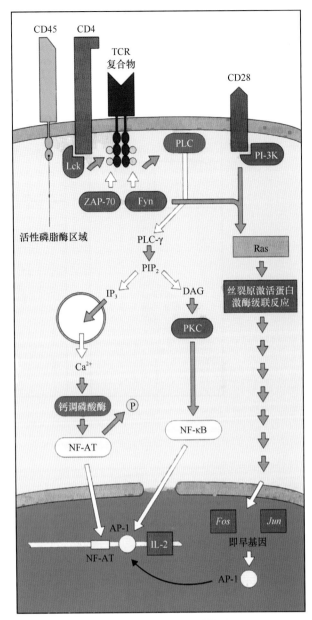

图 13-7 T 细胞活化的信号

TCR-CD3 复合物识别 pMHC（在共受体参与下）→启动 T 细胞激活的第一信号→激活 PLC → PKC 和 IP₃ 通路→转录因子 NF-AT 活化；CD28 与 B7-1 结合→启动共刺激信号→活化 PI-3K → Ras-MAPK 途径→转录因子 AP-1 和 NF-κB 活化；活化的 NF-AT、NF-κB、AP-1 共同作用→诱导 IL-2 表达

病毒特异性 T 细胞活化、增殖和分化（图 13-8）。

据此，阻断或诱导 T 细胞失能可能会成为干预某些免疫病理过程，如肿瘤、移植排斥反应、自身免疫病等的有效策略。

3. 参与 T 细胞激活、增殖和分化的"第三信号" 局部微环境中 IL-1、IL-2、IL-4、IL-6、IL-10、IL-12、IL-15、IL-22、IL-23 及 IFN-γ 等细胞因子可以影响 T 细胞的充分活化及后续 T 细胞功能亚群的分化，其中 IL-2 对活化 T 细胞的增殖极

为关键。静止 T 细胞仅表达中等亲和力 IL-2 受体（βγ），激活的 T 细胞可表达高亲和力 IL-2 受体（αβγ）并大量分泌 IL-2。IL-2 以自分泌与旁分泌方式与自身及周边 T 细胞表面 IL-2 受体结合，介导 T 细胞增殖和分化（图 13-9）以及诱导效应 T 细胞与记忆 T 细胞的形成。某些免疫抑制剂（如环孢素 A、FK506）可干扰 TCR 信号并抑制 IL-2 产生，而雷帕霉素则可以阻断 IL-2 受体信号转导，从而抑制免疫应答。

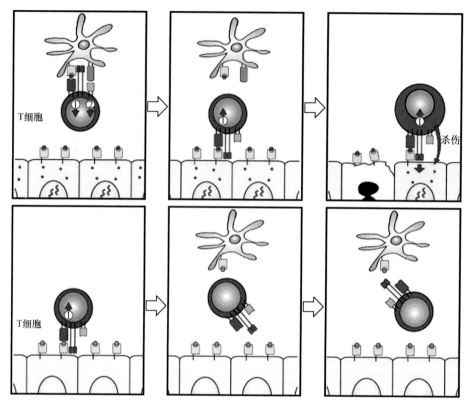

图 13-8　T 细胞对外来抗原和自身抗原的应答

上图：病毒感染诱导 APC 表达共刺激分子，可向 T 细胞提供双信号并使之激活、增殖，并分化为效应 T 细胞，从而特异性杀伤病毒感染细胞；
下图：自身组织细胞和未被激活的 APC 不表达共刺激分子，导致自身反应性 T 细胞失能

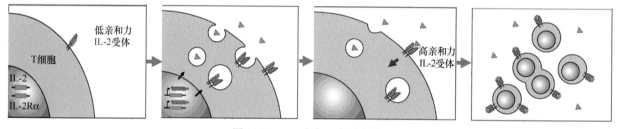

图 13-9　IL-2 参与 T 细胞活化

初始 T 细胞激活→高亲和力 IL-2 受体表达和 IL-2 合成、分泌→促进 T 细胞增殖

4. 参与 T 细胞激活、增殖和分化的"其他信号" 组织环境中来自损伤细胞的成分（损伤相关分子模式）及病原相关分子（病原体相关分子模式）可促进 T 细胞活化信号的启动。

5. 免疫检查点分子的反馈性调节　初始 T 细胞一旦被激活，即表达多种共刺激分子和共抑制分子，以精确调控 T 细胞适度活化，从而既有效启动免疫应答，又能防止应答过强而可能造成的组织损伤。活化的 T 细胞表达某些抑制性的免疫检查点分子（共抑制分子），如 CTLA-4 和 PD-1 等与 APC 表面相应配体高亲和力结合，启动抑制性信号，特别是 CTLA-4 分子与共刺激分子 CD28 分子竞争性结合 APC 的 CD80/86，介导活化 T 细胞的功能耗竭（exhaustion）与细胞凋亡，有效限制 T 细胞过

度激活和增殖。此外，活化的 T 细胞可高表达死亡受体 Fas 及其配体（FasL），通过自身结合与旁路结合的作用，形成活化诱导的细胞死亡（activation-induced cell death，AICD）。该效应有助于控制特异性 T 细胞克隆扩增水平、清除自身反应性细胞并适时终止免疫应答（图 13-10）。免疫检测点阻断疗法有利于维持活化 T 细胞持续杀伤肿瘤效应。

（二）T 细胞活化信号的转导

T 细胞膜上 TCR 与 CD3 分子形成 TCR-CD3 复合物，TCR 识别抗原信号，CD3 将细胞外刺激信号传递到细胞内，通过信号转导通路将细胞膜刺激信号转化为细胞功能活化状态，这一过程称为 T 细胞活化的信号转导（signal transduction）。TCR

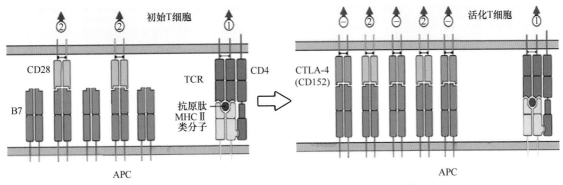

图 13-10　CD28/B7 和 CTLA-4/B7 信号介导不同效应

APC 表面 B7 与 T 细胞表面 CD28 结合→提供共刺激信号→ T 细胞完全活化；活化的 T 细胞表达 CTLA-4 → 与 APC 表面 B7 高亲和力结合→启动抑制 T 细胞活化的信号

活化信号转导的细胞内途径通过 ITAM 及 ZAP-70 作用，传导主要有 PLC-γ 与 Ras-MAP 激酶通路发挥作用。经过一系列的信号转导分子的级联作用，最终导致多个转录因子（AP-1、NF-κB、NF-AT 等）活化并进入细胞核调节靶基因的转录。CD28 则通过 PI3K/AKT 与 Grb2 作用，增强 TCR 下游的 PLC-γ 与 Ras-MAP 激酶通路发挥作用。

二、抗原特异性 T 细胞增殖与分化

活化 T 细胞经过 4 ～ 5 天迅速增殖后，其分化为效应 T 细胞（Th 细胞或 CTL），多数效应 T 细胞离开淋巴组织，经血液循环迁移至特定部位发挥效应。少部分 Th 细胞在淋巴组织内辅助 B 细胞产生抗体，另外，大约 5% 活化的 T 细胞可分化为长寿命记忆 T 细胞，参与再次免疫应答。

与初始 T 细胞相比，效应 T 细胞可合成并分泌多种效应分子，如细胞毒素（穿孔素和颗粒酶等）、各种蛋白酶、细胞因子等，同时其表型和功能也会发生明显改变：①表达 FasL，可介导靶细胞凋亡。②缺乏初始 T 细胞所表达的 L 选择素（引导初始 T 细胞归巢至淋巴结），但表达整合素（VLA-4），有助于效应 T 细胞与炎症部位血管内皮细胞黏附，从而在感染部位浸润并发挥作用。③高表达 CD2、LFA-1，可增强其与靶细胞结合的亲和力。④不再表达初始 T 细胞的 CD45RA，但表达 CD45RO，使效应 T 细胞对低剂量抗原刺激更为敏感。⑤一旦 T 细胞分化为效应细胞，其杀伤靶细胞无须共刺激分子参与。⑥高表达 PD-1，CTLA-4 等免疫检查点分子，利于抗原清除后的效应 T 细胞的清除。

1. CD4$^+$T 细胞分化　在局部微环境细胞因子、不同种类 APC 及不同类别抗原的调控下，初始

CD4$^+$T 细胞被激活可分别分化为 Th1、Th2、Th9、Th17、Th22、Tfh 细胞和 Treg 等功能亚群。IL-12 和 IFN-γ 促进 Th1 细胞分化，主要介导细胞免疫应答；IL-4 促进 Th2 细胞分化，主要参与机体对蠕虫感染和环境变应原的免疫应答；TGF-β、IL-6 和 IL-23 等诱导 Th17 细胞分化，在机体感染早期募集中性粒细胞过程中发挥重要作用；TGF-β 和低剂量的 IL-2 有利于 Treg 的产生，对调节炎症反应并维持免疫耐受具有重要意义；IL-6、IL-21 可促进 Tfh 细胞分化，Tfh 细胞迁移到淋巴滤泡辅助 B 细胞产生抗体（见第十一章）。

2. CD8$^+$T 细胞分化　CD8$^+$T 细胞主要发挥杀伤效应，其激活和分化有赖于更强的共刺激信号。CD8$^+$T 细胞活化包括两种方式（图 13-11）：① Th 细胞非依赖性（直接激活），指高表达共刺激分子的成熟 DC（如某些病毒感染）直接向 CD8$^+$T 细胞提供双信号，诱导其产生 IL-2，并增殖、分化为 CTL。② Th 细胞依赖性（间接激活），若靶细胞低/不表达共刺激分子情况下，CD4$^+$Th 细胞可辅助初始 CD8$^+$T 细胞活化、增殖和分化。

间接激活方式的机制为：CD4$^+$Th 细胞识别 APC 所提呈的特异性 pMHC Ⅱ类分子复合物，CD8$^+$T 细胞识别同一 APC 所提呈的特异性 pMHC Ⅰ类分子复合物，同时 CD4$^+$Th 细胞表面 CD40L 与 APC 表面 CD40 结合，促进 APC 高表达共刺激分子（B7），从而向 CD8$^+$T 细胞提供足够强度的共刺激信号，并使其产生 IL-2，增殖和分化。

第三节　活化 T 细胞的免疫效应及转归

T 细胞包括功能各异的不同亚群（如 Th2、

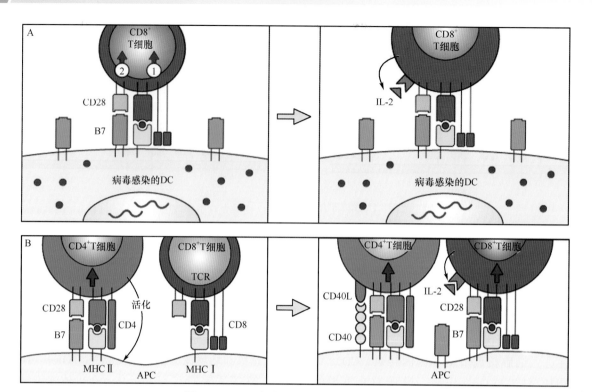

图 13-11 CD8[+]T 细胞直接激活与间接激活

A. CD8[+]T 细胞直接激活，DC 高表达共刺激分子 B7，直接向初始 CD8[+]T 细胞提供双信号，使之激活、增殖和分化；B. CD8[+]T 细胞间接激活，CD4[+]Th 和 CD8[+]T 细胞与同一 APC 结合→Th 细胞激活 APC→APC 表达共刺激分子（B7）上调并产生 IL-2→辅助 CD8[+]T 细胞激活、增殖和分化

Th9、Th17、Th22、Tfh 细胞及 Treg 等）已在第十一章详述。本节重点介绍细胞免疫相关的 CTL 和 Th1 细胞的功能及其作用机制。

一、CTL 的细胞毒效应

CTL 分为两类：① CD8[+]CTL，约占 CTL 总数的 90%，其识别 MHC Ⅰ类分子提呈的抗原。② CD4[+]CTL，约占 CTL 总数的 10%，其识别 MHC Ⅱ类分子提呈的抗原。CTL 可高效杀伤表达特异性抗原的靶细胞，如感染细胞内病原体（病毒、细胞内寄生菌等）的宿主细胞与肿瘤细胞等。本节重点介绍 CD8[+]CTL 的细胞毒效应机制。

1. 效-靶细胞结合 CD8[+]CTL 在淋巴组织内分化而成，在趋化因子作用下离开淋巴组织，通过淋巴/血液循环向感染灶集聚。CTL 高表达 LFA-1、CD2 等黏附分子，可有效结合低表达相应受体（ICAM、LFA-3 等）的靶细胞（图 13-12）。CTL 的 TCR 与靶细胞表面特异性 pMHC Ⅰ类分子复合物结合，可增强 T 细胞和靶细胞表面黏附分子间亲和力，使效-靶细胞更牢固结合，并在二者接触部位形成免疫突触。CTL 分泌的非特异性效应分子积聚于突触空间内，选择性杀伤所接触的靶细胞，但不会影响邻近的正常细胞。

2. CTL 极化 CTL 的 TCR 一旦与靶细胞表面 pMHC 特异性结合，TCR 及共受体即向效-靶细胞接触部位聚集，导致 CTL 极化（polarization），即细胞骨架系统（如肌动蛋白和微管）、高尔基复合体及细胞质颗粒等均向效-靶细胞接触部位重新排列和分布（图 13-13），从而保证 CTL 储存的非特异性效应分子定向分泌并作用于所接触的靶细胞。

T 细胞通过产生多种效应分子而发挥作用，其效应的特异性有赖于免疫突触形成。T 细胞与其他免疫细胞（如 Th-B、Th-Mφ、Tc-靶细胞）相互作用过程中，细胞表面膜分子可定向聚集于细胞彼此接触的部位，形成超分子黏附复合物（supramolecular adhesion complex，SMAC），即免疫突触（immunological synapse）。其结构如图 13-14 所示：① 外周 SMAC（peripheral SMAC，pSMAC）位于 SMAC 外环，主要由 T 细胞和其他细胞表面某些黏附分子（如 LFA/ICAM 等）积聚、结合而组成。② 中心 SMAC（central SMAC，cSMAC）位于 SMAC 内环，包括信号区（积聚的 TCR-pMHC、共受体、共刺激分子等）和分泌区（T 细胞所分泌的效应分子）。

免疫突触是 T 细胞与其他免疫细胞间稳定、紧密结合并相互作用的结构基础，其生物学意义

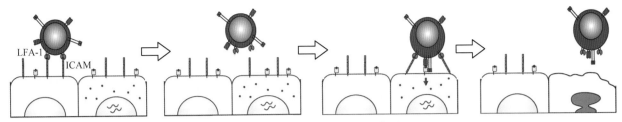

图 13-12　CTL 与靶细胞相互作用

CD8+CTL 与靶细胞借助表面黏附分子（如 LFA-1/ ICAM-1 或 ICAM-2）相互作用而起始结合，TCR 识别特异性 pMHC Ⅰ类分子复合物可加强黏附分子间结合，从而延长效-靶细胞接触时间，并促进 CTL 释放效应分子而杀伤靶细胞

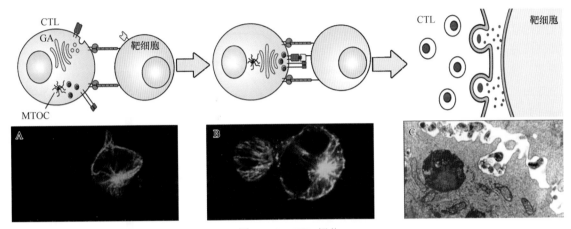

图 13-13　CTL 极化

A. CTL 与靶细胞借助黏附分子非特异性结合，此过程并不影响 CTL 内颗粒分布；B. TCR 特异性识别并结合靶细胞表面 pMHC，导致 CTL 极化［骨架蛋白、微管组织中心（MTOC）、细胞质颗粒（GA）及其他亚细胞结构向效-靶细胞接触部位重新分布和排列］；C. CTL 将颗粒物质释放至效-靶细胞接触部位所形成的空隙（即突触）内，进而发挥杀伤效应

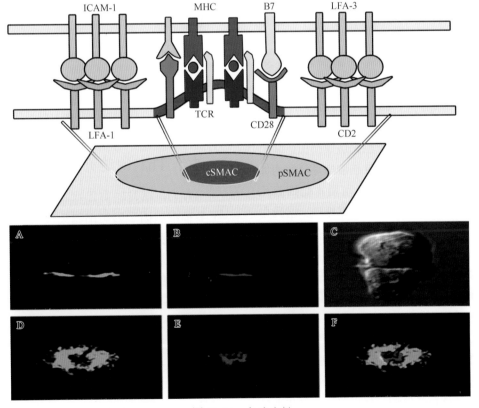

图 13-14　免疫突触

CD4+T 细胞和 B 细胞接触区域（共聚焦显微镜观察）：外环（绿色荧光）由 T 细胞表面 LFA-1 与 B 细胞表面 ICAM-1 等黏附分子结合而组成；TCR-CD3 复合物、CD4 和 CD28 等集中于中间内环（红色荧光）

为：①保证各种信号有序转导并相互协同。②众多"黏附分子对"结合而形成密闭的狭窄空间，有利于非特异性效应分子（如细胞因子、穿孔素、颗粒酶等）在局部形成有效浓度，并选择性作用于表达特异性抗原的靶细胞，从而确保免疫应答和免疫效应的特异性。

3. 致死性攻击 CTL 主要通过脱颗粒途径和死亡受体途径杀伤靶细胞。

（1）脱颗粒途径：CTL 与靶细胞直接接触，启动脱颗粒过程，释放多种具有细胞毒效应的颗粒物质，快速（5分钟内）杀伤表达特异性抗原的靶细胞。主要的细胞毒效应分子为：①穿孔素（perforin），以多聚体形式在靶细胞膜形成直径约 16nm 的孔道，破坏细胞膜完整性，使水、钠迅速进入细胞内，改变细胞内渗透压，导致靶细胞崩解，并参与辅助将 CTL 颗粒内容物运送至靶细胞细胞质。②颗粒酶（granzyme），属丝氨酸蛋白酶，通过与穿孔素和丝甘蛋白聚糖（serglycan）结合成复合物，被运送至靶细胞膜，由穿孔素孔道进入细胞质，介导靶细胞线粒体释放细胞色素 c 和激活 caspase-9、caspase-3，诱导靶细胞凋亡（图 13-15）。

（2）死亡受体途径：CTL 通过膜表达 FasL 及产生细胞因子 TNF-α 和 TNF-β，分别与靶细胞表面相应死亡受体（Fas、TNFR-1）结合，介导靶细胞线粒体释放细胞色素 c 和激活 caspase-8、caspase-3，介导靶细胞凋亡。

CTL 诱导靶细胞凋亡的生物学意义为：①清除感染细胞，而不造成细胞内容物（如溶酶体酶等）外漏，从而避免了对正常组织造成损伤。②靶细胞凋亡过程中，激活的内源性核酸酶可降解病毒DNA，不但阻止新病毒组装，且可阻止靶细胞死亡所释放的病毒再度感染旁邻的正常细胞。③凋亡靶细胞会被巨噬细胞等快速吞噬清除，有利于巨噬细胞进行抗原处理与提呈。

CTL 杀死靶细胞后即与之脱离，并再次与表达相同特异性抗原的靶细胞结合，从而高效、连续、特异性地杀伤靶细胞。

另外，CD8+CTL 还可通过释放多种细胞因子而发挥相应作用：① IFN-γ，可直接抑制病毒复制，促进 MHC Ⅰ类分子及与抗原提呈相关蛋白的合成，并可有效活化巨噬细胞，促进浆细胞产生 IgG 类抗体。② TNF-α 和 TNF-β，可协同 IFN-γ，激活巨噬细胞，并诱导某些靶细胞凋亡。

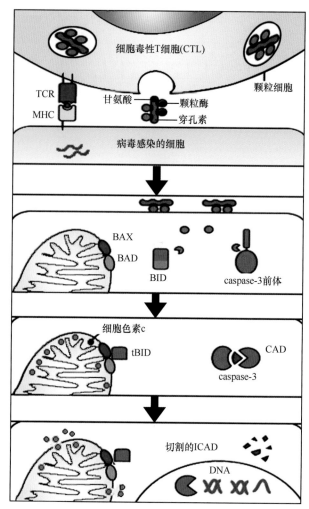

图 13-15　CTL 杀伤作用的机制

脱颗粒途径：CTL 特异性结合靶细胞→ CTL 内颗粒向效靶细胞接触部位极化并释放其内容物→穿孔素、颗粒酶等形成复合物→转运至靶细胞膜→颗粒酶进入靶细胞细胞质→活化 caspase 途径→靶细胞凋亡

死亡受体途径：CTL 表面 Fas 与靶细胞表面 FasL 结合→ 启动 caspase 途径→靶细胞凋亡

二、Th1 细胞介导细胞免疫效应

1. Th1 细胞对淋巴细胞的作用 Th1 细胞产生多种细胞因子影响细胞免疫，IL-2 可以促进各种 T 细胞及 NK 细胞的活化与增殖，IFN-γ 可促进 Th1 细胞、CTL 等增殖，从而放大细胞免疫效应，同时抑制激活的初始 T 细胞（Th0）向 Th2 细胞或 Treg 分化；Th1 细胞可促进调理作用及 ADCC，增强巨噬细胞吞噬病原体异物及 NK 细胞杀伤靶细胞的功能，促进抗原提呈细胞的抗原提呈作用。

2. Th1 细胞对巨噬细胞的作用 一般情况下，巨噬细胞可吞噬和杀灭多种病原体，而无须 T 细胞辅助。某些细胞内寄生病原体（如结核分枝杆菌、麻风分枝杆菌）主要存在于巨噬细胞的吞噬体内，其可抑制吞噬体与溶酶体融合或干扰吞噬体酸化，使溶酶体酶激活受阻，从而得以在宿主细胞内存活和生长，并逃避特异性抗体和 CTL 攻击。Th1 细胞通过激活巨噬细胞、释放多种细胞因子、促进 B 细胞分泌调理性抗体，在清除此类细胞内寄生病原体中发挥重要作用（图 13-16）。

（1）Th1 细胞介导巨噬细胞活化：Th1 细胞可提供巨噬细胞激活所必需的两类信号，即① Th1 细胞可识别巨噬细胞表面特异性 pMHC Ⅱ类分子复合物，通过分泌 IFN-γ 而直接激活巨噬细胞，即通过经典途径激活 Mφ。② Th1 细胞表面 CD40L 与巨噬细胞表面 CD40 结合，可向巨噬细胞提供对 IFN-γ 应答的致敏信号（图 13-17）。活化的巨噬细胞表面高表达 B7（CD80、CD86）和 MHC Ⅱ类分子，增强其提呈抗原，激活 CD4+T 细胞的能力，同时还可分泌 IL-12，促进激活的初始 T 细胞向

Th1 细胞方向分化，进一步扩大 Th1 细胞应答效应。

（2）清除无杀菌能力、慢性感染的巨噬细胞：慢性感染细胞内寄生菌的巨噬细胞丧失活化能力，并成为细胞内病原体的庇护所。Th1 细胞可通过 FasL/Fas 途径杀伤慢性感染的巨噬细胞。

（3）诱生并募集巨噬细胞至感染部位：① Th1 细胞产生 IL-3 和 GM-CSF，可促进骨髓造血干细胞分化为巨噬细胞。② Th1 细胞产生 TNF-α、TNF-β 和趋化因子（如 MCP-1），前者可诱导血管内皮细胞高表达黏附分子，促进巨噬细胞黏附于血管内皮，继而穿越血管壁，后者将巨噬细胞趋化并集聚至感染灶发挥效应。

3. Th1 细胞对中性粒细胞的作用　Th1 细胞产生的 TNF-α 和 TNF-β 可活化中性粒细胞，促使其杀伤病原体。

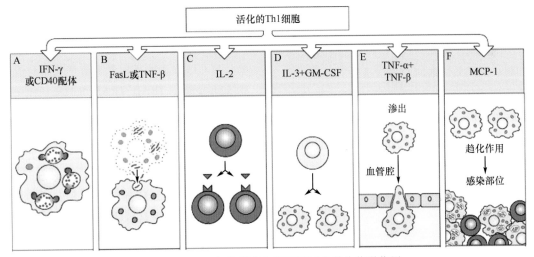

图 13-16　Th1 细胞所产生细胞因子及其生物学作用

A. 分泌 IFN-γ 和表达 CD40L →激活巨噬细胞并增强其吞噬、杀伤胞内病原体的作用；B. 表达 FasL 并分泌 TNF →杀伤慢性感染的巨噬细胞；C. 分泌 IL-2 →促进 T 细胞增殖；D. 分泌 IL-3 和 GM-CSF →刺激新的巨噬细胞产生；E. 分泌 TNF-α、TNF-β →促进新生巨噬细胞离开血管浸润感染组织；F. 分泌趋化因子→募集巨噬细胞至感染灶

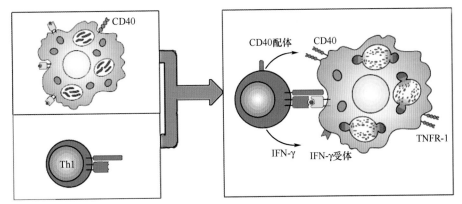

图 13-17　Th1 细胞激活巨噬细胞

Th1 细胞识别巨噬细胞表面特异性 pMHC →诱导 IFN-γ 的分泌和 CD40L 表达→协同活化巨噬细胞并增强其杀菌能力

激活的巨噬细胞除了清除病原体外，还对 T 细胞具有如下效应：①高表达 B7 和 MHC Ⅱ类分子，增强其提呈抗原能力。②分泌 IL-6、IL-12、TNF-α 促进激活的初始 T 细胞向 Th1 细胞及 Th17 细胞分化，增强细胞应答效应

三、T细胞介导细胞免疫应答的生物学意义

1. 抗感染　细胞免疫主要针对细胞内寄生病原体，包括某些细菌、病毒、真菌及寄生虫等。

2. 抗肿瘤　细胞免疫具有重要抗肿瘤效应，机制为：①特异性杀伤效应。②促进巨噬细胞及NK细胞杀瘤效应。③细胞因子直接或间接的杀瘤效应等。

3. 免疫损伤作用　Th1、Th2、Th17细胞与CTL可参与超敏反应、移植排斥反应以及某些自身免疫病的发生、发展。

4. 免疫调节作用　见第十七章。

四、T细胞的转归

当抗原被清除后，免疫系统逐渐恢复至稳态。绝大部分抗原特异性T细胞会由免疫检测点等分子活化而出现抑制及清除，仅5%左右的细胞成为记忆T细胞，以高效快速对应于再次抗原出现。

1. 活化增殖的T细胞被清除与抑制　机体存在严密的调控机制，以适时恢复免疫内环境稳定状态。其机制为：①免疫应答后期，由于抗原被清除，生长信号及抗原刺激减弱，T细胞功能明显减弱，甚至失能。②持续或反复活化的T细胞高表达PD-1、CTLA-4、Fas等免疫检测点分子，激活后导致T细胞功能耗竭、失能及凋亡。这些凋亡的细胞会被巨噬细胞清除。这一机制对于及时终止免疫应答，清除自身反应性T细胞，维持免疫耐受至关重要。③Treg在免疫应答后期也会被诱导产生，通过多种负性调节机制抑制免疫应答。

2. 记忆T细胞的形成与作用　免疫记忆是适应性免疫应答的重要特点之一，表现为免疫系统在再次抗原出现时能启动更为迅速高效的免疫应答。记忆T细胞除了具有抗原特异性，还具有如下特点：①长寿命（几年甚至几十年）及抗凋亡（高表达抗凋亡分子）。②活化阈值低：抗原高敏感（第一信号，微量抗原就可识别活化），对共刺激信号（第二信号，如CD28/B7）的依赖性较低，对细胞因子作用的敏感性高（第三信号）。③具有活化后迅速增殖分化的潜能（活化后2～3天即或快速增殖分化）。④活化后产生的效应细胞数量显著增加，分泌细胞因子量多。根据其表型及功能可分为效应记忆T细胞（effector memory T cell，Tem细胞），中央记忆T细胞（central memory T cell，Tcm细胞）与干细胞样记忆T细胞（stem cell-like memory T cell，Tscm细胞）。

小　结

T细胞介导的细胞免疫应答包括抗原识别、增殖与分化、免疫效应三个阶段。抗原清除后，活化增殖的淋巴细胞克隆通过被动性死亡及"AICD"，使免疫系统恢复稳态。T细胞的活化有赖于"双信号"模式：①T细胞表面的TCR和共受体（CD4或CD8）识别pMHC（双识别），产生第一信号，该信号由CD3分子转导。②APC和T细胞表面多种共刺激分子相互作用提供第二信号。同时，微环境中多种细胞因子参与了T细胞的活化、增殖与分化。

细胞免疫具有重要的生物学作用，例如，①CD8$^+$T细胞通过Th细胞依赖与非依赖方式被激活、增殖并分化为CTL，通过穿孔素/颗粒酶途径和活化死亡受体（FasL/Fas，TRAIL/TRAIL-R）发挥特异性杀伤作用。②CD4$^+$T细胞（Th细胞）不同亚群发挥不同的生物学效应，其中Th1细胞通过IFN-γ、TNF-α等细胞因子，主要介导Ⅰ型免疫效应与Ⅰ型炎症反应，并辅助CD8$^+$T细胞增殖分化为CTL。Th2细胞通过分泌IL-4、IL-5、IL-13等主要介导Ⅱ型免疫效应与Ⅱ型炎症反应，参与机体对蠕虫感染和环境变应原的应答；Th17细胞通过分泌IL-17、IL-22等主要介导Ⅲ型免疫效应与Ⅲ型炎症反应。③CTL与Th1细胞均可通过IFN-γ、TNF-α等细胞因子促进巨噬细胞活化。细胞免疫在抗细胞内病原体感染免疫、迟发型超敏反应、移植免疫及肿瘤免疫中都有极为重要的作用。④Tfh细胞通过分泌IL-21、IFN-γ或IL-4等在刺激B细胞增殖、分化及免疫球蛋白类别转换、辅助B细胞产生抗体中起重要作用。

思　考　题

1. T细胞活化的"三信号学说"是什么？
2. 简述细胞毒性T细胞对靶细胞的杀伤机制。
3. 细胞免疫应答分为哪几个基本阶段？
4. 免疫检测点分子的生理作用是什么？
5. 记忆T细胞的作用特点有哪些？

（吴　砂　刘红云）

第十四章　适应性免疫应答二：B 细胞介导的体液免疫应答

许多引起感染性疾病的病原体（如大部分细菌）会在细胞外增殖，且多数细胞内寄生病原体（如处于复制裂解期的游离病毒）能够通过体液进行传播。上述存在于细胞外间隙的病原体主要由特异性 B 细胞分泌的抗体介导的免疫应答清除。因为抗体存在于体液中，故 B 细胞应答也称为体液免疫应答。

B 细胞应答过程随刺激机体的抗原种类不同而异：①胸腺依赖性抗原（thymus dependent antigen，TD 抗原）刺激 B 细胞应答需要 Th 细胞辅助。②非胸腺依赖性抗原（thymus independent antigen，TI 抗原）可直接刺激 B 细胞产生应答。

以针对 TD 抗原的 B 细胞应答为例，其过程包括：成熟的初始 B 细胞在外周淋巴组织遭遇特异性抗原，在 Th 细胞的辅助下被激活、增殖，最终分化为浆细胞并产生抗体。抗体是 B 细胞应答产生的最重要效应分子。

第一节　B 细胞对 TD 抗原的应答

B-2 细胞对 TD 抗原产生应答，有赖于 Th 细胞的辅助。应答过程中，B 细胞既是直接产生应答的细胞，也可作为专职性 APC 而参与摄取、加工、处理 TD 抗原，并将处理的抗原提呈给 Th 细胞，使之激活并发挥辅助作用。

一、B 细胞对 TD 抗原的识别

1. 初始 B 细胞遭遇抗原的途径　成熟的初始 B 细胞贮留在淋巴组织，或在外周淋巴组织淋巴滤泡间循环。抗原以不同形式通过不同途径进入淋巴器官，被 B 细胞捕获（图 14-1）：①多数抗原通过淋巴液进入引流淋巴结，相对分子质量小的可溶性抗原（＜70 000）通过被膜下窦和滤泡间管道进入 B 细胞区，直接与抗原特异性 B 细胞接触。②病原体或大分子免疫复合物进入引流淋巴结后，可由被膜下窦巨噬细胞以完整形式捕获于自身表面，进而传递给 B 细胞（或 FDC）。③中等大小的抗原不能被巨噬细胞捕获，也不能进入被膜下窦和滤泡间管道，则可被髓质贮留的 DC 捕获，再随之迁移被转运至淋巴滤泡，传递给 B 细胞。④免疫复合物形式的抗原可激活补体，借助 FDC 表面补体受体的捕获，被 B 细胞所识别。

2. B 细胞直接识别特异性 TD 抗原　B 细胞表面 BCR 可直接识别、结合位于天然抗原表面的构象表位和线性表位，继而介导抗原的胞吞。BCR

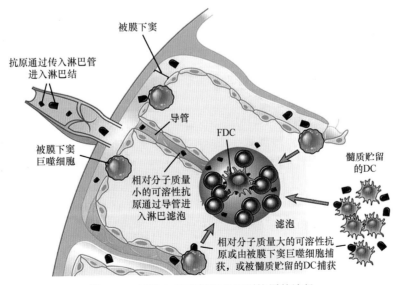

图 14-1　滤泡 B 细胞摄取及识别抗原的途径

淋巴液内相对分子质量小的抗原经引流淋巴结被膜下窦而进入淋巴滤泡，供 B 细胞直接识别和摄取；相对分子质量大的抗原由被膜下窦巨噬细胞或髓质贮留的 DC 捕获，进而传递给滤泡 B 细胞

识别抗原无 MHC 限制性。

BCR 识别抗原后：①向 B 细胞传递抗原刺激信号。②抗原通过内化而进入 B 细胞，被降解为肽段，形成抗原肽-MHC Ⅱ类分子复合物，并向抗原特异性 Th 细胞提呈抗原，从而获得 Th 细胞的辅助。

3. B 细胞和 T 细胞的联合识别　B 细胞针对 TD 抗原产生特异性免疫应答需要 Th 细胞的辅助，其前提是：Th 细胞所识别的抗原肽须来自被 B 细胞识别并内化的抗原。换言之，BCR 和 TCR 须分别识别同一抗原的 B 细胞表位和 T 细胞表位，此现象称为联合识别（linked recognition）（图 14-2），其生物学意义如下：

（1）维持自身免疫耐受：尽管自身反应性 B 细胞可单独识别自身抗原，但自身反应性 T 细胞易产生耐受，因缺乏 Th 细胞的辅助而不能进行联合识别，从而不能对自身抗原产生应答。

（2）设计 TI 抗原疫苗的理论基础：TI 抗原（如荚膜多糖）可直接激活 B 细胞，由于无联合识别而不能诱导强的免疫记忆，其直接作为疫苗时，一般仅能诱导出较弱的免疫应答。若将多糖与外源性蛋白（如破伤风类毒素）偶联，该疫苗就可被 T 细胞和 B 细胞联合识别，使多糖特异性 B 细胞获抗原特异性 Th 细胞的辅助，产生抗多糖抗体和免疫记忆。

（3）载体效应的基础：半抗原仅能被 B 细胞识别，但由于缺乏 T 细胞表位不能被 T 细胞识别，故不能诱导抗体应答。若将半抗原与蛋白质载体（含 T 细胞表位）偶联，即可被 T 细胞和 B 细胞联合识别，从而诱导产生抗半抗原抗体。如青霉素作为半抗原可与宿主蛋白结合，诱导抗体的产生，引起超敏反应。

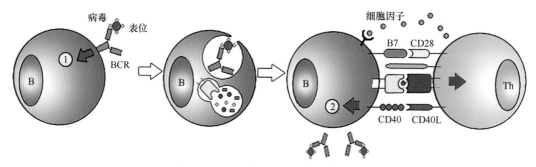

图 14-2　B 细胞和 Th 细胞联合识别

BCR 识别病毒表面衣壳蛋白所含的 B 细胞表位→病毒内化→同一病毒衣壳蛋白被降解为抗原肽（含可被 TCR 识别的 T 细胞表位）→与 MHC Ⅱ类分子结合为复合物→表达于 B 细胞表面→被抗原特异性 Th 细胞识别→激活的 Th 细胞辅助提呈抗原的 B 细胞活化、增殖、分化为浆细胞→产生抗病毒衣壳蛋白抗体；①和②分别为 B 细胞活化的第一信号与第二信号

二、B 细胞的活化、增殖与分化

B 细胞的活化也需要双信号，且其增殖、分化与存活受多种细胞因子的调节。

1. 特异性抗原识别信号（第一信号）　特异性 BCR 直接识别天然抗原的 B 细胞表位，并由 Igα/Igβ 将信号传入 B 细胞内。

另外，B 细胞表面 CD21、CD19 和 CD81 组成 BCR 共受体复合物，也参与第一信号形成，其机制为：BCR 识别并结合抗原的同时，附着于抗原表面的补体活性片段 C3d、C3dg 可与 BCR 共受体中 CD21（即 CR2）结合，借此介导共受体复合物与 BCR 交联，从而参与并增强 BCR 识别抗原的信号转导（图 14-3）。

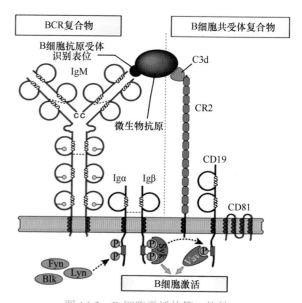

图 14-3　B 细胞激活的第一信号

抗原-C3d 复合物使 BCR（与抗原结合）与 B 细胞共受体复合物（CD21、C3d、CD19）交联→ CD19 细胞内段和 Igα/Igβ 相关的酪氨酸激酶激活→ Igα/Igβ 细胞质段 ITAM 磷酸化→转导抗原识别信号

2. B 细胞激活的共刺激信号（第二信号） 初始 B 细胞完全活化还有赖于 Th 细胞的辅助信号。

（1）初始 T 细胞激活：初始 CD4$^+$T 细胞识别 APC 所提呈的抗原肽-MHC Ⅱ类分子复合物，获得 T 细胞激活的第一信号；APC 表面 B7 与 T 细胞表面受体 CD28 结合，提供 T 细胞活化的第二信号。由此，初始 CD4$^+$T 细胞活化、增殖、分化为效应 Th 细胞。

（2）激活的效应 Th 细胞向 B 细胞提供第二信号：激活的效应 Th 细胞 CD40L 表达上调，后者与 B 细胞表面 CD40 结合，向 B 细胞提供共刺激信号，即第二信号。CD40L/CD40 信号的主要效应为：①促进 B 细胞进入细胞周期。②上调 B 细胞表达 B7 分子，增强 B 细胞对 Th 细胞的激活作用。③促进生发中心的发育（图 14-4）。

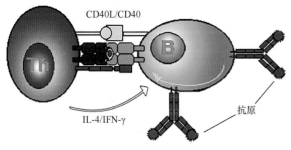

图 14-4　B 细胞激活的第二信号

BCR 识别抗原→启动第一活化信号→抗原内化→降解成抗原肽→与 MHC Ⅱ类分子结合成复合物→表达于 B 细胞表面。效应 Th 细胞识别 B 细胞表面的特异性抗原-MHC Ⅱ类分子复合物→与 B 细胞稳定结合；T 细胞表面 CD40L 与 B 细胞表面 CD40 结合→向 B 细胞提供共刺激信号；T 细胞分泌细胞因子（IL-4/IFN-γ）→参与 B 细胞活化

3. 细胞因子的作用 APC 和激活的效应 Th 细胞能产生多种细胞因子，在 B 细胞活化的不同阶段，通过与 B 细胞表达的细胞因子受体结合，参与 B 细胞的活化、增殖与分化。如 Th 细胞产生的 IL-2、IL-4 和 IL-5 可促进 B 细胞增殖，IL-5 和 IL-6 可促进 B 细胞后期活化。

4. B 细胞和 Th 细胞间相互作用的定位 理论上，抗原特异性 T 细胞和 B 细胞相遇的概率极低，其原因为：①体内针对任一抗原的特异性初始淋巴细胞克隆数仅占淋巴细胞克隆总数的 $1/10^6 \sim 1/10^4$，故任一抗原特异性 T 细胞和 B 细胞相遇的概率仅为 $1/10^{12} \sim 1/10^8$。②T 细胞和 B 细胞分布于外周淋巴组织的不同区域，使二者更加难以相遇。但是，针对 TD 抗原的应答中，通过抗原特异性捕获，可使具有相同抗原特异性的 T 细胞和 B 细胞滞留于外周淋巴组织，从而极大地增加二者相遇的概率。T 细胞和 B 细胞相互作用首先发生于滤泡外，数天后才会发生于滤泡内（图 14-5）。

（1）抗原特异性 T 细胞在 T 细胞区识别 APC 提呈的抗原：①摄取抗原的 APC 迁移至外周淋巴组织 T 细胞区，参与再循环的初始 T 细胞持续流经 APC。②抗原特异性 T 细胞借助 TCR 特异性识别并结合 APC 表面 pMHC，可滞留于淋巴组织 T 细胞区，并在此增殖、分化为效应 T 细胞。③部分效应 T 细胞离开淋巴组织，进入抗原入侵部位发挥效应；部分效应 T 细胞经 DC 诱导后表达 CXCR5，向淋巴滤泡边缘迁移。

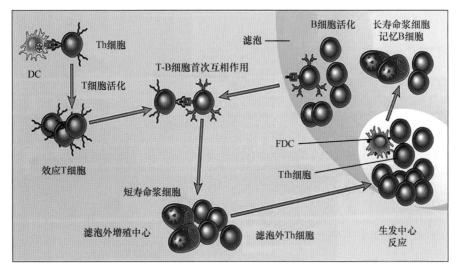

图 14-5　T 细胞与 B 细胞在淋巴滤泡内外的相互作用

T 细胞在淋巴结 T 细胞区识别 DC 提呈的抗原→活化、增殖和分化为效应 T 细胞；滤泡外 Th 细胞与滤泡内被抗原活化的 B 细胞均迁移至 T 细胞区及淋巴滤泡交界处→二者首次相互作用→产生短寿命浆细胞；部分滤泡外活化的 B 细胞与 T 细胞进入淋巴滤泡→在生发中心再次相互作用→产生长寿命浆细胞和记忆 B 细胞

（2）B 细胞与 T 细胞在 T 细胞区和淋巴滤泡交界处的首次相互作用：①初级淋巴滤泡基质细胞和 FDC 分泌 CXCL13，可将血液循环中 CXCR5 阳性初始 B 细胞趋化至淋巴滤泡内，通过上述途径（图 14-1）捕获抗原，诱导其表达 CCR7 和特异性 pMHC Ⅱ类分子复合物。② B 细胞在 CCL21 作用下向 T 细胞区迁移。③在 T 细胞区和淋巴滤泡交界处，B 细胞提呈的抗原会被特异性 Th 细胞识别，二者相互作用，Th 细胞提供共刺激信号和细胞因子激活 B 细胞，激活的 B 细胞分化为短寿命浆细胞并分泌抗体。已摄取抗原的 B 细胞若不能与 Th 细胞发生相互作用，则会在 24 小时内死亡。

（3）B 细胞与 T 细胞在滤泡内再次相互作用：①滤泡外活化的部分 B 细胞进入淋巴滤泡，继续增殖形成生发中心。②滤泡外与 B 细胞相互作用的 Th 细胞，也进入淋巴滤泡，称为滤泡辅助性 T 细胞（Tfh 细胞）。③ T-B 细胞在淋巴滤泡生发中心再次相互作用，促进 Tfh 细胞进一步分化，并促进 B 细胞分化为分泌高亲和力抗体的长寿命浆细胞和记忆 B 细胞。

三、活化 B 细胞在生发中心内的分化与成熟

1. 生发中心（germinal center，GC）是 B 细胞增殖、分化的主要场所　B 细胞应答可发生于外周淋巴组织不同部位。

（1）滤泡外应答：经滤泡外 Th 细胞辅助，部分活化增殖的 B 细胞迁移至淋巴结髓质（脾脏红髓和 T 细胞区之间）并继续增殖，于感染后第 5 天形成初级聚合灶 B 细胞（primary focus B cell）或称滤泡外灶（extrafollicular focus）。部分增殖的 B 细胞在聚合灶分化为浆细胞，其能产生一定量低亲和力特异性抗体（主要为 IgM），并发生低强度体细胞突变和抗体类别转换，可提供即刻防御性反应。由聚合灶产生的浆细胞或浆母细胞均为短寿命（约 3 天），不能迁移至骨髓（图 14-5）；另一部分活化 B 细胞和 T 细胞则会进入淋巴滤泡（见后）。

（2）生发中心（滤泡内）应答：滤泡外 T-B 细胞相互作用后，部分活化并开始增殖的 B 细胞迁移至附近 B 细胞区，即初级淋巴滤泡，继续增殖并形成生发中心，即次级淋巴滤泡。生发中心主要由增殖的 B 细胞组成，但其中约 10% 细胞为抗原特异性 T 细胞。生发中心的结构为：①外套层（mantle zone），由增殖的 B 细胞将静止 B 细胞挤至边缘而形成。②暗区，由迅速增殖的 B 细胞（称中心母细胞）形成。③亮区，由较慢增殖的 B 细胞（中心细胞）、Tfh 细胞和 FDC 形成（图 14-6）。

生发中心的重要性在于向 B 细胞提供合适的分化微环境，例如：生发中心的 FDC 通过将抗原（以免疫复合物的形式）长期滞留在其表面，向 B 细胞持续提供抗原刺激信号；B 细胞接受 Tfh 细胞辅助（表达 CD40L 和 ICOS 及分泌细胞因子）。通过 FDC、Tfh 细胞、B 细胞间复杂的相互作用，使 B 细胞在生发中心经历克隆增殖、抗体可变区的体细胞高频突变、抗体类别转换、抗体亲和力成熟等过程，最终分化为长寿命浆细胞（long-lived plasma cell，LLPC）和记忆 B 细胞（memory B cell）。B 细胞分化成浆细胞会受到 B 淋巴细胞诱导成熟蛋白 1

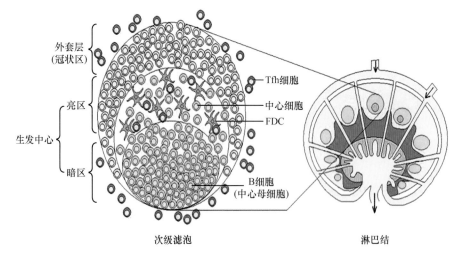

图 14-6　淋巴结生发中心结构及其细胞组成

生发中心外围是 T 细胞区。迅速增殖的 B 细胞（中心母细胞）紧密聚集在一起，形成生发中心暗区；较慢增殖的 B 细胞（中心细胞）、FDC 和 Tfh 细胞构成生发中心亮区；再循环的静止 B 细胞在生发中心边缘组成外套层

（B-lymphocyte-induced maturation protein-1，BLIMP-1）的调控。该分子为转录抑制子，可关闭 B 细胞增殖、抗体类别转换和亲和力成熟所需的基因，使 B 细胞分化为浆细胞，其趋化因子受体表达会发生改变，故可离开生发中心而进入骨髓，分泌释放高亲和力抗体，主要是 IgG。

2. Tfh 细胞辅助 B 细胞增殖分化

（1）Tfh 细胞分化的过程：① DC 活化阶段，DC 将抗原提呈给初始 CD4$^+$T 细胞，DC 表面 ICOSL 与 T 细胞表面 ICOS 结合，在 IL-6 与 IL-21 参与下，T 细胞迅速表达 CXCR5 和低水平的 Bcl-6（B cell lymphoma gene 6），成为 Tfh 祖细胞，在 CXCL13 作用下向 B 细胞区迁移。② B 细胞活化阶段，在 T 细胞区和淋巴滤泡交界处，Tfh 祖细胞表面 ICOS 与活化的 B 细胞表面 ICOSL 结合，上调 Bcl-6 的表达，成为 Tfh 细胞。

（2）GC Tfh 细胞的特征：①高表达 Bcl-6、CXCR5、ICOS 和 PD-1。②表达信号淋巴细胞活化分子相关蛋白［signaling lymphocytic activation molecule（SLAM）-associated protein，SAP］，可参与介导 T-B 细胞黏附信号。③根据抗原刺激不同，GC Tfh 细胞可产生 Th1、Th2 或 Th17 型细胞因子。

（3）Tfh 细胞的功能

1）Tfh 细胞促进生发中心形成：GC B 细胞高表达 Fas 而低表达抗凋亡分子，对凋亡敏感，故 B 细胞须持续获得生存信号。GC Tfh 细胞可促进 B 细胞生存和增殖，其机制为：① Tfh 细胞表面 CD40L 与 GC 内 B 细胞表面 CD40 结合，可向 B 细胞提供生存和增殖信号，促进生发中心形成。②产生 IL-21，通过自分泌作用于 T 细胞，发挥放大效应，作用于 B 细胞，诱导 Bcl-6 表达，促进 B 细胞存活与增殖。③产生 IL-4，可促进 B 细胞上调抗凋亡分子 Bcl-X$_L$，促进其生存。

2）Tfh 细胞参与抗体类型转换：①通过 CD40L/CD40 信号诱导 B 细胞表达抗体发生类别转换所需的活化诱导的胞苷脱氨酶（activation-induced cytidine deaminase，AID）。②产生 Th1 型（如 IFN-γ）或 Th2 型（如 IL-4）细胞因子，参与抗体类别转换。

3）Tfh 细胞参与抗体亲和力成熟（affinity maturation）：①诱导 B 细胞表达的 AID，也参与体细胞高频突变。②表达 CD40L 和 IL-21，促进结合抗原的 B 细胞生存和增殖，并通过其表面 FasL 杀伤不能与抗原结合的 GC B 细胞，从而参与阳性选择。

4）Tfh 细胞促进浆细胞和记忆 B 细胞产生：①产生 IL-21、IL-10、IL-6 和 IL-4 等，促进 GC B 细胞分化为浆细胞。②表达 OX40，促进浆细胞分泌抗体。③对记忆 B 细胞的产生不可或缺。

3. 体细胞高频突变与 Ig 亲和力成熟　体细胞高频突变（somatic hypermutation，SHM）是形成抗体多样性的重要机制之一。Ig 重链和轻链 V 区基因的体细胞突变率（1/1000 碱基突变/每次细胞分裂）比其他体细胞突变率高 1000 倍。经多次分裂突变积累，高频突变可使 1 个 B 细胞克隆的 IgG 核苷酸序列改变 5%，但多数突变的细胞因阳性选择而凋亡。

CDR 区突变可改变 BCR 特异性或亲和力，继而突变细胞经历阳性选择，机制为：每轮突变后 B 细胞表达新的 BCR，进入亮区；凡是其 BCR 不能结合原抗原表位或不能与高亲和力 BCR 竞争抗原表位者，则凋亡而被清除；仅极少数能与抗原高亲和力结合的 B 细胞才可与 Tfh 细胞相互作用，被阳性选择存活，再返回暗区，进入下一轮增殖、突变和选择。

经上述反复选择，最初进入生发中心的 B 细胞多被清除，仅存留少数抗原特异性 B 细胞的子代，后者分化为产生高亲和力抗体的浆细胞或记忆 B 细胞。因此，抗体 V 区体细胞高频突变及选择是抗体亲和力成熟的主要机制，使存活 B 细胞的平均亲和力明显增高（图 14-7）。高频突变的特征是：①突变多发生于抗体与抗原结合的 CDR 区。② IgG 突变多于 IgM。③突变通常和改变抗体与特异性抗原结合的亲和力有关。

4. 抗体类别转换（class switch）　抗体生物学效应主要由重链恒定区执行。抗体类别转换指抗体可变区不变，但其重链类别（恒定区基因编码产物）发生改变，其可发生于滤泡外灶及生发中心，主要机制是 IgC 区基因与 V 区基因重组（详见第十五章）。

影响抗体类别转换的因素为：①抗原种类，如 TI 抗原仅引起有限的抗体类别转换；TD 抗原主要诱导抗体向 IgG 转换；变应原主要诱导抗体向 IgE 转换。② Tfh 细胞辅助作用，如 Tfh 细胞 CD40L 和 B 细胞 CD40 结合对抗体类别转换十分重要。③微环境细胞因子，如蠕虫感染能导致 Th2 型细胞因子分泌，IL-4 促进抗体向 IgE 转换；某些

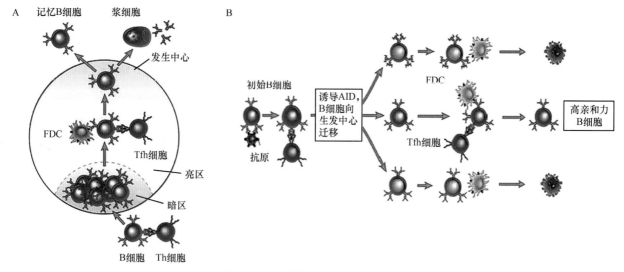

图 14-7　B 细胞在生发中心的成熟

A.B 细胞在初级淋巴滤泡边缘受 Tfh 细胞辅助而被活化→进入淋巴滤泡→增殖形成生发中心暗区；B 细胞经历体细胞高频突变导致 BCR V 区氨基酸置换→迁至亮区→高亲和力识别 FDC 所提呈抗原并获 Tfh 细胞辅助→被选择存活→抗体亲和力成熟及类别转换→分化为可分泌抗体的浆细胞和记忆 B 细胞（另外，浆细胞迁移至骨髓→成为长寿命浆细胞，记忆 B 细胞进入淋巴细胞再循环，本图未显示）；B.（抗体亲和力成熟）BCR 的 V 区基因发生体细胞高频突变→抗体结合抗原的亲和力改变→能与 FDC 提呈的抗原结合并将抗原提呈给 Tfh 细胞的 B 细胞可存活，反之则凋亡；B 细胞结合抗原的亲和力越高→通过选择而存活的优势越强

细菌和病毒感染促进 Th1 型细胞因子分泌，IFN-γ 促进抗体向调理性和激活补体的抗体 IgG2a 和 IgG3 转换；黏膜细胞产生 TGF-β，在共生菌或病原体作用下，促进向 IgA 转换；IL-5 也会促进 IgA 产生。

四、生发中心发育成熟 B 细胞的转归

B 细胞在生发中心经历增殖、突变与阳性选择的过程中，来自 BCR 和 CD40 的信号可诱导 Bcl-X$_L$ 表达，通过抑制凋亡，促进 B 细胞生存。生发中心的 B 细胞首先分化为浆母细胞，进而分化为以下两类细胞：

1. 长寿命浆细胞　部分 B 细胞分化为抗体形成细胞（即浆细胞），离开外周淋巴组织后迁移至骨髓，并从骨髓基质细胞获得生存信号而长期存活。这些浆细胞停止分裂和表达膜 Ig，可高效合成并分泌抗体，成为长时间、持续性提供高亲和力抗体的来源。部分浆细胞进入脾脏红髓或淋巴结髓质，而黏膜组织生发中心分泌 IgA 的浆细胞，则会停留于黏膜系统。

B 细胞分化成浆细胞受 B 淋巴细胞诱导成熟蛋白 1（BLIMP-1）的调控。该分子为转录抑制子，可关闭 B 细胞增殖、抗体类别转换和亲和力成熟所需的基因，使 B 细胞分化为浆细胞，并发生趋化因子受体表达的改变，故可离开生发中心而进入外周组织。

2. 记忆 B 细胞　生发中心内部分 B 细胞可分化为记忆 B 细胞，其为长寿命、低增殖细胞，虽表达膜 Ig，但不产生或仅产生少量抗体。记忆细胞离开生发中心后，可参与淋巴细胞再循环，一旦遭遇相同抗原刺激，即产生再次应答。

第二节　初次免疫应答和再次应答产生抗体的特征

抗原初次进入机体所引发的应答称为初次免疫应答（primary immune response）。初次应答晚期，随着抗原被清除，多数效应 T 细胞和浆细胞死亡，同时抗体水平逐渐下降。部分 T 细胞、B 细胞可分化为长寿命的记忆淋巴细胞，其表面 BCR 对同一抗原的亲和力显著增强。一旦遭遇相同抗原，记忆淋巴细胞迅速、高效、特异地产生应答，此即再次免疫应答（secondary immune response）（图 14-8）。

一、初次免疫应答产生抗体的特征

机体初次应答产生抗体的过程可分为 4 个阶段：①潜伏期（lag phase），历时 5 ～ 10 天，其长短受机体状况、抗原性质及其进入机体途径等因素的影响，在此期内不能检出抗体。②对数期（log phase），抗体水平呈指数增长。③平台期（plateau phase），抗体水平达到峰值并相对稳定，依抗原不同，到达平台期所需时间、平台期抗体水平和持续

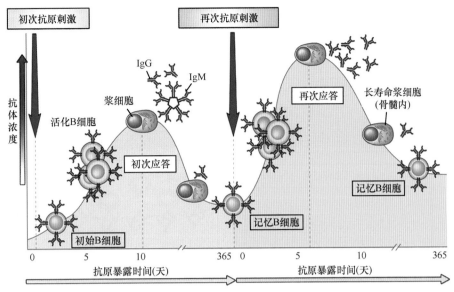

图 14-8　B 细胞的初次免疫应答和再次免疫应答

抗原初次入侵→激活初始 B 细胞→部分分化为短寿命浆细胞→产生并分泌以 IgM 为主的抗体；部分分化为长寿命浆细胞和记忆 B 细胞，浆细胞迁移至骨髓→长期产生抗体，记忆 B 细胞进入循环。相同抗原再次入侵→记忆 B 细胞迅速活化→增殖、分化为浆细胞→产生高水平以 IgG 为主的抗体。再次应答抗体产生潜伏期明显缩短，抗体维持时间显著延长

时间各异。④下降期（decline phase），抗体被降解或与抗原结合而被清除，其水平逐渐下降（图 14-9）。

初次应答早期主要产生 IgM 类抗体，后期由于 B 细胞在生发中心发生抗体类别转换，可产生一定量 IgG，抗体总量及与抗原亲和力均较低。

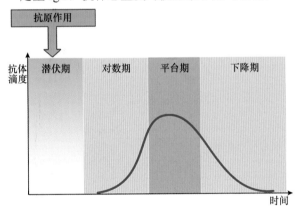

图 14-9　B 细胞初次应答产生抗体的 4 个阶段

①潜伏期：历时 5 ~ 10 天，在此期内不能检出抗体；②对数期：抗体水平呈指数增长；③平台期：抗体水平达到峰值并相对稳定；④下降期：抗体被降解或与抗原结合而被清除，其水平逐渐下降

二、再次免疫应答的重要特征及其产生抗体的特征

相同抗原再次侵入机体，抗原特异性记忆 B 细胞可迅速、高效地产生特异性应答。

1. 再次免疫应答的重要特征　主要由记忆淋巴细胞所介导。存在于体内的记忆 T 细胞和特异性抗体均可阻止初始 T 细胞和 B 细胞被相同抗原所激活。这种抑制机制保证了宿主在再次感染时能够启用反应最快、效应最强的免疫细胞，以最经济、最有效的方式迅速清除病原体。

2. 再次免疫应答所产生抗体具有如下特征（图 14-10）

（1）对抗原的敏感性增高：记忆 B 细胞所表达 BCR 的亲和力增高，且高表达 MHC Ⅱ 类分子和共刺激分子，能有效竞争性结合低剂量抗原。

（2）应答速度快：效应记忆 B 细胞表型更类似于浆细胞，对抗原和细胞因子应答更敏感，故再次免疫应答潜伏期明显缩短，抗体水平可迅速到达平台期。

（3）应答强度高、持续时间长：抗原特异性记忆 B 细胞频率为 $1/10^3 \sim 1/10^2$（静止的特异性 B 细胞频率为 $1/10^5 \sim 1/10^4$），同时增殖速度提高，故再次免疫应答强度明显增高，平台区抗体水平比初次免疫应答高 10 倍以上，且持续时间长，可达 3 个月以上。

（4）主要产生 IgG 抗体：记忆 B 细胞已经历抗体类别转换，故再次免疫应答仅在初期产生少量 IgM，其后主要产生大量 IgG（以及一定量 IgA 或 IgE）。

（5）抗体亲和力高：再次免疫应答中，再次进入机体的抗原可被 BCR 亲和力更高的记忆 B 细胞捕获，并在生发中心再次经历 V 区体细胞高频突变和选择，从而进一步提高 BCR 亲和力。故随抗原刺激次数增加，记忆 B 细胞所产生抗体的亲和力进行性递增。

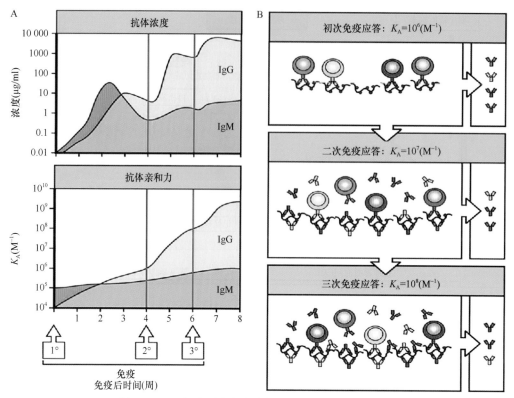

图 14-10　B 细胞再次免疫应答产生抗体的特征及机制

A. 再次免疫应答所产生抗体的特征：初次应答产生抗体总量及亲和力（K_A）均较低，且以 IgM 为主；对相同抗原的二次免疫应答和三次免疫应答，产生抗体以 IgG 为主，其水平及亲和力随免疫次数增加而增高；B. 再次免疫应答抗体亲和力增高的机制：初次免疫应答中，亲和力为 10^6 或更高的 B 细胞可有效竞争抗原，将之提呈给 Th 细胞，获后者辅助而被 T 细胞阳性选择存活，其产生抗体的平均亲和力较低；二次免疫应答时，仅亲和力更高的 B 细胞才能与这些抗体有效竞争抗原，故所产生抗体的平均亲和力增高；三次免疫应答时，仅有比二次免疫应答抗体平均亲和力更高的 B 细胞才能有效竞争抗原，从而其产生抗体的平均亲和力比二次免疫应答更高

第三节　B 细胞对 TI 抗原的应答

　　细菌某些非蛋白组分，如细菌多糖及脂多糖能直接激活静止的 B 细胞（B-1 细胞、边缘区 B 细胞）而无须 Th 细胞的辅助，被称为 TI 抗原。TI 抗原主要激发 B 细胞产生 IgM，通常不发生抗体亲和力成熟和类别转换，也无免疫记忆。根据 TI 抗原激活 B 细胞的方式，可将其分为 TI-1 和 TI-2 两个类型。

一、B 细胞对 TI-1 抗原的应答

　　TI-1 抗原一般为细胞壁成分（如革兰氏阴性菌 LPS 和革兰氏阳性菌脂磷壁酸），具有丝裂原效应，可直接诱导 B 细胞增殖，其机制为：

　　1. 高剂量 TI-1 抗原　其可与丝裂原受体结合，非特异性激活多克隆 B 细胞增殖和分化。例如：LPS 可与 LPS 结合蛋白结合，继而与 B 细胞表面 CD14 结合，启动 TLR-4 信号途径，诱导多克隆 B 细胞活化（图 14-11A）。

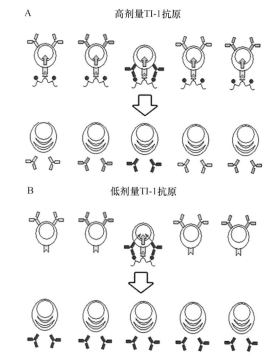

图 14-11　B 细胞对 TI-1 抗原的识别和应答

A. 高剂量 TI-1 抗原可激活多克隆 B 细胞产生抗体，诱导非特异性抗体应答；B. 低剂量 TI-1 抗原仅被抗原特异性 B 细胞足量竞争并结合，诱导 TI-1 抗原特异性抗体应答

2. 低剂量 TI-1 抗原 其仅激活表达特异性 BCR 的 B 细胞，分泌特异性抗体（图 14-11B）。

B 细胞对 TI-1 抗原的应答在机体抵御某些细胞外病原体感染中发挥重要作用，因其无须 Th 细胞预先致敏和克隆扩增，故先于 TD 抗原产生应答。

二、B 细胞对 TI-2 抗原的应答

TI-2 抗原多为细菌等来源的多糖和多聚化合物，包括肺炎链球菌多糖、沙门氏菌多聚鞭毛、右旋糖酐、半抗原交联的聚蔗糖、细菌荚膜多糖等。TI-2 抗原多含高度重复性表位，可与特异性 BCR 广泛交联（图 14-12）。针对 TI-2 抗原产生的抗体主要为 IgM，也有 IgG2（小鼠则为 IgG3）和 IgA。这种有限的抗体类别转换其机制可能为：DC 识别 TI-2 抗原所含 PAMP，将 TI-2 抗原传递给 B 细胞，并通过分泌 BAFF 而促进抗体产生及诱导类别转换。

TI-2 抗原仅激活成熟的 B 细胞。婴儿至 5 岁儿童体内多数 B 细胞尚未成熟，故对 TI-2 抗原不能产生有效抗体应答。对 TI-2 抗原应答的 B 细胞主要是 CD5+B-1 细胞和脾脏边缘区 B 细胞（分布于脾脏白髓边缘，不参与再循环）。边缘区 B 细胞出生时很少，其随年龄增长而增加，可能主要参与多数生理性 TI-2 抗原的应答。

许多常见胞外菌被荚膜多糖包被，可抵抗吞噬细胞的吞噬作用以及避免巨噬细胞提呈抗原而激活 T 细胞应答。B 细胞针对此类 TI-2 抗原所产生的抗体可包被抗原，发挥调理作用，促进吞噬细

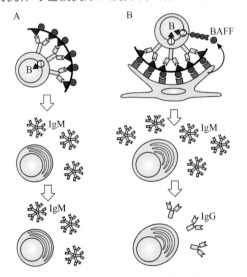

图 14-12 B 细胞对 TI-2 抗原的识别和应答

A. TI-2 抗原可交联多个 BCR，导致 IgM 产生。细胞因子可增强此类应答，并诱导抗体类别转换；B. DC 通过其表面模式识别受体识别并结合 TI-2 抗原，向 B 细胞提供抗原刺激，并产生细胞因子（如 BAFF）诱导 B 细胞抗体类型转换

胞对病原体的吞噬，有利于巨噬细胞将抗原提呈给特异性 T 细胞。

第四节　B 细胞应答的效应

B 细胞应答的主要效应分子为特异性抗体，通过其中和毒素、调理、激活补体、ADCC 及局部阻止抗原入侵黏膜细胞（IgA）等作用来清除非己抗原。B 细胞应答可产生免疫球蛋白，它们在体内的分布和功能各异，其主要功能详见第四章。

小　结

机体针对 TD 抗原产生体液免疫应答涉及 B 细胞和 Th 细胞间复杂的相互作用，其过程与机制为：① BCR 直接识别抗原 B 细胞表位，由 Igα/Igβ 传递活化信号（第一信号），BCR 共受体复合物也能协同提供第一信号，使 B 细胞获得早期活化。② DC 摄取、处理同一抗原的 T 细胞表位，在外周淋巴组织副皮质区向初始 T 细胞提呈抗原，使之分化为效应 Th 细胞。③效应 Th 细胞在滤泡与副皮质区交界处与早期活化 B 细胞相互作用，分化为早期 Tfh 细胞。④在副皮质区初步激活的部分 B 细胞进入滤泡，通过增殖而形成生发中心（GC）。⑤早期 Tfh 细胞进入生发中心，通过与 B 细胞相互作用而分化为成熟的 Tfh 细胞，分泌 IL-21 和 IL-4/IFN-γ 等，辅助 B 细胞活化、增殖和分化。⑥ B 细胞经历体细胞高频突变而发生 Ig 亲和力成熟，分化为可产生高亲和力抗体的浆细胞；经历 Ig C 区转录后拼接变化，发生抗体类别转换；在 FDC 滞留抗原的持续刺激下，分化为长寿命记忆 B 细胞。

针对 TI 抗原的 B 细胞应答无须 Th 细胞的辅助，主要产生 IgM，仅发生有限的抗体类别转换；无抗体亲和力成熟。

B 细胞初次接触抗原产生抗体水平较低，主要为 IgM；再次应答的特点为：潜伏期短；产生抗体（主要为 IgG）水平高，持续时间长，抗体亲和力强。

思　考　题

1. 请简述 TI-1、TI-2 抗原和 TD 抗原活化 B 细胞的机制。
2. Th 细胞如何辅助 B 细胞免疫应答？
3. 请简述利用青霉素牛血清白蛋白偶联复合物免疫动物产生抗青霉素抗体的免疫学原理。
4. 请简述生发中心 B 细胞选择和分化的大致过程。
5. 请描述新型冠状病毒疫苗接种后第一针和第二针后的机体免疫应答反应。

（杨想平）

第十五章 适应性免疫应答的特点及其机制

适应性（特异性）免疫应答是机体 T 细胞、B 细胞针对特定抗原所诱生的应答，为个体所特有。适应性免疫应答具有特异性（specificity）、多样性（diversity）、记忆性（memory）三大特点。还具有获得性（adaptiveness）、排他性（discrimination）、转移性（transferability）和耐受性（tolerance）的特点。

每一种 TCR/BCR 只能识别一种特定抗原表位肽，激活一种抗原特异性 T/B 细胞克隆，此即适应性免疫应答的特异性。人体 TCR 和 BCR 的多样性高达 10^{10} 以上，可识别自然界所有抗原表位，此即适应性免疫应答的多样性。TCR/BCR 多样性是适应性免疫应答特异性的基础，来源于 T/B 细胞胚系基因进行 V-D-J 基因重排机制。抗原特异性淋巴细胞分化为 Tm 细胞和 Bm 细胞，是免疫记忆性的细胞基础，是疫苗预防接种的理论依据。免疫耐受即抗原特异性免疫无应答，建立和打破免疫耐受有助于治愈临床超敏反应疾病和慢性感染性疾病及肿瘤。

第一节 适应性免疫应答的特异性与多样性

适应性免疫应答是由抗原驱动、受 MHC 限制（T 细胞介导时）、多种免疫细胞和免疫分子共同参与的复杂过程。适应性免疫的"特异性"具有双重含义：①由特异性抗原刺激而启动。②应答产物仅识别和结合该特异性抗原。

适应性免疫应答的特异性体现为：①抗原经 APC 处理为肽、与特定 MHC 产物结合为复合物共表达于 APC 表面，而后被 TCR 特异性识别；或 B 细胞表位直接被 BCR 特异性识别，而启动活化信号。②活化的抗原特异性 T 细胞、B 细胞发生克隆扩增，产生特异性 T 细胞、B 细胞及特异性抗体。③特异性抗体仅与特异性抗原结合，特异性效应 CTL 仅杀伤表达特异性抗原的靶细胞。

免疫应答特异性的本质，是 T 细胞、B 细胞表面 TCR、BCR 对抗原肽的特异性识别。由于一种 TCR 或 BCR 仅识别一种抗原表位，而自然界存在数量巨大、特异性各异的抗原表位，故 TCR 或 BCR 在总体结构上具有多样性（diversity）。TCR/BCR 多样性是适应性免疫应答能够特异性识别多种抗原的分子基础。

一、BCR、TCR 多样性及其分子基础

（一）BCR 胚系基因结构

BCR 即 B 细胞膜免疫球蛋白（mIg），由 2 条相同重链（heavy chain，H）和 2 条相同轻链（light chain，L）组成。H 和 L 基因定位于不同染色体，分别由编码可变区（variable region，V 区）和恒定区（constant region，C 区）的多个不连续的 V 基因片段（gene segment）和 C 基因片段构成（表 15-1）。H 链编码基因还包括多变区（diversity，D）和连接（joining，J）基因片段；L 链包括 J 基因片段。V、D、J、C 基因群各含多个片段，其中 V 基因片段数量最多（图 15-1）。

表 15-1 人免疫球蛋白基因的染色体定位

肽链	染色体定位	基因片段及排列
λ	22q11.2	$V_n—(J—C)_n$
κ	2p11-12	$V_n—J_n—C$
H	14q32.3	$V_n—D_n—J_n—C_n$

每一个 Ig H 链或 L 链基因分别由 V、D、J、C 基因片段群中各选择一个基因片段组合而成。由于 V、D、J、C 基因片段具有多数量性、选择随机性和排列组合多样性，使基因重排后的 Ig/BCR 分子群体的数目高达 10^{11} 以上，构成 Ig/BCR 多样性。

（二）TCR 胚系基因结构

TCR 包括 TCRαβ 和 TCRγδ，分别由 α、β 和 γ、δ 链组成。因此，TCR 相关基因群有 4 组，分别位于 3 条染色体（表 15-2）。TCR 每一肽链由 V 区和 C 区组成，V 区编码 TCR 的抗原结合区，其基因片段数目最多。由于 V、D、J、C 基因片段具有多数量性、选择随机性和排列组合多样性，使 TCR 群体数目高达 $10^{15} \sim 10^{18}$，构成 TCR 多样性（图 15-2）。

表 15-2 人 TCR 的染色体定位

肽链	染色体定位	基因片段及排列
α	14q11	$V_n—J_n—C_n$
β	7q32	$V_n—(D—J—C)_n$
γ	7p15	$V_n—(V_n—J—C)_n$
δ	14q11	$V_n—D_n—J_n—C_n$

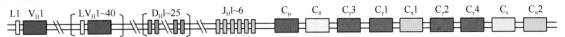

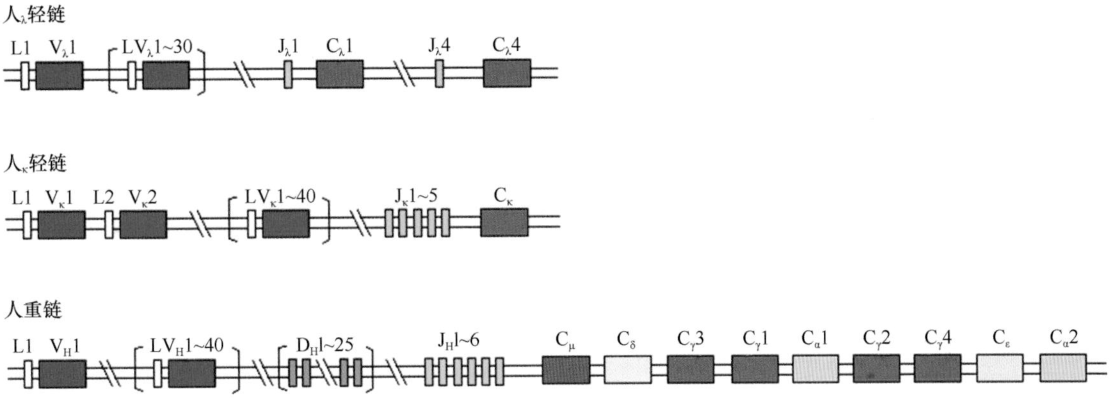

图 15-1　免疫球蛋白重链和轻链胚系基因结构示意图

人重链可变区基因由 V、D、J 基因片段组成。功能性 V_H 基因片段约 40 个，编码重链可变区 CDR1 和 CDR2；D_H 基因片段约 25 个，位于 V_H 和 J_H 基因簇之间，编码大部分 CDR3；J_H 基因位于 D_H 下游，有 6 个为功能性片段，编码部分 CDR3 和 FR4。人重链恒定区基因（C_H）由多个外显子组成，排列顺序为 5'-C_μ-C_δ-C_γ3-C_γ1-C_α1-C_γ2-C_γ4-C_ϵ-C_α2-3'，每个外显子编码一个结构域，但铰链区由单独的外显子编码。人轻链基因分为 λ 和 κ 基因，功能性 V_λ 基因片段约 30 个，其后是 4 个 J_λ-C_λ；V_κ 基因片段约 40 个，其后是 5 个功能性 J_κ 和 1 个 C_κ

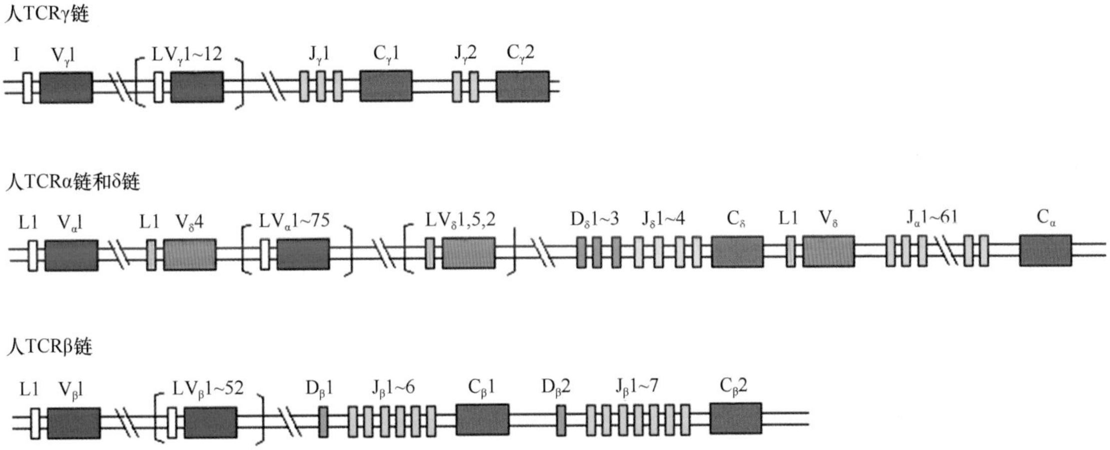

图 15-2　TCR 胚系基因结构示意图

TCRβ、δ 链基因相当于 Ig 重链基因，由 V、D、J、C 基因组成；α、γ 链基因由 V、J、C 基因组成。V、D、J、C 基因分别包括数量不等的多个基因片段，每一个 TCRβ 链、TCRδ 链基因分别由其 V、D、J、C 基因片段群中各选择一个基因片段而组成；每一个 TCRα、TCRγ 链基因则由其 V、J、C 基因片段重排组成

二、BCR、TCR 基因重排

（一）BCR(Ig) 基因重排

Ig 基因片段成簇存在，编码完整的功能性 Ig 肽链有赖于基因重排（gene rearrangement）（图 15-3）。仅胚系 B 细胞可进行基因重排：首先是重链可变区 V-D-J 基因重排；而后轻链 V-J-C 基因重排。

（二）TCR 基因重排

TCR 基因重排分别涉及 β(δ) 链基因和 α(γ) 链基因。人 TCRα 链基因包括 70 ～ 80 个 V_α 基因簇、61 个 J_α 基因簇和 1 个 C_α 基因。C_α 基因 4 个外显子分别编码 α 链 C 区、胞外区、跨膜区和 3′ 非翻译区。人 TCRβ 链基因包括 52 个 V_β 基因簇、两组 [D_β-J_β(1-6/7)-C_β] 基因簇。C_β 基因也编码 β 链 C 区、胞外区、

跨膜区和 3′ 非翻译区。TCR 以与 Ig 类似的方式进行基因重排，先后进行 β 链 V-DJ 基因重排和 α 链 V-J 基因重排，各自与 C 片段连接后形成功能性 TCRβ 和 TCRα 基因。转录翻译后形成 β 链和 α 链，再通过随机组合而产生多样性 TCRαβ（图 15-4）。

三、BCR、TCR 多样性的产生机制及其生物学意义

1. BCR、TCR 多样性的产生机制　BCR 多样性的产生主要涉及机制包括（表 15-3）：①组合多样性（combinatorial diversity），即众多 V、D、J 基因片段随机排列组合的结果。②连接多样性（junctional diversity），产生于 V-D-J 重排过程，由 V-D-J 重排时所出现的不同连接点所致，也可在同一连接点上发生核苷酸缺失（deletion）、插入

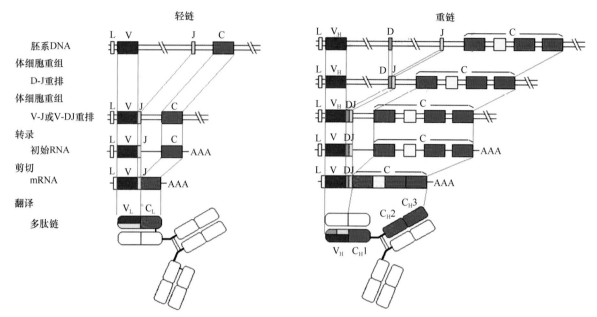

图 15-3　Ig 基因重排示意图

在胚系 DNA 水平，首先进行 Ig V 区基因重组：重链 V 区基因首先由一 D 基因片段与任一 J 基因片段连接成 D-J，然后 V 基因片段与 D-J 连接成 V-DJ，构成完整的重链 V 区编码基因；轻链 V 区基因由一个 V 基因片段和一个 J 基因片段连接而成；随后 DNA 转录为初始转录 RNA，在 RNA 水平，C 基因片段通过 RNA 剪切而与 V-J 或 V-DJ 基因连接；重链和轻链 mRNA 随后翻译为重链和轻链蛋白，经翻译后修饰，轻、重链以二硫键连接成 Ig 蛋白

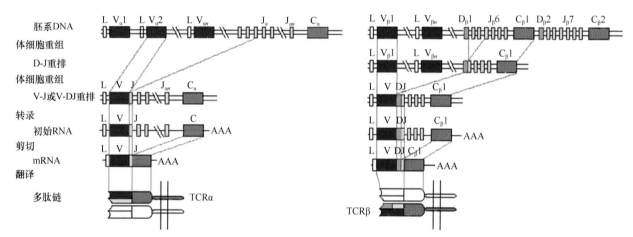

图 15-4　TCR 基因重排示意图

TCRα、TCRβ 链 V 区基因的重排过程与 Ig 类似：β 链基因重排优先于 α 链，β 链在胚系 DNA 水平先进行 D-J 重排，而后 V 与 DJ 重排连接；重排基因转录为初始 mRNA 后，在 RNA 剪接过程中 V-DJ 或 VJ 与 C 连接，β 链的 VDJ 与 C_β1 或 C_β2 随机连接，最后翻译为 TCRβ 链蛋白。TCRβ 链的功能性重排和表达可诱导 α 链基因重排，二者过程相似，但 α 链无 D 基因，仅进行 V-J 重排，再进行 VJ-C 连接，与 Cα 连接后，翻译为 TCRα 链蛋白

（insertion）和倒转（inversion）。③体细胞高频突变（somatic hypermutation），指抗体产生后期，经抗原再次刺激和 Tfh 细胞辅助，滤泡生发中心内 B 细胞已重排基因的若干核苷酸发生高频率替换突变。

　　据推算：V 区基因组合数达 1.9×10^6；连接多样性达 3×10^7；Ig 多样性总计约 5×10^{13}。体细胞突变多发生于 Ig 的 CDR 区，使其与抗原结合能力增强。经抗原选择，合成高亲和力抗体的 B 细胞在应答后期优势扩增，对抗原产生更为迅速和强烈的应答，此为抗体的亲和力成熟（见第十四章）。

表 15-3　人 Ig 多样性产生的机制

多样性机制	H	λ	κ
多胚系基因数（功能性）			
V	40	30	40
D	25	0	0
J	6	4	5
V 区组合多样性	6×10^3	1.2×10^2	2×10^2
N,P-核苷酸插入	2	50% 连接部位	
V 区多样性	1.2×10^4	1.6×10^2	
V 区总多样性		1.9×10^6	

续表

多样性机制	H	λ	κ
连接多样性		$3×10^7$	
总多样性		$5×10^{13}$	

　　TCR 多样性的机制也涉及组合多样性、连接多样性，但缺乏体细胞高频突变。δ 链可发生 V-D-J 基因重排，其 D 基因两侧 N 序列插入所致连接多样性高达 10^{11}。此外，TCRβ 链可变区 V-D-J 基因重排后与 α 链 V-J 随机组合；可进一步增加 TCR 多样性。据推算：TCRβ、TCRα 链 V 区基因组合数达 $1.1×10^7$；连接多样性达 $2×10^{11}$；多样性总计达 $2×10^{18}$（表 15-4）。TCRδ 链可变区 V-D-J 基因

表 15-4　人 TCR 多样性产生机制

多样性机制	α	β
多胚系基因数		
V	70	52
D	0	2
J	61	13
组合多样性	$4.3×10^3$	$1.4×10^3$
N,P-核苷酸插入	1	2
V 区多样性	$4.3×10^3$	$2.8×10^3$
V 区总多样性	$1.1×10^7$	
连接多样性	$2×10^{11}$	
总多样性	$2×10^{18}$	

重排后与 TCRγ 链 V-J 随机组合，但形成的多样性有限。

　　2. TCR/BCR 多样性的进化及生物学意义　免疫系统（尤其 TCR/BCR）经历了漫长岁月的进化：①无脊椎脊索动物仅由血细胞执行类似淋巴细胞的功能，而无 TCR、BCR、基因重排所必需的重组转位酶-RAG（重组激活基因，recombination activating gene）、抗体类别转换所需酶-AID（活化诱导的胞苷脱氨酶，activation-induced cytidine deaminase）和 MHC 分子，即不具备多样性的基因基础。②七鳃鳗、八目鳗等无颌类动物已进化出淋巴细胞、AID 以及类似于 TCR、Ig 的 VLR（多变淋巴细胞受体，variable lymphocyte receptor）A/B 基因，虽无重组转位酶，但具有多样性。③无颌类动物紫海胆首先被发现 Rag1/Rag2 样基因，由于重组转位酶-RAG 的进化，使外源基因得以插入宿主靶基因并介导 DNA 断裂、重组，Ig 基因在 DNA 水平实现多样性重排，所产生 Ig 蛋白具有多样性。④至 500 万年前，有颌类动物（如软骨鱼）已具备完整适应性免疫系统，包括淋巴细胞、TCR、BCR、RAG、AID 及 MHC 分子，从而形成 TCR/BCR 多样性，并具备对外界众多抗原产生免疫应答的能力。⑤哺乳动物则具备最为复杂和完全的多样性免疫系统和机制（图 15-5）。

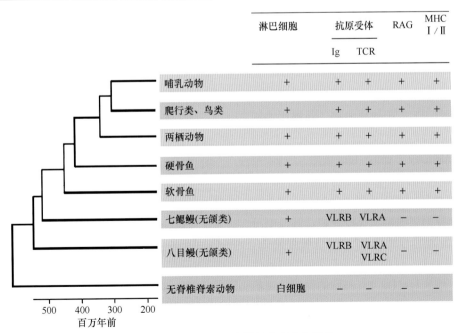

图 15-5　TCR/BCR 多样性的产生与进化

脊索动物包括脊椎动物和原索动物（无脊椎脊索动物）；脊椎动物分为无颌类和有颌类动物；有颌类动物分为鱼类（软骨鱼、硬骨鱼）、两栖动物、爬行类、鸟类和哺乳动物。完整的、具有多样性的免疫系统从有颌类开始进化完全，包括淋巴细胞、淋巴细胞抗原受体（TCR、BCR）和基因重排所需转位酶如 RAG。无颌类的七鳃鳗和八目鳗（盲鳗）开始出现 TCR、Ig 样基因

第二节　适应性免疫应答的记忆性

免疫应答的记忆性（memory）指机体对特异性抗原产生初次免疫应答后，所接受的抗原信息、诱导的活化信号和产生的效应记忆可存留于机体免疫系统；一旦再次遭遇该抗原，则存留记忆信息被迅速调动，触发比初次免疫应答更为迅速、强烈、持久的特异性免疫应答。这些存留信息即免疫记忆性的物质基础，包括：增强的抗原提呈能力、极少量处于静止态的记忆 T 细胞、B 细胞和 T/B 细胞表面经抗原初次刺激后特异性 BCR 抗原亲和力增强。抗原特异性记忆 T 细胞、B 细胞是免疫记忆性的细胞学基础，由于其 BCR 亲和力增强，当再次遭遇同一抗原时，可迅速地发挥增强的免疫效应，更为有效地清除病原体。

免疫系统的记忆性是预防接种的免疫学基础。

一、T 细胞介导的免疫记忆

T 细胞介导的免疫（cell-mediated immunity）记忆具长效性。记忆 T 细胞（memory T cell，Tm 细胞）来源尚不清楚，其有两种可能分化机制：①处于高峰期的效应 T 细胞的 10% 随机分化为 Tm 细胞。②高峰期效应 T 细胞经不对称分裂而分化为两群，注定死亡的效应 T 细胞和高表达 Bcl-2 的 Tm 细胞。Tm 细胞表型特征为 $CD45RO^+$，而初始 T 细胞为 $CD45RA^+$。按照定居部位和发挥效应的不同，Tm 细胞可分为两群：①中枢记忆 T 细胞（central memory T cell，Tcm 细胞），其表型为 $CD44^+CD62L^{high}CCR7^+$，在外周血和二级淋巴组织间穿梭循环，参与维持免疫记忆。②效应记忆 T 细胞（effector memory T cell，Tem 细胞），其表型为 $CD44^+CD62L^{low}CCR7^-$，定居于外周淋巴器官，再次被同一抗原激活后可迅速发挥效应。

Tm 细胞介导增强的再次免疫应答，其机制可能为：①对共刺激信号（如 B7）的依赖性降低。②分泌更多细胞因子，且对细胞因子作用的敏感性增强。$CD4^+$Tm 细胞与 $CD8^+$Tm 细胞的性质、亚群和维持机制尚未完全阐明。

二、B 细胞介导的免疫记忆

B 细胞介导的免疫记忆即抗体的再次应答，后者在反应时相、产生抗体类型及抗体效价等方面均有别于初次应答（详见第十四章）。参与再次应答的抗原特异性记忆 B 细胞（memory B cell，Bm 细胞）具有如下特征：①经抗原再次刺激后数量可增长 10～100 倍，所产生抗体的亲和力显著增高。②表达膜型 IgG、IgA 或 IgE，发生抗体类别转换。③抗原提呈能力强，MHC II 类分子水平显著增高，在较低浓度抗原刺激下即可激活 Th 细胞。B 细胞免疫记忆保证机体对多种致病微生物再次感染的免疫保护力，并成为预防性疫苗接种的理论基础。

Bm 细胞的产生与维持均有赖于抗原存在。抗原初次激活的少量 B 细胞在淋巴组织滤泡外分化为分泌抗体的短寿命浆细胞，少部分 B 细胞则迁徙至滤泡中，成为生发中心 B 细胞。在生发中心，经滤泡树突状细胞（FDC）表面的抗原抗体复合物的再次刺激，并经滤泡 Th 细胞的刺激，B 细胞发生体细胞高频突变及类别转换，最后分化为分泌高亲和力抗体的浆细胞，此时 B 细胞应答达到顶峰。活化 B 细胞有两种转归：① IgM^+B 细胞，进而分化为 Bm 细胞，其水平可维持 1 年或数年。②发生类别转换成为 IgG/IgA^+B 细胞，发挥中和效应等清除病原，而后逐渐凋亡而被清除。

三、免疫记忆细胞来源、分化、作用及维持机制

记忆淋巴细胞分化和维持是维持免疫记忆的细胞学基础。有关 Tm 细胞、Bm 细胞来源、分化、亚群及其作用机制，迄今尚未完全阐明。IL-7 和 IL-15 对于 Tm 细胞的诱导和维持至关重要。对 $CD8^+$Tm 细胞的研究发现，IL-15 及 $miR150^{high}/miR155^{low}$ 轴可促进 Tcm 细胞分化和维持；IL-2 和 $miR150^{low}/miR146^{low}$ 轴可促进 Tem 细胞分化和维持。Tm 细胞诱导和维持与多种细胞因子和转录因子（如 IL-7、Bcl-2、IL-15、CD27 和 OX40 等）表达相关。Tm 细胞维持时间约为个体寿命的 1/10（小鼠为 50～100 天，人约为 10 年）。

Bm 细胞的维持与多种抗凋亡家族分子（如 Bcl-2 家族成员 Bcl-2、A1、Mcl-1、$Bcl-X_L$ 等）表达相关。不仅 TD 抗原激活的 B 细胞可产生记忆，TI 抗原激活的 B 细胞也可能产生免疫记忆（约维持 3 个月）。TD 抗原激活记忆 B 细胞与抗原交联滤泡 B 细胞的 BCR 的强度及 Th 细胞辅助相关；TI 抗原激活的 B 细胞记忆与多糖强烈交联 B-1（或边缘区 B 细胞）细胞的 BCR 及 PAMP 激活 PRR 启动的信号转导相关（图 15-6）。

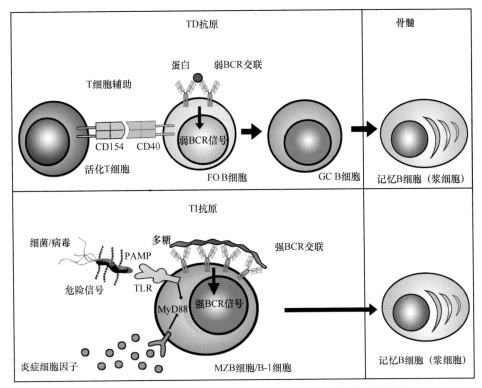

图 15-6　TD 抗原和 TI 抗原诱导记忆 B（浆）细胞的可能机制

TD 抗原和 TI 抗原均可诱导免疫记忆，TD 抗原诱导免疫记忆由 BCR 信号传导的强度以及 T 细胞的辅助来调控；而 TI 抗原诱导的免疫记忆则由 BCR 交联获得的强烈信号和危险信号刺激 PRR 激活的信号所调控。蛋白质类抗原，与 BCR 交联后，活化滤泡 B（FO B）细胞，在 T 细胞提供的共刺激分子刺激信号下，首先活化为生发中心 B（GC B）细胞，而后进入骨髓，在骨髓基质细胞提供的细胞因子等作用下，分化为记忆 B（浆）细胞；而多糖类的 TI 抗原，通过强烈交联 BCR，传递强烈信号，辅助以危险信号如 PAMP 和炎性细胞因子与 PRR 作用的信号，活化边缘区 B（MZB）细胞和 B-1 细胞，进入骨髓，分化为记忆 B（浆）细胞；MyD88: myeloid differentiation factor 88，髓样分化因子 88

第三节　适应性免疫应答的耐受性

　　免疫系统理论上可对所有抗原物质产生应答，但实际上仅对"非己"抗原产生较强的应答，而对自身抗原一般不产生应答。欧文（Owen）于 1945 年首先发现天然免疫耐受现象，即异卵双生小牛形成嵌合体（图 15-7），彼此可接受对方皮肤移植物而不发生排斥反应。由此提示，胚胎期接触同种异型抗原可致免疫耐受。为进一步探讨上述现象的本质，梅达沃（Medawar）等学者开展了人工免疫耐受的实验研究，证实处于发育阶段的免疫细胞若接触抗原可诱导免疫耐受（图 15-8）。其后，伯内特（Burnet）等提出克隆选择学说（clonal selection theory）阐述免疫耐受的机制：胚胎期个体免疫系统尚未发育成熟，抗原异物刺激导致相应抗原特异性免疫细胞克隆被清除，从而对特异性抗原不能产生免疫应答。因此，免疫耐受可视为一种特殊形式的免疫应答，其由特异性抗原刺激免疫系统诱导特异性无应答，也具有抗原特异性、获得性、记忆性等特点。若将抗原刺激机体产生特异性抗体和 T 细胞应答称为正应答，则免疫耐受是一种特殊形式的负应答。

一、免疫耐受的概念及特性

　　免疫耐受（immunologic tolerance）指机体免疫系统接触抗原后所表现的特异性免疫无应答或低应答现象。免疫耐受可天然形成，如机体对自身组织抗原的自身耐受；也可为后天获得，如感染乙型肝炎病毒诱导的获得性乙型肝炎病毒免疫耐受。诱导耐受形成的抗原称为耐受原（tolerogen）。同一抗原物质在不同情况下可分别发挥耐受原或免

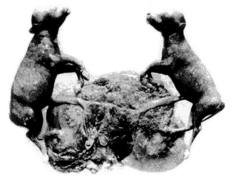

图 15-7　异卵双生小牛的嵌合现象（天然免疫耐受）

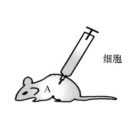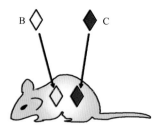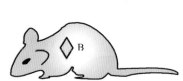

| 第0周 | 第6周 | 第7周 |
| 给新生A系小鼠注射B系
小鼠来源的细胞 | 6周后移植B系和C系小
鼠来源的皮肤 | B鼠来源皮肤存活而C鼠
来源皮肤被排斥 |

图 15-8　人工免疫耐受实验（Medawar）

该实验证明未成熟个体在生命早期接触某种抗原，可诱导对该抗原的免疫耐受

疫原的作用，主要取决于抗原理化性状、剂量、免疫途径和被免疫个体的遗传背景等因素。

由耐受原诱导的免疫耐受可分为T细胞免疫耐受和B细胞免疫耐受，其各具不同特点（表15-5）。机体同时出现 T 细胞和 B 细胞耐受，称为完全免疫耐受（complete immunologic tolerance）；仅出现 T 细胞或 B 细胞耐受，称为不完全免疫耐受（partial immunologic tolerance）。

表 15-5　T 细胞耐受与 B 细胞耐受比较

		T 细胞耐受	B 细胞耐受
耐受形成		较易	较难
耐受诱导期		较短（1～2 天）	较长（约 70 天）
耐受维持时间		较长（达 150 天）	较短（达 50 天）
诱导抗原种类		TD 抗原	TD 和 TI 抗原
TD 抗原	高剂量	可耐受	可耐受
	低剂量	可耐受	不耐受
TI 抗原	高剂量	不耐受	可耐受
	低剂量	不耐受	不耐受
主要耐受机制	中枢	克隆清除	克隆流产、克隆清除、 受体编辑及失能
	外周	缺乏共刺激分子	抑制 sIgM 表达
		致克隆失能	致克隆失能

免疫耐受具有抗原特异性，机体仅对特定抗原无应答或低应答，但对其他无关抗原仍保持正常应答能力。因此，免疫耐受有别于免疫抑制或免疫缺陷所致的非特异性免疫抑制或无反应（表15-6）。

表 15-6　免疫耐受与免疫抑制的区别

	免疫耐受	免疫抑制
直接原因	特异性免疫细胞被排除或不能被活化	免疫细胞发育缺损或增殖分化障碍
发生机制	免疫系统未成熟、免疫力减弱、抗原性状改变	先天免疫缺陷，应用 X 射线、免疫抑制药物、抗淋巴细胞抗体等
特异性	针对特异抗原	无

二、免疫耐受诱导条件和形成机制

免疫耐受的发生取决于抗原与机体两方面因素，其机制尚未完全阐明，可能涉及克隆清除、克隆禁忌、抑制细胞和独特型网络调节等。

（一）免疫耐受诱导条件

1. 抗原因素　免疫耐受为抗原特异性。

（1）抗原性质：与机体遗传背景接近或相对分子质量小、结构简单的抗原，易诱发免疫耐受。颗粒性大分子和蛋白质易被 APC 摄取、处理和有效提呈，为良好免疫原；可溶性小分子抗原易成为耐受原。

（2）抗原剂量：适量抗原免疫机体易诱导应答，而过低或过高剂量抗原刺激均可能诱导免疫耐受：低剂量可诱导 T 细胞低区耐受（low-zone tolerance），高剂量诱导 T 细胞、B 细胞高区耐受（high-zone tolerance）（图15-9）。致耐受所需抗原剂量因抗原种类、动物种属及年龄等而异：TI 抗原可诱导 B 细胞高区耐受；低、高剂量 TD 抗原均易诱导耐受。

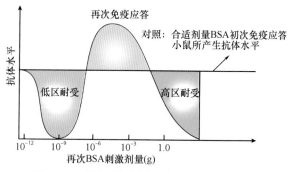

图 15-9　不同剂量抗原诱生免疫耐受示意图

BSA: bovine serum albumin，牛血清白蛋白

（3）抗原的免疫途径：抗原经口服和静脉注射的易诱导免疫耐受；皮下及肌内注射易诱导免疫应答。口服抗原经胃肠道消化使抗原大分子降解且

不易潴留，从而减弱免疫原性诱导免疫耐受。

（4）与抗原相关的其他因素：抗原辅以佐剂易诱导免疫应答，而单独免疫原刺激易致耐受；体内长期存在低剂量抗原如病毒慢性感染易诱导免疫耐受。

2. 机体因素　机体免疫功能状态、免疫系统发育成熟程度、遗传背景等在很大程度上影响免疫耐受形成。胚胎期或新生儿期个体免疫系统未成熟，易形成免疫耐受；免疫功能成熟的成年个体则不易致耐受。啮齿动物（如大鼠、小鼠）在各时期均易诱导耐受，而兔、猴及有蹄动物一般在胚胎期才能诱导免疫耐受。单独应用抗原难以诱导健康成年个体产生耐受；联合应用放射线照射、抗淋巴细胞抗体等免疫抑制手段或免疫抑制剂，可破坏已成熟的淋巴系统，造成类似新生儿期免疫不成熟状态，使诱导免疫耐受成为可能。

（二）免疫耐受形成机制

1. 中枢免疫耐受

（1）克隆清除（clonal deletion）：由伯内特（Burnet）于 1958 年提出，又称为克隆选择学说（clonal selection theory），其要点为：胚胎期和新生儿期个体淋巴细胞尚未发育成熟，此时接触抗原，相应特异性淋巴细胞克隆非但不发生克隆扩增，反被抑制为禁忌克隆（forbidden clone）或通过阴性选择凋亡而被清除，从而使免疫系统在早期分化发育阶段即对该抗原形成耐受，成年个体因缺乏特异性淋巴细胞克隆而对该抗原终身耐受。胚胎期个体针对自身抗原的淋巴细胞克隆可通过上述机制而被清除，从而形成对自身抗原的免疫耐受（图 15-10）。

（2）克隆流产（clonal abortion）：由诺萨尔（Nossal）于 1974 年提出，即骨髓 B 细胞发育早期，若前 B 细胞发育为 B 细胞之前接触抗原，则 B 细胞发育即中止，导致 B 细胞中枢耐受。以此为基础，维泰塔（Vitetta）于 1975 年提出 BCR（mIgM）抑制学说：未成熟 B 细胞表面 mIgM 接触抗原可启动细胞内抑制信号，抑制 mIgM 继续表达，使抗原特异性 B 细胞虽未死亡，但不再对相应抗原产生应答，造成克隆失能。失能的 B 细胞对丝裂原刺激仍可产生应答。

动物实验证实，如果机体的胸腺及骨髓中的基质细胞发生功能缺陷，造成 T 细胞、B 细胞阴性选择发生障碍，自身应答性 T 细胞、B 细胞则

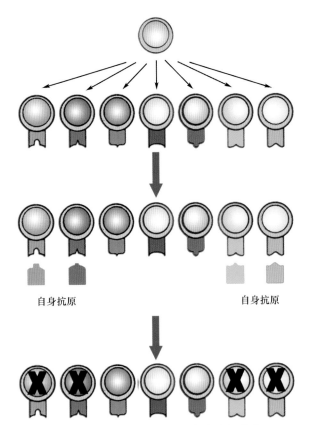

图 15-10　免疫耐受机制的克隆选择学说

不能被充分地清除，出生后的动物易罹患自身免疫病。重症肌无力的发生即与胸腺中的基质细胞缺陷有关。

2. 外周免疫耐受　仍有一部分自身反应性 T 细胞、B 细胞克隆逃脱了中枢耐受清除机制，进入外周免疫器官，可能原因是：①胸腺及骨髓基质细胞所表达的是体内各组织细胞普遍表达的共同自身抗原，而针对外周器官组织特异性抗原的自身应答性淋巴细胞未能在中枢免疫器官经阴性选择被清除。②自身应答性淋巴细胞的抗原识别受体与胸腺和骨髓上皮细胞表面抗原肽-MHC 分子复合物亲和力过低，从而逃避阴性选择，进入外周血液循环。但是，在正常情况下，机体仍可通过多种机制清除或抑制这些自身应答性淋巴细胞，以维持自身耐受。

（1）克隆清除：淋巴细胞进入淋巴结前即启动凋亡信号，发生克隆凋亡；或者外周成熟 T/B 细胞接触自身抗原后，能通过活化诱导的细胞死亡（activation induced cell death，AICD）建立并维持外周免疫耐受。

（2）克隆忽视（clonal ignorance）：是指自身应答性 T 细胞、B 细胞与自身抗原同时存在而又不发生应答的现象。其原因可能是：①体内存在某些生理性屏障，即由于定居于外周淋巴结内的自身

T/B 细胞受阻于血管内皮细胞的限制，难以接触外周间质细胞表达的组织特异性抗原，即所谓"免疫豁免部位"（如胸腺、睾丸、眼和脑），从而形成耐受。②自身抗原浓度过低，致使 APC 摄取的抗原量不足，因此，不能提供足够强度的第一活化信号。③T 细胞克隆的 TCR 对组织特异性抗原的亲和力低，不足以激活自身应答性 T 细胞。

（3）克隆失能（clonal anergy）：由于信号转导通路关闭或共刺激信号缺乏所致自身应答性 T 细胞、B 细胞常以克隆失能或不活化状态存在。T 细胞克隆失能是外周耐受的重要机制：T 细胞有效活化有赖于双信号，即 pMHC 与 TCR 结合提供第一信号，APC 表面 B7 等与 T 细胞表面 CD28 等相互作用提供共刺激信号；若缺失共刺激信号，或共抑制信号起主导作用，T 细胞即使接触抗原也不能被活化，而处于无反应性的失能状态，从而导致特异性 T 细胞耐受（图 15-11）。在 T 细胞、B 细胞的活化过程中，若信号转导分子表达不足、缺陷或变

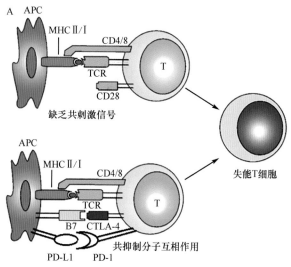

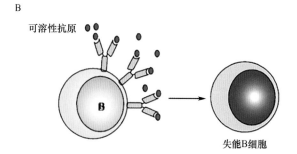

图 15-11　免疫耐受机制的克隆失能学说

A. T 细胞的有效活化不仅需要多肽-MHC 分子复合物与 TCR 结合所提供的第一信号，且有赖于共刺激分子提供的第二信号。缺乏共刺激信号时，或者 T 细胞与 APC 表面的共抑制分子上调并互相作用（肿瘤环境），则 T 细胞接触抗原也不能被激活，处于失能状态，致特异性 T 细胞耐受；B. 可溶性抗原与 BCR 作用时，缺乏足够的共刺激信号和必需细胞因子，B 细胞容易失能

异等，均会导致 T 细胞、B 细胞克隆失能。

外周 B 细胞缺乏自身反应性 T 细胞（已耐受）辅助不能被激活；或 mIgM 表达被抑制，导致克隆失能。

（4）免疫负调节：机体免疫系统可通过负向免疫调节机制，抑制机体的免疫应答而形成免疫耐受。目前研究较多的主要是调节性 T 细胞（Treg）、抑制性细胞因子和独特型网络的作用（详见第十六章）。

此外，耐受型 DC 可参与诱导外周 T 细胞、B 细胞耐受，机制为：耐受型 DC 可表达共抑制分子（CTLA-4、PD-1 等），从而诱导 T/B 细胞无反应性或阻滞 TCR/BCR 信号转导。

三、免疫耐受的建立、维持和终止

免疫耐受可在特定情况下建立和维持，也可因致耐受条件消失而被终止，并重新诱导抗原特异性免疫应答。抗原和机体因素是决定耐受发生、维持和终止的关键因素。

（一）免疫耐受的建立和维持

耐受原持续存在是维持免疫耐受的必要条件。免疫耐受实验研究发现：停止给予耐受原可使耐受逐渐消失，并恢复对抗原的特异性应答；耐受原持续存在可使免疫耐受得以维持和加强，如自身组织细胞、病毒、细菌等耐受原可长期存在于体内，故已建立的免疫耐受不易消退；易降解、不可自我复制的耐受原，须多次重复给予才能维持耐受；某些分解缓慢的耐受原（如多聚-D-氨基酸），注射一次即可使耐受维持 1 年。

机体因素方面，对免疫未成熟的胚胎期或新生儿期个体给予耐受原，或成年期联合应用免疫抑制剂致免疫低下，均有助于免疫耐受的建立和维持。

（二）免疫耐受的终止

免疫耐受可因耐受原在体内逐渐被清除而自发终止。机体对自身抗原所建立的天然耐受在某些情况下也可被终止，并导致自身免疫病，例如：机体组织受损而暴露隐蔽抗原；自身抗原分子结构发生改变；与自身抗原有交叉成分的外来抗原侵入人体等等。据此，通过改变致耐受原分子结构或置换半抗原载体，将这些经改造的物质给予机体，可特异性终止已建立的耐受。

新型疫苗分子设计中，如何打破某些病原体

慢性感染所致的免疫耐受,已成为研制治疗性疫苗的重点目标。其策略之一是:构建成分相似而具不同分子结构或构象的疫苗,或改变抗原提呈途径,从而有可能终止耐受,重建对抗原的特异性免疫应答。

四、研究免疫耐受的意义

免疫学的核心问题是免疫系统有效识别"自己"和"非己"。建立对"自己"的免疫耐受和对"非己"的特异性免疫应答,是维持机体免疫内环境稳定及正常生理功能的基础和关键。免疫耐受异常可参与多种临床疾病发生、发展,例如:天然自身耐受遭破坏可致自身免疫病;对细菌、病毒的免疫耐受可导致持续性感染;对肿瘤细胞的免疫耐受导致肿瘤发生。因此,探讨免疫耐受机制并通过人为干预而建立或中止耐受,具有重要理论和临床意义。人工诱导免疫耐受已成为防治自身免疫病、超敏反应和器官移植排斥等的重要策略。实验研究和临床实践中,已尝试使用免疫抑制剂造成机体免疫功能低下,继而应用耐受原诱发免疫耐受。此外,借助转基因技术促进某些细胞因子和(或)黏附分子表达,增强抗原免疫原性或提供有效的第二信号,以打破机体免疫耐受状态,已成为抗肿瘤免疫治疗的重要策略。

小　结

适应性(特异性)免疫应答是机体 T 细胞、B 细胞针对特定抗原产生的特异性应答,具有特异性、多样性、记忆性三大特点。T 细胞、B 细胞表面 TCR、BCR 对抗原表位的特异性识别,是免疫应答特异性的本质。TCR/BCR 基因重排,是产生抗原特异性识别多样性的物质基础。免疫记忆性是指机体对特异性抗原产生初次应答后,一旦再次遭遇该抗原时,可触发比初次应答更为迅速、强烈、持久的特异性免疫应答。抗原特异性记忆 T 细胞、B 细胞是免疫记忆性的细胞学基础。免疫系统的记忆性是预防接种的免疫学基础。免疫耐受指机体免疫系统接触抗原后所表现的特异性免疫无应答现象,其发生取决于抗原与机体两方面因素,其机制尚未完全阐明,可能涉及克隆清除、克隆禁忌、抑制细胞和独特型网络调节等。通过建立或者终止免疫耐受的方法,可以用于治疗自身免疫病或者恶性肿瘤。

思　考　题

1. 人免疫球蛋白(Ig)为什么具有多样性?
2. 人类 T 细胞借助 TCR 的基因重排机制,可以识别外界变化万千的所有抗原。基因重排主要发生于 TCR 基因的哪些区域?
3. 人类接种疫苗从而产生针对某种病原体的预防性免疫保护力的细胞与分子基础是什么?
4. 为什么我们对摄入体内的外来食物不诱导免疫应答?
5. 自身免疫病患者体内的免疫系统为什么会攻击自身组织?

(熊思东　徐　薇)

第十六章 黏膜免疫

外周免疫器官和组织是免疫细胞定居和免疫应答发生的场所,其包括两部分:①淋巴结和脾脏等有被膜的免疫器官。②黏膜免疫系统(mucosal immune system, MIS),亦称黏膜相关淋巴组织(mucosal-associated lymphoid tissue, MALT),主要指呼吸道、消化道及泌尿生殖道黏膜固有层和上皮细胞下散在的无被膜淋巴组织以及某些带有生发中心、器官化的(有被膜的)淋巴组织如扁桃体、小肠的集合淋巴结、阑尾等。

MIS 是机体发挥免疫功能的重要部位,其重要性表现为:①人体黏膜表面积巨大,仅小肠黏膜表面积即达 400m² (是皮肤面积的 200 倍),是阻止病原微生物等入侵机体的主要物理屏障,完整黏膜上皮组织的屏障作用亦是构成黏膜局部固有免疫的重要因素。②机体近 50% 的淋巴组织存在于 MIS, MIS 内淋巴细胞占全身淋巴细胞总数的 3/4。

第一节 黏膜免疫系统的组成

一、黏膜免疫系统的组织结构

黏膜免疫系统(MIS)由器官(包括消化道、呼吸道、泌尿生殖道和内耳等)内表面和外分泌腺(如泪腺、唾液腺、胰腺和乳腺等)相关的淋巴组织组成。根据功能与分布,可将 MIS 分为两部分:①器官化淋巴组织,其表面被黏膜上皮细胞覆盖,是黏膜免疫应答发生的部位,T 细胞、B 细胞在此识别抗原,并增殖、分化为效应细胞。②弥散性免疫细胞,包括弥散分布于全部肠道的上皮间淋巴细胞和固有层淋巴细胞,主要是效应 T 细胞和分泌抗体的浆细胞,是黏膜免疫应答的效应部位(图 16-1A)。

二、黏膜相关淋巴组织

按照 MIS 所在器官的分布,主要可分为如下三类:

1. 肠相关淋巴组织(gut-associated lymphoid tissue, GALT) GALT(图 16-1A)是肠道免疫应答发生的场所,由遍布肠道的弥散性淋巴细胞发挥效应。

(1)肠壁内次级淋巴组织:①派尔集合淋巴结(Peyer patch, PP),位于小肠,由 B 细胞滤泡(具有生发中心)和滤泡间 T 细胞区域组成。②孤立淋巴滤泡,分布于小肠和大肠,主要由 B 细胞组成。③阑尾。

派尔集合淋巴结和孤立淋巴滤泡均被黏膜上皮细胞覆盖,包括传统肠上皮细胞(intestinal epithelial cell, IEC)和少量微皱褶细胞(microfold cell, M 细胞)。

(2)肠系膜淋巴结(mesenteric lymph node):是肠道最大的淋巴结,含 T 细胞区和淋巴滤泡,其通过输入淋巴管与集合淋巴结、孤立淋巴滤泡及肠黏膜相通,在针对肠道抗原的免疫应答中发挥重要作用。

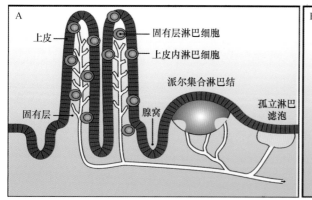
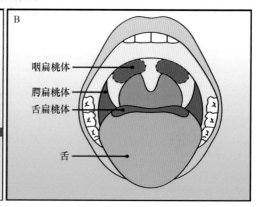

图 16-1 肠相关淋巴组织(GALT)和鼻相关淋巴组织(NALT)

A. GALT:肠壁的器官化淋巴组织(派尔集合淋巴结、孤立淋巴滤泡)均由黏膜上皮细胞覆盖;肠道引流淋巴结(系膜淋巴结)通过输入淋巴管与派尔集合淋巴结、孤立淋巴滤泡和肠黏膜相连;派尔集合淋巴结和系膜淋巴结含 T 细胞区(蓝色)和 B 细胞滤泡(黄色),孤立淋巴滤泡主要含 B 细胞。大量效应 T 细胞和分泌抗体的浆细胞弥散分布于上皮细胞间或黏膜下固有层;B. NALT:扁桃体和腺体在消化道和呼吸道入口形成咽淋巴环,抵御病原体入侵

2. 鼻相关淋巴组织（nasal-associated lymphoid tissue，NALT）　包括咽扁桃体（腺样体）、腭扁桃体、舌扁桃体及鼻后部其他淋巴组织（图 16-1B）。NALT 内淋巴细胞位于鼻咽和软腭鳞状上皮下，可直接接触空气和食物中抗原。其中，腭扁桃体、舌扁桃体和咽扁桃体共同在咽部组成咽淋巴环，即瓦尔代尔（Waldeyer）淋巴环，构成保护消化道和呼吸道入口的重要防线。儿童因反复感染而致扁桃体增大，若进行手术摘除则可能会降低患儿对口服脊髓灰质炎病毒活疫苗的 IgA 应答。

3. 支气管相关淋巴组织（bronchial-associated lymphoid tissue，BALT）　其解剖结构与 NALT 相似，由淋巴细胞聚集组成的滤泡所构成，滤泡主要位于支气管上皮下。BALT 内的免疫细胞也可直接接触、摄取空气中的抗原物质，并产生相应应答。

另外，机体的口腔、耳、眼以及泌尿生殖道也具有独特的黏膜相关淋巴组织。泌尿生殖道的黏膜上皮主要由单层鳞状上皮细胞构成，黏膜固有层可见巨噬细胞、浆细胞和记忆 CD4$^+$T 细胞和 CD8$^+$T 细胞。女性生殖道黏膜中的相关淋巴组织对抗原刺激通常仅产生弱的黏膜局部免疫应答，不激发系统性免疫应答，这种特点有利于生殖繁衍。

总之，不同组织器官分布的黏膜相关淋巴组织各自具有独特的结构和功能，这是人类在漫长的进化过程中逐步形成的，有利于维持机体内环境的稳定。

三、黏膜免疫细胞

黏膜免疫细胞是黏膜免疫系统识别外源性抗原、介导免疫应答的细胞组分，包括固有免疫细胞和适应性免疫细胞。免疫细胞通过介导免疫应答参与抗感染和维持黏膜稳态。

（一）黏膜上皮细胞

黏膜上皮细胞通过紧密连接而形成物理屏障，可阻止病原体和大分子物质通过。但是，由于黏膜上皮细胞单薄和通透性强，使其屏障作用逊于皮肤，常成为病原体入侵的门户。

1. 微皱褶细胞（M 细胞）　M 细胞肠腔面有短而不规则的微皱褶，无纤毛，不能分泌黏液，比肠上皮细胞更易接近抗原。M 细胞具有胞吞转运（transcytosis）作用，可将肠腔微生物胞吞转运入派尔集合淋巴结。

2. 肠杯状细胞（goblet cell）　肠杯状细胞可分泌黏液，覆盖于肠上皮细胞表面形成黏液层，后者功能是：使肠道微生物难以接近肠上皮细胞；向共生菌提供栖身地和营养；捕获病原体，使之随肠蠕动或纤毛运动而被排除；作为分泌型 IgA 的储存库。

（二）黏膜淋巴细胞

1. T 细胞　黏膜组织中派尔集合淋巴结、肠系膜淋巴结中含有大量初始 T 细胞，经抗原刺激后可活化并归巢至黏膜组织中发挥生物学作用；黏膜上皮及黏膜固有层中的大多数 T 细胞呈效应性或记忆 T 细胞表型，分别称为上皮内淋巴细胞（intraepithelial lymphocyte，IEL）和固有层淋巴细胞（lamina propria lymphocyte，LPL）。这些 T 细胞具有高度异质性，除具有与外周免疫器官表型相同的 CD4$^+$ 或 CD8$^+$TCRαβT 细胞外，还包括 CD8αα$^+$TCRαβT 细胞和 γδT 细胞。

（1）IEL：正常肠道黏膜上皮中约有 10% 为淋巴细胞，其中约 80% 为 CD8$^+$T 细胞，均呈效应或记忆 T 细胞表型，主要包括 CD8αβ$^+$TCRαβT 细胞和 CD8αα$^+$TCRαβT 或 γδT 细胞。前者又称为诱导型 IEL，后者为自然型 IEL。诱导型 IEL 通常在黏膜相关淋巴组织活化后归巢至肠黏膜上皮组织，可识别 MHC Ⅰ类分子结合的抗原肽介导细胞毒作用，杀伤病毒感染或细胞内寄生菌感染的上皮细胞；自然型 IEL 识别上皮细胞表面的非经典 MHC 样分子如 MIC-A 和 MIC-B 分子，以固有免疫的方式发挥细胞毒作用，识别并清除感染的上皮细胞。另外，自然型 IEL 有助于黏膜组织修复、增强黏膜屏障功能及抑制炎症反应。与诱导型 IEL 相比，自然型 IEL 的 TCR 多样性有限。

（2）LPL：分布于肠黏膜固有层内，为混合细胞群，包括 T 细胞，其中主要为 CD4$^+$T 细胞（其增殖反应弱，但可分泌大量细胞因子如 IFN-γ、IL-5、IL-17 和 IL-10 等）以及活化的 B 细胞和浆细胞。

1）CD4$^+$LPL：肠黏膜固有层 CD4$^+$ 和 CD8$^+$T 细胞的比例约为 3∶1。肠黏膜固有层 CD4$^+$LPL 包括不同亚群：① Th 细胞，可辅助黏膜 B 细胞产生 IgA。② Foxp3$^+$Treg，可分泌 TGF-β 和 IL-10，维持肠黏膜免疫系统对无害抗原（如食物和共生菌）的不应答或低应答。③ Th17 细胞，其选择性聚集于肠黏膜固有层，参与抵御胞外菌和真菌感染。乳糜泻和肠道炎性疾病中，CD4$^+$LPL 是介导局部组织损伤的主要效应细胞。

2）CD8+LPL：活化的 CD8+LPL 既有杀伤活性，又可产生细胞因子，从而参与炎症反应和介导针对病原体的应答。

3）黏膜相关不变 T 细胞（mucosal-associated invariant T cell，MAIT 细胞）：表达不变 TCR 链，为受 MHC 关联 1（MHC-related 1，MR1）分子限制的 T 细胞亚群。识别由 MR1 提呈的配体，不识别 MHC Ⅰ类和Ⅱ类分子提呈的配体。

2. B 细胞 肠黏膜 B 细胞受微生物刺激后会以 T 细胞依赖和非依赖的方式选择性分泌 sIgA。多种细胞因子和膜分子通过作用于 B 细胞诱导 IgA 类型转换，黏膜上皮细胞和 DC 分泌的 TGF-β 是重要的 IgA 类型转换诱导因子。肠黏膜 B-1 细胞可以 T 细胞非依赖的方式针对微生物产生 IgA，这种不依赖 T 细胞途径产生的 IgA 与肠道病原菌的亲和力相对较低。

3. 固有淋巴样细胞 正常黏膜组织中含有固有淋巴样细胞，包括 ILC1、ILC2 和 ILC3，这些细胞主要通过产生细胞因子发挥抗菌和寄生虫感染，增强肠上皮屏障功能，并抑制对共生菌的炎症反应。其中 ILC1 产生细胞因子 IFN-γ 参与抗胞内寄生菌感染；ILC2 产生细胞因子 IL-5 和 IL-13 介导抗寄生虫免疫。小肠黏膜组织中 ILC3 细胞较多，体内大部分 ILC3 都被发现位于肠黏膜固有层。生理条件下，ILC3 可产生细胞因子 IL-17 和 IL-22，促进上皮细胞间的紧密连接、维持黏膜上皮的完整性并参与局部抗感染免疫；病理条件下，ILC3 产生细胞因子 IL-17 介导炎症反应，与炎症性疾病发生有关。ILC 在维持黏膜稳态、修复损伤组织及早期抗感染和调节适应性免疫应答中起重要作用。

（三）黏膜其他免疫细胞

黏膜其他免疫细胞主要包括树突状细胞、巨噬细胞、肥大细胞。

1. 树突状细胞（DC） 黏膜局部的 DC 具有独特性分布，存在不同种类的 DC，其中研究较多的是派尔集合淋巴结（PP）中的 DC：包括 CD11b+ DC 和 CD11b⁻CD8⁻ DC、CD8+DC 及 B220+浆细胞性 DC（pDC）等，共同调节 MALT 介导的免疫应答和免疫抑制。

2. 巨噬细胞 巨噬细胞是肠道黏膜固有层中最为丰富的细胞。其主要来源于血液中的单核细胞，具有吞噬活性，可吞噬外源性异物以及清除肠道中死亡的上皮细胞。与机体其他组织中的巨噬细胞不同，生理条件下肠道巨噬细胞可持续产生大量抑炎因子如 IL-10，在吞噬外源性异物后低产生或不产生炎性细胞因子如 IL-1、IL-6 和 TNF-α 等，或毒性分子如 NO 等。巨噬细胞在抑制肠道炎性反应、诱导黏膜免疫耐受中起重要作用。

3. 肥大细胞 黏膜局部存在与机体其他部位不同的肥大细胞，依据其分布、所含的颗粒成分及活化方式的不同可分为两个亚群：①黏膜肥大细胞：啮齿动物的黏膜肥大细胞主要分布于胃肠道黏膜，人类则主要分布于肠道黏膜和肺泡。其颗粒内富含硫酸软骨素（chondroitin sulfate），几乎不含组胺。黏膜肥大细胞参与 IgE 依赖性的呼吸道和其他部位黏膜组织相关的速发型超敏反应。②结缔组织肥大细胞：啮齿动物的结缔组织肥大细胞主要分布于肺和体腔浆膜内，人类则主要分布于皮肤和肠道黏膜下层。结缔组织肥大细胞颗粒内富含肝素和组胺，可介导皮肤的速发型超敏反应。

第二节　黏膜免疫的特点

一、黏膜的解剖学特点

黏膜免疫系统是机体最大的免疫组织，所含的淋巴细胞占全身所有淋巴细胞总数的 3/4。

1. 黏膜上皮细胞和淋巴组织直接接触 ①派尔集合淋巴结和孤立淋巴滤泡均被黏膜上皮细胞覆盖。②上皮内淋巴细胞（IEL）直接分布于黏膜上皮细胞之间。③固有层淋巴细胞（LPL）分布于黏膜下。此特点有利于黏膜上皮和淋巴组织间相互作用。

2. 黏膜淋巴组织呈不连续区域性分布 器官化的派尔集合淋巴结、孤立淋巴滤泡、扁桃体以及弥散分布的淋巴细胞，均分布于不连续的黏膜部位（如呼吸道、胃肠道、泌尿生殖道等），从而可对侵入任一部位的病原体产生应答。

3. 黏膜相关淋巴组织（MALT）分布 MALT 分布于与外界相通的组织器官（如消化道、呼吸道等），易直接接触病原体。

4. 黏膜层很薄且具有通透性 该特征适于黏膜参与气体交换（肺）、食物吸收（肠）、感知（眼、鼻、口腔、咽喉）和生殖（子宫、阴道）等重要的生理功能。但是，黏膜的脆弱性和通透性又使之成为病原体入侵的重要门户。

二、黏膜免疫应答特点

1. 对抗原选择性应答　MIS 经常接触外来抗原（如肠道接触大量食物蛋白，呼吸道接触花粉和其他无害抗原），且由于与外界相通而持续处于有菌环境（如大肠内寄生 1000 种以上微生物，总数达 100 万亿，其中多数共生菌对宿主无害，甚至有益）。MIS 可区分有害抗原（如病原体）和无害抗原（如食物和共生菌），对前者产生有效应答，对后者仅低应答或形成耐受。

2. 持续生理性炎症状态　正常肠黏膜组织浸润大量效应免疫细胞，如黏膜上皮内主要含 CD8$^+$ 效应/记忆 T 细胞；黏膜下固有层含大量 CD4$^+$ 或 CD8$^+$ 效应/记忆 T 细胞、浆细胞、巨噬细胞、DC 和肥大细胞等。换言之，正常肠黏膜形成类似慢性炎症的微环境。其原因是：黏膜局部对大量无害抗原产生持续性、限制性低应答，而局部占据优势的负调节机制（如抑制性巨噬细胞、耐受型 DC、调节性 T 细胞等）可阻止黏膜免疫应答失控。

3. 黏膜免疫中 APC 摄取抗原的特点

（1）DC 借助 M 细胞转运而摄取抗原：抵达黏膜表面的抗原首先须穿越上皮屏障，才能刺激黏膜免疫系统。以派尔集合淋巴结为例，其被膜由 M 细胞与肠上皮细胞紧密排列而成，M 细胞形成不规则微褶皱，且表面无黏液层覆盖，易接近肠腔内抗原，可通过吞噬或内化而摄取颗粒抗原（如微生物），并迅速将抗原转运至 M 细胞基底面，继而将抗原释放至细胞外，被 M 细胞基底部袋中的 DC 摄取、加工处理与提呈（图 16-2A）。上述 M 细胞转运抗原的过程，是启动黏膜免疫应答的关键环节。除肠道外，BALT 和 NALT 也存在类似的 M 细胞。

（2）DC 跨越黏膜上皮屏障摄取抗原：肠壁（尤其是黏膜固有层）含大量 DC。局部感染时，DC 可通过其突起沿上皮细胞间延伸至肠腔直接摄取病原体，再迁移至固有层，而无须 M 细胞转运。固有层 DC 也可摄取已跨越上皮屏障而侵入的抗原，通过肠壁输入淋巴管将抗原转运至系膜淋巴结 T 细胞区（图 16-2B）。

4. 黏膜细胞免疫应答特点　摄取抗原的 DC 迁移至系膜淋巴结，激活的 CD8αβ$^+$CTL 主要迁移至固有层，成为 LPL，也可进入黏膜上皮成为 IEL。多数 IEL 为 CD8αα$^+$CTL，由胸腺直接迁移至肠上皮。

（1）IEL 功能：IEL（效应/记忆 T 细胞）位于黏膜上皮，可直接发挥抗黏膜感染的作用，其机制为：①病原体入侵迅速激活 CD8αβ$^+$IEL（A 型 IEL），直接杀伤感染的上皮细胞。② CD8αα$^+$IEL（B 型 IEL）可识别、杀伤高表达非经典 MHC Ⅰ 类分子的黏膜上皮细胞，同时发挥免疫负调节作用，避免或减少对黏膜屏障的损害，并促进肠上皮细胞更新，维持黏膜屏障完整性（图 16-3）。

（2）LPL 功能：共生菌的存在使肠道处于"生理性炎症"状态，黏膜固有层含大量 Th17 细胞和其他效应 T 细胞亚群；肠上皮细胞与间质细胞组成性产生 TGF-β、IL-10 等细胞因子，阻止局部 DC 成熟，并诱生 Treg。因此，MIS 的 LPL 既可有效抵御病原体侵袭，同时对共生菌等无害抗原保持不应答或低应答。

综上所述，MIS 参与的抗感染免疫中，具有细胞毒活性的效应/记忆 T 细胞（IEL）和促炎 Th 细胞亚群（LPL）可针对病原体快速产生保护性应答，同时 Treg 和 B 型 IEL 可参与维持 MIS 完整性和免疫内环境稳定，限制过度的炎症反应。

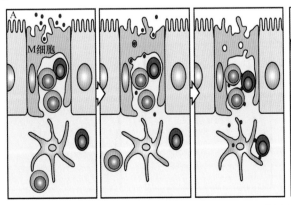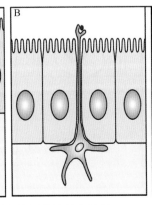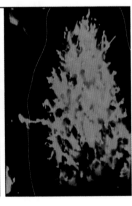

图 16-2　肠道黏膜摄取抗原的途径和机制

A. M 细胞转运抗原给 DC（左）M 细胞通过吞噬或内化，直接从肠腔摄取抗原；（中）含抗原的内体被转运至 M 细胞基底面，并释放抗原；（右）抗原被转运给 M 细胞基底部口袋中的 DC，后者将抗原提呈给 T 细胞；B. DC 跨越内皮屏障，直接从肠腔摄取抗原

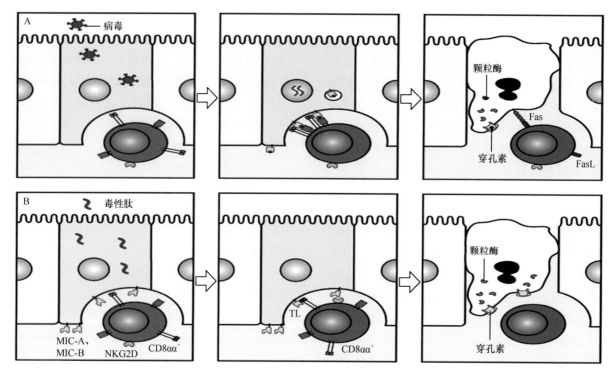

图 16-3　IEL 的功能

A. A 型 IEL（CD8αβ+IEL）功能：（左）病毒感染黏膜上皮细胞；（中）受感染的肠上皮细胞向 A 型 IEL 提呈病毒抗原肽；（右）活化的 A 型 IEL 通过释放穿孔素/颗粒酶及 Fas 途径杀伤感染的上皮细胞；B. B 型 IEL（CD8αα+IEL）功能：（左）感染、损伤或毒性肽→上皮细胞应激反应→上调 MIC-A、MIC-B 表达并产生 IL-15；（中）IL-15 激活旁邻 IEL →IEL 表面 NKG2D 分子（即 CD314，MIC-A 受体）与上皮细胞表面 MIC-A、MIC-B 结合，CD8αα+结合非经典 MHC Ⅰ类分子［TL 抗原（胸腺白血病抗原）］；（右）活化 IEL 释放穿孔素/颗粒酶→杀伤应激细胞

5. 黏膜体液免疫应答特点　黏膜体液免疫主要通过产生 sIgA 发挥效应，其次是通过产生 IgM 和 IgG 而发挥效应。

黏膜固有层浆细胞产生的 IgA 位于黏膜下，IgA 须穿越黏膜上皮屏障进入肠腔才能发挥作用，其机制为：位于肠隐窝底部的不成熟上皮细胞在

其基底面表达多聚免疫球蛋白受体（polymeric immunoglobulin receptor，pIgR），IgA 可与之结合为复合物并被内化，继而共同转运至上皮细胞的肠腔面；pIgR 胞外段被酶解，IgA 连同残留的 pIgR 小片段（即分泌片）被释放，此即 sIgA（图 16-4）。分泌片所含糖基可介导 sIgA 与黏膜表面覆盖的

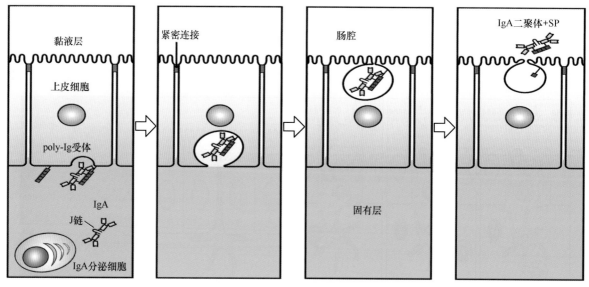

图 16-4　IgA 穿越上皮屏障的机制

IgA 主要由黏膜固有层浆细胞产生→ IgA 二聚体穿越基底膜→与上皮细胞基底面 pIgR 结合→内化→随囊泡运转至上皮细胞腔面→ pIgR 被酶解→释放与 SP 连接的 IgA → sIgA 进入腔道发挥作用

黏液层结合，从而储存 sIgA，同时有利于 sIgA 阻止病原体黏附并中和病原体所产生的毒素和酶（图 16-5）。sIgA 可限制肠道共生菌的量并影响其组成，机制为：sIgA 调节共生菌基因表达谱，有利于弱免疫原性或弱促炎活性的菌种在肠道寄生，防止细菌诱导的 B 细胞克隆增殖、炎症反应及超敏反应，从而维持共生菌与机体的生态平衡。

鉴于 sIgA 在黏膜免疫中发挥重要功能，sIgA 缺陷与反复发作的呼吸道和胃肠道感染、超敏反应和自身免疫病等相关。另外，共生菌增殖失控可能过度刺激 B 细胞，故某些 IgA 缺陷患者可出现炎性肠道疾病。

6. 黏膜免疫效应的"扩散"特点 目前已经发现在任一局部黏膜组织致敏的淋巴细胞，可迁移至其他黏膜部位发挥保护作用。其机制为不同黏膜部位的血管均表达黏膜地址素细胞黏附分子（mucosal addressin cell adhesion molecule-1，MAdCAM-1），故在 GALT、NALT 致敏的淋巴细胞可随血液循环转移至乳腺、呼吸道、泌尿生殖道发挥作用。换言之，不同部位黏膜形成相互密切联系的再循环空间，称为共同黏膜免疫系统（common mucosal immune system）。因此，在某一黏膜部位接种疫苗，可保护另一黏膜部位免遭感染，例如，通过鼻黏膜给予 HIV 疫苗，可使泌尿生殖道获得免疫保护；通过口服疫苗（肠黏膜免疫），可诱导乳腺产生 IgA，使婴儿从乳汁被动获得保护性抗体。

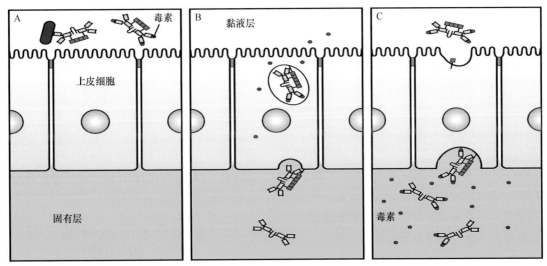

图 16-5　sIgA 的功能

A. IgA 吸附于覆盖黏膜的黏液层表面，在此中和病原体及其毒素，阻止病原体接近组织并抑制其功能；B. 上皮细胞内化的抗原可于内体被 IgA 中和；C. 到达固有层的病原体及其毒素可与 IgA 结合，借助 pIgR 转运和穿越上皮细胞，排出至腔道

三、黏膜免疫耐受

一般情况下，大量食物蛋白质在肠道并未完全降解而被肠道吸收，但机体对口服的蛋白质抗原（如食物抗原和共生菌）并不产生应答或仅产生低水平应答，也无高亲合性 sIgA 类抗体产生，即形成口服耐受。实验研究中，首先给动物口服卵白蛋白，一周后再通过非黏膜途径（如皮下）注射该蛋白，动物对之不产生应答。此外，抗原通过鼻吸入或舌下途径进入机体也可诱导耐受，统称为黏膜耐受（mucosal tolerance）。

经口服易诱导 T 细胞免疫耐受，其机制可能为：口服高剂量抗原导致特异性 T 细胞凋亡或失能（anergy），同时，巨噬细胞吞噬和清除凋亡细胞过程中可产生 TGF-β，继而诱导 Treg 分化；口服低剂量抗原可诱生 Treg。肠系膜淋巴结是诱导口服耐受的主要部位，已发现该部位 DC 共刺激分子表达减少，而共抑制分子表达增加。

口服耐受具有重要临床意义，即通过口服抗原（如自身抗原、过敏原等）诱导耐受而防止相关疾病发生、发展。例如：①口服热休克蛋白的显性表位（dnaJP1），可减少 TNF-α 而促进 IL-10 产生，从而用于治疗活动性类风湿性关节炎。②口服胰岛素用于治疗血清高水平抗胰岛素自身抗体的 1 型糖尿病。③口服或鼻吸入抗 CD3 抗体，治疗多种自身免疫病及动脉粥样硬化。

第三节 黏膜共生菌群
与微生态平衡

肠道内存在大量共生菌，其生物学作用为：与病原体竞争空间和营养，阻止病原体在肠道定居；产生抗菌物质，可抑制相应菌株生长。临床大量应用抗生素可造成菌群失调，致病菌替代共生菌而致病。共生菌生长和清除的平衡受天然免疫机制的调节，如果该机制缺陷，非致病菌过度生长，也可导致疾病。

MIS 内模式识别受体（PRR）的分布和定位，有利于对病原体识别和应答，同时保护共生菌。例如：上皮细胞的肠腔面不表达 TLR 和 CD14，故对肠腔共生菌不敏感；某些有强侵袭力的致病菌一旦穿越黏膜屏障，可被上皮细胞基底面所表达的 TLR-5 等识别；上皮细胞的内体（endosome）表达 TLR，细胞质表达 NLR，可分别识别由上皮细胞内化或直接侵入细胞质的病原体，进而启动免疫应答。

人肠道共生菌有如下特点：①菌属和菌株呈高度多样性，数量达 100 万亿。②共生菌在肠道可终生定居（"土著菌"）或仅暂时居住（"外来菌"）。③共生菌组成和数量可随年龄、饮食、环境等因素而变化。④共生菌参与宿主对食物和营养素的消化、吸收，并参与免疫系统发育和应答。

一、共生菌对免疫系统的影响

1. 共生菌参与出生后免疫系统发育 已发现肠道内无共生菌的无菌动物，其外周淋巴器官（包括黏膜免疫系统）体积缩小、缺乏生发中心、分泌 IgA 的浆细胞减少、固有层 CD4$^+$T 细胞减少。无菌动物一旦和有菌动物同笼喂养，其免疫系统可恢复正常。

2. 共生菌参与固有免疫

（1）参与维持上皮细胞正常屏障功能：①共生菌可直接调控上皮细胞增殖和紧密连接，维持上皮屏障完整性。②共生菌可促进杯状细胞分泌黏液，形成黏液层屏障。

（2）干扰病原体入侵：①共生菌可与病原体竞争营养和定居空间。②共生菌可产生抗菌肽，或直接抑制上皮细胞内病原体相关的炎性信号。③共生菌可通过 TLR 途径而参与抗炎（菌）效应。

（3）共生菌和病原体相关的固有免疫：共生菌和病原体具有类似的保守结构和产物，如革兰

氏阴性菌的 LPS 和革兰氏阳性菌的脂磷壁酸等。因此，PRR 不仅可识别病原体所含的 PAMP，也可识别共生菌所含的黏膜相关分子模式（mucosal-associated molecular pattern）。但是，病原体与 TLR 结合可激活 NF-κB，导致炎性因子产生，而共生菌被 TLR 识别则启动 NF-κB 抑制信号，导致抗炎效应。可能的机制之一是：病原体组分中含共生菌缺如的毒力因子，故病原体入侵所形成的炎性微环境与共生菌参与形成的正常黏膜微环境不同。

3. 共生菌参与适应性免疫和免疫调节 共生菌组成不同，其所启动的适应性免疫类型各异。例如：脆弱拟杆菌可诱导 Th1 细胞应答；分节丝状菌（SFB）可诱导 Th17 细胞分化；共生菌 DNA 可通过 TLR-9 诱生可分泌 IFN-γ 和 IL-17 的效应 T 细胞。另外，某些共生菌可诱生 Treg 或诱导抗炎细胞因子分泌，如小鼠口服双歧杆菌可通过诱导 Treg 分化而抑制鼠伤寒沙门菌所致炎症。

4. 共生菌导致肠道处于"生理性炎症"状态 共生菌（某种程度上食物抗原）的持续刺激使肠道黏膜处于"生理性炎症"状态，即在无感染情况下，肠道黏膜也浸润大量效应细胞及其他炎症细胞。这种低度慢性炎症使黏膜免疫系统处于高度戒备状态，可适时对局部环境变化（尤其是病原体侵袭）产生适度保护性应答。

二、黏膜免疫系统对共生菌产生
低应答

黏膜免疫系统可有效抵御病原体侵袭，但对共生菌等无害抗原则无应答或仅产生低应答。其机制如下：

1. 黏膜免疫系统"忽视"共生菌 黏膜上皮细胞肠腔面不表达 PRR（如 TLR、CD14），而仅在细胞内及基底膜面表达 PRR。因此，机体免疫系统通常"忽视"肠道共生菌存在，不对其产生应答。

2. 黏膜隔绝屏障作用 黏液屏障可阻止全身性免疫系统的次级淋巴器官与共生菌接触和产生应答。

3. IgA 阻止共生菌黏附 共生菌一般不产生毒性因子，故渗透上皮、侵入机体的作用较弱；正常肠道分泌物中含大量针对共生菌的 IgA，可阻止共生菌黏附和穿越黏膜上皮。

4. 黏膜免疫系统处于相对抑制状态 共生菌存在情况下，肠上皮细胞与间质细胞可组成性表达 TGF-β、PGE$_2$ 等抑制性因子，通过抑制局部树突细胞（DC）成熟并低表达共刺激分子、诱生 Treg 等机制，维持黏膜免疫系统处于抑制状态（图 16-6）。

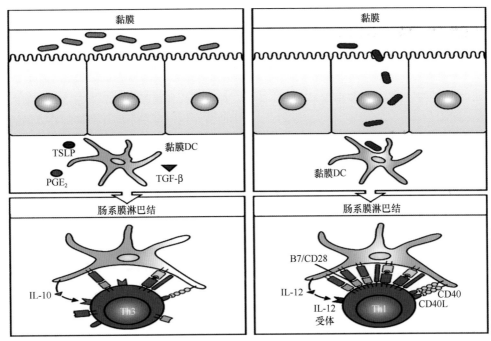

图 16-6　黏膜 DC 调节肠道对共生菌的耐受及对致病菌的免疫

（左）正常情况下，位于黏膜上皮细胞下的 DC 可摄取食物或共生菌抗原，但上皮细胞和间质细胞持续产生 TGF-β、PGE₂抑制 DC 成熟，其在肠系膜淋巴结提呈抗原，诱导 T 细胞分化为 Th3 细胞和 Treg，导致黏膜免疫系统对无害抗原产生耐受；（右）病原体或大量共生菌侵入可激活局部 DC，进而诱导保护性免疫应答

三、共生菌与疾病发生

1. 针对共生菌产生的应答引发肠道疾病　黏膜免疫调控机制紊乱，对共生菌产生强烈的 Th1 细胞免疫应答，导致肠黏膜强烈炎症反应和严重肠道损伤，可引起炎性肠道疾病，如克罗恩病（Crohn 病）。

2. 共生菌异位激发全身性免疫应答　创伤、感染、内毒素性休克、重症肝炎等导致肠上皮完整性受损，通常无害的共生菌（如大肠埃希菌）可穿越上皮屏障而进入血流，引起致命性全身感染，诱导系统免疫应答。

3. 共生菌组成与免疫性疾病

（1）共生菌组成与糖尿病：①共生菌有利于机体从食物中获取更多能量，动物肥胖程度与其肠道共生菌组成相关，高能量饮食可改变肠道共生菌组成。②选择性增加双歧杆菌，可提高机体革兰氏阴性菌/革兰氏阳性菌比，使循环中 LPS 水平增高，促进炎性细胞因子产生，导致糖耐量降低和胰岛素抵抗。

（2）共生菌组成与自身免疫病：肠道共生菌组成与某些自身免疫病发生相关。例如，①失去对肠道共生菌的耐受性可加重自身免疫性关节炎和多发性硬化病情。②肠道定居分节丝状菌可诱生抗原特异性 Th17 细胞，促进生发中心 B 细胞增殖，产生大量自身抗体，加重自身免疫性关节炎。③定居双歧杆菌促进 Treg 分化，抑制炎症应答，缓解动物实验性变态反应性脑脊髓炎（EAE）。

小　结

黏膜免疫系统包括呼吸道、消化道、泌尿生殖道等内表面和一些外分泌腺相关的淋巴组织，由黏膜上皮细胞、上皮内及固有层淋巴细胞、M 细胞、DC 以及栖息于黏膜的共生菌等组成，是机体黏膜局部抗感染的第一道防线。黏膜有其独特的解剖学特点及免疫应答特点。一般情况下，机体对口服的蛋白质抗原（如食物抗原和共生菌）并不产生应答或仅产生低水平应答，也无高亲合性 sIgA 类抗体产生，即形成免疫耐受。共生菌参与固有免疫、适应性免疫及免疫调节，肠道共生菌组成与某些自身免疫病发生相关。

思 考 题

1. 简述黏膜免疫系统的基本概念、组成及功能。

2. 简述黏膜免疫的特点。

3. 共生菌对免疫系统有哪些影响和作用？

（王　强）

第十七章 免疫调节

第一节 免疫调节概述

免疫调节（immune regulation）是指免疫应答过程中免疫细胞、免疫分子以及免疫系统与机体其他系统相互作用，构成一个相互协调与制约的网络，感知机体免疫应答并实施调控，从而维持机体的内环境稳定（homeostasis）。

免疫应答作为一种生理功能，无论是对自身成分的耐受，还是对"非己"抗原的排斥都是在免疫调节机制的控制下进行的。机体通过精细调节，使免疫应答的强度和持续时间被限制在一定范围内，既能有效清除外来抗原，又能避免免疫应答对自身组织细胞的损伤，从而维持机体内环境稳定。所以感知免疫应答的强度并实施调节，是免疫系统的一个重要功能。任何一个调节环节的失误，均可引起全身或局部免疫应答的异常，出现自身免疫病、超敏反应、持续感染和肿瘤等疾病。例如对"非己"抗原不能产生有效的免疫应答，就会丧失有效的免疫保护作用，机体将会受到损伤；同样，如果对自身成分产生强烈的免疫攻击，造成细胞破坏，功能丧失，就会发生自身免疫病。利用免疫调节的机制，设计免疫干预策略，对于自身免疫病、肿瘤、超敏反应或严重感染等疾病的预防与治疗具有重要意义。

1. 免疫调节贯穿免疫应答全过程 免疫调节是机体通过长期自然选择而形成的自我保护机制，其贯穿免疫应答全过程的始终，涵盖免疫细胞发育与分化、抗原识别、激活和增殖分化、效应阶段。

2. 网络化的调节模式 从宏观至微观，免疫调节网络可分为不同层次：神经-内分泌-免疫调节网络；独特型-抗独特型网络；免疫细胞调节网络；细胞因子调节网络；细胞内信号转导途径的调节网络等。

3. 免疫负调节发挥重要作用

（1）免疫效应分子的代谢：例如补体激活所产生的活性片段均不稳定，可通过失活和代谢而被清除；细胞因子的半衰期均较短；体液免疫应答所产生的抗体，可通过形成免疫复合物、体内降解等机制而被清除。

（2）调节蛋白的作用：例如补体系统包括多种可溶性和跨膜型调节蛋白，其中绝大多数发挥负调节作用，可在不同环节抑制补体激活，或使补体活性片段的效应受到限制。

（3）反馈调节免疫分子表达：多数细胞因子对免疫应答的发生和发展起促进作用。活化免疫细胞启动细胞因子表达的同时，细胞因子信号传送阻抑物（suppressor of cytokine signaling，SOCS）基因也被激活，有效下调细胞因子表达。

（4）调节性受体的作用：不同类型免疫细胞表面均可表达不同的激活性受体和抑制性受体，从而双向调节免疫细胞的功能。若抑制性受体和激活性受体通路同时被启动，一般均是抑制性受体发挥主导作用。

（5）调控特异性细胞克隆扩增：适应性免疫应答过程中，抗原可诱导表达特异性BCR/TCR的细胞克隆发生激活和增殖，从而打破体内淋巴细胞库的平衡。为恢复免疫稳态，机体通过AICD、独特型网络等机制，可有效遏制少数特异性克隆的过度扩增，将免疫应答控制在适度范围，从而维持免疫内环境稳定。

第二节 分子水平的免疫调节

多种免疫分子参与机体免疫应答的调节，包括抗原、抗体、免疫复合物、补体、细胞因子、膜受体等分子。本节主要介绍补体、细胞因子、膜受体等分子参与的免疫调节。

一、补体的调节作用

补体活化片段可通过多种途径与其受体结合调节免疫应答。例如，滤泡树突状细胞（FDC）能借助C3bR（CR1）捕获C3b-Ag-Ab复合物而持续激活B细胞；APC可通过CR1/CR2摄取C3b结合的抗原或抗原抗体复合物，提高抗原提呈的效率；B细胞表面具有CR2（CD21），可与C3d或C3dg结合，而C3d/C3dg又可与抗原分子共价结合，形成Ag-C3d/C3dg-CD21-BCR交联，从而加强对B细胞的激活。红细胞和血小板等可通过CR1和CR3介导免疫黏附作用，从而参与体内免疫复合物的转运和清除而下调免疫应答。

在正常情况下，补体系统自身存在抑制补体过度活化的负反馈机制，在保证机体有效启用调理作用、炎症反应和补体依赖的细胞毒作用清除病原体的同时，严格控制补体活化的强度和持续时间，防止无节制的大量消耗，亦可避免对自身组织和细胞的损伤。

二、细胞因子的调节作用

模式识别受体中的 Toll 样受体（TLR）与病原体相关分子模式（PAMP）结合后，可诱导产生多种促炎细胞因子（如 IL-1、IL-6、IL-12、TNF-α、IFN-γ 等）促进免疫应答，引起炎症反应，清除病原体。然而，过量的炎症介质可能导致局部或全身性疾病，包括 LPS 引起的内毒素性休克（endotoxin shock）。为此，免疫系统可启动细胞因子信号传送阻抑物（suppressor of cytokine signaling，SOCS）等相应的机制调节 TLR 介导的信号，抑制炎症介质的释放，同时亦可产生多种具有负调控作用的抑炎细胞因子（如 IL-10、TGF-β 等），抑制多种免疫细胞（单核巨噬细胞、T 细胞、B 细胞等）激活、增殖、分化和发挥功能，对免疫应答进行负性调节。

三、激活性受体和抑制性受体的调节作用

多种免疫细胞能表达两类功能相反的受体，即激活性受体和抑制性受体。激活性受体细胞质区含免疫受体酪氨酸激活基序（immunoreceptor tyrosine-based activation motif，ITAM），抑制性受体则含免疫受体酪氨酸抑制基序（immunoreceptor tyrosine-based inhibitory motif，ITIM），可分别招募含有 SH2 结构域的蛋白酪氨酸激酶（PTK）和蛋白酪氨酸磷酸酶（PTP）。PTK 能促使带有酪氨酸的蛋白发生磷酸化，启动激酶活化的级联反应而产生活化信号的转导；PTP 的作用则相反，其作用是使已发生磷酸化的酪氨酸分子上的磷酸根去除（脱磷酸化）而终止活化信号的转导。通过 PTK 和 PTP 启动活化信号或抑制活化信号转导，可有效地发挥对免疫应答的正、负调节作用。抑制性受体要发挥负向调节作用，需要和激活性受体同时被交联。这是因为抑制性受体中招募 PTP 的 ITIM 必须先要发生磷酸化，这有赖于 PTK（Src-PTK）（Src 为基因编码产物）活化后提供磷酸根，众多信号分子和连接蛋白中酪氨酸如未发生磷酸化，PTP 即失去靶目标，无从行使脱磷酸化的功能。

1. T 细胞表面激活性受体和抑制性受体 T 细胞表面共抑制分子可对 T 细胞活化发挥负调节作用。免疫应答早期，T 细胞通过表达共刺激分子而促进 T 细胞活化；免疫应答后期，共抑制分子表达上调，通过负调节作用使免疫应答恢复至生理水平。T 细胞的激活需要双信号，其中 TCR 识别 MHC 分子提呈的抗原肽并产生 T 细胞活化的第一信号，CD28 则能与 APC 表面的 B7 分子结合而提供第二信号，通过此双信号的刺激促进 T 细胞活化。CTLA-4 和 PD-1 是 T 细胞的抑制性受体，其细胞质段含 ITIM。CTLA-4 主要表达于活化的 T 细胞表面，其配体为 B7 分子。PD-1 表达于活化的 T 细胞、B 细胞、髓系表面，其配体是 B7 家族的另一个成员 PD-L1（又称 B7-H1）。CTLA-4 和 PD-1 通过受体-配体的相互作用，为 T 细胞提供抑制信号。CTLA-4 一般在 T 细胞获得双重激活信号后诱导性表达，由于 B7 与 CTLA-4 结合的亲和力明显高于其同 CD28 的亲和力，CTLA-4 一旦被诱导表达，激活信号随即被 CTLA-4 与 B7 相互作用所传递的抑制信号所取代，由此启动对 T 细胞活化的负反馈调节（图 17-1）。

上述反馈机制体现了免疫调节的重要规律：有激活就有抑制；先激活，后抑制。即这一抑制必定严格地针对已激活的 T 细胞，反馈作用下调的是已经出现的、高强度的特异性免疫应答。这在免疫耐受及肿瘤免疫治疗研究中具有重要意义，如通过阻断共刺激信号或建立共抑制信号诱导同种耐受或重建自身耐受；运用抗 CTLA-4 或抗 PD-1 抗体，即免疫检查点抑制剂可增强特异性 T 细胞激活来治疗恶性肿瘤。

2. B 细胞表面激活性受体和抑制性受体 BCR 复合物是 B 细胞的激活性受体，FcγR Ⅱ-B 受体则是其抑制性受体，同样可分别为 B 细胞提供活化和抑制信号。B 细胞通过细胞膜内侧 Igα/Igβ 分子 ITAM 中的酪氨酸发生磷酸化（pY），招募并活化游离于细胞质中的脾酪氨酸激酶-蛋白酪氨酸激酶（Syk-PTK），后者通过磷脂酶 C-γ（phospholipase C γ，PLC-γ）链和鸟苷酸置换因子等启动活化信号转导，激活 B 细胞。当足够量的抗体产生后，抗 BCR 的独特型抗体（又称抗抗体，即 Ab2）或抗原抗体复合物可引起 B 细胞表面的 BCR 与 FcγR Ⅱ-B 受体的交联，使抑制性受体 FcγR Ⅱ-B 分子 ITIM 上的酪氨酸残基也能从 Src-PTK 获得磷酸根，磷酸化的 ITIM 招募和激活蛋白酪氨酸磷酸酶

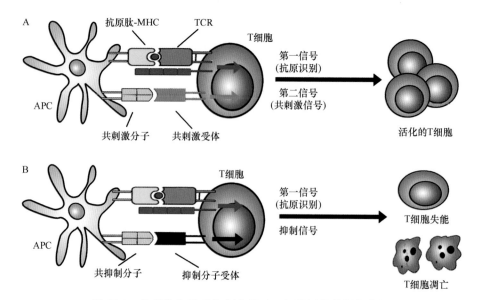

图 17-1　共刺激分子/共抑制分子对 T 细胞活化的调控作用

SHP-1 （*Src* homology-2 containing protein tyrosine phosphatase，含有 2 个癌基因 *Src* 同源结构域的蛋白酪氨酸磷酸酶-1） 和 SHIP （SH2-containing inositol phosphatase，含有 SH2 结构域的 5' 肌醇磷酸酶），抑制 B 细胞活化信号的转导（图 17-2）。

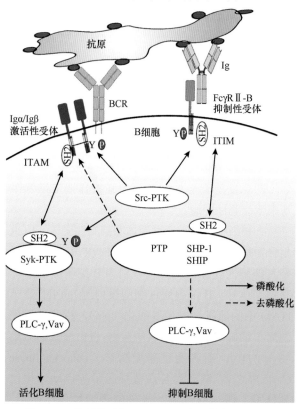

图 17-2　抑制性受体 FcγR Ⅱ-B 分子的负调节作用

Vav：一种鸟苷酸交换因子

3. NK 细胞表面激活性受体和抑制性受体　NK 细胞表面同时表达激活性受体和抑制性受体（如 CD94/NKG2A）。前者细胞质段含 ITAM，启

动活化信号转导，激活 NK 细胞。后者细胞质段含 ITIM，可转导抑制性信号，抑制 NK 细胞杀伤活性。NK 细胞表面抑制性受体的配体是自身组织细胞表面 MHC Ⅰ 类分子，可通过抑制性效应从而避免 NK 细胞对自身组织细胞的杀伤作用。

第三节　细胞水平的免疫调节作用

体内各种类型免疫细胞均存在发挥调节作用的功能亚群，它们形成细胞网络，通过细胞因子、共刺激分子、MHC 分子以及受体分子等的相互作用直接或间接地调节免疫应答。

一、T 细胞的免疫调节作用

1. 调节性 T 细胞对免疫应答的负调节　调节性 T 细胞（Treg）能抑制其他免疫细胞活化、增殖，下调免疫应答，在维持自身免疫耐受、防止自身免疫病和抑制排异反应的发生中发挥重要作用，并参与肿瘤的免疫逃逸。

Treg 的免疫调节机制主要体现在五个方面：① Treg 活化后能够抑制常规 T 细胞的代谢水平。② Treg 表达高亲和力 IL-2 受体，竞争性消耗 IL-2，导致 T 细胞凋亡。③ Treg 可通过细胞间接触发挥对靶细胞的抑制作用，也能够分泌 IL-10、TGF-β、IL-35 等抑制性细胞因子抑制细胞的活化与增殖。④ Treg 能够以颗粒酶 B 或穿孔素依赖的方式杀伤效应 T 细胞或 APC。⑤ Treg 还可以通过减弱共刺激信号及抑制抗原提呈作用等方式对 APC 进行负

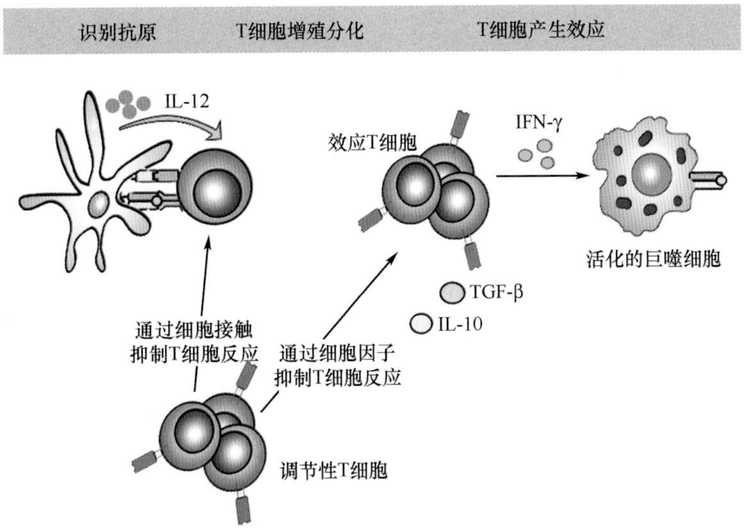

识别抗原　　　　T细胞增殖分化　　　　T细胞产生效应

图 17-3　调节性 T 细胞的效应机制

向调节（图 17-3）。

针对调节性 T 细胞的相关研究在治疗自身免疫病、肿瘤以及克服器官移植排斥反应等方面具有应用前景。例如，通过增强调节性 T 细胞的抑制功能，有利于自身免疫病、超敏反应性疾病及移植排斥反应的治疗或预防；另外，也可通过抑制调节性 T 细胞的功能，以增强机体对所接种疫苗的免疫应答或促进机体抗肿瘤的免疫效应。

2. Th1、Th2 和 Th17 的免疫调节作用　Th1 分泌 IFN-γ 促进 T 细胞分化为 Th1 细胞，而抑制 T 细胞向 Th2 细胞分化，主要介导细胞免疫；Th2 分泌 IL-4 促进 T 细胞分化为 Th2 细胞，而抑制 T 细胞向 Th1 细胞分化，主要介导体液免疫应答抗蠕虫感染和超敏反应。Th1 细胞和 Th2 细胞互为抑制细胞，从而发挥对机体免疫应答的调节。Th1/Th2 细胞的相对平衡状态是维持机体自身稳定的重要机制。Th1 或 Th2 细胞的优先活化而导致不同类型的免疫应答呈优势的现象，称为免疫偏离（immune deviation）。如果 Th1 细胞或 Th2 细胞中任一亚群的比例过高或者活性过强而使免疫平衡破坏，则可能导致疾病的发生。例如，类风湿性关节炎和多发性硬化与 Th1 型细胞因子分泌过多有关，而特应性皮炎和支气管哮喘则与 Th2 型细胞因子分泌过多有关。

Th17 分泌大量 IL-17A、IL-17F 和 IL-22，通过引导中性粒细胞局部浸润和炎症效应，在清除细胞外病原体及抗真菌感染中发挥重要作用。Th17 分泌的细胞因子作用于多种免疫或非免疫细胞，发挥免疫调节作用，并在组织炎症和自身免疫病的发生过程中具有重要作用。

二、抗原提呈细胞的免疫调节作用

抗原提呈细胞（APC）通过提呈抗原激活特异性 T 细胞从而启动免疫应答。APC 表达的 MHC 分子和共刺激分子是参与抗原提呈的关键分子。成熟 DC、活化的巨噬细胞和 B 细胞均可表达 MHC 分子和共刺激分子（如 B7 分子），能有效提呈抗原和提供共刺激分子并激活 T 细胞，启动适应性免疫应答。但未成熟 DC、静止巨噬细胞和初始 B 细胞不能有效地表达共刺激分子，故不能激活 T 细胞，甚至导致免疫耐受。APC 通过调节自身 MHC 分子和共刺激分子的表达，可有效发挥对免疫应答的调节作用。另外，还存在调节性巨噬细胞或调节性 DC，激活后分泌前列腺素 E 或抑制性细胞因子，抑制 T/B 细胞的增殖，抑制免疫应答。

近年研究发现，B 细胞也存在调节性 B 细胞（regulatory B cell，Breg）亚群，可通过产生 IL-10 或 TGF-β 等抑制过度炎症反应，并可介导免疫耐受。Breg 在某些慢性炎性疾病（如肠炎、类风湿性关节炎、多发性硬化）及感染、肿瘤等发生、发展中起重要调节作用。

三、NK 细胞的免疫调节作用

NK 细胞除细胞毒活性外，也具有免疫调节作用。NK 细胞有相当强的分泌功能，能产生多种细胞因子，包括 IL-1 及 IL-2、α 及 γ 干扰素、集落刺激因子（CSF）及 B 细胞生长因子（BCGF）等，促进 T 细胞、B 细胞增殖、分化和成熟，并增强 NK 细胞自身活性。近年发现体内可能也存在调节性 NK 细胞（NKreg），可抑制 T 细胞成熟以及 B

细胞增殖、分化和抗体生成。

四、活化诱导的细胞凋亡与免疫调节

细胞凋亡是细胞的重要生物学行为，对维持机体生理平衡具有重要的意义，并在免疫调节中发挥重要的作用。细胞凋亡主要通过 Fas 与 FasL 的结合而实现对免疫应答的负向调节。Fas 作为受体分子，可广泛表达于包括淋巴细胞在内的多种细胞表面，但 FasL 的大量表达通常见于活化的 T 细胞和 NK 细胞。

当抗原激活的 T 细胞增殖、分化为效应 T 细胞时，表面既可表达大量 FasL，其表面 Fas 也同时上调。激活的 T 细胞通过其表面或脱落的 FasL 与自身或旁邻活化 T 细胞表面 Fas 结合，进而引发细胞内胱天蛋白酶（caspase）介导的级联反应

而产生凋亡信号转导，最终导致细胞凋亡，此称活化诱导的细胞死亡（activationinduced cell death, AICD）。B 细胞受抗原刺激发生活化、扩增和分化后，其表面 Fas 表达也会增加，同样可与活化 T 细胞表达的 FasL 结合诱导 AICD。借助 AICD 效应，对已活化、扩增的 T 细胞和 B 细胞发挥重要的负调节作用（图 17-4）。因此，当抗原逐渐被清除后，抗原活化的 T 细胞和 B 细胞通过 AICD 也逐渐被清除，免疫应答因而得以终止。这就能避免在产生免疫应答后，由于 T 细胞和 B 细胞的过度活化以及因其蓄积所引起的自身免疫性损伤，防止自身免疫病的发生。

此外，靶细胞破裂或凋亡（肿瘤细胞），有利于 APC 对肿瘤抗原的捕获、处理和提呈，诱导免疫应答。

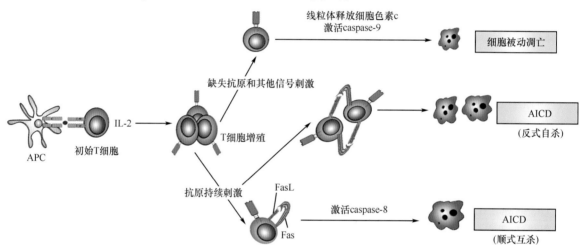

图 17-4　免疫细胞的自身调节机制
活化的 T 细胞可通过被动死亡和 AICD 而被清除

五、独特型网络的免疫调节作用

1. 独特型网络的概念及其形成　1975 年，杰尼（Jerne）和里克特（Richter）在克隆选择学说的基础上提出了独特型网络学说。该学说认为任何抗体分子都存在着独特型表位，其能被体内另一些淋巴细胞所识别并产生抗独特型抗体（anti-idiotype antibody, AId），即抗抗体。由此以独特型和抗独特型的相互识别为基础，在免疫系统内部构成网络联系，通过独特型-抗独特型的相互识别、相互刺激和相互制约，对免疫应答发挥有效的调节。

独特型（Id）是指不同 B 细胞克隆产生的 Ig（Ab1）分子的 V 区不同，均具有免疫原性，通常将 IgV 区存在的这种特异性抗原表位称为独特型表位，简称独特型。独特型不仅存在于 Ig（Ab1）

分子的 V 区，也见于 BCR 和 TCR 的 V 区之中，成为 Ig（Ab1）分子、BCR 和 TCR 独特的抗原特异性标志。独特型主要分布于 Ig（Ab1）分子的互补决定区（CDR），另一些则存在于框架区（FR）。

独特型表位能被同一个体内的另一些特异性淋巴细胞克隆所识别并产生抗独特型抗体（AId，即 Ab2）。抗独特型抗体可分为三型：①针对框架区的 AId 称为 α 型（Ab2α），其可与相应表位结合，但并不影响 Ab1 与抗原结合，称为半抗原非抑制性 Ab2。②针对互补决定区的 AId 称为 β 型（Ab2β）。Ab2β 的 V 区具有类似相应抗原表位的分子构象，能与抗原竞争性结合 Ab1，并能模拟抗原与相应淋巴细胞抗原受体结合，故称 Ab2β 为抗原的内影像（internal image）。③针对部分 CDR 或其邻近 FR 独特型的 AId 称为 γ 型（Ab2γ），其虽不

能模拟抗原，但能与 CDR 部分结合，从而阻止抗原与 CDR 结合，由于 Ab2γ 可抑制 Ab1 克隆活化，故又称半抗原抑制性 Ab2。

2. 独特型网络对免疫应答的调节作用 抗原进入机体后，刺激相应 B 细胞克隆产生大量的 Ab1，Ab1 在清除相应抗原的同时，其 V 区独特型（Id）表位又可刺激相应 B 细胞克隆产生 Ab2。Ab2γ 可阻止抗原与相应 BCR 结合而抑制免疫应答；Ab2β 作为内影像则可模拟抗原，增强、放大抗原的免疫效应。同样，存在于 Ab2 V 区内的独特型表位又可刺激相应 B 细胞克隆产生 Ab3（抗

抗独特型抗体），如此反复，构成网络。实际上，这一网络在抗原进入前就已存在，只是针对某一特定抗原的 Ab1 及相应的 Ab2、Ab3 等，在数量上并未达到能引起应答性连锁反应的阈值。抗原一旦出现，Ab1 的数量上升，突破原有的阈值和平衡，呈现特异性独特型网络应答。随着抗原的排除，Ab1 的浓度降低，抗独特型抗体（Ab2）的浓度亦随之降低，独特型网络（idiotypic network）又回复原有的平衡状态。独特型网络也适用于 TCR 及 T 细胞克隆间的相互作用及其调节，这一点已被实验所证实（图 17-5）。

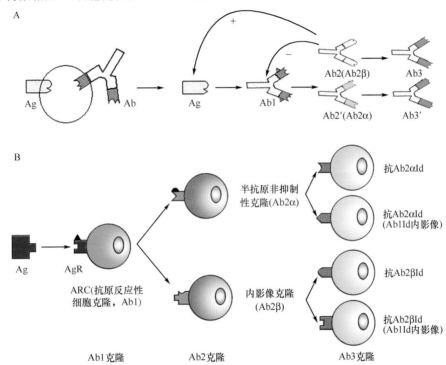

图 17-5 独特型网络的免疫调节作用

第四节 整体和群体水平的免疫调节

一、整体水平的免疫调节

在机体内，免疫系统与其他系统不是相互孤立的，彼此之间可通过不同方式相互影响和调节。其中，最重要的是神经内分泌系统和免疫系统之间的相互作用，通过神经递质、内分泌激素、受体、各种免疫细胞以及免疫分子之间形成神经-内分泌-免疫调节网络（图 17-6）。

1. 神经内分泌系统对免疫系统的调节作用 体内多系统均能影响免疫系统的功能，其中，以神

经内分泌系统的作用最为重要。例如，紧张和精神压力可加速加重疾病进程；内分泌失调可影响和制约疾病的发生和发展。

神经内分泌系统主要借助神经纤维、神经递质和激素调节免疫系统的功能。其一，交感或副交感神经可通过对中枢免疫器官（胸腺、骨髓）和外周免疫器官（脾脏、淋巴结等）的支配，分别发挥增强或抑制免疫细胞发育、成熟及效应作用。其二，免疫细胞表达多种神经递质和激素的受体，神经内分泌系统产生和释放的神经递质（如肾上腺素、多巴胺、胆碱、5-羟色胺等）和激素（如胰岛素、生长激素、性激素等）可与免疫细胞相应受体结合，发挥对免疫应答的正向或负向调节。

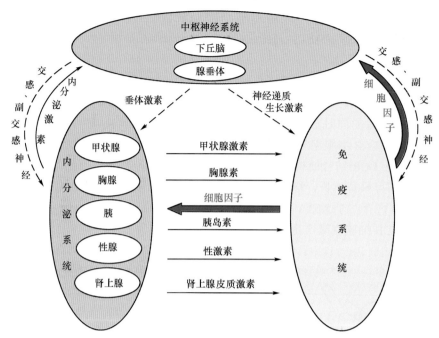

图 17-6 神经-内分泌-免疫调节网络

神经内分泌系统主要通过神经纤维、神经递质和激素调节免疫系统功能；免疫系统则通过分泌多种细胞因子，反馈信息，调节神经内分泌系统

2. 免疫系统对神经内分泌系统的调节作用
免疫细胞分泌的多种细胞因子（如 IL-1、IL-2、IL-6、TNF-α、IFN-γ 等）可作用于神经系统和内分泌系统，影响和调节神经、内分泌系统的功能。例如，IL-2 可抑制乙酰胆碱（ACh）释放；IL-1、IL-6 和 TNF-α 通过下丘脑-垂体-肾上腺轴刺激肾上腺皮质激素的合成。此外，针对神经递质受体和激素受体的抗体可与相应配体竞争性结合受体，从而使神经递质和激素不能发挥作用，如重症肌无力、胰岛素耐受性糖尿病的发生即与此有关。

由此可知，一方面免疫系统通过作用于神经、内分泌系统可调节神经递质、内分泌激素的产生和分泌；另一方面神经递质或激素水平的上调或下调又可影响免疫系统的功能。如此循环，构成调节网络。

二、群体水平的免疫调节

不同种群对抗原的免疫应答能力各异，此与种群中调控免疫应答的基因存在差异性相关。其中主要是与群体中 MHC 等位基因多态性和 BCR、TCR 基因库多样性相关。因此，群体水平的免疫调节主要体现于基因水平的调节。

1. MHC 多态性与群体水平的免疫调节　种群系由对抗原应答能力不同的个体组成，而个体间免疫应答能力的差异由免疫应答基因（Ir 基因）所决定。现已知道，Ir 基因即是特定的 MHC 等位基因，通过其产物 MHC 分子调控免疫应答。

前已述及，MHC 是参与抗原提呈的关键分子，MHC 分子的抗原结合槽与抗原肽的锚着残基结合，进而将抗原肽提呈给 T 细胞，供 TCR 识别。群体中 MHC 具有高度多态性，众多 MHC 等位基因产物的分子结构、尤其是抗原结合槽的氨基酸序列组成各不相同，由此决定其选择性结合或提呈某些抗原肽，并且与抗原肽结合的亲和力各异。由于个体所携带的 MHC 等位基因型别不同，因此，特定等位基因编码的 MHC 分子也就不同。如特定 MHC 分子的抗原结合槽能与某一抗原肽结合，则机体可对该抗原产生免疫应答，反之，则不产生应答；如特定 MHC 分子的抗原结合槽与抗原肽呈现高亲和力结合，则可介导高强度的免疫应答，否则仅产生低强度的应答。换而言之，MHC 等位基因的多态性是决定个体对抗原免疫应答能力差异性的主要原因。

MHC 等位基因的多态性所导致的个体免疫应答能力的差异，是一种群体水平的调节方式，在群体水平赋予物种极大的应变能力。结果是，各种病原体袭来时，该物种不会"全军覆没"，这是长期自然选择的结果。

2. BCR 及 TCR 基因库多样性与免疫调节　抗原进入机体后，选择性地激活表达相应 BCR/TCR 的淋巴细胞克隆，产生特异性免疫应答。自然界存在数量巨大的抗原种类，而机体免疫系统可针对几乎所有抗原产生特异性应答。因此，在机体内必定存在数量庞大的 T 细胞、B 细胞克隆储备库，主要体现于由 BCR/TCR 基因多样性构成的受体库，从而使每一克隆均表达能与特定抗原表位结合的特异性 BCR 或 TCR。由于 BCR 和 TCR 基因库的多样性，使不同个体或种群对不同抗原的免疫应答及其强度各异，没有多样性的受体库，即不会有上面提到的独特性网络以及 AICD 对特异性免疫应答的调节，因而 BCR/TCR 多样性不仅是特异性免疫应答产生的基础，也是特异性免疫调节发生的条件。

小　　结

感知免疫应答的强度并实施自我调节，是免疫系统的重要功能。免疫调节有利于维持自身免疫耐受及抗原异物的清除，同时又可避免过度的应答反应对机体造成病理损伤。因此，免疫调节贯穿免疫应答全过程的始终。

免疫应答有赖于体内多系统、多细胞、多分子间的相互作用与协调：在分子水平，诸如抗体、补体、细胞因子、抑制性受体等均可发挥重要的免疫调节作用；在细胞水平，可通过调节性细胞亚群、独特型-抗独特型网络及活化诱导的细胞死亡等方式调控免疫应答的强弱和转归；在整体和群体水平，神经-内分泌-免疫调节网络通过神经递质、激素和细胞因子而相互作用，共同维护机体内环境稳定，TCR 及 BCR 基因库多样性和 MHC 等位基因的多态性在群体水平实现对免疫应答的遗传控制。

思　考　题

1. 简述机体免疫调节的特点及其意义。
2. 简述共刺激分子/共抑制分子对 T 细胞活化的调控机制。
3. Treg 的免疫调节机制主要包括哪几个方面？
4. 举例说明神经-内分泌-免疫调节网络的相互作用和调节。

（彭吉林）

第十八章 超敏反应

超敏反应（hypersensitivity）是指已被抗原致敏的机体，再次接受相同抗原刺激时所发生的生理功能紊乱和（或）组织细胞损伤。抗原初次刺激机体，使机体形成对该抗原的过度敏感性，此为致敏阶段；已致敏的机体再次接触相同抗原而导致功能紊乱和（或）组织细胞损伤，此为发敏阶段。超敏反应主要是机体对抗原物质产生异常病理性的适应性免疫应答，但固有免疫也参与超敏反应发生和发展，并发挥重要作用。

根据超敏反应发生的速度、发生机制和临床特点，1963 年盖尔（Gell）和库姆斯（Coombs）将其分为 4 型：Ⅰ型又称速发型超敏反应；Ⅱ型又称细胞毒型或细胞溶解型超敏反应；Ⅲ型又称免疫复合物型或血管炎型超敏反应；Ⅳ型又称迟发型超敏反应。其中，Ⅰ型、Ⅱ型和Ⅲ型超敏反应是由抗体介导，Ⅳ型超敏反应是由 T 细胞介导。

第一节　Ⅰ型超敏反应

Ⅰ型超敏反应（type Ⅰ hypersensitivity）是已免疫（致敏）机体再次接受同样变应原刺激所发生的迅速、强烈的机体局部或全身的超敏反应，又称速发型超敏反应（immediate type hypersensitivity）、过敏反应（anaphylaxis）、变态反应（allergy）。Ⅰ型超敏反应可表现为局部反应或全身反应，主要由 IgE 类抗体介导，关键效应细胞是肥大细胞和嗜碱性粒细胞，其释放的生物活性介质是引起各种临床表现的重要分子基础。Ⅰ型超敏反应的特点是：①主要由 IgE 介导，肥大细胞和嗜碱性粒细胞参与释放血管活性胺等介质，同时白三烯、前列腺素 D_2（PGD_2）等炎性脂质介质也参与其中，引起局部或者全身反应，补体不直接参与。②发作快，消退亦快。根据Ⅰ型超敏反应发生的速度，可分两个时相：速发相，于机体再次接触相同抗原后数秒至数十分钟内发作，主要由生物活性介质引起功能异常，一般在数小时后消退，但严重时发生过敏性休克（anaphylactic shock）则可能致死；迟发相，一般在机体再次接触相同抗原数小时后发生，持续 24 小时后逐渐消退，以局部炎症反应为特征，

也伴有某些功能异常。③毛细血管扩张、通透性增加、平滑肌收缩、腺体分泌增加，常引起机体生理功能紊乱，但经及时对症处理后并无严重组织损伤。④有明显个体差异和遗传倾向，患者对某些抗原易产生 IgE 抗体，这些患者被称为特应性个体（atopic individual）。⑤可经血清被动转移。其中，IgE 主要是在变应原侵入机体部位（尤其是黏膜组织和皮肤）后，由该部位的淋巴结等组织中的浆细胞所产生。⑥通常表现出一定的季节性、时令性与地域性，如花粉，海产品等。

一、发生机制

（一）致敏阶段

某些抗原物质能选择性激活 $CD4^+$ Th2 细胞及 B 细胞，诱导产生 IgE 抗体，使机体被致敏而形成对这些抗原的过度敏感性（图 18-1），此类抗原称变应原（allergen）。此过程亦称为致敏阶段。致敏状态可维持数月甚至更长时间，如果长期不接触相应变应原，致敏状态可逐渐消失。

1. 变应原　能引起Ⅰ型超敏反应的变应原有很多种类，大致可分为吸入类、食入类和药物或者化学物质类及酶类，其中有些是完全抗原（如大多数蛋白质、细菌和病毒等），有些是半抗原（如青霉素），常见的变应原（表 18-1）可以分为：

（1）吸入类变应原：如植物花粉、霉菌孢子和菌丝、螨类的碎片或排泄物、生活用品的纤维、粉尘或动物皮屑、昆虫毒液等。

（2）食物类变应原：如牛奶、鸡蛋、海产类食物、真菌类食物以及食物添加剂、防腐剂和调味剂等。

（3）药物或者化学物质：包括口服、注射、吸入等方式获取的药物，如青霉素、磺胺、普鲁卡因和有机碘等，它们可在体内与某些蛋白质结合而成为变应原。

（4）酶类物质：例如尘螨中的半胱氨酸蛋白酶、枯草杆菌蛋白酶（枯草菌溶素）等。

此外，由动物血清制备的抗毒素属异种蛋白，注入人体能诱发Ⅰ型超敏反应。

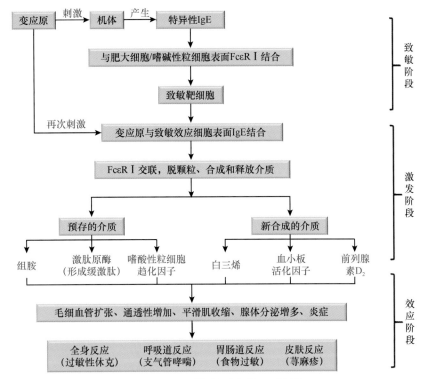

图 18-1 Ⅰ型超敏反应的主要环节

表 18-1 常见的变应原

花粉源性	昆虫源性	动物源性	微生物源性	食物源性	药物源性
法国梧桐	蜜蜂	动物毛皮	真菌	牛奶	青霉素
杨树	黄蜂	动物唾液	蠕虫	鸡蛋	链霉素
枫树	昆虫	动物尿液	螨类	海鲜	普鲁卡因
蒿属花粉	蚂蚁	动物气味		坚果	有机碘
豚草	蟑螂			蘑菇	磺胺类
				食物添加剂	水杨酸盐类

2. IgE 抗体产生 变应原通过呼吸道、消化道、注射等途径进入机体，诱导 B 细胞分化增殖为浆细胞，并产生 IgE 抗体，即变应素（allergin）。IgE 主要由鼻咽、扁桃体、气管及胃肠道等处黏膜固有层淋巴组织的浆细胞合成，变应原常入侵这些部位引发超敏反应。正常人血清 IgE 水平极低，而过敏症患者（特应性个体）血清 IgE 可高于正常人 1000 ~ 10 000 倍。

B 细胞产生 IgE 的过程受多种细胞因子调节，例如：Th2 细胞释放 IL-4 和 IL-13，可促进 IgE 类抗体类别转换和合成；Th1 细胞产生 IFN-γ，可拮抗 IL-4 诱生 IgE 的作用；Treg 分泌 IL-10 或 TGF-β，可抑制 IgE 产生，而增加 IgG4 产生。

3. IgE 与效应细胞表面 FcεR Ⅰ 结合 IgE 具有较强亲细胞性，通过血液循环分布于全身，可以在不结合抗原的情况下，通过其 Fc 片段高亲和力结合至肥大细胞、嗜碱性粒细胞、活化的嗜酸性粒细胞和 APC 表面的 IgE Fc 受体（FcεR Ⅰ），使机体致敏。表面结合 IgE 的肥大细胞和嗜碱性粒细胞称为致敏靶细胞。IgE 在细胞表面可停留数月或数年。IgE 还能上调肥大细胞和嗜碱性粒细胞表达 FcεR Ⅰ，对 IgE 介导超敏反应起放大作用。

（二）激发阶段

当相同的变应原再次进入已致敏机体可与吸附在肥大细胞和嗜碱性粒细胞表面 IgE 的 Fab（抗原结合）片段特异性结合，多价变应原与致敏细胞表面两个或两个以上相邻 IgE 结合，导致膜表面 FcεR Ⅰ 交联，使靶细胞活化脱颗粒，释放生物活性介质以及合成新的活性介质，此过程称为激发阶段（图 18-2）。

1. 变应原与致敏靶细胞表面 IgE 结合 肥大细胞主要在黏膜下层和皮下结缔组织分布，嗜碱性粒细胞存在于血液中。相同变应原再次进入致敏机体，多价变应原与已存在于肥大细胞或嗜碱性粒细胞表面的两个或两个以上 IgE 分子同时结合，导致 FcεR Ⅰ 聚集并发生构型改变，即发生受体交联，从而启动信号激活（图 18-2）。

2. 致敏靶细胞活化和脱颗粒 肥大细胞和嗜碱性粒细胞细胞质均含大量嗜碱性颗粒及脂质小

体。交联的 FcεR I 通过其 β 和 γ 链的 ITAM 传递信号，其效应是：①导致细胞内颗粒膜与胞质膜融合，使颗粒内容物释放至细胞外（图 18-2），此即脱颗粒（degranulation），此后细胞暂时处于脱敏状态，1～2 天后细胞将重新形成颗粒。②激活磷脂酶 A₂（PLA₂），使膜磷脂酰胆碱（PC）分解，产生多种花生四烯酸代谢产物（脂类活性介质），释放至细胞外。

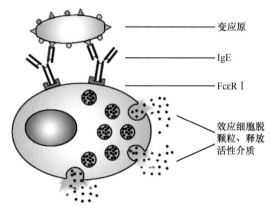

图 18-2　变应原和 IgE 介导的 FcεR I 交联

变应原初次刺激产生 IgE，其 Fc 片段与效应细胞（肥大细胞和嗜碱性粒细胞）表面 FcεR I 结合。相同变应原再次进入机体，与结合于效应细胞表面的两个或两个以上 IgE 的 Fab 片段同时结合，使 FcεR I 交联，启动信号的激活，导致效应细胞脱颗粒并释放生物活性介质

除肥大细胞和嗜碱性粒细胞外，参与 I 型超敏反应的重要效应细胞还有嗜酸性粒细胞。嗜酸性粒细胞可诱导性表达 FcεR I，也可被 IgE 诱导脱颗粒，释放类似的脂类介质、颗粒蛋白及酶类物质。

另外，肥大细胞和嗜碱性粒细胞还表达 IgG Fc 受体，已发现 IgG 免疫复合物和 IgG 类抗体也能介导 I 型超敏反应，但 IgE 是介导 I 型超敏反应的最主要抗体。

（三）效应阶段

效应阶段指活化的肥大细胞和嗜碱性粒细胞脱颗粒，释放的生物活性介质作用于效应组织和器官，引起局部或全身性超敏反应的阶段。

肥大细胞和嗜碱性粒细胞活化后释放的活性介质包括预存于颗粒内的介质和新合成的介质。这些介质的主要生物学活性包括：扩张小血管和增加毛细血管通透性；刺激平滑肌收缩；促进黏膜腺体分泌；趋化炎症细胞，促进局部炎症反应（图 18-3）。

（1）预存于颗粒内的介质：①组胺（histamine），是引起速发相反应的主要介质，通过与组胺受体结合发挥作用，可使小血管扩张、毛细血管通透性增加、平滑肌收缩及黏膜腺体分泌增强，其作用短暂，很快被组胺酶灭活。②激肽释放酶（kallikrein，又称激肽原酶）和类胰蛋白酶（tryptase），可将血浆中激肽原转变为缓激肽等，后者是参与迟发相反应的重要介质，能引起平滑肌缓慢收缩，强烈扩张血管和增强局部毛细血管通透性，吸引嗜酸性粒细胞和中性粒细胞等。③嗜酸性粒细胞趋化因子（eosinophil chemotactic factor，ECF），可趋化嗜酸性粒细胞。

（2）新合成的介质：①前列腺素 D₂（prostaglandin D₂，PGD₂），是花生四烯酸经环氧合酶途径代谢的产物，其与平滑肌细胞表面相应受体结合，

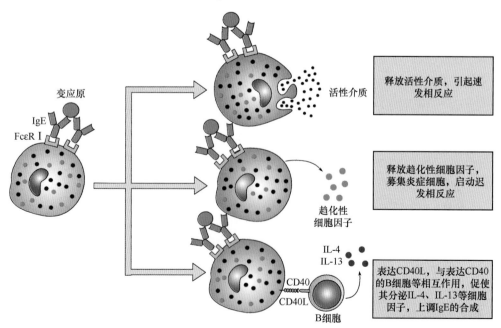

图 18-3　I 型超敏反应发生机制示意图

可使血管扩张、支气管收缩，并趋化中性粒细胞。②白三烯（leukotriene，LT），是花生四烯酸经脂氧合酶途径代谢产物，其致支气管平滑肌收缩的作用极强且持续时间长，是引起迟发相支气管持续痉挛的主要介质，还能促进腺体分泌增强，使毛细血管扩张和通透性增加。③血小板活化因子（platelet activating factor，PAF），是细胞膜磷脂分解产物，能直接刺激支气管收缩，诱导血小板聚集、活化并释放活性胺类，促进毛细血管扩张和增强通透性，还可活化炎性细胞，在迟发相反应中起重要作用。④细胞因子，如 IL-3、IL-4、IL-5、IL-6 及 IL-13 等，可分别促进 Th2 细胞应答和 B 细胞发生 IgE 类型转换，并诱导免疫细胞释放多种细胞因子和其他炎症介质。

此外，机体还可通过 IgE/FcεR I 非依赖性机制，促使肥大细胞或嗜碱性粒细胞脱颗粒并释放活性介质，可见于过敏毒素 C3a/C5a，神经肽（P 物质、生长抑素、血管肠肽）及某些药物，造影剂，脂质成分和多聚物等所致过敏样反应，其机制涉及细胞内 Ca^{2+} 升高。

二、Ⅰ型超敏反应的易感因素

不同个体对相同变应原的易感性不同，说明Ⅰ型超敏反应存在个体差异。易患Ⅰ型超敏反应的倾向称特应性（atopy），与遗传及环境因素有关。

（一）遗传因素

过敏症是一种有家族背景、受多基因影响的疾病，尤其是 IgE 应答与遗传密切相关。过敏症患者通常具有以下特征：① IgE 水平增高。正常人血清中 IgE 含量极低（0.1 ～ 0.9mg/L），而过敏症患者的血清中 IgE 含量高于正常人 1000 ～ 10 000 倍。②正常人 Th1 和 Th2 两类细胞有一定的比例，二者协调使人体免疫保持平衡。而过敏症患者往往 Th2 细胞占优势，通过合成、分泌 IL-4 等细胞因子诱导 B 细胞产生 IgE，使血清 IgE 水平升高。③正常人体内含一定量的组胺酶，对肥大细胞等释放的组胺具有灭活作用；而过敏体质者往往缺乏组胺酶，对组胺的灭活作用减弱，表现为明显的过敏症状。目前已发现多个与过敏症发病相关的候选易感基因，如①位于染色体 *11q12-13* 的易感基因编码 FcεR I 的 β 亚单位。②位于染色体 *5q31-33* 的易感基因编码一组与 Th2 细胞活化密切相关的细胞因子，包括 IL-3、IL-4、IL-5、IL-9、IL-13

及 GM-CSF 等，通过增加 IgE 的转换、肥大细胞的增殖和嗜酸性粒细胞的存活，促进 Th2 细胞活化。③ HLA Ⅱ类基因，有研究显示屋尘螨特异性 CD4+T 细胞克隆对螨的应答受 *HLA-DRAB1* 和 *HLA-DRAB3* 基因产物的限制。

（二）环境因素

除遗传因素外，环境因素亦参与Ⅰ型超敏反应发生。近 20 年来，发达国家过敏性疾病发病率高达 20% ～ 37%，而发展中国家仅 2% ～ 10%，提示环境卫生和个人卫生水平似乎与过敏性病发生呈负相关，据此提出了"卫生假说"（hygiene hypothesis）。该假说认为：现代的卫生条件和医疗措施创造了一个相对洁净的环境，减少了人们暴露于各种病原体的机会，从而导致免疫系统的失衡，最终导致过敏性疾病的增加。现在越来越多的流行病学资料和实验室的研究支持这一假说，但其机制尚不十分清楚。

三、临床常见的Ⅰ型超敏反应性疾病

（一）过敏性休克

过敏性休克是最严重的全身性Ⅰ型超敏反应性疾病。临床上多于再次注射药物或抗毒素血清后数秒至数分钟内发生，若不及时抢救可致死亡。常见的有两类：

1. 药物过敏性休克　药物半抗原进入体内与蛋白质结合为变应原，诱导机体产生 IgE 而致敏，再次应用相同药物即可发生Ⅰ型超敏反应。最常见的药物过敏性休克为青霉素所致的过敏性休克。青霉素相对分子质量小，本身无免疫原性，但其降解产物（青霉噻唑醛酸、青霉烯酸等）可与体内蛋白质结合而形成完全抗原，青霉素制剂中大分子杂质也可能成为变应原，从而刺激机体产生 IgE，使靶细胞致敏，再次接触青霉素即发生过敏性休克。少数人初次注射青霉素也会发生过敏性休克，可能是曾使用过被青霉素污染的医疗器械或吸入空气中青霉菌孢子等原因所导致。

2. 血清过敏性休克　已被异种蛋白致敏的机体再次注射相同来源的抗体或血清制品，可立即发生Ⅰ型超敏反应，出现过敏性休克。如临床上应用破伤风抗毒素和白喉抗毒素等动物血清进行治疗或紧急预防，部分患者可出现此种血清过敏症（serum anaphylaxis）。

（二）呼吸道超敏反应

最常见的呼吸道超敏反应为支气管哮喘（bronchial asthma）和变应性鼻炎（allergic rhinitis），主要由花粉、真菌、尘螨、动物皮毛等引起。支气管哮喘多在吸入或食入变应原后发生，导致支气管平滑肌痉挛、小支气管黏膜水肿、黏液分泌增多、气道变应性炎症。其急性发作为速发相反应，发作48小时后进入迟发相反应阶段，出现典型气道炎症特征，此时嗜酸性粒细胞等炎症细胞释放细胞因子及其他炎症介质，可强烈损伤呼吸道上皮细胞，使临床症状加重。

（三）胃肠道超敏反应

少数人食入异种蛋白会发生食物过敏。此类患者胃肠道缺乏蛋白酶，分泌型IgA明显低下，局部黏膜防御功能下降，食物中异种蛋白不能完全被分解而被黏膜吸收，或经损伤的胃肠道黏膜进入机体引起致敏，引发肠道平滑肌收缩，同时肠道腺体分泌增加，形成肠道应激，发生胃肠道局部超敏反应。

（四）皮肤超敏反应

皮肤超敏反应主要有荨麻疹（urticaria）、湿疹（eczema）和血管性水肿（angioedema），多由药物性、食物性或吸入性变应原诱发，也可由某些肠道寄生虫感染或物理性因素（如寒冷）诱导局部肥大细胞释放介质而引发。

四、Ⅰ型超敏反应的防治原则

（一）确定变应原并避免接触

通过询问个人及家族过敏史，寻找可疑变应原，或借助皮肤试验检出变应原。明确变应原后应避免接触，如药物皮试阳性者应忌用，对必须用药者最重要的是对症治疗，进一步可行脱敏疗法。

（二）切断或干扰发病机制中间环节

1. 特异性脱敏疗法

（1）异种免疫血清脱敏疗法：对必须注射免疫血清进行治疗的过敏患者，可先注射极少量免疫血清，再每隔半小时增量一倍，重复注射多次。其原理可能是：少量变应原仅引起致敏靶细胞释放微量生物活性介质，而不出现明显临床症状；短时间内多次注射使致敏靶细胞内活性介质逐渐耗竭，从而解除机体致敏状态，再注射大量免疫血清则不会

引发超敏反应。须强调的是，脱敏疗法仅能暂时维持疗效，一定时期后将恢复致敏状态。

（2）特异性变应原脱敏疗法：某些患者的变应原已确定，但难以避免接触，可应用低剂量变应原反复多次皮下注射进行脱敏。其原理可能有：促进产生IFN-γ、IL-12，诱导Th1应答，抑制Th2型细胞因子分泌，减少IgE产生；促进IL-10分泌，抑制IgE产生，阻断变应原与致敏靶细胞表面IgE结合。

2. 药物防治 基本原则是抑制活性介质合成与释放、拮抗活性介质作用、改善效应器官反应性，如激素，儿茶酚胺类药物等对症治疗。目前基于对Ⅰ型超敏反应发生机制的认识，已开始探索某些新的免疫疗法。例如：①联合给予IL-12与变应原，或以编码变应原的基因为基础制备DNA疫苗，进行特异性脱敏治疗，使Th2型应答向Th1型转变，减少IgE产生。②抗IL-4抗体或重组可溶性IL-4受体结合IL-4，阻断其促进IgE合成的作用。③针对IgE分子上能结合FcεRⅠ部位的人源化或全人源抗体，可与循环中IgE结合，从而阻止IgE与肥大细胞和嗜碱性粒细胞表面FcεRⅠ结合，但并不结合已存在于肥大细胞和嗜碱性粒细胞表面的IgE。④抗IL-5抗体可减少嗜酸性粒细胞数量，降低由嗜酸性粒细胞浸润所致炎症反应。上述疗法在动物实验和初步临床研究已取得效果。

第二节　Ⅱ型超敏反应

Ⅱ型超敏反应（type Ⅱ hypersensitivity）又称细胞溶解型或细胞毒型超敏反应，其特点是发作较快，抗体（IgG或IgM）直接与靶细胞表面抗原结合后，通过激活补体途径、调理吞噬以及ADCC，引起以靶细胞溶解或组织损伤为主的病理性免疫反应（图18-4）。

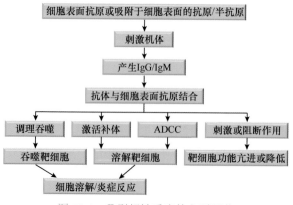

图18-4　Ⅱ型超敏反应的主要环节

一、发生机制

（一）抗原诱导机体产生抗体

1. 同种异型抗原

（1）ABO血型抗原：在血型不符的输血时，红细胞表面血型抗原可与受者体内天然血型抗体结合。

（2）HLA抗原：供/受者HLA型别不同时，供者HLA抗原可在受者体内诱生抗HLA抗体。

2. 共同抗原
某些外来抗原与人体组织抗原间存在共同或相似的表位，属共同抗原，或称嗜异性抗原（heterophilic antigen），如溶血性链球菌某些组分与人心肌、心瓣膜、肾小球基底膜组分、关节组织之间有交叉抗原，机体针对外来抗原产生的抗体能与自身组织发生交叉反应。

3. 自身抗原
外伤、感染、药物等可改变自身组织抗原性质或导致某些隐蔽抗原进入血流，这两类自身抗原均能诱导机体产生自身抗体（见第十九章）。

4. 吸附在组织细胞上的外来抗原或半抗原
外来抗原、药物等小分子半抗原进入机体，可非特异性黏附或结合于细胞表面，诱导针对该抗原或半抗原的免疫应答，产生相应抗体。如COVID-19病毒抗原可以黏附于小肠上皮细胞，引发Ⅱ型超敏反应，导致后期的肠道症状。

（二）抗体介导靶细胞破坏的机制

1. 激活补体溶解细胞
Ⅱ型超敏反应主要由IgG和IgM类抗体所致，这些抗体与细胞表面抗原结合，能通过激活补体经典途径而导致细胞溶解。

2. 促进吞噬细胞吞噬
抗体通过与吞噬细胞表面FcR结合而发挥调理作用，补体裂解片段可通过与补体受体结合而介导免疫黏附和调理作用，上述两种效应均可促进吞噬细胞吞噬靶细胞。另外，在无效吞噬情况下（如针对基底膜细胞），吞噬细胞可以释放蛋白酶而导致组织破坏。

3. ADCC
IgG与靶细胞表面抗原结合，其Fc片段与NK细胞和吞噬细胞表面FcR结合，从而介导ADCC，杀伤靶细胞（图18-5）。

上述效应均导致靶细胞大量溶解或死亡，并出现相应病变，例如：体内血细胞大量破坏可致溶血或血细胞减少症；组织细胞破坏可伴局部炎症反应，引起组织器官病变。

此外某些抗细胞表面受体的自身抗体与相应受体结合，并不引起靶细胞溶解，而是影响这些受体正常生理功能的发挥，导致靶细胞功能紊乱（图18-6）。表现为对靶细胞的刺激或抑制作用。

二、临床常见的Ⅱ型超敏反应性疾病

（一）输血反应

ABO血型不符的输血可致红细胞大量破坏，此为溶血性输血反应。反复输入含异型HLA和血浆蛋白质抗原的血液，可在受者体内诱生抗白细胞、血小板和血浆蛋白的抗体，通过与相应血液成分结合而导致非溶血性输血反应。

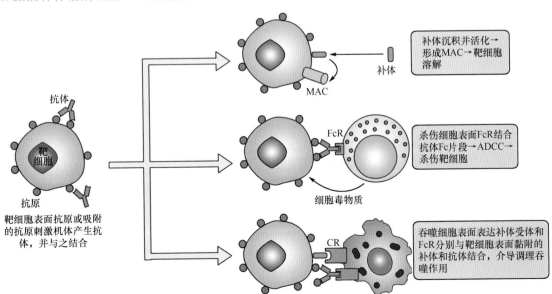

图18-5 Ⅱ型超敏反应机制示意图

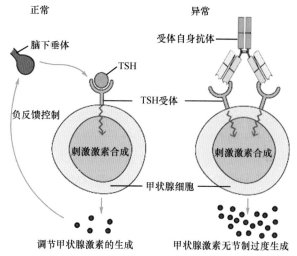

图 18-6　甲状腺功能亢进（刺激型超敏反应）发生机制

（二）新生儿溶血症

1. 母胎 Rh 血型不符　多发生于孕妇为 Rh⁻ 血型而胎儿为 Rh⁺ 血型。初次妊娠发生流产、胎盘出血或分娩时胎盘剥离，胎儿少量 Rh⁺ 红细胞可进入母体诱生抗 Rh 的 IgG 类抗体。若再次妊娠胎儿仍为 Rh⁺，母体内抗 Rh 抗体通过胎盘进入胎儿体内，可与 Rh⁺ 红细胞结合，导致红细胞破坏，引起流产、死产或新生儿溶血症（图 18-7）。对初产妇于分娩后 72 小时内注射抗 Rh 抗体，可阻断 Rh⁺ 红细胞对母体致敏，从而预防再次妊娠时发生新生儿溶血症；对新生儿则须立即换输 Rh⁻ 血。

2. 母胎 ABO 血型不符　多发生于母亲为 O 型而胎儿为 A 型、B 型或 AB 型。此型新生儿溶血症发生率虽高，但症状较轻。其机制是：进入母体的少量胎儿红细胞能诱生 IgG 类抗体，虽可通过胎

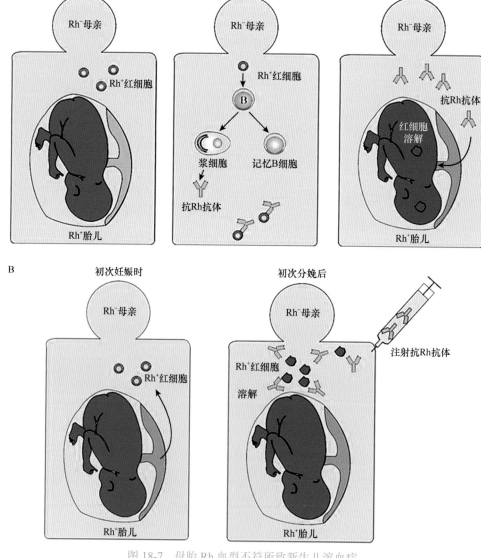

图 18-7　母胎 Rh 血型不符所致新生儿溶血症

盘进入胎儿血流，但血清及其他组织中存在的 A、B 型抗原物质能吸附抗体，使抗体不致全部作用于胎儿红细胞；母体天然血型抗体属 IgM 类，不能通过胎盘。

（三）过敏性血细胞减少症

某些药物半抗原与血细胞膜分子结合，或因病原微生物感染，均可改变血细胞膜抗原性质，并诱生相应抗体而致病。

1. 半抗原型 属药物过敏性血细胞减少症的常见类型。药物半抗原与血细胞膜表面蛋白质结合，刺激产生针对药物的特异性抗体。此种抗体与结合于血细胞表面的药物（如青霉素、磺胺、奎宁等）结合，通过激活补体、调理吞噬及 ADCC，导致血细胞溶解或减少，发生药物过敏性溶血性贫血、粒细胞减少症和血小板减少症。

2. 自身抗原改变型 甲基多巴、吲哚美辛等药物或病毒感染等可造成红细胞膜成分改变，通过诱生自身抗体而引起自身免疫性溶血性贫血。

（四）抗基底膜型肾小球肾炎和风湿性心肌炎

A 族 12 型乙型溶血性链球菌与人类肾小球基底膜有共同抗原，故链球菌感染所诱生的抗体可与肾小球基底膜发生交叉反应，导致肾小球病变，此类肾炎称为抗基底膜型肾小球肾炎或肾毒性肾炎，约占肾小球肾炎的 15%。A 族链球菌胞壁蛋白质还与心脏瓣膜细胞有共同抗原，链球菌感染诱生的抗体可与心脏瓣膜细胞发生交叉反应，引起风湿性心肌炎。

（五）肺出血肾炎综合征

肺出血肾炎综合征又称 Goodpasture（古德帕斯丘）综合征，患者血清可检出抗基底膜抗体，后者能与肺泡壁基底膜和肾小球基底膜发生反应。此病发病机制可能是病毒（如 A_2 型流感病毒）感染或吸入某些有机溶剂造成肺组织损伤，诱导产生自身抗体。

（六）其他相关疾病

某些针对自身细胞表面受体的抗体可导致细胞功能紊乱，而非细胞破坏，如甲状腺功能亢进（hyperthyroidism）即属刺激型超敏反应。该病患者血清可检出抗促甲状腺素（thyroid stimulating hormone，TSH）受体的 IgG 类自身抗体，该抗体是一种活化型抗体（activating Ab），能高亲和力结合并持续激活 TSH 受体，使甲状腺细胞产生大量

甲状腺素，故称为长时程作用甲状腺刺激物（long-acting thyroid stimulator，LATS）（图 18-6）。又如重症肌无力患者体内生成抗乙酰胆碱受体的自身抗体，该抗体是一种阻断型抗体（blocking Ab），与乙酰胆碱受体结合，使乙酰胆碱受体数量减少、功能降低，以致肌无力。

此外，超急性器官移植排斥反应的发生，乃因受者体内预存抗体与移植物细胞结合，从而导致移植物损伤。

第三节 Ⅲ 型超敏反应

Ⅲ 型超敏反应（type Ⅲ hypersensitivity）又称免疫复合物型或血管炎型超敏反应，因抗原与相应抗体结合，形成中等分子可溶性免疫复合物（immune complex，IC），在一定条件下 IC 易沉积于全身或局部血管基底膜，激活补体，并在中性粒细胞、血小板、嗜碱性粒细胞等效应细胞的参与下，最终引起以充血水肿、局部坏死和中性粒细胞浸润为特征的炎症反应和组织损伤（图 18-8）。

一、发 生 机 制

（一）抗原诱导特异性抗体产生

与 Ⅲ 型超敏反应有关的抗原可分为两类：①内源性抗原，如变性 DNA、核抗原、肿瘤抗原等。②外源性抗原，如病原微生物抗原、异种血清、药物半抗原与组织蛋白质结合形成的完全抗原等。这些抗原主要诱生 IgG、IgM 或 IgA 类抗体，再遇相应抗原时结合为 IC。

（二）免疫复合物沉积的条件

1. 抗原/抗体比例和 IC 相对分子质量 可溶性抗原与抗体比例不同，所形成 IC 的大小各异：①抗原、抗体比例适合，形成大分子 IC，易被吞噬细胞吞噬清除。②抗原（或抗体）高度过剩，形成微分子 IC，可通过肾小球滤出。③抗原（或抗体）略多于抗体（或抗原），形成相结分子质量约 1 000 000、沉降系数约 19S 的中分子 IC，其不易被吞噬细胞吞噬，可随血液循环而播散，并沉积于不同组织部位。

另外，颗粒性抗原与相应抗体结合，可促进吞噬细胞对其的吞噬作用，使之被清除，不易发生沉积。IgM 类抗体与相应抗原结合所形成的 IC 相对分子质量大，一般也不易沉积。

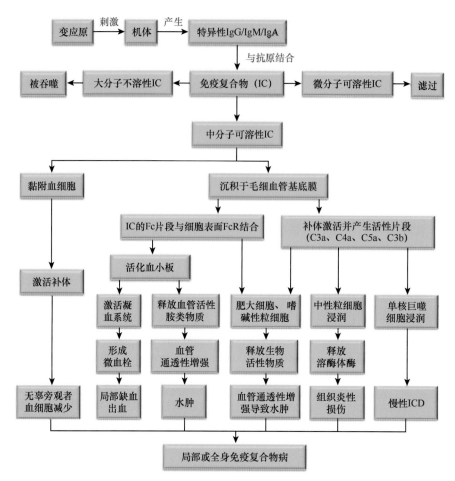

图 18-8　Ⅲ型超敏反应的主要环节

2. 抗原物质持续存在　长期反复感染、长期用药、长期接触外源性抗原，或自身抗原、肿瘤抗原等长期存在于体内，均可不断刺激机体产生抗体，所形成的 IC 在血液循环中滞留较长时间，且过量 IC 不易被彻底清除，从而有利于 IC 沉积。

3. 抗原、抗体的理化特性　抗原和抗体的带电性、结合价、相互作用的亲和力、免疫球蛋白的抗原特异性等，均可影响 IC 形成及沉积。带正电荷抗原所形成的 IC（如 DNA-抗 DNA 复合物），易与带负电荷的肾小球基底膜结合，引起严重且持久的组织损伤。

4. 组织学结构与血流动力学因素　IC 易沉积于下列部位：血流缓慢的血管分叉的部位；血流量大而易产生涡流的部位；血流静水压较高的部位；毛细血管通透性增加的部位；血管内皮细胞表达特定受体（C3bR 或 FcR）的部位。

5. 机体清除 IC 的能力　尽管补体在 IC 所致的组织损伤中起重要作用，但补体成分可通过补体受体介导免疫黏附和调理吞噬，促进 IC 被清除。若补体成分或补体受体缺陷，易发生 IC 导致的炎

症反应。吞噬细胞表面 FcγR 对吞噬和清除 IC 发挥关键作用，若 FcγR 表达异常，吞噬细胞清除 IC 的功能下降，可促进 IC 沉积。

（三）IC 引起炎症损伤的机制

在上述易造成 IC 沉积的条件下，IC 沉积或镶嵌于血管基底膜，此乃造成血管基底膜炎症和组织损伤的始动因素。

1. 激活补体和促进活性介质释放　沉积的 IC 可激活补体，产生过敏毒素和趋化因子等。趋化至局部的肥大细胞、嗜碱性粒细胞释放活性介质。过敏毒素和活性介质共同导致局部血管通透性增高，引起渗出和局部水肿。

2. 吸引白细胞浸润和集聚　中性粒细胞趋化至局部，在吞噬 IC 时释放活性氧和溶酶体酶，损伤邻近组织。单核巨噬细胞浸润主要参与 IC 所致慢性组织损伤。

3. 活化血小板　局部聚集和激活的血小板可释放血管活性胺类物质，导致血管扩张、通透性增加，加剧局部渗出和水肿，并激活凝血机制，形成微血栓，引起局部缺血、出血和组织坏死（图 18-9）。

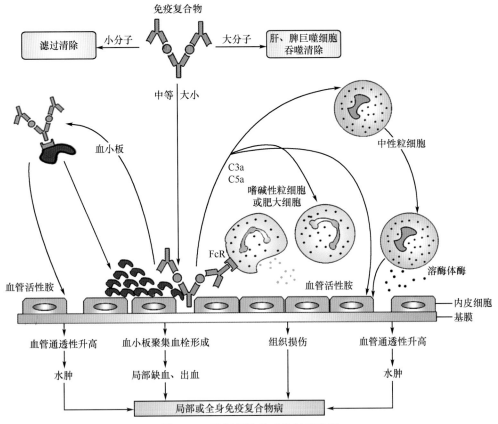

图 18-9 Ⅲ型超敏反应机制示意图

二、临床常见的Ⅲ型超敏反应性疾病

Ⅲ型超敏反应所致疾病亦称为免疫复合物病（immune complex disease，ICD），分为局部和全身两类，局部ICD发生于抗原进入部位；全身ICD是由于IC随血流播散沉积于多个部位所致。

（一）局部免疫复合物病

1. 阿蒂斯（Arthus）反应 Arthus于1903年发现，给家兔皮下多次注射马血清，局部可出现红肿、出血和坏死等剧烈炎症反应，遂将此现象称为Arthus反应。其原理是：多次注射异种蛋白（如患

者多次注射马来源的抗血清，尽管针对的可能是破伤风毒素及蛇毒等不同的抗原，但由于其来源均为马）刺激机体产生大量抗体，局部聚集的抗原与过量的相应抗体形成IC，沉积于局部血管基底膜，导致病理损伤（图18-10）。

2. 人类局部ICD ①胰岛素依赖型糖尿病患者须反复注射胰岛素，体内可产生过量抗胰岛素抗体，从而在局部出现类似Arthus反应的临床表现。②长期大量吸入植物性或动物性蛋白质及真菌孢子，可引起外源性变应性肺泡炎或间质性肺疾病。

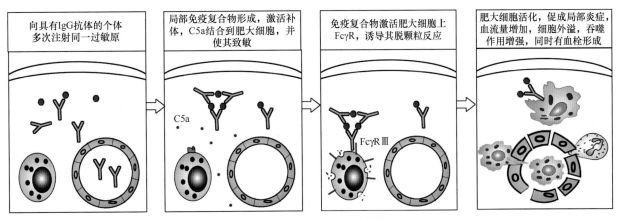

图 18-10 局部 Arthus 反应

（二）全身免疫复合物病

1. 血清病（serum sickness） 初次注射大剂量异种抗毒素血清，7～14 天后可发生急性血清病，其机制是：初次注入大量异种蛋白质抗原，刺激机体生成的少量抗体与尚未被清除的较多量抗原结合，所形成的中分子 IC 随血液运行至全身各处沉积，引起发热、皮疹、淋巴结肿大、关节肿痛等临床症状。若反复注射异种血清，形成的 IC 常沉积于肾、肺、动脉等处，造成炎症损伤，称为慢性血清病。此外，使用大剂量青霉素、磺胺等也可出现血清病样反应。

2. 急性免疫复合物型肾小球肾炎 约占急性肾小球肾炎的 80%，常发生于 A 族链球菌感染 2～3 周后，因抗病原体抗体与相应抗原结合形成 IC，沉积于肾小球基底膜所致。此型肾小球肾炎也可由葡萄球菌、肺炎球菌、某些病毒或疟原虫等感染引起。

3. 类风湿性关节炎（rheumatoid arthritis, RA） RA 发病机制尚不清楚，可能是由于病毒或支原体持续感染，机体产生变性 IgG 类抗体，继而诱生抗变性 IgG 的自身抗体（主要为 IgM，也可有 IgG 或 IgA），即类风湿因子（rheumatoid factor，RF），RF 与变性 IgG 结合成 IC，沉积于关节滑膜，引起炎症损害。

4. 风湿热（rheumatic fever） 常于上呼吸道受溶血性链球菌感染 2～3 周后重新感染而发病，由于体内产生的抗链球菌抗体与病原体结合为 IC，沉积于多个部位造成炎症损伤，严重者出现心肌炎及心瓣膜损伤。

另外，溶血性链球菌与血管基底膜、关节滑膜、心肌及心瓣膜之间存在共同抗原，也可引起 Ⅱ 型超敏反应所致的风湿热（见本章前文）。

5. 系统性红斑狼疮（SLE） SLE 患者体内出现多种自身抗体，例如抗核抗体（为抗各种核酸和核蛋白抗体的总称）。自身抗体与自身成分结合成 IC，沉积于全身多处血管基底膜，导致组织损伤，表现为全身多器官病变。

6. 免疫复合物型血细胞减少症 又称无辜旁观者型血细胞减少症。某些药物可与血细胞蛋白成分结合，成为完全抗原，刺激机体产生抗体（IgG 或 IgM）。这些抗体结合相应药物形成复合物，易黏附至血细胞表面，通过激活补体而溶解血细胞。

第四节　Ⅳ型超敏反应

Ⅳ 型超敏反应（type Ⅳ hypersensitivity）又称迟发型超敏反应（delayed type hypersensitivity，DTH），是致敏淋巴细胞再次接触相同抗原所致、以单个核细胞（单核细胞或淋巴细胞）浸润为主的炎症反应（图 18-11）。该反应发生迟缓，一般在接触抗原 18～24 小时出现，48～72 小时达高峰。Ⅳ 型超敏反应属细胞免疫应答，细胞免疫缺陷者不发生 Ⅳ 型超敏反应。

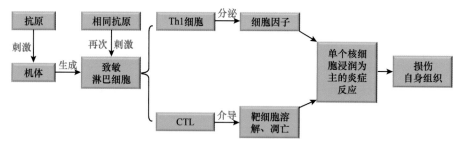

图 18-11　Ⅳ型超敏反应的主要环节

一、发生机制

（一）抗原致敏

引起 Ⅳ 型超敏反应的抗原主要包括微生物与寄生虫类，如病毒、细胞内寄生菌（如结核分枝杆菌和麻风杆菌）、寄生虫、真菌等；细胞或组织抗原，如肿瘤细胞、移植细胞等。刺激使 T 细胞活化、增殖，产生特异性致敏淋巴细胞，机体形成致敏状态。此外，某些化学物质，如镍和铬等小金属离子、重金属、常春藤毒素、三硝基苯酚、化妆品和染发剂等，它们与皮肤中的蛋白结合成为完全抗原可引起 Ⅳ 型超敏反应。

（二）致敏淋巴细胞介导 DTH

致敏淋巴细胞包括 Th1、Th17 细胞和 CTL，通过识别 APC 或靶细胞表面抗原肽-MHC 分子复合物而被活化，并产生一系列反应。

1. Th1 和 Th17 细胞介导的炎症损伤 致敏

Th1 和 Th17 细胞受相同抗原再次刺激，活化的 Th1 和 Th17 细胞分别可释放多种炎性细胞因子，如 IFN-γ、TNF-α、LT-α、TNF-β、IL-2、IL-17、L-21、IL-22、GM-CSF、MCP-1 和移动抑制因子等。这些细胞因子具有直接致炎作用，也可使单核巨噬细胞和淋巴细胞在局部聚集并被激活，进一步分泌炎症介质，导致局部出现特征性、以单个核细胞浸润为主的炎症反应，并造成组织损伤（见第十三章）。

2. CTL 介导的细胞毒作用 CTL 识别并结合靶细胞表面相应抗原而被激活，通过脱颗粒释放穿孔素和颗粒酶等，并通过 Fas/FasL 途径，导致靶细胞溶解和凋亡（见第十三章）。

在抗原被清除后，DTH 能自行消退。若抗原持续存在，可致单核巨噬细胞呈慢性活化状态，局部组织出现纤维化和肉芽肿（图 18-12）。

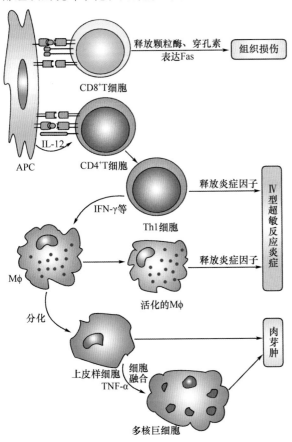

图 18-12　Ⅳ型超敏反应机制示意图

二、临床常见的Ⅳ型超敏反应性疾病

（一）感染性迟发型超敏反应

机体对细胞内感染的病原体（如细胞内寄生菌、病毒、某些寄生虫和真菌等）主要产生细胞免疫应答。但在清除病原体或阻止病原体扩散的同时，可因产生 DTH 而致组织炎症损伤。例如肺结核患者对结核分枝杆菌产生 DTH，可出现肺空洞、干酪样坏死等。基于此，临床上借助结核菌素试验以判定机体是否对结核分枝杆菌有免疫保护力。该试验是将结核菌素注入受试者皮内，若局部出现 DTH（最主要特征为硬结）即为阳性反应，表明该个体对结核分枝杆菌具有细胞免疫力，也表明该个体曾感染过结核分枝杆菌（或接种过卡介苗），如果强阳性甚至出现水疱、坏死及淋巴管炎，可能代表正在感染。

（二）接触性皮炎

某些个体接触油漆、染料、化妆品、农药、药物或塑料制品，可发生接触性皮炎。其机制是：小分子半抗原与皮肤角蛋白、胶原蛋白或细胞结合成为完全抗原，可刺激 T 细胞分化增殖成致敏淋巴细胞，再次遇此类物质即诱发 DTH，出现皮肤炎症。

（三）DTH 参与的其他疾病

DTH 在同种移植排斥反应、胰岛素依赖型糖尿病、甲状腺炎、多发性硬化、多发性脑神经炎等疾病的发生、发展中也起重要作用。

上述四型超敏反应主要依据其发生机制以及参与反应的效应成分不同而划分。须强调的是：临床上某些免疫相关疾病并非仅由单一机制所致，Ⅱ、Ⅲ、Ⅳ型超敏反应机制均参与 SLE 发病，Ⅲ、Ⅳ型超敏反应机制均参与 RA 发病等，表现为以某一型损伤机制为主的混合型超敏反应；同一抗原可引起不同类型超敏反应，如青霉素除诱发Ⅰ型超敏反应导致过敏性休克外，还可能通过Ⅱ、Ⅲ、Ⅳ型超敏反应机制诱发不同病症。对这类疾病的防治手段应针对不同情况采取相应的措施进行防治。各型超敏反应的比较见表 18-2。

小　结

超敏反应是指已被抗原致敏的机体再次接触相同抗原时所发生的生理功能紊乱和（或）组织损伤。根据发生机制及临床特点，将其分为Ⅰ、Ⅱ、Ⅲ、Ⅳ共四型。Ⅰ、Ⅱ和Ⅲ型均由抗体介导，Ⅳ型由 T 细胞介导。

Ⅰ型超敏反应主要由 IgE 抗体介导，以肥大细胞和嗜碱性粒细胞释放生物活性介质导致机体生理功能紊乱为主，其发生快，有明显的个体差异和遗传倾向。

Ⅱ型超敏反应是由于 IgG 或 IgM 类抗体直接与靶细胞表面抗原结合，在补体、吞噬细胞和 NK 细胞参与

表 18-2　各型超敏反应的比较

类型	主要参与成分	发生机制	临床常见疾病
Ⅰ型超敏反应（速发型）	IgE（少数为IgG4）、肥大细胞、嗜碱性粒细胞、嗜酸性粒细胞	变应原与致敏机体肥大细胞、嗜碱性粒细胞表面的IgE结合，使细胞释放生物活性介质，引起毛细血管扩张、通透性增加、平滑肌收缩、腺体分泌增加	药物过敏性休克、血清过敏性休克、支气管哮喘、变应性鼻炎、食物过敏、荨麻疹等
Ⅱ型超敏反应（细胞毒型）	IgG或IgM、补体、巨噬细胞、NK细胞等	抗体与细胞表面抗原或细胞上吸附的半抗原结合，激活补体、调理作用和ADCC破坏靶细胞或抗体与靶细胞表面受体结合，封闭或激活受体信号转导	输血反应、新生儿溶血症、过敏性血细胞减少症、抗基底膜型肾小球肾炎等
Ⅲ型超敏反应（免疫复合物型）	IgG、IgM、IgA；补体；中性粒细胞；肥大细胞、嗜碱性粒细胞、血小板	中等大小的免疫复合物沉积于血管壁基底膜或其他组织细胞间隙，激活补体，并在中性粒细胞、嗜碱性粒细胞、肥大细胞、血小板参与下，导致血管炎症和组织损伤	Arthus反应、血清病、急性免疫复合物型肾小球肾炎、类风湿性关节炎、系统性红斑狼疮等
Ⅳ型超敏反应（迟发型）	Th1细胞、Th17细胞、CTL、单核巨噬细胞	致敏T细胞再次与相应抗原结合，通过产生各种细胞因子或直接杀伤靶细胞，引起以单个核细胞浸润为主的炎症反应	感染性迟发型超敏反应、接触性皮炎、移植排斥反应等

下，导致靶细胞溶解，或引起靶细胞表面受体功能异常。Ⅲ型超敏反应则是因抗原与相应抗体（IgG或IgM）结合，形成中分子可溶性IC，沉积于血管基底膜，激活补体，活化血小板，使白细胞聚集，引起炎症反应。Ⅳ型超敏反应发生迟缓，是由致敏的Th1细胞、Th17细胞和CTL再次接触相同抗原后释放细胞因子和发挥杀伤作用所致，表现为以单个核细胞浸润为主的炎性损伤。

临床上超敏反应相关疾病往往并非仅由单一机制所致，可表现为以某一型损伤机制为主的混合型超敏反应，而同一抗原也可引起不同类型超敏反应。

思 考 题

1. 简述超敏反应概念及分类。
2. Ⅰ型、Ⅱ型、Ⅲ型超敏反应发生机制有何差异？
3. 请以结核分枝杆菌感染为例，试述Ⅳ型超敏反应的发生机制。
4. 简述青霉素引起超敏反应的类型及其机制。

（宋银宏）

第十九章 自身免疫与自身免疫病

正常情况下，免疫系统仅对非己抗原发生应答，而对自身抗原则处于无应答或仅产生微弱应答状态，此为自身耐受（self-tolerance）。自身免疫（autoimmunity）泛指机体免疫系统产生针对宿主自身抗原的自身抗体（autoantibody）或自身反应性T细胞（autoreactive T cell）的现象，可能是病理性的，亦可能是生理性的。正常情况下，自身免疫是自限性的生理性自身免疫，所产生的自身抗体效价低，与自身抗原亲和力低，不会导致自身组织的病理损伤，此种生理性免疫应答，主要参与协助清除衰老、变性的自身细胞，从而在维持免疫内环境稳定（immune homeostasis）中具有重要意义。

第一节 自身免疫病的基本特征与分类

在某些遗传和环境等因素的作用下，自身免疫耐受状态被打破，机体免疫系统会针对自身抗原产生持续的病理性免疫应答，造成自身正常细胞、组织的损伤或功能异常，并引起相应临床症状时，才导致自身免疫病（autoimmune disease，AID）。

一、自身免疫病的基本特征

不同AID其临床表现和诊断标准各异，但通常具有以下基本特征：①患者血液中可测出高滴度的自身抗体和（或）自身反应性T细胞、B细胞。②自身抗体和（或）自身反应性淋巴细胞介导对自身成分的免疫应答，造成相应组织器官病理性损伤和功能障碍。③可复制出与AID相似的动物模型，并能通过患病动物血清或淋巴细胞使疾病被动转移。④病情转归与自身免疫应答强度密切相关，且应用免疫抑制剂治疗有效。⑤多数AID病因不明，常呈反复发作和慢性迁延。⑥疾病发生有一定遗传倾向，并与性别（多为女性）或年龄相关。

在不同AID患者中，并非同时具备上述全部特征，但所有AID患者体内均存在针对自身抗原的自身抗体和（或）自身反应性T细胞、B细胞。

（一）自身抗体

自身抗体是指针对自身细胞内、细胞表面及细胞外抗原成分的抗体，有生理性与病理性之分。

1. 生理性自身抗体 正常人血清中亦可检出自身抗体，其出现的频率和滴度随年龄增长而升高，50%以上老年人体内可检出多种自身抗体（如抗核抗体、抗线粒体抗体等）。这些生理性自身抗体的特点为：①其产生并不依赖外源性抗原刺激。②多为IgM类，偶见IgG、IgA类。③具有广泛交叉反应性。④与自身抗原亲和力低。

某些生理性自身抗体具有特定功能，例如：抗独特型抗体具有免疫调节作用；类风湿因子是抗变性IgG的抗体，可与多价IgG结合，所形成的循环免疫复合物可被单核巨噬细胞清除；某些自身抗体效价较低，不足以导致自身组织损伤，但可协助清除体内衰老、死亡的细胞。

2. 病理性自身抗体 某些自身抗体可直接导致疾病发生，称"病理性自身抗体"，其在多种疾病的发生发展中具有重要作用，如抗核抗体、抗血小板抗体、抗甲状腺球蛋白抗体、抗乙酰胆碱受体抗体等，其特点是：①受抗原刺激而产生。②多为IgG类。③特异性强。④与自身抗原亲和力高。

某些病理性自身抗体为器官特异性，如桥本甲状腺炎的抗甲状腺球蛋白抗体和抗甲状腺微粒体抗体、毒性弥漫性甲状腺肿（Graves病）的长效甲状腺刺激素、艾迪生病（Addison病）的抗肾上腺皮质细胞自身抗体等。某些自身抗体为器官非特异性，如抗核抗体可在多种AID（如慢性活动性肝炎、类风湿性关节炎、SLE等）患者体内检出。

（二）自身反应性T细胞、B细胞

伯内特（Burnet）提出的克隆清除学说认为：胚胎期个体接触某种抗原后，可通过"克隆选择"而清除相应的特异性淋巴细胞克隆，或使之成为禁忌克隆（forbidden clone），导致正常个体成年后不产生自身免疫应答，即形成自身耐受。实际上，自身反应性T细胞或B细胞并未被完全清除，在正常人或动物体内均可被检出。例如：体内存在自身反应性CD5+B细胞亚群，可通过分泌IgM类自身抗体而参与某些AID发生；器官特异性AID病变组织中可分离出自身攻击性T细胞（autoaggressive T cell），将其转输给健康受者，可引起相应AID。

由自身攻击性 T 细胞引起 AID 的典型例子是实验性变态反应性脑脊髓炎（experimentally allergic encephalomyelitis，EAE），其特点是：①将髓鞘碱性蛋白质（myelin basic protein，MBP）与弗氏完全佐剂联合免疫携带易感基因的大鼠或小鼠，可诱发 EAE。②从患病动物体内能分离出 MBP 特异性 T 细胞。③将后者分离、纯化后转输给健康动物，可显示很强的攻击性，表现为严重的中枢神经系统自身免疫性损害，甚至导致动物死亡。

二、自身免疫病的分类

自身免疫病由于其发病原因不清、临床表现复杂多样，目前尚无统一的分类标准。为疾病的诊断与研究方便，常按以下分类：

1. 按疾病病程分类 分为急性 AID（如特发性血小板减少性紫癜、自身免疫性溶血性贫血等）和慢性 AID（如重症肌无力、类风湿性关节炎等）。

2. 按病因是否与其他疾病相关分类 分为原发性 AID（如皮肌炎、干燥综合征等）和继发性 AID（如交感性眼炎、继发于睾丸炎的男性不育症等）。

3. 按 AID 累及的组织系统分类 分为结缔组织疾病（如类风湿性关节炎）、神经肌肉疾病（如多发性硬化）、内分泌性疾病（如 1 型糖尿病）、消化系统疾病（如慢性非特异性溃疡性结肠炎）、泌尿系统疾病（如自身免疫性肾小球肾炎）、血液系统疾病（如自身免疫性溶血性贫血）。

4. 按自身抗原的分布分类 分为器官特异性与非器官特异性 AID（表 19-1）。

器官特异性 AID 的自身靶抗原为某一器官的特定组分，病变局限于某一特定的器官，由针对自身抗原的免疫应答损伤靶器官或对靶器官正常功能的过度刺激/抑制而引发。典型的疾病有：桥本甲状腺炎（Hashimoto thyroiditis），毒性弥漫性甲状腺肿（toxic diffuse goiter）和胰岛素依赖型糖尿病（insulin-dependent diabetes mellitus，IDDM）。

非器官特异性 AID 又称为系统性 AID 或全身性 AID，是由针对多种器官和组织的自身免疫反应引起，患者的病变可累及多种器官和组织。系统性红斑狼疮（systemic lupus erythematosus，SLE）是典型的全身性 AID，患者的病变部位分布广泛，皮肤、肾脏和脑等均可发生病变，靶抗原为多器官和不同组织的共有成分（如细胞核、线粒体等）。

上述分类并非绝对，某些 AID 患者可同时伴

发其他 AID，大部分器官特异性 AID 患者的血清学检查常出现交叉重叠现象。例如：自身免疫性甲状腺炎患者血清中，既可检出抗甲状腺球蛋白和抗甲状腺微粒体的自身抗体，也可检出抗胃黏膜抗体、抗核抗体和类风湿因子等。

不同 AID 出现的交叉重叠现象，其可能机制包括：①不同组织中存在可发生交叉反应的共同抗原表位。②体内形成的免疫复合物可非特异性沉积于多个组织器官。③ AID 患者机体免疫系统功能紊乱累及多个组织器官。

表 19-1　按自身抗原分布而分类的自身免疫病

自身免疫病	自身抗原
器官特异性自身免疫病	
慢性甲状腺炎	甲状腺球蛋白、微粒体、细胞膜表面抗原、第二胶质抗原（CA2）
毒性弥漫性甲状腺肿（Graves 病）	甲状腺细胞表面 TSH 受体
艾迪生病（Addison 病）	肾上腺细胞
恶性贫血	胃壁细胞、内因子
慢性溃疡性结肠炎	结肠上皮细胞
男性自发性不育症	精子
胰岛素依赖型糖尿病（1 型糖尿病）	胰岛细胞
伴共济失调-毛细血管扩张的胰岛素抵抗型糖尿病	胰岛素受体
重症肌无力	乙酰胆碱受体
自身免疫性溶血性贫血	红细胞
特发性血小板减少性紫癜	血小板
干燥综合征（Sjögren syndrome）	唾液腺管、细胞核、甲状腺球蛋白
非器官特异性自身免疫病	
类风湿性关节炎	变性 IgG
系统性红斑狼疮	核成分（DNA、DNA-核蛋白、RNA、Sm 抗原）、红细胞、血小板、细胞质成分（线粒体、微粒体）

第二节　自身免疫病发生的相关因素

正常情况下，机体免疫系统对自身组织成分保持无应答或低应答状态，即维持自身耐受。在某些因素作用下，自身耐受出现异常或破坏，则导致 AID 发生。AID 的发病机制一般认为是多种致病

因素，包括抗原、免疫系统与遗传等因素以及环境因素的相互影响和相互作用，共同参与 AID 发生（图 19-1）。

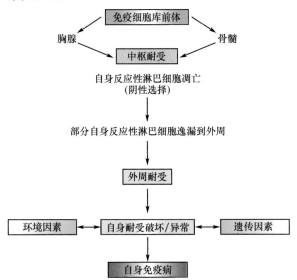

图 19-1　自身耐受与自身免疫病

中枢耐受和外周耐受共同维持机体自身免疫耐受，环境和遗传因素相互作用可打破此耐受，导致 AID 发生

AID 的病因和发病机制十分复杂，且不同 AID 发生机制各异。迄今为止，人们对自身免疫病发病机制的了解仍十分有限。一般认为，多种致病因素可能引起自身耐受终止和破坏，机体出现异常自身免疫应答，产生自身抗体和（或）致敏淋巴细胞，损伤表达相应自身抗原的靶器官组织，导致 AID 发生。

一、自身抗原相关的诱因

（一）隐蔽抗原释放

胸腺中具有自身反应性的不成熟胸腺细胞暴露于自身抗原被克隆清除所致。而正常机体内，某些自身抗原（如精子、晶状体、神经髓鞘磷脂碱性蛋白等）位于特殊的解剖位置（即豁免部位，privileged site），由于天然屏障的存在，这些抗原自胚胎期始，从未与机体免疫系统接触，被称为隐蔽抗原（veiled antigen），故针对该抗原的特异性淋巴细胞克隆未被清除。因此，即使一个人拥有针对这些自身抗原的特异性自身反应性淋巴细胞，由于它们从不与自身抗原接触，这些细胞也不会被激活而引发自身免疫。手术、外伤或感染等情况下，当屏障被破坏，隐蔽抗原可被释放入血液、淋巴液而与淋巴细胞接触，从而诱发异常的自身免疫应答。例如：眼外伤可释放受伤侧眼球晶状体，刺激

相应淋巴细胞产生抗晶状体抗体或致敏的淋巴细胞，从而攻击健侧眼球。

（二）自身抗原的改变

1. 自身抗原性质改变　物理因素（如冷、热、电离辐射），化学因素（如药物等）或生物学因素（如细菌、病毒、寄生虫等）均可导致自身组织抗原性质改变，如①暴露新的抗原表位。②抗原发生构象改变。③抗原被修饰或发生降解，成为具有免疫原性的肽段。④外来半抗原（如某些药物）、完全抗原（如微生物毒素）与自身组织成分中完全抗原（如蛋白质）、半抗原（如多糖）相结合等（图 19-2）。

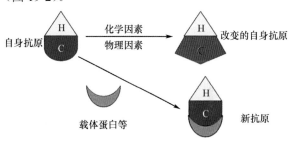

图 19-2　自身抗原性质改变

①化学、物理因素直接作用→自身抗原（C）变性→改变的自身抗原；②组织或细胞蛋白质载体与自身抗原结合→新抗原
H 代表宿主（host）自身组织

由于自身抗原性质改变，使机体免疫系统将其视为"异己"物质而产生应答。例如：①肺炎支原体感染可改变红细胞表面 I 型血型抗原，刺激机体产生抗红细胞抗体，导致红细胞破坏。②变性的自身 IgG 可刺激机体产生 IgM 或 IgG 类抗体，称为类风湿因子（RF），自身变性 IgG 与 RF 形成免疫复合物，可引起关节炎等多种疾病。③长期服用 α- 甲基多巴（α-methyldopa），可结合于红细胞表面，诱导机体产生抗红细胞抗体而导致溶血。④长期使用肼酞嗪（hydralazine）、普鲁卡因胺（procainamide）、异烟肼等药物可诱导某些个体产生抗核抗体，诱发系统性红斑狼疮。⑤青霉素可与红细胞（RBC）表面的蛋白质结合；作为抗原刺激抗体产生，引起红细胞溶解或吞噬，并导致溶血性贫血。一般来说，与大多数持续多年的自发性自身免疫病不同，药物引起的自身免疫病具有自限性，因此当停药后，疾病就会消失。

2. 自身抗原量的改变　例如：正常人血清中仅存在微量甲状腺球蛋白，并使机体对其产生低带耐受，此时相应 Th 细胞耐受，不能辅助 B 细胞产生自身抗体；甲状腺受损时，血清甲状腺球蛋白水

平升高，当其浓度超过低区耐受阈值时，则相应Th细胞耐受被破坏，并辅助相应B细胞产生抗甲状腺球蛋白抗体，从而引起自身免疫性甲状腺炎。

（三）分子模拟

正常机体中，对自身成分特异的自身反应性T细胞可在胸腺中被消除，因此即使外周存在自身反应性B细胞，由于缺少T细胞的辅助通常也不会被激活。如果某些外来抗原（尤其是病原微生物）具有与宿主正常细胞或细胞外基质相似的抗原表位，则识别外来抗原的T细胞可辅助激活自身反应性B细胞，合成自身抗体。同时，宿主针对外来抗原产生的抗体能与表达共同表位的宿主自身抗原发生交叉反应，此现象又称分子模拟（molecular mimicry），由此导致炎症和组织破坏，引发AID。例如：①Aβ-溶血性链球菌M蛋白与心肌肌球蛋白、肾基底膜及其他结缔组织蛋白具有相似抗原表位，此型链球菌感染人体后所产生的抗体，能与心脏和肾脏等部位的结缔组织发生交叉反应，导致风湿性心脏病和急性肾小球肾炎（图19-3）。②大肠埃希菌O14与结肠黏膜有相似的抗原决定簇，故O14株感染可致溃疡性结肠炎。③多种微生物的热休克蛋白（heat shock protein，HSP）与人HSP或其他组织抗原存在相似决定簇，可引起肾小球肾炎、慢性活动性肝炎、类风湿性关节炎、SLE和心肌炎等AID。④柯萨奇病毒与谷氨酸脱羧酶（GAD）肽（胰岛β细胞的抗原）具有相似表位，因此病毒感染后易激发自身免疫应答，攻击胰岛细胞，引发1型糖尿病。此外，分子模拟机制可能参与强直性脊柱炎、格林-巴利综合征、原发性胆汁性肝硬化和多发性硬化发病。

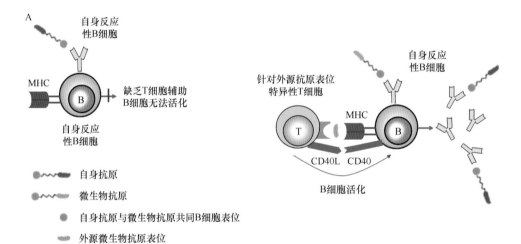

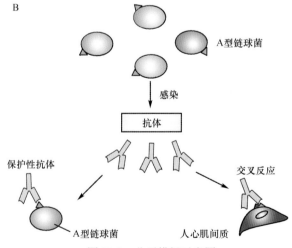

图 19-3　分子模拟示意图

A. 分子模拟示意图；B. A型溶血性链球菌胞壁成分与人心肌间质抗原发生交叉反应

A型溶血性链球菌胞壁与人心肌间质抗原有相似抗原表位→机体针对前者产生的抗体可与后者发生交叉反应→风湿热

（四）表位扩展

一个抗原可包含多种表位，依据抗原表位诱导机体产生应答的强弱，可将其分为两类：①优势表位（dominant epitope），其具有强免疫原性，在抗原初始接触免疫细胞时，可首先激发免疫应答。②隐蔽表位（cryptic epitope），其隐藏于抗原大分子内部或密度较低，随着免疫系统对自身组织的损伤，不断暴露出新的隐蔽表位或者新的抗原，在后续应答过程中激活免疫细胞。目前已发现，特定抗原刺激机体后，免疫系统首先针对优势表位产生应答，但往往尚不足以清除该抗原，随应答过程的持续，机体可相继针对更多抗原表位（包括隐蔽表位）产生应答，此现象称为表位扩展（epitope spreading）。

目前已证实，表位扩展机制参与多种 AID（如 SLE、类风湿性关节炎、多发性硬化等）发生、发展，其机制可能是：针对自身抗原隐蔽表位的淋巴细胞克隆在中枢免疫器官发育过程中，有可能逃逸阴性选择而出现于外周成熟淋巴细胞库中。AID 发生过程中，某些诱因或自身免疫损伤效应可造成自身组织细胞凋亡或坏死，使含隐蔽表位的自身抗原被暴露或释放，并通过 APC 摄取、加工、处理，将其提呈给相应自身反应性淋巴细胞克隆。随 AID 疾病进展，免疫系统不断扩大所识别自身抗原表位的范围，使更多自身抗原遭受免疫攻击，导致疾病迁延不愈并不断加重。

二、机体免疫内环境稳定功能失控

机体免疫系统功能紊乱，可致自身耐受遭终止或破坏，从而引发 AID。

（一）自身反应性淋巴细胞逃避"克隆清除"

自身反应性 T 或 B 细胞在胸腺（或骨髓）分化发育成熟过程中，均可通过阴性选择而清除，即中枢耐受中的"克隆清除"。若上述机制发生障碍，则自身反应性淋巴细胞逃避"克隆清除"，导致 AID 发生。如正常胸腺髓质上皮细胞和髓样树突状细胞均高表达自身免疫调节因子（autoimmune regulator，AIRE），后者可调控自身抗原在胸腺中的异位表达，从而诱导自身反应性 T 细胞的"克隆清除"。当 AIRE 基因突变或缺失，可导致胸腺自身抗原表达降低或缺失，从而引发自身免疫性多内分泌腺（如肾上腺、甲状腺、胰腺等）综合征 I 型（type I autoimmune polyglandular syndrome，APS-I）。

此外，少数逃避胸腺中"克隆清除"的自身反应性 T 淋巴细胞进入外周后，一旦在外周免疫器官受自身抗原刺激而活化，也可通过 Fas/FasL 途径介导的细胞凋亡，即活化诱导的细胞死亡（AICD）而被清除，此即外周耐受中的"克隆清除"。外周"克隆清除"障碍典型例子是：① MRL/Lpr（Fas 基因突变）和 C3H/gld（FasL 基因突变）小鼠易患 AID。②在人类，Fas 基因突变个体可发生系统性自身免疫综合征（systemic autoimmunity syndrome），其临床表现类似于 SLE。

（二）自身反应性淋巴细胞异常激活

1. 多克隆 B 淋巴细胞活化　某些病原微生物组分或超抗原，作为多克隆激活剂可能非特异性地激活自身反应性 T 细胞或 B 细胞，并触发自身免疫产生自身抗体。例如：EB 病毒可激活多克隆 B 细胞，除产生抗病毒抗体，还可产生抗平滑肌、核蛋白、淋巴细胞和红细胞的自身抗体（图 19-4）；超抗原（如金黄色葡萄球菌肠毒素 SEA、SEB 等）可激活多克隆 T 细胞，其中包括自身反应性 T 细胞，从而导致 AID。革兰氏阴性菌细胞壁中的脂多糖（LPS）也可以通过多克隆激活诱导自身免疫。在一大群微生物上发现的某些保守的分子结构，即病原体相关分子模式（PAMP），如脂磷壁酸（革兰氏阳性细菌细胞壁的一种成分）或革兰氏阴性菌上的脂多糖，与淋巴细胞表面或细胞内表达的信号受体如 Toll 样受体（TLR）相互作用，在小鼠而非人类中，LPS 通过与 TLR-4 相关的细胞表面受体相互作用，多克隆激活 B 细胞（包括自身反应性 B 细胞）。

2. Th 细胞旁路活化　正常机体内存在能对自身抗原产生应答的 B 细胞，但由于自身反应性 Th 细胞处于耐受状态，使 B 细胞缺少辅助信号而不能被有效激活。某些微生物抗原含与自身抗原相似或相同的 B 细胞表位，但具有不同的 T 细胞表位。这些微生物抗原可激活处于耐受状态的 Th 细胞，从而绕过对自身抗原已产生耐受的 Th 细胞，向 B 细胞提供辅助信号而刺激其产生自身抗体，引发 AID（图 19-5）。

3. 独特型旁路激活途径　某些外源性致病因子（如病毒、寄生虫等）本身或其刺激机体产生的抗体，可能与自身反应性 T 细胞/B 细胞的 TCR/BCR 具有"公有独特型"（public idiotype），故这些致病因子或其抗体可激活特异性独特型 Th 细胞

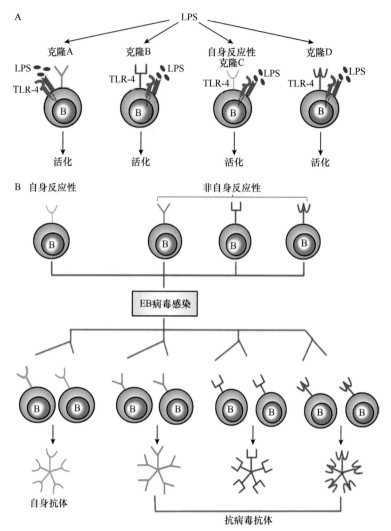

图 19-4　多克隆激活剂介导自身免疫应答

A. LPS 刺激导致自身反应性 B 细胞激活；B. EB 病毒感染导致自身反应性：B 细胞激活 EB 病毒→绕过耐受的自身反应性 Th 细胞→非特异性刺激多克隆 B 细胞→某些自身反应性 B 细胞被激活→产生自身抗体

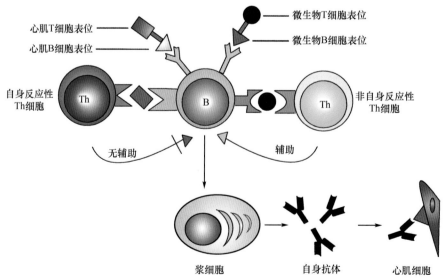

图 19-5　T 细胞旁路激活 B 细胞

正常情况下（左）：针对心肌细胞的自身反应性 B 细胞功能正常，但自身反应性 T 细胞耐受→形成对心肌细胞的自身耐受。某些情况下（右）：微生物抗原具有与正常心肌细胞相同的 B 细胞表位和不同的 T 细胞表位→激活针对该 T 细胞表位的非自身反应性 Th 细胞→辅助自身反应性 B 细胞应答→产生自身抗体

（绕过耐受的 Th 细胞），使之辅助携带相应"公有独特型"的自身反应性淋巴细胞活化，引发自身免疫应答（图 19-6）。在人类，某些病毒诱发的抗独特型抗体通过与神经肌肉接头处突触后膜乙酰胆碱受体结合，可导致神经肌肉传导障碍和肌肉收缩无力，这可能是重症肌无力发病机制之一。

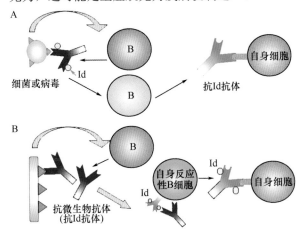

图 19-6 独特型相互作用形成自身免疫

A. 抗细菌或抗病毒抗体具有与自身正常细胞膜抗原相似或相同的表位（Id）→所产生的抗 Id 抗体类似自身抗体→能与自身细胞表面抗原结合→诱发自身免疫反应；B. 抗微生物抗体本身即为针对自身抗体的抗独特型抗体（抗 Id 抗体）→激活含独特型表位的自身反应性 B 细胞→产生自身抗体→与自身细胞抗原结合→自身免疫反应

4. PAMP 经 TLR 激活自身反应性 B 细胞 某些 PAMP 可以通过与细胞内表达的 TLR 相互作用激活自身反应性 B 细胞。例如，细菌 DNA 中常见的低甲基化 CpG DNA 序列在与 DNA 特异性 BCR 或与 DNA 形成复合物的蛋白质结合后，可被 B 细胞内吞。一旦进入 B 细胞内体，CpG DNA 序列就能与 TLR-9 相互作用并传递刺激信号。类似地，RNA 可以激活抗 RNA 特异性 B 细胞，因为它可被内体 TLR-7 和 TLR-8 识别（图 19-7）。

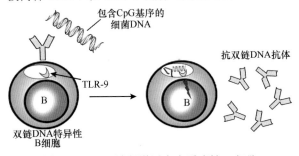

图 19-7 TLR 途径激活自身反应性 B 细胞

感染等因素→过量细胞死亡→凋亡片段清除不足→特异性 B 细胞通过 BCR 结合并内化 DNA 片段（富含 CpG 序列）→被 TLR-9 识别→产生 B 细胞活化信号→激活原先被忽略、针对 DNA 的自身反应性 B 细胞→自身免疫应答

（三）T 细胞亚群功能失衡

CD4$^+$T 细胞亚群，如 Th1、Th2、Th17 和 Treg 等在调节机体免疫应答，维持内环境稳定中发挥重要作用。这些细胞功能的失衡与 AID 的发生发展密切相关。

1. Th1 和 Th2 细胞功能失衡 Th1 和 Th2 细胞功能失衡（偏移）与某些 AID 发病相关。例如：Th1 细胞偏移参与某些器官特异性 AID（如 IDDM、MS 等）发生；Th2 细胞偏移参与器官非特异性 AID（如 SLE）发生、发展。

2. Th17 细胞功能失衡 Th17 细胞作为最重要的效应细胞之一，主要通过分泌 IL-17 广泛参与炎症反应与组织损伤。Th17 细胞功能异常与多种 AID 有关，如 RA 患者血清及关节滑液中 IL-17 水平升高，MS 患者病灶及脑脊液中 IL-17 水平升高，IL-17 基因敲除或抗 IL-17 抗体治疗后可部分缓解 EAE 症状。

3. 调节性 T 细胞功能失衡 Treg 在维持自身耐受中发挥重要作用，Treg 分化和功能异常可导致 AID 发病。例如：非肥胖型糖尿病（non-obese diabetes，NOD）小鼠易发 1 型糖尿病，若过继输注特异性 CD4$^+$CD25$^+$Treg，则可抑制宿主发生糖尿病。

（四）免疫分子表达异常

1. MHC Ⅱ类分子表达异常 正常情况下，MHC Ⅱ类分子仅表达于专职性 APC 和某些激活的免疫细胞表面。某些情况下（如 IFN-γ 的诱导作用）组织细胞异常表达 MHC Ⅱ类分子，从而可能将自身抗原提呈给 Th 细胞，启动自身免疫应答，导致 AID。例如，Graves 病的甲状腺上皮细胞、原发性胆汁性肝硬化的胆管上皮细胞、干燥综合征的唾液腺上皮细胞、风湿性心脏病的心肌组织、1 型糖尿病的胰岛 β 细胞以及自身免疫性甲状腺炎的甲状腺上皮细胞等，均已被发现异常表达 MHC Ⅱ类分子。

2. 共刺激分子表达异常 某些组织细胞异常表达共刺激分子（如 B7、CD40L），可激活自身反应性 T 细胞，引发 AID。

3. 细胞因子产生失调 细胞因子产生异常，可诱导 MHC Ⅱ类分子异常表达或黏附分子表达上调，通过激活巨噬细胞或促进 APC 与 T 细胞相互作用，使自身反应性 T 细胞被活化，从而发生 AID。例如：类风湿性关节炎的关节滑膜 T 细胞可产生大量炎性细胞因子（如 TNF-α、GM-CSF 等），继而强烈激活 Mφ，介导慢性炎症和持续性自身免疫应答。据此，应用抗细胞因子或抗细胞因子受体的抗体，可能防治某些 AID。

4. 非编码 RNA 表达异常　非编码 RNA（noncoding RNA，ncRNA）包括微 RNA（microRNA，miRNA）、长链非编码 RNA（long noncoding RNA，lncRNA）和环状 RNA（circular RNA，circRNA）等多种类型。这些 RNA 序列不能转录翻译，但可通过与其他基因序列结合调控表达。已证实，ncRNA 与多种 AID（如 RA、SLE、MS 和银屑病等）发病有关。如 RA 患者外周血 PBMC 中 miRNA 146a 和 miRNA 16 表达增加，且与疾病活动度有关。在 MS 患者中 lncRNA 188 表达下调，而 lncRNA 293 表达上调。

（五）免疫系统功能异常

胸腺发育异常、免疫缺陷、免疫增生等与 AID 发生相关。例如：SLE 患者可伴有胸腺萎缩且血清胸腺素水平下降，用胸腺素治疗可缓解病情；胸腺肥大或胸腺炎症与重症肌无力发病相关，（部分）切除胸腺对某些患者有显著疗效；体液或细胞免疫缺陷者 AID 发病率升高：先天性或获得性低丙球蛋白血症者 AID 发病率高达 14%，而正常人群仅为 0.001% ～ 0.01%。

（六）肠道菌群失调

研究发现在 RA、SLE、原发性干燥综合征等 AID 患者中，肠道菌群与健康人存在显著差异，提示肠道菌群的失调可能是诱发或加重 AID 的原因。

三、遗 传 因 素

通过全基因组关联分析（genome wide association study，GWAS）能够扫描整个基因组来寻找与疾病相关的基因多态性。通过这种分析方法已发现了许多潜在重要的多态性基因与 AID 存在关联。GWAS 证实多基因相互作用可导致 AID 的遗传易感性。

已发现，AID 发病有家族遗传倾向，即 AID 易感性与遗传因素密切相关。例如：单卵孪生子患同一 AID 的概率明显比异卵孪生子高；某些 AID 与性染色体相关；某些动物品系（NZB、NAB/NAWF1 小鼠、OS 来亨鸡等）高发 AID；特定基因型表达异常及调控免疫细胞发育、分化的基因突变、缺失或异常，均可导致个体易感某些 AID。

（一）HLA 与 AID 关联

对大样本各种 AID 患者进行 HLA 型别群体分析，发现携带某些 HLA 等位基因或单体型的个体患特定 AID 的频率远高于正常人群，尤以 HLA Ⅱ类基因与 AID 关联最为明显。例如：SLE、重症肌无力（MG）、和 1 型糖尿病与 HLA-DR3 有关，Addison 病与 HLA-B8-DR3 关联；胰岛素依赖型糖尿病（即 1 型糖尿病）与 HLA-B8-DR3、DR4 关联；慢性活动性肝炎与 HLA-B8 关联；慢性淋巴细胞性甲状腺炎与 HLA-DR5 关联；类风湿性关节炎与 HLA-DR4 关联；强直性脊柱炎与 HLA-B27 关联等。此外还发现，携带 HLA-B8、DW3、DR3 单体型的个体，其发生多种 AID 的危险性远比携带其他单体型的个体高。

（二）非 HLA 基因与 AID 关联

除 HLA 基因外，尚有多个 AID 疾病易感基因。如 *Fas/FasL* 基因缺陷者，其 AICD 机制障碍，易发生自身免疫性淋巴细胞增殖综合征及 SLE；补体 C4、C2 纯合子基因缺陷者，其免疫复合物清除障碍，而沉积于血管壁，易患 SLE；某些 RA 和 SLE 患者存在 IgV_H 基因缺失；补体成分 C1q、C2、C3 或 C4 和 C8 基因突变可导致免疫复合物消除障碍，从而易感 SLE。与免疫复合物结合的分裂产物 C3b 和 C4b 缺乏，或巨噬细胞表面表达的补体受体 CR1 减少，也可导致免疫复合物清除障碍，导致免疫复合物不适当地沉积在关节和身体的各个器官中，包括肺、心脏和肾脏，从而导致器官损伤。

四、其 他 因 素

（一）神经-内分泌系统

下丘脑-垂体-肾上腺轴反馈环路对免疫应答具有重要的调节作用。当免疫细胞（如自身反应性 Th 细胞和巨噬细胞）活化时，分泌产生过量的炎性细胞因子（IL-1、IL-6、TNF-α）可激活下丘脑室旁核，进而刺激垂体分泌 ACTH，激活肾上腺分泌产生的糖皮质激素，抑制免疫细胞（如自身反应性 Th 细胞和巨噬细胞）活化，从而抑制炎性细胞因子的分泌，完成正常机体的负反馈免疫调节过程。该环路任一环节的异常均可引发 AID。如 RA 患者下丘脑室旁核功能缺陷可抑制糖皮质激素释放，使自身反应性 Th 细胞和巨噬细胞产生炎性细胞因子的作用失控，从而引起组织损伤。

（二）年龄

AID 发病率随年龄增长而升高，AID 多见于老年人，儿童发病非常少见。临床观察发现，50%的老年人（60 岁以上）可检出自身抗体。其原因可能是：老年人胸腺功能低下或衰老导致免疫系统功能紊乱，从而易感 AID。

（三）性别

性激素在 AID 发病中起重要作用，多数 AID 女性发病率高于男性，如 MS 和 RA 患者发病率女性：男性为（2～3）：1；SLE 和 Graves 病发病率的女性：男性分别为 10：1 和 7：1；某些特殊品系雌性小鼠可自发性发生 SLE，若切除卵巢或用睾丸酮处理则可避免 SLE 发病；切除睾丸的雄性小鼠易感多种 AID。但对于强直性脊柱炎患者则为男性多发，男性：女性约为 3：1。

第三节 自身免疫病的免疫损伤机制

AID 病理损伤主要由自身抗体和（或）自身反应性淋巴细胞所致，其机制与 II、III、IV 型超敏反应相同。必须强调的是：不同类型的 AID 发病和引起组织损伤的机制各异，也可能由数种机制同时或先后起作用所致（表 19-2）。

表 19-2 自身免疫应答导致组织损伤的机制（举例）

自身免疫病	自身免疫应答产物	超敏反应类型	病损特征
古德帕斯丘（Goodpasture）综合征	抗肾小球，肺泡基底膜 N 胶原的抗体	II	肾炎，伴蛋白尿、肺出血
自身免疫性溶血性贫血	抗红细胞膜蛋白抗体	II	溶血
特发性血小板减少性紫癜	抗血小板膜蛋白（如 gpIIb/IIIa）抗体	II	血小板破坏、减少
重症肌无力	抗神经肌肉接头处乙酰胆碱受体的抗体和自身致敏淋巴细胞	II、IV	乙酰胆碱受体破坏，神经冲动传递低下，肌无力
类风湿性关节炎	抗 IgG 抗体（类风湿因子）	III	关节腔炎症
系统性红斑狼疮	抗 DNA、核蛋白、各种血细胞膜抗原等抗体	II、III	血细胞减少，多部位（肾、关节、血管）炎症
实验性变态反应性脑脊髓炎	髓鞘碱性蛋白质特异性自身致敏 T 细胞	IV	脑脊髓炎
实验性变态反应性神经炎	外周髓鞘碱性蛋白质特异性自身致敏 T 细胞	IV	神经炎
某些自身免疫性甲状腺炎	针对甲状腺滤泡上皮细胞的致敏 T 细胞	IV	甲状腺炎
甲状腺功能亢进	抗 TSH 受体抗体	II	甲状腺细胞分泌甲状腺素增加

一、自身抗体介导的组织损伤

（一）自身抗体介导组织损伤

自身抗体与自身细胞膜或细胞外基质相应抗原结合后，通过 II 型超敏反应引起自身细胞破坏。

1. 补体依赖的细胞毒性（CDC）作用 ①自身抗体与血细胞表面相应自身抗原结合后，通过激活补体而发挥溶细胞效应，导致自身血细胞损伤（如自身免疫性溶血性贫血、特发性血小板减少性紫癜、特发性中性粒细胞减少症等）。②肺和肾的基底膜富含 IV 型胶原，抗 IV 型胶原抗体与之结合可介导基底膜炎症性损伤，破坏肺泡血管和肾小球血管基底膜，引起肺出血肾炎综合征。

2. 调理作用 自身抗体（IgG）及补体激活产生的 C3b 片段均属调理素，可促进吞噬细胞对靶细胞的吞噬作用。

3. ADCC 效应 自身抗体的 Fab 片段与靶细胞表面抗原结合，而 Fc 片段可与 NK 细胞等效应细胞表面 Fc 受体结合，从而介导 ADCC 对靶细胞的杀伤作用。自身免疫性甲状腺炎可能主要通过 ADCC 效应导致组织损伤。

（二）自身抗体介导细胞功能异常

1. 模拟受体配体作用 ①毒性弥漫性甲状腺肿患者体内存在抗促甲状腺素受体（TSHR）的自身抗体（IgG），后者可模拟 TSH 而作用于 TSHR，持续刺激甲状腺细胞分泌过多甲状腺素，导致甲状腺功能亢进。②某些低血糖症患者体内存在抗胰岛素受体的自身抗体，后者与胰岛素受体结合，可发挥胰岛素样效应，导致低血糖症。

2. 竞争性阻断效应 ①重症肌无力（MG）患者体内存在抗神经肌肉接头乙酰胆碱（ACh）受体

的自身抗体，后者通过与神经突触后膜乙酰胆碱受体结合，竞争性抑制乙酰胆碱的作用，导致肌肉收缩无力（图 19-8）。②某些胰岛素耐受性糖尿病患者体内存在抗胰岛素受体的自身抗体，后者可与胰岛素竞争结合胰岛素受体，对受体起封闭和破坏作用，导致高血糖和酮症酸中毒等。

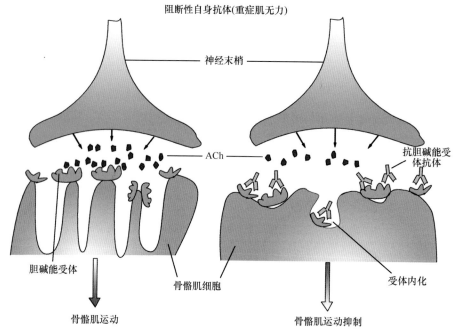

图 19-8　重症肌无力发生机制

正常情况下（图左）：神经冲动→神经末梢释放 ACh →与神经突触后膜 ACh 受体结合→传递信号；

重症肌无力（图右）：抗乙酰胆碱受体抗体→竞争结合 ACh 受体→有功能的 ACh 受体数量减少→信号传递受阻→肌肉兴奋障碍

二、自身抗原抗体复合物介导的组织损伤

自身抗体与自身抗原结合形成循环免疫复合物，在一定条件下可沉积于某些部位的组织间隙，通过激活补体而介导以中性粒细胞浸润为主的局部炎症反应。例如：SLE 患者体内产生针对多种细胞核抗原的自身抗体，可与 DNA 及其他核成分（如组蛋白）形成免疫复合物，沉积于肾脏、皮肤、关节和其他器官小血管壁，引起肾小球肾炎等多器官、多系统病变；类风湿性关节炎（RA）患者血清中存在抗变性 IgG 自身抗体（RF），所形成的免疫复合物沉积于关节滑膜和血管壁，导致关节组织损伤。

三、自身反应性 T 细胞介导的组织损伤

致敏的自身反应性淋巴细胞可攻击局部靶组织，造成局部炎症，其损伤机制与Ⅳ型超敏反应相同。参与此型组织损伤的效应细胞主要是 Th1 细胞、Th17 细胞和 CTL 细胞。

激活的 CD4$^+$Th1 细胞和 Th17 细胞释放多种细胞因子，形成以单核细胞和淋巴细胞浸润为主的免疫损伤性炎症。其效应机制为：①某些趋化因子使单核巨噬细胞被趋化至抗原所在的部位并被激活，通过释放溶酶体酶等炎症介质而引起局部炎症。② IFN-γ、IL-2 等炎症因子具有促炎作用。③ TNF-α 等可直接杀伤靶细胞及其周围组织细胞。例如：小鼠实验性变态反应性脑脊髓炎（experimentally allergic encephalomyelitis，EAE）模型中，存在髓鞘碱性蛋白质（myelin basic protein，MBP）特异性 Th1 细胞克隆，且过继转移可复制出该动物模型（图 19-9）。

CTL 识别靶细胞表面相应抗原而被激活，可通过不同机制杀伤靶细胞。已证实，胰岛素依赖型糖尿病（IDDM）患者的 CTL 细胞可特异性破坏胰岛 β 细胞。

总之，在遗传或环境等因素作用下，自身耐受的打破，导致机体免疫系统针对自身抗原发生免疫应答，进而通过抗体介导的Ⅱ型超敏反应引起细胞毒作用，或者经抗原抗体复合物介导的Ⅲ型超敏反应以及自身反应性 T 细胞介导的Ⅳ型超敏反应造成自身组织的损伤，最终引起 AID 的发生（图 19-10）。

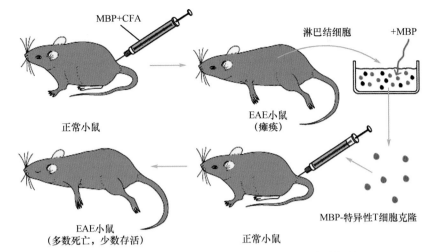

图 19-9 实验性变态反应性脑脊髓炎（EAE）模型的原理

联合注射 MBP 和 CFA（弗氏完全佐剂）→小鼠发生 EAE→分离 EAE 小鼠淋巴细胞→ MBP 刺激特异性 CD4⁺Th1 细胞扩增→
过继输入正常小鼠→患 EAE

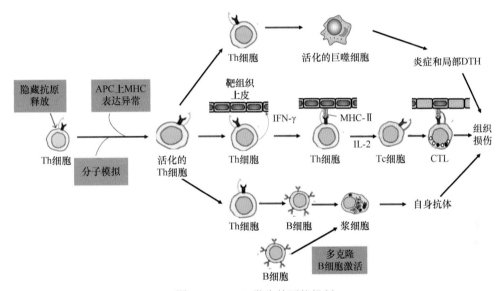

图 19-10 AID 发生的可能机制

第四节 常见自身免疫病及其防治原则

针对不同组织的自身抗原产生的免疫应答，可引起多种器官特异性或系统性自身免疫病，临床上较为常见的包括系统性红斑狼疮、类风湿性关节炎、桥本甲状腺炎、自身免疫性溶血性贫血、毒性弥漫性甲状腺肿等。

一、常见自身免疫病

（一）系统性红斑狼疮

SLE 是常见的全身性 AID，常累及多个组织器官和系统，多见于育龄期女性。本病发病机制不明，一般认为与免疫耐受终止而产生大量自身抗体有关。患者体内可检出以抗核抗体为主的多种自身抗体，包括抗 DNA 抗体、抗组蛋白抗体、抗 RNA-非组蛋白抗体、抗核仁抗体及抗血细胞抗体等。它们可与相应自身组织成分结合而形成免疫复合物，通过Ⅱ型、Ⅲ型超敏反应导致组织器官的免疫损伤，出现发热、皮疹、关节痛、肾损害、心血管病变、浆膜炎、贫血、精神症状等复杂多样的临床疾病或表现。SLE 病程迁延，病情反复，预后不良。

（二）类风湿性关节炎

RA 是一种以慢性进行性关节病变为主的系统性 AID，其显著病理特点是滑膜血管增生和多种炎性细胞浸润，形成血管翳（pannus），导致滑膜、软骨及软骨下骨组织破坏。本病多发于青壮年，女性多于男性。本病病因不明，感染、炎症等可诱导患者产生多种自身抗体，包括 RF（抗变性 IgG 抗体）、抗角蛋白抗体（AKA）、抗环瓜氨酸肽抗体（CCP）、抗核周因子抗体（APF）、抗 RA33/36 抗体和抗 II 型胶原抗体等，在体内形成中等大小的循环免疫复合物，沉积于关节滑膜等部位，激活补体，引起慢性渐进性免疫炎症性损伤。

（三）桥本甲状腺炎

桥本甲状腺炎又称慢性淋巴细胞性甲状腺炎，是一种典型的器官特异性 AID，为原发性甲状腺功能减退的最常见原因，好发于中年女性。本病是遗传与环境因素（如感染和高碘饮食）共同作用所致，属多基因遗传病。患者产生针对甲状腺组织抗原的特异性自身抗体，直接导致甲状腺细胞损伤，甲状腺出现广泛淋巴细胞浸润并伴淋巴滤泡及腺泡细胞损伤。许多患者伴其他 AID，如恶性贫血、RA、SLE、干燥综合征及其他自身免疫性内分泌病（如 Addison 病、甲状旁腺功能减退、胰岛素依赖型糖尿病等）。患者血清中抗甲状腺过氧化酶抗体、抗甲状腺球蛋白抗体及抗微粒体抗体滴度也增高。

（四）自身免疫性溶血性贫血

在自身免疫性溶血性贫血（autoimmune hemolytic anemia）中，红细胞表面表达的血型抗原（包括 Rh 抗原）特异性抗体发挥破坏这些红细胞的作用，导致贫血，红细胞数量减少或血液循环中血红蛋白水平下降。导致自身免疫性溶血性贫血的抗体通常根据其物理性质分为两类。第一类由温抗体组成，之所以称为温抗体，是因为它们在 37℃ 时与红细胞发生最佳反应。温抗体主要是 IgG，有些与红细胞表面表达的 Rh 抗原发生反应。第二种抗体，冷凝集素，只有在温度低于 37℃ 时才与红细胞结合，当温度高于 37℃ 时才与细胞分离。冷凝集素主要是 IgM，对红细胞表面表达的 I/i 抗原具有特异性。只要体温维持在 37℃，自身免疫性溶血性贫血患者冷凝集素引起的溶血并不严重。然而，当手臂、腿或皮肤暴露在寒冷中，血液循环温度下降时，可能会发生严重的溶血。有时，一些病毒或肺炎支原体感染后会出现冷凝集素，可引发疾病。

红细胞的破坏可归因于几种机制。第一种机制是涉及补体级联的激活和细胞的最终溶解。血红蛋白的释放可能导致其出现在尿液中（血红蛋白尿）。第二种机制是抗体和补体的 C3b 成分促进红细胞调理，即抗体和 C3b 与红细胞结合形成复合物后，巨噬细胞通过抗体 Fc 片段的受体或补体受体与之结合，进而吞噬红细胞。第三种机制是通过 NK 细胞和其他效应细胞介导的 ADCC，破坏红细胞。

（五）毒性弥漫性甲状腺肿

Graves 病作为一种器官特异性自身免疫病，其主要表现之一是甲状腺功能亢进（甲亢）。这种疾病最常见于 40 岁左右的女性；男女发病比例约为 8∶1。在这种疾病中，针对激素受体的抗体起着激动剂的作用，激活而不是干扰受体的活动。正常情况下，垂体产生的促甲状腺素与甲状腺细胞膜促甲状腺素受体结合，激活甲状腺产生并分泌甲状腺素。当甲状腺素水平过高时，TSH 的产生和甲状腺素的产生通过负反馈回路被关闭。然而，在 Graves 病中，自身抗体持续刺激 TSH 受体，导致甲状腺激素的过度分泌，从而导致甲亢。甲亢的主要症状之一是新陈代谢增加。其他体征和症状包括心悸、热不耐受、失眠、紧张、体重减轻、脱发和疲劳。此外，有严重疾病的患者可能会出现眼部问题，包括眼部周围软组织发炎、眼部隆起（突眼）和复视。

二、自身免疫病的防治原则

AID 确切病因和发病机制均尚待深入阐明，迄今的治疗方案效果多不理想。目前临床常规治疗措施多限于缓解 AID 患者临床症状。近年来，AID 相关的免疫治疗已取得某些进展。

（一）常规治疗

1. 去除诱因　凡药物诱发的 AID，应立即停用该药。已知对某种药物发生过自身免疫性血细胞减少症的患者，须警示其避免再次服用该药。某些病原体感染可通过抗原模拟而诱发 AID，可应用抗生素或相应疫苗控制病原体感染而预防发病。

2. 对症治疗

（1）抗炎疗法：应用糖皮质激素、水杨酸制剂、前列腺素抑制剂及补体拮抗剂等抑制炎症反应，可减轻 AID 症状。

（2）替代疗法：对自身免疫性甲状腺炎患者可补充甲状腺素；1 型糖尿病患者可给予胰岛素控制血糖；对重症自身免疫性溶血性贫血患者可进行

输血。此种疗法仅可缓解疾病症状，不能阻止疾病进程。

（3）免疫净化疗法（immunoablation）：可借助血浆置换、双重滤过血浆净化、冷却滤过法、免疫吸附血浆净化和细胞净化等技术，去除血液循环中异常活性介质（如抗体、循环免疫复合物、补体、炎性介质等）或炎症细胞（如淋巴细胞、中性粒细胞等），适用于常规治疗无效及血液中有高滴度自身抗体的某些难治性 AID（如严重的免疫复合物所致血管炎、SLE、肺出血肾炎综合征等）。

（4）胸腺切除：重症肌无力患者常伴有胸腺异常（功能异常或胸腺瘤），因此部分患者可通过切除胸腺以改善症状。

3. 免疫抑制疗法　应用药物抑制细胞代谢，如硫唑嘌呤、氨甲蝶呤等，通过杀伤异常增殖细胞，抑制自身反应性淋巴细胞的增殖和分化。应用免疫抑制剂，抑制淋巴细胞活化和增殖。如环孢素 A（CsA）和 FK506 可抑制 IL-2 等细胞因子产生，使 T 细胞增殖、分化受阻，从而治疗 SLE、多发性肌炎、重症肌无力、类风湿性关节炎等。

（二）特异性免疫治疗

理论上，特异性免疫治疗是防治 AID 的最佳策略。但是，由于 AID 病因和发病机制均未完全阐明，且机体免疫调节网络极为复杂，目前所探索的疗法多处于实验研究阶段，仅少数方案已进入临床试验。例如通过口服抗原（如重组胰岛素、Ⅱ型胶原等），或利用转基因技术使胸腺（髓质）基质细胞表达特定组织特异性抗原（tissue specific antigen，TSA），模拟阴性选择从而诱导自身反应性 T 细胞凋亡，重建自身免疫耐受。也有运用抗共刺激分子（如 CD28、CD40 等）抗体直接阻断共刺激信号，阻断自身反应性 T 细胞克隆激活以及阿达木单抗等 TNF 抑制剂和 IL-6 阻断型抗体治疗 MS、SLE 以及类风湿性关节炎。动物实验证实，通过诱生调节性 T 细胞（Treg），可逆转 1 型糖尿病和预防实验性变态反应性脑脊髓炎（EAE）。此外，某些自身免疫病还可通过去除或施用细胞因子治疗，例如，IFN-β 用于 MS 的治疗等。

小　结

自身免疫是机体免疫系统对自身成分发生免疫应答，产生自身抗体和（或）自身反应性T细胞的现象。AID 是某些情况下，自身免疫应答过强或持续时间过久，所产生的自身抗体和（或）致敏淋巴细胞对表达靶抗原的自身细胞和组织发动攻击，导致组织器官病理性损伤或功能障碍，并出现相应临床症状。

诱发 AID 的因素及机制十分复杂，包括自身抗原改变、机体免疫内环境稳定功能失控、遗传因素及其他因素，如神经-内分泌网络、性别、年龄等。自身抗原改变涉及隐蔽抗原释放、自身抗原性质和水平变化、分子模拟、表位扩展等；机体免疫内环境稳定功能失控涉及自身反应性淋巴细胞逃避"克隆清除"、异常激活、T细胞亚群功能异常（尤其是 Treg 异常）等。遗传因素中，尤以 HLA 的作用最为重要。

AID 组织损伤机制主要是由Ⅱ、Ⅲ和Ⅳ型超敏反应所介导。

AID 防治是临床面临的难题，迄今仍主要采取常规对症处理。随着现代免疫学理论和技术的发展，特异性免疫治疗（尤其是诱导针对致病抗原的自身耐受）可望取得进展，并成为防治 AID 的理想策略。

思　考　题

1. 简述自身免疫病的基本特征。
2. 简述诱发自身免疫病的相关机制。
3. 分析影响自身免疫病发生的遗传因素。
4. 举例说明自身免疫病的免疫损伤机制。
5. 简述自身免疫病的防治原则。

（杨　巍）

第二十章 抗感染免疫

抗感染免疫属于免疫防御功能，是机体免疫系统三大功能之一，涉及免疫系统识别、应答和清除病原体等复杂过程，其免疫学机制包括固有免疫和适应性免疫：①固有免疫细胞通过模式识别受体（PRR）识别病原体相关分子模式（PAMP）而被激活，继而分泌炎性细胞因子并增强吞噬功能。②T细胞和B细胞通过TCR/BCR特异性识别MHC-病原体抗原表位复合物/病原体抗原表位，产生效应T细胞和抗体，从而清除病原体。此外，病原体在长期进化过程中也通过不同的免疫逃逸机制，避免机体清除，导致慢性感染。

第一节 抗感染免疫概述

抗感染免疫是机体抵抗病原生物及其有害产物的侵害，以维持生理稳定的功能。引起感染的病原体通常有细菌、病毒、真菌及寄生虫等，机体抵御病原体入侵的免疫学机制包括固有免疫和适应性免疫（图20-1）。

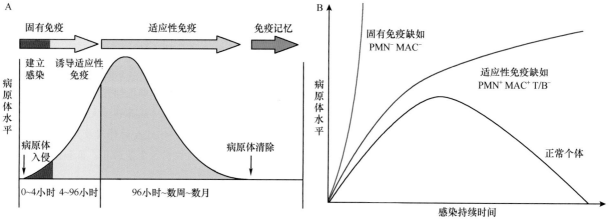

图20-1 抗感染免疫应答的时相

A. 正常机体的抗感染免疫过程：①即刻相，感染后0～4小时，固有免疫发挥即刻抗感染作用；②早期相，感染后4～96小时，固有免疫细胞通过模式识别被激活→产生抗感染效应分子和炎性细胞因子；③DC等通过提呈抗原而启动适应性免疫；④T/B细胞激活并发挥抗感染效应。
B. 正常机体有效控制病原体感染；固有免疫或适应性免疫缺陷，可导致急性或慢性感染性疾病

一、抗感染的固有免疫

固有免疫可人为分为两个阶段：①即刻相（0～4小时），皮肤黏膜屏障、吞噬细胞和效应分子（如溶菌酶等）可直接抵御病原体侵袭。②早期相（4～96小时），吞噬细胞等通过PRR识别PAMP，启动相关信号转导，分泌多种炎性细胞因子，直接抑制病原体，并增强NK细胞、γδT细胞等杀伤功能，同时为诱导适应性免疫奠定基础。

1. 固有免疫的抗感染作用

（1）完整皮肤黏膜的屏障作用：机体完整的皮肤和黏膜构成抵御病原体入侵的第一道防线。例如：物理屏障作用，阻止病原体定植；皮肤与黏膜附属腺体分泌不饱和脂肪酸、溶菌酶、防御素和胃酸等，具有杀菌、抑菌作用；消化道正常菌群竞争性抑制病原菌对肠道上皮细胞的黏附和定居。大量、长期应用广谱抗生素可破坏消化道正常菌群，导致病原菌大量生长，并引发条件性感染疾病。

此外，血-脑屏障能阻止病原微生物及其他有害物质从血液进入脑组织或脑脊液，对中枢神经系统有保护作用。在胎盘屏障处于正常情况下，母体感染的病原生物及其有害产物不易通过胎盘屏障进入胎儿。

（2）固有免疫细胞抗感染作用

1）单核巨噬细胞杀菌和致炎作用：感染后单核巨噬细胞首先到达感染灶，通过胞吞或受体介导方式摄取经抗体或补体C3b调理的病原体，并在吞噬溶酶体内清除病原体。同时，巨噬细胞表面PRR可识别PAMP而活化，通过分泌炎性细胞因子而促进炎症反应。另外，激活的巨噬细胞高表达共刺激分子和MHC II类分子，可启动适应性免疫应答。

2）固有淋巴样细胞（ILC）抗感染作用：ILC分布于肠道、肺脏等直接与环境接触的黏膜层，是组成免疫系统对抗病原体的第一道防线。ILC分为3个亚群，NK细胞属于ILC1。NK细胞由IL-12、IFN-α/β激活，通过分泌IFN-γ可促进巨噬细胞分泌IL-12、TNF-α，后两者协同促进NK细胞分泌更多IFN-γ，上调抗病毒功能。

3）其他固有免疫细胞抗感染作用：①黏膜固有层B-1细胞针对TI-Ag产生IgM类抗体。②脾脏内边缘区B细胞（MZB）针对血清来源病原体抗原产生IgM类抗体。③γδT细胞识别分枝杆菌等的热休克蛋白（HSP）、脂类抗原，参与黏膜免疫。④NKT细胞识别CD1提呈的脂类和糖脂类抗原，发挥杀伤功能。⑤肥大细胞经LPS刺激可释放活性介质，发挥趋化、激活补体和致炎效应。⑥中性粒细胞具有吞噬与杀菌功能，并介导炎症反应，在机体抗感染免疫中发挥重要作用。

（3）趋化因子与炎性细胞因子：炎症早期，趋化因子可趋化和激活免疫细胞，巨噬细胞等分泌多种炎性细胞因子，发挥抗感染和免疫调节作用。

（4）干扰素抗病毒作用：①巨噬细胞等分泌Ⅰ型干扰素（IFN-α、IFN-β），可抑制病毒转录和复制，诱导感染细胞凋亡，上调MHC Ⅰ类分子表达，诱导并增强CTL杀伤活性。②活化的T细胞产生Ⅱ型干扰素（IFN-γ），可促进巨噬细胞和NK细胞功能。③活化的T细胞产生IFN-λ（Ⅲ型干扰素），在早期抗A型流感病毒中发挥关键作用（图20-2）。

（5）急性期蛋白的作用：巨噬细胞分泌的炎症因子可诱导肝脏合成急性期蛋白（acute phase protein），参与抗感染。

（6）补体系统的作用：旁路途径和凝集素途径在机体早期抗感染免疫中发挥重要作用。（见第五章）

2. 感染免疫相关的模式识别 感染早期，巨噬细胞和DC表面PRR识别PAMP，启动相关信号通路。不同类型PRR识别不同病原体组分。

（1）TLR识别的细菌和病毒成分：细胞膜表面TLR识别细胞外PAMP，细胞质内体膜表面TLR识别细胞质PAMP。TLR-1、TLR-2、TLR-4、TLR-5、TLR-6、TLR-7、TLR-9优先识别细菌来源PAMP；TLR-3、TLR-7、TLR-8、TLR-9识别病毒来源核酸。

（2）RLR识别病毒核酸：RIG-Ⅰ识别短（双链RNA）（dsRNA）和5'-磷酸化RNA，对抗RNA病毒等感染十分关键；MDA-5识别长dsRNA，并激活下游通路产生Ⅰ型干扰素，对抗副黏病毒和流感病毒感染至关重要；IFN诱导的依赖dsRNA的蛋

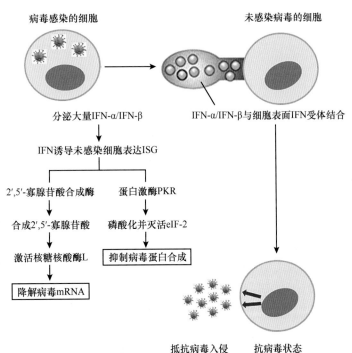

图20-2 Ⅰ型干扰素抗病毒作用的机制

Ⅰ型干扰素与旁近细胞表面相应受体结合→激活多种IFN-刺激基因（interferon-stimulating gene，ISG）表达→使未感染细胞处于"抗病毒状态"（anti-viral state）。［ISG包括：①2',5'-寡腺苷酸合成酶（OAS）→合成2',5'-寡腺苷酸→激活内切核糖核酸酶（RNAseL）→降解病毒mRNA→抑制病毒转录。②蛋白激酶PKR→蛋白翻译所必需的翻译起始因子eIF-2（真核细胞起始因子-2）磷酸化→使之灭活→抑制病毒mRNA翻译］

白激酶（PKR），是细胞质病毒 RNA 感受器，可识别 dsRNA 和 5'-磷酸化 RNA 而被激活，通过灭活真核生物复制延长因子 eIF-2α 而抑制病毒复制。

（3）NLR 识别细菌成分并形成炎症小体：NLR（包括 NOD1/2、NLRP1/3 和 NLRC4 等）主要识别细胞质中病原体来源的小分子及其他危险信号。NOD1 和 NOD2 识别细菌来源的胞壁酰二肽（MDP）和肽聚糖等成分，启动 NF-κB 通路而介导炎症反应。NLRP3、NLRP1、NLRC4 分别识别病毒来源单链 RNA（ssRNA）及细菌、真菌，继而与衔接蛋白 ASC 结合，后者与 caspase-1 前酶分子结合，由此形成炎症小体（inflammasome）复合物（包括 NLRP3、ASC 和 caspase-1 前酶），通过激活 caspase-1，使 IL-1β 和 IL-18 蛋白前体被剪切为活性 IL-1β 和 IL-18，介导炎症反应。

（4）DNA 感受器识别病毒核酸：细胞质存在 DNA 感受器，在抗感染免疫中发挥重要作用，例如：① DAI 可识别病毒来源 dsDNA 或李斯特菌 DNA，可诱导不依赖 TLR-9 的 I 型干扰素分泌。② AIM2 识别 DNA 病毒［如痘病毒、小鼠巨细胞病毒（MCMV）和兔热病土拉伦氏杆菌］，参与炎症小体形成，促进分泌 IL-1β。

3. 固有免疫抗感染的意义 固有免疫在感染早期控制病原体感染和播散，同时参与启动和调节适应性免疫。

（1）抗感染免疫的第一道防线：固有免疫通过其屏障、抑菌、吞噬等作用，在感染早期及局部有效控制病原体数量，避免全身传播。

（2）提呈病原体抗原启动适应性免疫：巨噬细胞和 DC 均为专职性 APC，可摄取、加工、处理、提呈病原体抗原，启动适应性免疫应答。

（3）调控适应性免疫应答类型：病毒感染激活 NK 细胞分泌 IFN-γ，IFN-γ 激活巨噬细胞分泌 IL-12，两种细胞因子可促进 Th1 细胞分化，发挥抗病毒作用；细菌或病毒慢性感染诱导 DC 表达抑制性免疫膜分子或分泌 IL-10，促进 Treg 或 Th2 细胞分化，导致对病原体的免疫耐受；病原微生物可激活巨噬细胞等分泌 IL-6、TGF-β、IL-23，促进 Th17 应答，导致免疫炎症与组织损伤（图 20-3）。

二、抗感染的适应性免疫

病原体一旦扩散入血，其彻底清除有赖于适应性免疫应答效应机制，包括全身体液免疫、细胞免疫和局部黏膜免疫。

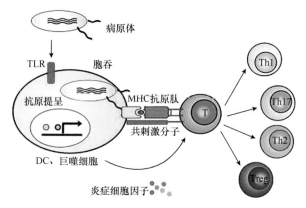

图 20-3 抗感染固有免疫启动和调控适应性免疫

DC 等摄取、加工、处理、提呈病原体抗原→提供 T 细胞激活的第一信号；激活的 DC 高表达共刺激分子→提供 T 细胞激活的第二信号；DC 产生细胞因子→提供 T 细胞激活的第三信号，并诱导 T 细胞功能亚群分化

1. 抗感染体液免疫应答及其效应机制 Th2、Tfh 细胞辅助 B 细胞对病原体抗原产生应答，分泌以 IgG、IgM 为主的抗体。黏膜免疫所诱生的浆细胞可循血液循环抵达全身其他黏膜部位，在局部产生 sIgA。

体液免疫所产生的抗体具有如下功能：①中和细菌毒素。②封闭病原体表面参与感染的关键表位，阻止其感染宿主细胞。③激活补体经典途径杀伤病原体。④调理作用，增强巨噬细胞及中性粒细胞的吞噬功能。⑤通过 ADCC 促进 NK 细胞杀伤病原体。⑥IgG 经 FcγRn 穿越母胎界面，使胎儿及 3 个月内新生儿获得抗感染免疫力。⑦黏膜 sIgA 可中和黏膜表面的病原体。

2. 抗感染细胞免疫应答及其效应机制 感染早期的微环境首先诱生 Th17 细胞，后者介导如下效应：分泌 IL-17，促进成纤维细胞、上皮细胞、角质细胞等分泌更多炎症因子和趋化因子，诱导中性粒细胞浸润炎症病灶；分泌 IL-22，通过与 IL-17 协作而促进角质细胞合成抗菌肽。

感染中后期，病毒等胞内微生物可促使 DC 分泌 IL-12，后者与 NK 细胞分泌的 IFN-γ 共同诱导 Th1 细胞分化。Th1 细胞的作用是：激活巨噬细胞和中性粒细胞，促进对胞内菌的杀伤和吞噬；介导迟发型超敏反应（DTH），造成结核慢性肉芽肿等病理损伤。CD8⁺CTL 在抗病毒感染中发挥重要作用。

此外，NKT 细胞可分泌 IL-4，诱导 Th2 细胞分化，激活嗜酸性粒细胞介导抗寄生虫免疫；Treg 可分泌 IL-10、TGF-β，在慢性感染中发挥免疫抑制作用。

3. 抗感染黏膜免疫应答及其效应机制　黏膜免疫应答中，T 细胞、B 细胞在局部黏膜部位激活，可通过淋巴管迁移至其他黏膜部位发挥效应。例如，呼吸道病原体诱生的 sIgA，也可出现于生殖道。因此，滴鼻疫苗有可能在生殖道诱生 sIgA，发挥抗感染效应。

三、抗感染免疫的共同特征与结局

（一）抗感染免疫的共同特征

宿主对不同病原体的免疫保护机制虽然不尽相同，但具有如下共同特征。

1. 固有免疫和适应性免疫相互协同　固有免疫是机体抗感染的第一道防线，提供早期防御，而适应性免疫是清除病原体的决定性因素，提供后续更持久的免疫保护。

2. 针对不同病原体的免疫应答各异　不同病原体的入侵和定植机制各不相同，清除这些病原体则需要不同的免疫应答机制。

3. 抗感染免疫效应决定感染的结局　不同个体对相同病原体的易感性、免疫应答类型及效应不尽相同，固有免疫机制缺失易导致早期感染失控，适应性免疫缺失可导致持续性感染，使得个体之间出现千差万别的抗感染免疫结局。

4. 抗感染免疫效应可导致病理损伤　清除感染是机体生存所必需的免疫防御机制，但在抗感染免疫过程中也不可避免的会导致机体的免疫病理损伤。例如：新型冠状病毒感染所致的细胞因子风暴，是机体针对外界刺激所产生的一种过度免疫现象。大量释放炎性细胞因子，导致系统性炎症，最终引起急性呼吸窘迫综合征和多器官功能衰竭等严重后果。

（二）抗感染免疫的结局

抗感染免疫本质上是病原体与机体免疫系统相互对抗和平衡：一方面，免疫系统通过固有免疫和适应性免疫而识别病原体及其相关抗原，并通过复杂的效应机制清除病原体，机体康复；另一方面，病原体在进化中形成多种免疫逃逸机制。不同个体遗传背景各异，决定其所识别的抗原表位、所产生的免疫应答类型和强度等方面存在差异。因此，不同个体感染同一病原体，其抗感染免疫的结局各异。

1. 无感染性疾病的发生与康复　感染是病原体入侵、繁殖并破坏机体组织器官与细胞的过程，

与其诱导和激活的各种免疫活性细胞与分子相互作用和对抗。当病原体感染力低于机体免疫防御能力，机体无感染性疾病发生；当病原体感染机体后，机体免疫应答逐渐清除病原体，机体康复。

2. 慢性炎症反应　多种病原体慢性潜伏感染可导致免疫逃逸和持续炎症。例如：慢性乙肝患者肝炎反复发作及并发肝硬化；结核分枝杆菌慢性感染中，Th1 细胞应答可诱导 DTH，一方面有利于控制细菌扩散，另一方面也可导致慢性肉芽肿、肺组织坏死和纤维化。

3. 自身免疫病　病原体抗原可能与机体组织抗原间存在相同或相似的抗原表位，从而发生交叉反应，诱导自身免疫病。如 B3 型柯萨奇病毒与心脏肌球蛋白具有交叉抗原，可致自身免疫性心肌炎和胰腺炎；某些乙型溶血性链球菌与心肌肌浆球蛋白有交叉抗原，可引发风湿热（见第十九章）。

4. 恶性肿瘤　HBV 通过抗原突变而逃逸免疫攻击，导致潜伏感染和急性发作反复交替，肝炎迁延不愈、肝细胞坏死、肝组织变性，最终可能发展为肝癌。另外，EBV 感染 B 细胞可致淋巴瘤；人乳头瘤病毒（HPV）感染可致宫颈癌；幽门螺杆菌感染可致胃癌。因此，应用预防性疫苗或借助免疫疗法控制病原体感染，是防治肿瘤的重要策略之一。

第二节　机体对不同病原体的抗感染免疫

一、抗细菌感染的免疫

1. 抗胞外菌感染的免疫　胞外菌是寄居于细胞外组织间隙和体液中增殖的细菌。致病性胞外菌主要通过分泌外毒素和释放细胞壁内毒素而致病。外毒素免疫原性强，可诱导产生特异性中和抗体。抗胞外菌免疫主要依靠体液免疫应答。

（1）抗胞外菌的固有免疫：①皮肤黏膜的屏障作用，包括物理屏障作用、化学屏障作用、生物学屏障作用。②吞噬细胞的作用，少量胞外菌可被中性粒细胞、巨噬细胞吞噬清除。③补体的作用，革兰氏阳性菌的肽聚糖、革兰氏阴性菌的 LPS 及多数细菌表达的甘露糖等可激活补体的旁路途径和 MBL 途径，杀伤细菌。另外，补体 C3b 片段具有调理作用，C3a、C5a 等参与招募和激活免疫细胞。④炎症反应，LPS 可刺激巨噬细胞、血管内皮细胞等产生炎性细胞因子及趋化因子，诱导炎性细

胞趋化、募集至感染灶，诱发局部炎症反应。

（2）抗胞外菌的适应性免疫：体液免疫是宿主抗胞外菌感染的主要免疫机制，体液免疫可清除病原体或中和毒素。不同胞外菌含有的蛋白质抗原激活 T 细胞，诱导 B 细胞产生不同类型的特异性抗体，通过阻挡致病菌黏附定植、中和作用、激活补体作用、调理吞噬作用等途径清除胞外菌的感染。

2. 抗胞内菌感染的免疫 抗胞内菌的免疫机制与抗胞外菌最大的不同在于抗胞内菌免疫主要依靠细胞免疫应答。

（1）抗胞内菌的固有免疫：①中性粒细胞是最早到达感染局部的细胞，其通过分泌防御素破坏尚未感染宿主细胞的胞内菌，控制细菌的早期感染，即使某些细菌避开了防御素的破坏，也可被中性粒细胞直接吞噬。②巨噬细胞在杀灭胞内菌的过程中发挥重要作用，活化产生炎性细胞因子，促进 Th1 细胞和 NK 细胞的活化及分化，进而清除细菌。③活化的 NK 细胞分泌 IFN-γ，辅助巨噬细胞活化及 Th1 细胞分化，发挥抗菌效应。④γδT 细胞能识别胞内菌的小磷酸化分子而活化增殖，通过杀伤或分泌 IFN-γ 参与抗菌作用。

（2）抗胞内菌的适应性免疫：① CD4⁺T 细胞：Th1 细胞是抗胞内菌感染的主要效应细胞，通过分泌 IFN-γ，辅助巨噬细胞活化，发挥抗菌功能，还可激活 NK 细胞，有效杀伤和控制胞内菌感染。② CD8⁺T 细胞：CTL 细胞在清除胞内菌感染亦起到了重要作用，其很少通过穿孔素途径或 Fas/FasL 途径杀伤靶细胞，而主要通过分泌 TNF、IFN-γ 及具有直接杀菌活性的颗粒清除靶细胞。③细胞因子：针对胞内菌感染免疫应答的不同阶段均发挥重要作用，其机制是通过募集白细胞、激活巨噬细胞、诱导保护性 T 细胞以及肉芽肿（granuloma）的形成发挥抗菌作用。如 TNF-α 和 IFN-γ 在结核病肉芽肿形成中起重要作用，趋化因子如 CXCL10、CCL19 等诱导多种免疫细胞聚集于感染病灶，针对结核分枝杆菌产生慢性炎症应答，由此形成的炎症组织称为肉芽肿。其具有如下病理组织学特征：中心为感染结核分枝杆菌（MTB）的巨噬细胞，外围为 CD4⁺T 细胞、CD8⁺T 细胞、γδT 细胞和中性粒细胞，最外围为成纤维细胞（图 20-4）。肉芽肿的形成可限制结核分枝杆菌感染并有助于清除细菌、通过包裹结核分枝杆菌使之长期休眠而呈潜伏状态。④细菌特异性中和抗体不能直接清除胞内菌，但可清除释放到胞外还没有感染新的宿主细胞

的游离子代菌，阻断细菌进入宿主细胞，并通过调理吞噬、激活补体的作用清除细菌。

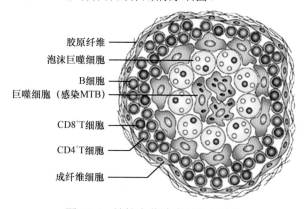

图 20-4 结核肉芽肿病理组织结构

胞内菌（如 MTB）可抑制巨噬细胞内吞噬体和溶酶体融合，导致巨噬细胞无法清除胞内菌，形成以炎症损伤为主的慢性肉芽肿，结核菌隐匿其中而逃避免疫攻击

二、抗病毒感染的免疫

病毒属于细胞内病原微生物，其通过与宿主细胞表面相应受体结合而进入宿主细胞，如 HIV-1 与 T 细胞表面 CD4 和趋化因子受体（CXCR4、CCR5）结合而感染 T 细胞。与胞内菌类似，抗病毒免疫主要依靠细胞免疫应答（图 20-5）。

1. 抗病毒的固有免疫 巨噬细胞胞内 PRR（TLR-3、TLR-7、TLR-8 和 RIG-I、MDA-5 等）识别病毒相应 PAMP，通过分泌 I 型干扰素（IFN-α/IFN-β）而发挥抗病毒作用，并增强 NK 细胞杀伤活性。

2. 抗病毒的适应性免疫 特异性抗体可中和细胞外游离病毒，阻止其进入宿主细胞；抗体或补体片段 C3b 可促进巨噬细胞吞噬病毒；黏膜 sIgA 抗体可中和入侵消化道、呼吸道、生殖道的病毒；CTL 可特异性杀伤感染病毒的靶细胞（表 20-1）。

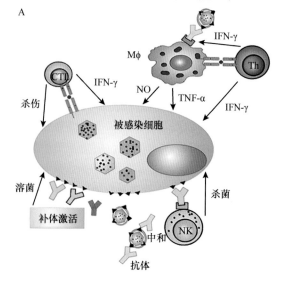

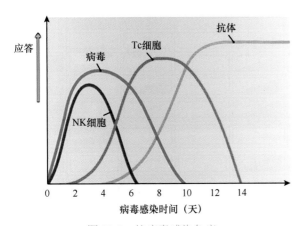

图 20-5　抗病毒感染免疫

A. 机体抗病毒感染的免疫学机制主要包括：NK 细胞的 ADCC；Th1 细胞介导迟发型超敏反应；巨噬细胞吞噬杀伤作用；CTL 特异性杀伤效应等。B. 抗病毒效应达到峰值，病毒滴度可降至最低，从而有效清除病毒

表 20-1　抗病毒适应性体液免疫和细胞免疫的效应机制

应答类型	效应分子或细胞	机制
体液免疫	抗体（特别是 sIgA）	中和及阻断病毒吸附细胞，抑制感染发生
	IgG、IgM、IgA	阻断病毒包膜与细胞膜融合
	IgG、IgM	调理并增强巨噬细胞（Mφ）吞噬
	IgM	凝集病毒颗粒
	IgG、IgM	激活补体溶解病毒，C3b 调理和促进吞噬
细胞免疫	Th1 细胞 /CTL 分泌 IFN	直接抗病毒、激活 NK 细胞、Mφ 细胞
	CTL	杀伤病毒感染细胞
	NK 细胞、Mφ 细胞	通过 ADCP、ADCC 吞噬杀伤病毒感染细胞

三、抗真菌感染的免疫

由于滥用广谱抗生素导致机体菌群失调或某些疾病（如 AIDS、糖尿病及接受放化疗的患者等）导致免疫功能低下状态，容易引发真菌感染。

1. 抗真菌感染的固有免疫　①完整皮肤分泌的脂肪酸可杀灭真菌。②中性粒细胞可吞噬真菌，通过引发呼吸爆发而产生反应性氧中间物（ROI），或通过分泌防御素等，杀死真菌，中性粒细胞缺失患者常见播散性念珠菌病和侵袭性烟曲霉病。③巨噬细胞、NK 细胞可通过不同机制吞噬、杀伤、抑制新型隐球菌。④某些真菌组分可激活补体替代途径，但真菌能抵抗 MAC 的溶细胞效应。

2. 抗真菌感染的适应性免疫　细胞免疫在抗真菌感染中发挥重要作用。①Th1 细胞应答对机体发挥免疫保护。②Th2 细胞应答可导致组织损害。例如：新型隐球菌常定植于免疫低下患者肺和脑，白念珠菌感染常始于黏膜表面，均有赖于细胞免疫阻止真菌感染及其扩散。特异性抗体在抗真菌感染中保护作用有限。

四、抗寄生虫感染的免疫

寄生虫包括单细胞的原虫和多细胞的蠕虫，寄生虫感染可引起复杂的免疫应答，其效应与寄生虫的种类和生活周期有关。机体的固有免疫和适应性免疫在抗寄生虫感染中均发挥重要作用。

1. 抗寄生虫的固有免疫　巨噬细胞、中性粒细胞、嗜酸性粒细胞和血小板等参与杀伤寄生虫。①巨噬细胞可直接吞噬虫体较小的寄生虫（如原虫），而激活的巨噬细胞通过分泌细胞毒性因子杀伤寄生虫，或通过分泌炎性细胞因子激活其他效应细胞增强抗寄生虫效应。②中性粒细胞可吞噬寄生虫，并在 NO 参与下通过有氧或无氧途径杀伤寄生虫。③对某些虫体较大（如蠕虫）而不易被吞噬的寄生虫感染，嗜酸性粒细胞可聚集至寄生虫感染灶发挥抗感染作用。④在某些细胞因子刺激下，血小板可参与杀伤肝吸虫、弓形虫和锥虫等寄生虫。

2. 抗寄生虫的适应性免疫　不同寄生虫由于其结构、生化特性、生活史和致病机制各异，故机体抗寄生虫感染免疫的作用机制亦不尽相同。①Th1 细胞和 CTL 是杀伤巨噬细胞内感染原虫的主要效应细胞，如疟原虫感染的红细胞外期，CTL 可直接裂解子孢子感染的肝细胞，或间接分泌 IFN-γ 并活化肝细胞，使之产生 NO 等杀伤原虫。②Th2 细胞可分泌 IL-4 而诱生 IgE，后者 Fab 片段与蠕虫结合，Fc 片段与 FcεR 结合，可激活嗜酸性粒细胞使之脱颗粒，释放主要碱性蛋白（MBP）而杀死蠕虫。③ADCC 对幼虫阶段（如血吸虫童虫、丝虫微丝蚴、旋毛虫早期幼虫等）作用显著，但对成虫作用不明显。

综上所述，机体针对细菌、病毒、真菌、寄生虫等不同病原体的抗感染机制不尽相同：体液免疫应答有助于清除细胞外病原体；细胞免疫应答是清除细胞内病原体的主要机制（图 20-6）。

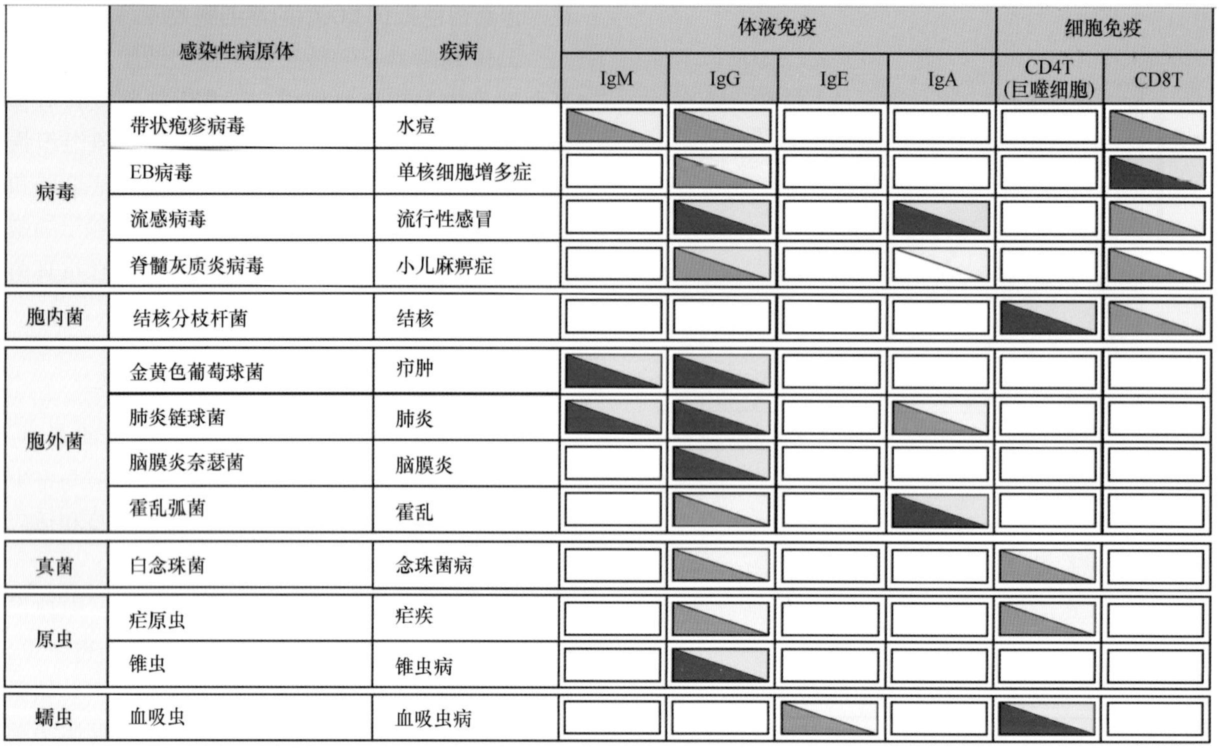

	感染性病原体	疾病	体液免疫				细胞免疫	
			IgM	IgG	IgE	IgA	CD4T (巨噬细胞)	CD8T
病毒	带状疱疹病毒	水痘						
	EB病毒	单核细胞增多症						
	流感病毒	流行性感冒						
	脊髓灰质炎病毒	小儿麻痹症						
胞内菌	结核分枝杆菌	结核						
胞外菌	金黄色葡萄球菌	疖肿						
	肺炎链球菌	肺炎						
	脑膜炎奈瑟菌	脑膜炎						
	霍乱弧菌	霍乱						
真菌	白念珠菌	念珠菌病						
原虫	疟原虫	疟疾						
	锥虫	锥虫病						
蠕虫	血吸虫	血吸虫病						

图 20-6 抵御病原体感染的免疫机制

白色表明无作用或尚不明确；红色代表清除初次感染的主要免疫应答类型；黄色代表清除再次感染的保护性免疫应答类型；颜色的深浅代表所发挥作用的重要程度的高低

第三节 病原体的免疫逃逸及其机制

病原体在长期进化过程中形成各种机制逃逸机体免疫防御：首先，病原体可隐匿于免疫细胞内部或寄生于某些免疫豁免部位而逃逸免疫识别与攻击；其次，病原体通过改变抗原或表达某些抑制分子而拮抗、阻断机体抗感染免疫效应。

一、病原体抗原改变

1. 病毒 病毒可通过高频抗原变异而干扰宿主抗感染作用，例如：①流感病毒的血凝素和神经氨酸酶可通过高频突变，不断逃避特异性抗体的中和作用，从而造成世界范围内连续不断的流感流行。② HBV 基因组突变影响乙型肝炎 e 抗原（HBeAg）表达，导致免疫逃逸和免疫耐受。③ COVID-19 的基因组发生突变，可导致病毒抗原蛋白的构象发生改变，逃避抗体识别。

2. 细菌 例如：①淋球菌菌毛高频变异，产生多达 10^6 个不同菌毛抗原，逃避抗体攻击。②流感嗜血杆菌糖基合成酶突变，可逃避抗体识别与攻击。

3. 寄生虫 不同生活期寄生虫体（如疟原虫子孢子期与裂殖子期）其表面抗原各异，例如：

①布氏锥虫和东非锥虫表面糖蛋白基因逾千余种，导致抗原高度变异。②组织内阿米巴、血吸虫幼虫和锥虫等可丧失其原有表面抗原，逃避免疫识别与攻击。③曼氏血吸虫经皮肤入肺，可将宿主 ABO 血型糖脂组分和 MHC 分子等包装于其外层，干扰宿主免疫系统的识别和攻击。

二、病原体抑制机体抗感染免疫效应

1. 抑制固有免疫效应

（1）抗吞噬作用：细菌荚膜、微荚膜或其类似结构，可抵抗吞噬细胞吞噬和体液中杀菌物质的作用，使病原菌在宿主体内迅速繁殖并产生病变。

（2）抗杀菌作用：①某些 G^+ 和 G^- 细菌荚膜含唾液酸残基，可与血清补体 H 因子高亲和力结合，从而阻断补体激活，并抑制 C3b 的调理作用。②金黄色葡萄球菌的葡萄球菌 A 蛋白（SPA）组分与 IgG Fc 片段结合，可使已受该抗体调理的细菌免遭吞噬。③某些胞外菌可分泌蛋白酶，分别水解特异性 IgG 类抗体或 sIgA。④某些病毒可干扰 IFN 产生和效应而逃避被杀伤。

另外，病毒和胞内菌有可能潜伏于宿主免疫细胞不易接近的组织和细胞，从而逃避机体免疫监视。

2. 抑制适应性免疫效应

（1）干扰宿主抗原提呈：①结核分枝杆菌可抑制吞噬体释放结核菌抗原，干扰抗原提呈。②腺病毒、HIV 等分别合成 E1A、Tat 蛋白，抑制 MHC Ⅰ类分子转录。③腺病毒和 HSV 编码病毒蛋白，通过抑制 TAP 而阻断抗原提呈。

（2）诱导淋巴细胞凋亡：①脱落的 HIV 蛋白 gp120 可结合并封闭 CD4 分子，并诱导 $CD4^+T$ 细胞凋亡。② HIV 的 Tat 蛋白可促进 FasL 表达，抑制 Bcl-2 表达，促进 $CD4^+T$ 细胞凋亡。③ HIV 的 Vpr 和 gp160 可诱导 $CD4^+T$ 细胞和 $CD8^+T$ 细胞凋亡。④曼氏血吸虫尾蚴排泄物含曼氏血吸虫凋亡因子（SMAF），可通过 Fas/FasL 途径诱导 $CD4^+T$ 细胞凋亡。

（3）干扰体液免疫效应：①淋球菌、脑膜炎奈瑟菌等能分泌蛋白酶，切断 IgA 铰链区，IgA Fab 片段仍可结合并屏蔽细菌表位，干扰免疫识别。②某些蠕虫分泌胞外酶，可降解结合于虫体膜表面的抗体，使之功能失效。

（4）诱导 T 细胞亚群偏移：① HBV 可抑制 DC 成熟，并诱导 Th2 细胞偏移。②血吸虫尾蚴进入皮肤可激活皮肤角质细胞分泌 IL-10，抑制 Th1 细胞。③尾蚴及童虫排泄物可诱导肥大细胞释放 IL-4，引发 Th2 细胞应答。

（5）抑制被感染细胞凋亡及释放抗原：被感染的宿主细胞自发凋亡，可促进抗原释放和清除，以及免疫识别。某些痘病毒编码丝氨酸蛋白酶抑制剂，可阻断 caspase 激活而抑制宿主细胞凋亡。

三、宿主遗传背景及免疫功能状态

宿主遗传背景（尤其是 MHC 多态性）在很大程度上决定个体对感染易感性，例如：① SARS 易感及疾病严重程度与 HLA-B*4601 和 HLA-B*0703 单体型相关。②中国人群乙肝慢性感染与 HLA-DRB1*12、HLA-DRB*110 等相关。

某些免疫相关基因编码产物是病原体感染的关键受体或配体，可决定宿主对特定病原体感染的易感性，例如：① 10% 欧美高加索人群存在 CCR5（HIV 感染宿主细胞的共受体）基因突变，从而对 HIV 感染出现抗性。② CTLA-4 启动子-318 碱基多态性及 CCR5δ32 与慢性乙肝易感性相关。③ TNF 基因多态性与疟原虫感染相关。④巨噬细胞阳离子转运蛋白 NRAM P-1 多态性与结核感染相关。

此外，宿主免疫功能低下是导致病原体感染的重要原因，如免疫缺陷患者易发生机会性感染。

小　结

抗感染免疫是机体抵御病原体感染的免疫应答，包括固有免疫和适应性免疫；又可分为体液免疫、细胞免疫。固有免疫是抗感染免疫的第一道防线，可于感染早期在感染病灶局部迅速清除病原体，同时通过固有免疫的模式识别机制激活免疫细胞，产生炎性细胞因子，并通过提呈病原体抗原而启动抗感染适应性免疫应答。病原体的彻底清除依赖适应性免疫应答效应，包括：抗体中和游离病原体；CTL 特异性杀伤病原体感染细胞；微环境中 Th 细胞功能亚群（Th1/Th2/Th17 等）发挥调控和效应功能。

抗感染免疫机制因入侵病原体定居的部位而各异：胞外病原体清除主要依赖抗体应答及其调理；胞内病原体清除依赖 CTL 杀伤效应；黏膜感染的病原体还可依赖黏膜免疫而控制其播散。抗感染免疫结局取决于病原体和宿主相互作用：低剂量病原体持续存在可诱导免疫耐受，并导致慢性炎症与疾病反复发作；机体 T 细胞功能亚群失衡，可导致组织的炎性损伤、自身免疫病甚至肿瘤。

思　考　题

1. 试述机体的固有免疫与适应性免疫如何协同抵御病原体入侵。
2. 机体针对胞外菌与胞内菌的抗感染免疫有何区别？
3. 机体抗病毒感染的固有免疫和适应性免疫有何不同？
4. 细菌可能有哪些免疫逃逸机制？
5. 病毒可能有哪些免疫逃逸机制？

（王　超　龚权）

第二十一章 免疫缺陷病

第一节 免疫缺陷病概述

免疫缺陷（immunodeficiency）是指免疫系统的一种或几种成分的缺陷或功能缺失。免疫缺陷病（immunodeficiency disease，IDD）是一组由于免疫系统发育不全或遭受损伤所致的免疫细胞发生、分化、发育、增殖和代谢异常，导致机体免疫功能失常或缺陷（图21-1），引起的病理过程。

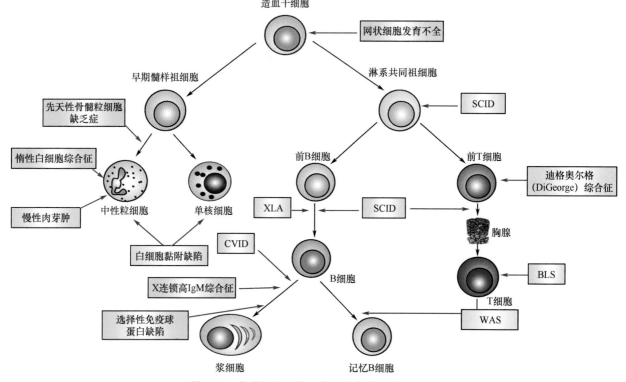

图 21-1　免疫细胞分化、发育异常所致免疫缺陷

BLS，裸淋巴细胞综合征；SCID，重症联合免疫缺陷病；XLA，X连锁无丙种球蛋白血症；WAS，威斯科特-奥尔德里奇综合征；CVID，常见变异型免疫缺陷病

一、免疫缺陷病的分类

免疫缺陷病按病因不同，分为原发性免疫缺陷病（primary immunodeficiency disease，PIDD）和获得性免疫缺陷病（acquired immunodeficiency disease，AIDD）两大类。由于免疫系统遗传缺陷或先天性发育不全而致免疫功能障碍引起的疾病，称为原发性免疫缺陷病，又称先天性免疫缺陷病（congenital immunodeficiency disease，CIDD）。由于后天因素（如营养不良、感染、肿瘤、药物、放射线、创伤等）造成的免疫功能障碍而引起的疾病，称为获得性免疫缺陷病，又称继发性免疫缺陷病（secondary immunodeficiency disease，SIDD）。从临床情况观察，继发性免疫缺陷病多发生在老年人与持续免疫抑制剂使用后的患者，可为暂时性

的，消除原始病因后，大多数能逐渐恢复。但严重者，如电离辐射和获得性免疫缺陷综合征，有时可造成不可恢复的免疫缺陷。

按缺陷的免疫系统成分不同，免疫缺陷病又可分为：T细胞缺陷、B细胞缺陷、联合免疫缺陷、吞噬细胞缺陷和补体系统缺陷等。

二、免疫缺陷病的临床特征

免疫缺陷病的临床表现复杂多样，其主要共同特征有：

1. 易感染　因免疫防御功能受损，机体易发生各种病原微生物（特别是机会致病菌）感染。体液免疫缺陷者，易发生化脓性细菌感染；细胞免疫缺陷者，易发生病毒、真菌和其他胞内微生物感染；联合免疫缺陷者，则对所有微生物易感。反复

感染是免疫缺陷病最重要和常见的临床表现，严重者可死于不可控制的感染，如 AIDS 患者有 50% 患有卡氏肺孢菌感染。

2. 易患肿瘤 因免疫监视功能障碍，尤其是 T 细胞功能缺陷者，对病毒所诱发的肿瘤发病率增加。原发性免疫缺陷患者恶性肿瘤的发病率比常人高 100 ~ 300 倍，以淋巴瘤和淋巴性白血病最为常见。SIDD 多见于成人，肿瘤发生率也远高于正常人群，例如：晚期艾滋病患者肿瘤发生率高于正常人万倍以上，常见卡波西（Kaposi）肉瘤、B 细胞淋巴瘤、皮肤鳞癌等。

3. 常伴有自身免疫病和超敏反应 由于免疫功能障碍、失调，常同时导致自身免疫病的发生。由于免疫功能失调，免疫缺陷病患者中超敏反应性疾病的发病率也比正常人群高。

4. 遗传倾向和婴幼儿发病 PIDD 多有遗传倾向：常染色体遗传约占 1/3；X 性染色体隐性遗传约占 1/5，故以男性患儿多见（15 岁以下患儿 80% 以上为男性）。约 50% 以上 PIDD 从婴幼儿期开始发病，发病年龄越小，病情越严重，死亡率越高。

三、免疫缺陷病的实验室诊断和治疗原则

（一）实验室诊断

免疫缺陷病种类繁多，临床表现和免疫学特征复杂多样，实验室诊断常需采用多种检测方法。常用的检测方法主要有：①Ig 测定，包括血清 IgG、IgM、IgA 和 IgE 检测。②补体测定，包括总补体活性（CH50）、C3 和 C4 水平检测。③外周血淋巴细胞计数。④硝基蓝四氮唑（NBT）还原试验（检测中性粒细胞）。⑤淋巴结活检。⑥遗传基因检测，包括基因突变和染色体片段缺失检测。

（二）治疗原则

免疫缺陷病治疗有两个目标：一是减少和控制感染；二是通过过继性输注或移植以替代缺陷或缺失的免疫成分，重建机体免疫功能。其具体治疗可分为如下四类：

1. 抗感染 免疫缺陷病的突出表现就是由于免疫系统成分缺陷或缺失，免疫防御功能低下，易患各种感染性疾病。因此，对免疫缺陷患者应加强抗感染处理。

2. 免疫重建 重建免疫系统可产生正常免疫细胞，修复患者的免疫功能。根据 PIDD 的类型和致病机制，可进行胸腺、骨髓或干细胞移植，其中造血干细胞移植常用于许多免疫缺陷病的治疗，如腺苷脱氨酶（adenosine deaminase，ADA）缺陷导致的重症联合免疫缺陷病（severe combined immunodeficiency，SCID）、威斯科特-奥尔德里奇综合征（Wiskott-Aldrich 综合征）、裸淋巴细胞综合征和白细胞黏附缺陷症。

3. 免疫制剂及酶替代 针对具体免疫成分的缺陷，可采取体外补充方法予以治疗。如免疫球蛋白缺乏患者补充丙种球蛋白效果良好，可用于 X 连锁无丙种球蛋白血症的治疗。而针对酶缺陷患者，则可输入相应的酶制剂给予治疗，如临床观察到采用输入正常红细胞作为酶的来源，可使常染色体型 SCID 患者病情得到暂时性改善，而注射聚乙二醇化的牛 ADA 也具有良好的临床效果。

4. 基因治疗 以正常基因替代患者体内的缺陷基因，是治疗原发性免疫缺陷病的理想方法。目前基因治疗已在一些 PIDD 的治疗上取得成功，如 ADA-SCID 和 X 连锁 SCID 的治疗。其方法是采用患者自体造血干细胞，经遗传改造（正常基因替代）后回输。

第二节 原发性免疫缺陷病

原发性免疫缺陷病常见于婴幼儿，种类较多，发病机制复杂，主要是由免疫系统遗传基因的异常引起，可通过常染色体显性/隐性遗传或 X 性连锁隐性遗传。先天固有成分缺失、免疫细胞发育异常，或成熟淋巴细胞应答缺陷等均皆可导致原发性免疫缺陷。按主要累及的免疫系统成分可分为原发性细胞免疫缺陷与联合免疫缺陷病、以抗体缺陷为主的免疫缺陷病、补体系统缺陷病、吞噬细胞缺陷病等。

一、原发性细胞免疫缺陷与联合免疫缺陷病

T 细胞缺陷直接导致细胞免疫缺陷，也间接影响体液免疫，从而造成联合免疫缺陷。重症联合免疫缺陷病（severe combined immunodeficiency，SCID）是指体液免疫和细胞免疫两者均缺陷所引起的一类疾病，主要由 T 细胞发育障碍所致，伴随或不伴随 B 细胞成熟缺陷。

SCID 包括常染色体隐性和 X 连锁隐性遗传病。T 细胞发育过程复杂，不同环节的缺陷可导致不同形式的 SCID，其中约 50% 为常染色体隐性遗传，其余 50% 为 X 连锁隐性遗传。主要的原发性联合免疫缺陷病见表 21-1。

表 21-1　主要的原发性联合免疫缺陷病

病名	遗传方式	发病机制	临床主要表现
迪格奥尔格综合征（DiGeorge 综合征）	染色体 21q11.2 多基因缺失	胸腺发育不全	低血钙、肌肉痉挛、手足抽搐、主动脉弓畸形和面部畸形等
X 连锁 SCID	XL	细胞因子受体公用 γ 链基因突变	严重呼吸道感染、慢性腹泻和夭折
ADA 缺陷相关 SCID	AR	ADA 缺陷	易感染、伴耳聋、肋软骨异常、肝损伤等
抗原受体基因重组缺陷相关 SCID	AR	*RAG*、*ARTEMIS* 等基因突变	T 细胞、B 细胞缺失，免疫功能严重受损
MHC Ⅱ类分子缺陷病	AR	MHC Ⅱ类基因转录调节基因突变	反复且致命的感染
Wiskott-Aldrich 综合征	XL	*WASP* 突变	湿疹、血小板减少和反复细菌感染，本病病情随年龄加重
毛细血管扩张性共济失调综合征	AR	*ATM* 基因突变	共济失调、毛细血管扩张、反复感染、肿瘤发病率增高，为自身免疫病

注：XL，X 连锁遗传；AR，常染色体隐性遗传

（一）DiGeorge 综合征（DiGeorge syndrome）

DiGeorge 综合征是最常见的儿童胸腺发育障碍。该病是由于胚胎第三和第四咽囊发育障碍，造成胸腺和甲状旁腺等器官发育不良，T 细胞不能成熟而致细胞免疫缺陷。患儿还表现为低血钙、肌肉痉挛、手足抽搐、主动脉弓畸形和面部畸形等。患儿外周血 T 细胞缺失或数量不足，T 细胞对多克隆激活剂或混合淋巴细胞反应无应答。抗体水平通常正常，但在严重感染时其水平可能减少。患儿易感染分枝杆菌、病毒和真菌。胚胎胸腺移植或骨髓移植可以治疗 DiGeorge 综合征。由于 T 细胞可在胸腺外组织中成熟，故随年龄增长病情可自然缓解，5 岁前常可恢复正常水平。

（二）X 连锁 SCID

该病是最常见的 SCID，多发于男性患儿。其致病机制是编码细胞因子 IL-2、IL-4、IL-7、IL-9 和 IL-15 受体的公用 γ 链基因突变，导致细胞因子信号传递受阻，T 细胞与 NK 细胞发育和成熟障碍。表现为成熟 T 细胞和 NK 细胞数量下降，B 细胞数量正常但因缺少 T 细胞辅助而发生缺陷，从而发生 SCID。临床表现为新生患儿发生严重呼吸道感染、慢性腹泻和夭折。

（三）伴有酶缺陷的 SCID

1. 腺苷脱氨酶（adenosine deaminase，ADA）缺陷　ADA 缺陷导致的 SCID 是最常见的常染色体隐性 SCID。ADA 在嘌呤合成的补救途径中催化腺苷和脱氧腺苷转化为次黄嘌呤和脱氧次黄嘌呤，该酶缺陷导致脱氧腺苷和其前体 S-腺苷高半胱氨酸以及脱氧三磷酸腺苷的蓄积，造成 DNA 合成抑制等多种毒性效应。患者 T 细胞、B 细胞数量减少，部分患者的 T 细胞数量虽接近正常，但对抗原刺激无反应。ADA 缺陷病还表现为耳聋、肋软骨异常、肝损伤和行为障碍。

2. 嘌呤核苷磷酸化酶（purine nucleoside phosphorylase，PNP）缺陷　也可引起 SCID。PNP 催化次黄嘌呤核苷化为次黄嘌呤和鸟嘌呤核苷转化为鸟嘌呤。PNP 缺陷导致脱氧鸟苷和脱氧三磷酸鸟苷的蓄积，损伤未成熟的淋巴细胞，主要是 T 细胞。患者表现为反复的病毒、真菌和细菌感染，还可出现自身免疫性溶血性贫血和进行性的神经功能恶化。

3. 腺苷酸激酶 2（adenylate kinase 2，AK2）基因突变　AK2 蛋白调节细胞腺苷磷酸化水平，其突变致使淋系和髓系祖细胞凋亡增加，造成淋系和髓系前体细胞发育缺陷。该病较为罕见，表现为网状组织发育不良，T 细胞、B 细胞和大多数髓系细胞（包括粒细胞）缺失。

（四）威斯科特-奥尔德里奇综合征

威斯科特-奥尔德里奇综合征（Wiskott-Aldrich syndrome，WAS）属 X 连锁隐性遗传，是由 WAS 蛋白（Wiskott-Aldrich syndrome protein，WASP）基

因突变引起。WASP 仅表达于造血细胞的细胞质，通过与抗原受体信号通路的下游蛋白相互作用，调节肌动蛋白的重排。*WASP* 突变导致抗原受体依赖的肌动蛋白重排受阻，致使淋巴细胞的活化和突触形成障碍，白细胞移动性缺陷。该病临床表现为湿疹、血小板减少和反复的细菌感染，并随年龄增长，患者免疫缺陷表现加重。

（五）T 细胞活化缺陷所致的 SCID

T 细胞活化缺陷所致的 SCID 较为罕见，是由 T 细胞活化相关的基因突变所致。钙释放激活钙通道（calcium release activated calcium channel，CRAC）负责细胞外 Ca^{2+} 内流，对于 T 细胞活化至关重要。其组成成分 *ORAI1* 突变将导致通道功能障碍，T 细胞活化受阻。基质相互作用分子 1（stromal interaction molecule 1，STIM1）是内质网膜上钙离子感受器和 CRAC 的激活分子，其突变也同样可导致 T 细胞活化缺陷。携带上述两种突变的患者表现为 T 细胞发育正常，但 T 细胞不能活化，从而发生 SCID。

二、以抗体缺陷为主的免疫缺陷病

抗体缺陷是指因 B 细胞发育或活化障碍所导致的抗体生成异常。某些抗体缺陷还伴有巨噬细胞和抗原提呈细胞活化障碍。主要的原发性抗体缺陷病见表 21-2。

表 21-2　主要的原发性抗体缺陷病

病名	遗传方式	发病机制	临床主要表现
X 连锁无丙种球蛋白血症	XL	*BTK* 基因缺陷，B 细胞发育障碍	反复、严重的化脓性感染
选择性 IgA 缺乏症	AD 或 AR，部分有家族性	部分 *TACI* 基因突变，IgA 分泌型浆细胞发育受阻	多数无明显症状，少数反复呼吸道、肠道感染
X 连锁高 IgM 综合征	XL	CD40L 基因突变	反复化脓性感染，肺孢子虫病易感

注：XL，X 连锁遗传；AD，常染色体显性遗传；AR，常染色体隐性遗传

（一）X 连锁无丙种球蛋白血症

X 连锁无丙种球蛋白血症（X-linked agammaglobulinemia，XLA）是典型的 B 细胞发育障碍所致疾病，也是最常见的原发性免疫缺陷病之一。因奥格登·卡尔·布鲁顿（Ogden Carr Bruton）首先报道该病，属 X 染色体隐性遗传，仅发生在男性婴幼儿，又称布鲁顿（Bruton）无丙种球蛋白血症。其发病机制为编码布鲁顿酪氨酸激酶（Bruton's tyrosine kinase，BTK）的基因发生突变或缺失，导致 BTK 表达缺陷或无活性，骨髓中的前 B 细胞不能发育为成熟 B 细胞（图 21-2）。BTK 参与前 B 细胞受体（pre-BCR）的信号传递，是前 B 细胞存活和分化所必需成分。本病特征为血清 Ig 含量极低或检测不到，外周血和淋巴组织 B 细胞数量少

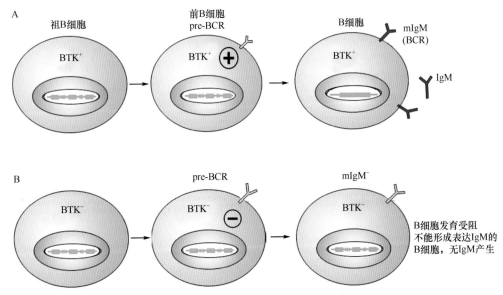

图 21-2　X 连锁无丙种球蛋白血症发生机制

A. 正常人 BTK 表达正常→前 B 细胞分化为表达 mIgM 的成熟 B 细胞；B. X 连锁无（低）丙种球蛋白血症患者 BTK 缺陷→前 B 细胞不能分化为 mIgM 阳性的成熟 B 细胞

或缺如，淋巴结无生发中心，组织中无浆细胞，而T细胞的数量和功能正常。临床表现为反复、严重的化脓性感染，约 20% 的患者伴有自身免疫紊乱。丙种球蛋白的输注可控制患者的并发感染。

（二）选择性免疫球蛋白缺陷

选择性免疫球蛋白缺陷（selective immunoglobulin deficiency）是最常见的选择性免疫球蛋白缺陷病，其发病机制为 B 细胞分化为分泌 IgA 的浆细胞过程受阻，而重链 α 基因和膜结合型 IgA 表达正常。IgA 缺陷患者血清 IgA < 50μg/ml（正常值为 2 ～ 4mg/ml），分泌型 IgA 含量极低，而 IgG 和 IgM 正常或略高，细胞免疫功能正常。多数患者无明显症状，或仅有黏膜系统的反复感染，极少数患者表现为严重的反复感染，肠道和呼吸道的永久损伤。患者常伴有自身免疫紊乱。

（三）X 连锁高 IgM 综合征

X 连锁高 IgM 综合征（X-linked hyper-IgM syndrome）是一种罕见的 X 连锁隐性遗传病，多见于男性。其发病机制为 CD40L 基因突变，致使 T 细胞膜上的 CD40L 不能与 B 细胞 CD40 结合，或者即使结合，也无法产生 Ig 类别转换所需信号，造成 IgG 与 IgA 分泌缺乏。患者临床表现与丙种球蛋白不足血症相似，同时也表现出细胞免疫缺陷，易感染胞内真菌肺孢子虫。

三、补体系统缺陷病

补体系统，包括固有成分、调节蛋白和补体受体均可发生遗传缺陷。补体系统缺陷的典型表现为反复的细菌感染，特别是有荚膜的细菌和奈瑟菌属的感染；同时也表现为易患自身免疫病，尤其是系统性红斑狼疮。人类补体系统缺陷既有遗传性的，也有自发性的。

（一）补体固有成分缺陷

补体经典途径成分包括 C1q、C1r、C1s、C4、C2、C3、C5、C6、C7、C8、C9。其中 C2 缺陷最常见。

1. C2 和 C4 缺陷 超过 50% 的 C2 和 C4 缺陷患者发展为系统性红斑狼疮，其确切原因不明，可能与补体活化缺陷，循环免疫复合物和凋亡小体清除失败相关。C2 和 C4 缺陷通常并不伴随感染的增加，这间接说明旁路途径和 Fc 受体介导的效应机制可有效防御病原微生物的入侵。

2. C3 及其他固有成分缺陷 C3 在调理吞噬和破坏病原微生物中具有重要作用，其缺陷可导致化脓性细菌反复感染。C5、C6、C7、C8 和 C9 缺陷也时有发生，这类患者易发生持续的奈瑟菌属感染。P 因子和 D 因子缺陷可导致对化脓性细菌易感。MBL 基因突变也可导致细菌易感性的增加。

（二）补体调节蛋白缺陷

1. C1 抑制因子（C1INH）缺陷病 属常染色体显性遗传，又称遗传性血管神经性水肿。由于 C1 活化失控，C2 裂解产物 C2b 增加，使血管通透性增高，患者表现为反复发作的急性皮下组织和黏膜水肿、腹痛、呕吐、腹泻，当喉头水肿导致气管阻塞时可致窒息死亡。C1INH 缺陷还造成缓激肽增多，与 C2a 共同介导水肿形成。

2. 衰变加速因子（DAF）和 CD59 缺陷 二者皆属细胞膜蛋白，均借助糖基磷脂酰肌醇（glycosyl phosphatidyl inositol，GPI）锚定于内皮细胞和红细胞表面，具有抑制补体溶细胞效应作用。当与蛋白-脂连接相关的 N-乙酰葡糖胺转移酶基因（PIG-A）发生突变，细胞表面不能表达 DAF 和 CD59，致使细胞因缺乏保护而发生补体介导的溶血。该病又称阵发性睡眠性血红蛋白尿症（paroxysmal nocturnal hemoglobinuria，PNH）。反复的血管内溶血会导致慢性溶血性贫血和静脉血栓形成。

3. H 因子和 I 因子缺陷 H 因子缺陷的特征为过度的旁路途径活化，C3 耗竭，循环免疫复合物清除障碍所致的肾小球肾炎和补体副产物在肾脏沉积。另外，H 因子缺陷还可引起溶血性尿毒症综合征。特定的 H 因子等位基因突变体还与老年性黄斑变性高度相关。I 因子缺陷可导致患者液相 C3 转化酶形成上调，血浆 C3 被消耗殆尽，易患化脓性细菌感染。

（三）补体受体缺陷

1. CR1 缺陷 CR1 主要表达于红细胞和吞噬细胞，在免疫复合物清除过程中具有重要作用。CR1 缺陷减弱其清除作用，引起免疫复合物型自身免疫病。

2. CR3 和 CR4 缺陷 二者均是整合素 CD18/CD11 家族的 β 链（CD18）基因突变所致。该病又称白细胞黏附缺陷症（见后）。由于感染部位中性粒细胞与血管内皮细胞间的黏附障碍和 iC3b 依赖的细菌吞噬受损，其表现为反复的化脓性感染。

四、吞噬细胞缺陷病

吞噬细胞缺陷包括中性粒细胞和单核巨噬细胞数量减少及功能障碍。吞噬功能涉及细胞黏附、吞噬和细菌杀伤环节,其缺陷导致患者易患化脓性细菌感染。

(一)慢性肉芽肿病

慢性肉芽肿病(chronic granulomatous disease,CGD)是由编码吞噬细胞氧化酶复合体的成分突变所致。该病临床罕见,其中约 2/3 患者表现为 X 连锁隐性遗传,其余则为常染色体隐性遗传。

最常见的 X 连锁 CGD 是由 phox-91 基因突变引起。phox-91 是相对分子质量为 91 000 的膜蛋白,是细胞色素 b_{558} 的 α 亚基,其突变使活性氧(reactive oxygen species,ROS)之一超氧阴离子生成受阻。其他吞噬细胞氧化酶复合物成分突变,则为常染色体隐性 CGD。这些酶复合物成分的突变,导致 ROS 生成障碍,吞噬细胞对吞噬的细菌杀伤功能受损。

CGD 患者表现为儿童期反复感染细胞内真菌和细菌,尤其是过氧化氢酶阳性菌。由于吞噬细胞的杀菌作用受损,使感染失去控制,病菌持续性激活 $CD4^+T$ 细胞,导致 T 细胞介导的巨噬细胞活化和浸润,在感染部位形成化脓性肉芽肿,见图 20-4。

IFN-γ 能增强 phox-91 基因的转录和激活其他氧化酶复合体成分,从而可刺激 CGD 吞噬细胞超氧化物的产生,广泛用于 X 连锁 CGD 的治疗。

(二)白细胞黏附缺陷症

白细胞黏附缺陷症(leukocyte adhesion deficiency,LAD)属常染色体隐性遗传,是白细胞与内皮细胞间黏附分子缺陷所致。其表现为白细胞,特别是中性粒细胞,无法进入感染位点,导致婴儿期严重的牙周炎和其他类型的反复感染,且无脓液。不同的基因突变可造成不同类型的黏附缺陷。

1. LAD-1 是 CD18 基因突变致使 β2 整合素表达缺陷,造成白细胞与其他细胞间的相互作用障碍所致。患者绝大多数依赖黏附的白细胞功能异常,包括与内皮组织的附着、中性粒细胞的聚集和趋化、吞噬和细胞毒作用。其主要临床表现为反复的细菌和真菌感染,伤口难以愈合。

2. LAD-2 由白细胞表面缺乏唾液酸化的路易斯寡糖(sialyl Lewis X,sLe^X)所致。sLe^X 是位于中性粒细胞和其他白细胞表面的四糖配基,负责与活化的内皮组织表面 E 选择素和 P 选择素结合。其发病机制为 GDP-岩藻糖转运蛋白发生突变,岩藻糖不能转运到高尔基复合体,造成 sLe^X 合成缺陷,致使白细胞无法与内皮组织附着、滚动,不能进入感染位点,清除病原微生物。由于岩藻糖也是 H-糖脂(ABO 血型系统的核心抗原)的核心组成成分,该突变还可造成无 ABO 血型抗原的孟买血型。其临床表现与 LAD-1 相似。

3. LAD-3 由细胞信号传递障碍,导致整合素不能活化所致。如 *KINGLIN-3* 基因发生突变,不能与整合素的细胞质部分结合,信号无法传递,引起趋化因子诱导的整合素活化障碍,致使白细胞不能与内皮组织牢固结合。*KINGLIN-3* 基因突变还可导致血小板整合素的功能障碍,血流加快。

(三)白细胞异常色素减退综合征

白细胞异常色素减退综合征(Chediak-Higashi syndrome)是一种罕见的常染色体隐性遗传病。其发病机制是溶酶体运输调节蛋白 *LYST* 基因发生突变,导致吞噬细胞的吞噬小体-溶酶体融合缺陷、黑素细胞的黑素小体形成障碍、神经系统细胞和血小板溶酶体异常。一些中性粒细胞前体在成熟前即死亡,可导致中度的白细胞减少症。已成熟的中性粒细胞,表现为溶酶体酶水平降低,杀菌活性减弱,细胞的趋化性和吞噬功能发生障碍。患者的吞噬细胞和淋巴细胞胞内含有巨大的溶酶体,NK 细胞功能受损,CTL 功能亦有不同程度的缺陷。其临床表现为反复的化脓性细菌感染、眼-皮肤白化病和各器官的非瘤性淋巴细胞浸润。

第三节 获得性免疫缺陷病

获得性免疫缺陷病是指出生后由非遗传因素所致免疫功能障碍而引起的临床疾病。造成获得性免疫缺陷的因素主要分两类:一是由其他疾病造成的免疫抑制所引起,包括感染、恶性肿瘤、严重营养不良等;二是由治疗其他疾病所导致的医源性免疫功能缺陷,包括免疫抑制剂使用不当、放射性损伤等。本节重点介绍人类免疫缺陷病毒(human immunodeficiency virus,HIV)感染引起的获得性免疫缺陷综合征(acquired immunodeficiency syndrome,AIDS)。

一、获得性免疫缺陷综合征

AIDS 是由 HIV 感染所引起的严重免疫缺陷病，其临床特征为严重的免疫缺陷伴发机会感染、恶性肿瘤、消瘦和中枢神经系统病变。

自 1981 年发现首例 AIDS 病例，HIV 在全球蔓延，累计已造成数千万人感染和死亡。我国 1985 年发现第一例 AIDS，截至 2022 年底，现有 HIV 感染者 121.5 万例，死亡 40.8 万例。其中，2022 年新增感染者 43 146 例，新增死亡病例 15 765 例。

HIV 主要存在于感染者的血液、精液、阴道分泌物、乳汁中。人群对 HIV 普遍易感，其主要传播途径有：①性接触，为最常见的传播模式，包括异性性接触和同性性接触。②母婴传播，占儿童感染的大多数，主要发生在孕期和分娩过程中，母乳也可能传播。③血液传播，其中共用针具静脉吸毒占绝大多数，临床上的介入性医疗操作、器官移植或血液制品污染也可造成感染。

（一）HIV 的生物学特性

HIV 属逆转录病毒，分为 HIV1 和 HIV2 两型，其中 HIV1 是最主要的病原体，约占感染的 95%。

HIV 病毒颗粒由核心和外膜组成。外膜是源于宿主细胞膜的磷脂双分子层，上面镶嵌有病毒编码的包膜蛋白 gp120 和 gp41。核心内含两条相同的病毒 RNA 链、逆转录酶、整合酶和病毒蛋白酶，外面包裹着衣壳蛋白 p24 和基质蛋白 p17。HIV 基因组 RNA 全长 9.2kb，除编码病毒自身组成、复制和感染所需成分外，还编码逃逸宿主免疫的蛋白产物（图 21-3）。

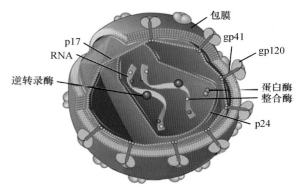

图 21-3　HIV 的基本结构

（二）HIV 的致病机制

1. HIV 感染免疫细胞机制　HIV 主要感染表达 CD4 分子的宿主细胞，包括宿主 CD4$^+$T 细胞及部分巨噬细胞和树突状细胞、神经元等。病毒的包膜蛋白 gp120 和 gp41 构成复合体，介导病毒颗粒与宿主细胞的融合。首先，病毒通过外膜上的 gp120 与宿主细胞表面的 CD4 分子结合，然后其构象改变，与趋化因子受体 CCR5 或 CXCR4 结合，接着 gp41 构象改变而活化，暴露其 N 端的融合肽，融合肽直接嵌入宿主细胞膜，使病毒包膜与宿主细胞膜融合，病毒核心进入细胞内，宿主细胞被感染。表达于感染细胞表面的 gp120 和 gp41 蛋白还可介导与表达 CD4 分子和趋化因子受体的未感染细胞融合，导致 HIV 基因组在细胞间直接扩散（见图 21-4）。

2. HIV 导致免疫缺陷机制　HIV 感染将损害机体的获得性免疫系统和固有免疫系统，造成免疫缺陷。目前认为，其中最主要的损伤机制可能是以下几点：

（1）HIV 感染导致 CD4$^+$T 细胞丢失：HIV 大

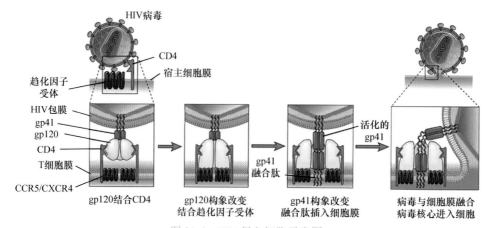

图 21-4　HIV 侵入细胞示意图

病毒颗粒一旦进入细胞，病毒即被激活，开始复制增殖过程。细胞因子和其他 T 细胞与巨噬细胞的激活物均可增强病毒基因的转录

量增殖是导致受感染的 CD4+T 细胞死亡的主要原因，尤其是在感染的早期阶段。HIV 对 CD4+T 细胞的毒性效应表现为：①病毒颗粒的组装和释放过程中，细胞膜被损害，其流动性增加，致死剂量的 Ca^{2+} 内流，导致细胞裂解或凋亡。②病毒颗粒的产生干扰细胞蛋白合成，导致细胞死亡。③感染细胞和未感染细胞可通过 gp120-CD4 相互作用融合为多核巨细胞，导致二者死亡。其他导致 CD4+T 细胞破坏的机制包括：活化诱导的淋巴细胞凋亡，未感染的 CD4+T 细胞因 HIV 感染导致的持续活化而发生细胞凋亡；HIV 特异性的 CTL 杀伤感染细胞，造成 CD4+T 细胞数量减少；HIV 特异性抗体也可通过 ADCC，杀伤感染的 CD4+T 细胞。

（2）HIV 损害 CD4+T 细胞功能：HIV 感染导致 CD4+T 细胞免疫功能障碍，包括对抗原刺激的细胞免疫应答下降，体液免疫应答微弱。其原因一方面可能是 HIV 感染直接损害 CD4+T 细胞功能。如可溶性的 gp120 与 CD4 分子结合，使后者不能与 APC 细胞表面的 MHC Ⅱ 类分子相互作用，致使 T 细胞对抗原的应答受阻。另一方面，gp120 与 CD4 分子结合可传递信号，下调 CD4+T 细胞功能。HIV 感染的 T 细胞与 APC 不能形成稳定的突触，其活化受阻。另外，HIV 编码的 Tat 蛋白可与各种调节蛋白结合，干扰正常 T 细胞的功能，参与 HIV 引起的免疫缺陷病理过程。

（3）HIV 损伤巨噬细胞、树突状细胞和滤泡树突状细胞功能：巨噬细胞表达低水平的 CD4 和趋化因子受体 CCR5，也是 HIV 感染对象。另外，巨噬细胞还可通过吞噬感染细胞和 HIV 颗粒而感染。但巨噬细胞对 HIV 的细胞病理效应抵抗力较强，它们一般不会被病毒杀死，而是成为病毒储存库。在 AIDS 患者的大多数组织中，巨噬细胞中的病毒数量超过 T 细胞中的病毒数量。HIV 感染的巨噬细胞，其抗原提呈和细胞因子分泌功能受损。树突状细胞也是 HIV 的感染对象，滤泡树突状细胞一般难以被 HIV 有效感染，但其表面捕获和滞留有大量的 HIV，是病毒的储存库，可感染淋巴结的巨噬细胞和 CD4+T 细胞。同时滤泡树突状细胞在免疫应答中的正常功能也受到损害，它们最终也可被病毒摧毁。因此 HIV 感染造成的滤泡树突状细胞异常也参与了免疫缺陷的形成。

（三）HIV 感染的临床分期与免疫学特征

临床上将 HIV 感染分为急性期、无症状期

和艾滋病期。通过检测患者血浆 HIV 数量和血液 CD4+T 细胞数量，可以跟踪感染病程（图 21-5）。

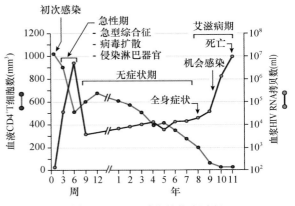

图 21-5　HIV 感染的临床过程

1. 急性期　通常发生在初次感染 HIV 后 2～4 周，多数患者无明显症状或仅表现为流感样症状。但此时病毒已开始大量复制并释放，出现病毒血症，具有传染性。免疫学特征为 CD4+T 细胞一过性中度减少，但血液中的 CD4+T 细胞数目通常会恢复正常水平。而获得性免疫应答也被激活，后期血中可检测到 HIV 抗体。

2. 无症状期　一般持续 6～8 年。在此期间，病毒在淋巴结和脾脏持续复制，被病毒破坏的 CD4+T 细胞由新生成的 T 细胞加以补充。由于机体免疫系统对 HIV 复制和感染的抑制作用，患者无症状或有轻微的感染。随着病毒不断感染和 T 细胞死亡，最终使得淋巴组织和循环中 CD4+T 细胞数量逐渐下降。

3. 艾滋病期　是 HIV 感染的终末阶段。患者血液中的 CD4+T 细胞数量减少到 $2×10^5$/ml 以下，免疫功能严重缺陷，血浆中病毒滴度急剧攀升，患者在此期濒临死亡。该期患者的主要临床表现为机会感染、肿瘤、恶病质、肾衰竭和中枢神经系统病变。

如果不及早治疗，绝大多数 HIV 感染最终都会发展为 AIDS，但存在约 1% 的感染者，其 CD8+T 细胞和 CD4+T 细胞数量较多，无须临床治疗，虽有持续的病毒血症，但至少 10～15 年不会发病。遗传分析表明，MHC 基因可能在保护个体和阻止病情进展上具有重要作用。

（四）机体抗 HIV 免疫应答

HIV 感染机体后，获得性免疫应答被激活，产生特异性的效应 T 细胞和抗体，血液和循环 T 细胞中的绝大多数病毒被免疫系统所清除。但免疫

应答只起到有限的保护作用，不能清除所有 HIV（图 21-6）。

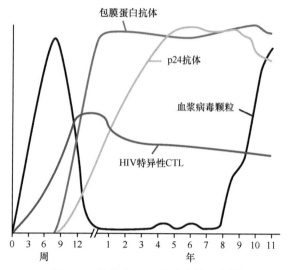

图 21-6 机体抗 HIV 免疫应答示意图

1. 细胞免疫应答 HIV 特异性 CD8[+]T 细胞的扩增是早期获得性免疫应答的特征。CTL 应答在控制 HIV 感染中具有重要作用。在感染早期，循环中的 CD8[+]T 细胞约有 10% 是 HIV 特异性的。它们是急性期控制病毒感染的主力，但最终因 HIV 突变而失去作用。CD4[+]T 细胞在控制感染方面也具有一定作用。CD4[+]T 效应细胞可帮助 HIV 特异性的 CD8[+]T 细胞活化，形成记忆细胞。CD4[+]T 细胞还可介导感染细胞裂解，抑制病毒产生。

2. 体液免疫应答 HIV 特异性的抗体在感染 14 ~ 21 天（感染后无法检测到抗体的时期称为窗口期，患者具有传染性）后即可检出。gp120 和 gp41 是免疫原性最强的 HIV 抗原。绝大多数 HIV 患者体内有高滴度的抗 gp120 和 gp41 的抗体。在患者血清中还常发现有抗 p24、逆转录酶、gag 和 pol 基因产物的抗体。这些抗体在 HIV 感染的病理过程中的作用目前尚不确定。早期产生的抗体并不具有保护作用，对病毒感染及其细胞病理效应的抑制作用也很微弱。抗 gp120 的中和性抗体在感染 2 ~ 3 月后产生，具一定的保护作用，但是病毒会迅速改变其优势表位，逃避抗体的打击。

在 HIV 感染过程中，固有免疫应答也被激活，但其在防御 HIV 感染中的确切作用目前尚未阐明。

（五）HIV 的免疫逃逸机制

1. HIV 直接摧毁 CD4[+]T 细胞 HIV 直接摧毁在免疫应答中起核心作用的 CD4[+]T 细胞，逃避宿主的免疫攻击。

2. HIV 的突变率极高 HIV 的逆转录错配率高，导致 HIV 极易突变，主要表现为病毒表面抗原 gp120 的变异，致使先前产生的抗体和 T 细胞无法识别，从而使病毒得以逃逸机体的免疫攻击。

3. HIV 下调 MHC Ⅰ类分子的表达 HIV 感染细胞可通过下调 MHC Ⅰ类分子表达以逃避 CTL 的杀伤。HIV 的 Nef 蛋白可抑制宿主细胞 MHC Ⅰ类分子的表达。另外，HIV 还可通过抑制 Th1 型细胞因子、激活调节性 T 细胞和抑制树突状细胞功能等方式，削弱机体的免疫防御作用。

（六）HIV 的免疫学检测

HIV 感染的免疫学检测主要包括病毒抗原、抗病毒抗体、免疫细胞数量和功能检测。

1. HIV 抗原的检测 核心抗原 p24 出现于急性期和艾滋病期。酶联免疫吸附试验（ELISA）检测 p24，有助于缩短抗体窗口期和帮助早期诊断新生儿 HIV 感染。

2. 抗 HIV 抗体的检测 HIV 抗体检测是 HIV 感染诊断的金标准，检测包括筛查试验（含初筛和复测）和补充试验。筛查方法包括 ELISA、化学发光或免疫荧光试验、快速检测（胶体金试验、明胶颗粒凝集试验、免疫亲和层析试验）等。其中 ELISA 是主要的抗体筛查方法。筛查试验呈阳性反应者，再进行补充试验，常用方法是免疫印迹法（immunoblotting）。

3. HIV 的核酸检测 小于等于 18 月龄婴儿的 HIV 感染诊断采用核酸检测方法，以两次核酸检测阳性结果作为诊断的参考依据，大于 18 月龄的患儿需要再经抗体检测确认 HIV 感染与否。

4. CD4[+]T 细胞计数 HIV 感染的主要表现为 CD4[+]T 细胞数量减少和 CD4[+]/CD8[+]T 细胞比例失调。因此，CD4[+]T 细胞计数可作为 HIV 感染临床分期和预后判断的依据。例如，CD4[+]T 淋巴细胞数 < 2×10^5/ml 合并 HIV 抗体阳性，可诊断为艾滋病。

（七）HIV 感染的预防与治疗

1. 预防 HIV 感染的预防极为重要，可有效控制 HIV 的流行。主要措施有：①广泛开展宣传教育，增强公众防范意识。②控制并切断传播途径，如禁毒、控制不洁性行为、对血液及血制品进行严格检验和管理、控制母婴传播等。③加强个人防护。④防止医院交叉感染。

HIV 疫苗的研制是全球关注热点。由于病毒高度变异，其抗原性不断改变，致使疫苗研发困难重重。目前，能诱导产生保护性抗体的 HIV 疫苗仍在研制之中。

2. 治疗　目前尚无将 HIV 从体内彻底清除的药物，临床治疗的主要策略是尽早采用不同药物组合，多环节抑制病毒复制，阻止 AIDS 的病理进程。

临床使用的抗 HIV 药物主要包括六类：①抑制逆转录酶活性的核苷类似物，可干扰 HIV 的互补 DNA（cDNA）合成。②非核苷的逆转录酶抑制剂，可直接与酶结合，抑制 HIV 的 cDNA 合成。③病毒蛋白酶抑制剂，可阻止病毒蛋白前体的加工而影响病毒的成熟与组装。④整合酶抑制剂，通过阻断病毒 DNA 与宿主染色体 DNA 的整合，抑制 HIV 复制过程。⑤融合抑制剂，通过阻断 HIV 与靶细胞膜的融合从而抑制病毒进入靶细胞，在感染的初始环节切断 HIV 的传播。⑥ CCR5 抑制剂。

当前最核心的抗 HIV 疗法是高效抗逆转录病毒治疗（highly active anti-retroviral therapy，HAART），俗称"鸡尾酒疗法"，即选择一种蛋白酶抑制剂和两种不同逆转录酶抑制剂联合使用。HAART 可有效降低患者血浆病毒 RNA 水平，明显改变 AIDS 进程，减少病毒变异与传播，降低 HIV 相关疾病的发病率和病死率，延长生存时间，改善患者生活质量。

通过 CCR5 突变的造血干细胞治疗"柏林患者"和"伦敦患者"同患血液肿瘤兼艾滋病，获得长期缓解或功能性治愈了艾滋病。我国学者 2019 年通过 CCR5 基因突变的造血干细胞治疗一例相似的案例获得疗效。

对 AIDS 患者伴发的机会感染和其他疾病，则采用对症治疗措施。

二、其他继发性免疫缺陷病

除 HIV 感染外，后天的其他因素亦可造成免疫功能障碍，引发继发性免疫缺陷。

（一）营养不良、肿瘤和感染造成的免疫缺陷

蛋白质能量营养不良会导致细胞免疫和体液免疫应答受损，免疫功能低下。免疫系统恶性肿瘤和癌症晚期患者也可造成免疫功能受损。

某些病毒、细菌和寄生虫感染亦可导致免疫抑制。除 HIV 外，人类嗜 T（淋巴）细胞病毒-1（human T-cell lymphotropic virus-1，HTLV-1）和麻疹病毒皆可感染淋巴细胞，损害免疫应答。结核分枝杆菌和真菌的慢性感染也往往导致机体免疫系统对多种抗原的无应答。慢性疟原虫感染亦可引起免疫抑制。

（二）药物治疗导致的医源性免疫缺陷

临床用于治疗炎性疾病和防治移植排斥的免疫抑制剂，可抑制机体免疫功能。

严重急性呼吸综合征（SARS）与新冠病毒感染后使用大剂量激素治疗，可导致出现机会致病菌毛霉菌感染。肿瘤患者服用的各种放化疗制剂通常都具有细胞毒性，伤害淋巴细胞、粒细胞和单核细胞的发育与成熟。

脾脏的外科手术切除或镰状细胞疾病所致脾脏梗阻，亦可造成获得性免疫缺陷。针对 CD19 与 CD20 的抗 B 淋巴细胞性白血病治疗，如 CD19-CART 细胞的脱靶效应，经常误伤正常表达 CD19 的 B 细胞，形成体液免疫缺陷。

小　结

免疫缺陷病是指免疫系统的一种或几种成分的缺陷或功能缺失。免疫缺陷病是一组由于免疫系统发育不全或遭受损害所致的免疫功能缺陷所致的疾病。免疫缺陷容易继发感染、肿瘤、自身免疫病和超敏反应。

免疫缺陷病分为原发性和获得性两类。前者主要见于婴儿和儿童，如儿童出生后出现反复感染，就应该到医院检查其免疫功能，确定是否有免疫缺陷。获得性免疫缺陷是后天获得的，艾滋病作为重要代表，其发病机制是因损害 Th 细胞，从而表现出免疫功能降低，造成临床上一系列机会性感染和恶性肿瘤发生，故艾滋病是属于后天获得的疾病，称为获得性免疫缺陷综合征。

思　考　题

1. 简述免疫缺陷病的分类和共同临床特点。

2. 简述免疫缺陷病的诊断和治疗原则。

3. 试述原发性免疫缺陷病和继发性免疫缺陷病的概念。

（宝福凯）

第二十二章 移植免疫

移植（transplantation）是将某一个体（或部位）的细胞、组织或器官植入另一个体（或部位），以维持和重建机体生理功能的过程。根据移植物性质可分为细胞移植、组织移植和实体器官移植。被移植的细胞、组织或器官称为移植物（graft），提供移植物的个体称为供者（donor），接受移植物的个体称为受者（recipient）或宿主（host）。若将移植物植入宿主原器官所在的正常解剖位置，称为原位移植（orthotopic transplantation）；移植物植入非正常解剖位置，称为异位移植（heterotopic transplantation）。所植入的移植物能否被宿主接受，与供、受者的遗传背景有密切关系：若二者遗传背景相同，植入的移植物将被接受，并在受者体内发挥相应生理功能；若二者遗传背景存在差异，移植物通常会发生炎症反应和坏死，称为移植排斥（transplantation rejection）反应。

人类探索移植的历史悠久：1596 年即成功进行最早的自体组织移植；18 世纪末开始皮肤移植的实践，但均因排斥反应而告失败；1908 年进行动物（猫）肾移植术，并证明异体移植物可在受者体内发挥功能；1943 年梅达沃（Medawar）等进行了同胞兄妹间的皮肤移植术，发现再次移植可引起比初次移植更为强烈的排斥反应。其后，Medawar 等利用近交系小鼠进行了一系列皮肤移植实验：将 A 系小鼠皮肤移植给 A 系小鼠，移植物将被接受；将 A 系小鼠皮肤移植给 B 系小鼠，7 ～ 10 天后移植物被宿主排斥，此为初次排斥反应（first rejection）；同一 B 系小鼠再次移植 A 系小鼠皮肤，仅 3 ～ 4 天移植物即被宿主排斥，此为再次排斥反应（second rejection）；同一 B 系小鼠对来自 C 系小鼠的第一次皮肤移植物仅产生初次排斥反应；取已移植过 A 系小鼠皮肤的 B 系小鼠淋巴细胞，注射给未接受过 A 系小鼠皮肤移植的 B 系小鼠，可使后者在初次接受 A 系小鼠皮肤移植时即发生再次排斥反应，证明再次排斥反应主要由受者淋巴细胞所介导。据此，Medawar 等认为：同种异体皮肤移植排斥反应的本质，是受者免疫系统对供者移植物产生的一种特异性免疫应答，其具有特异性和记忆性。上述研究进展开创了移植免疫学先河（图 22-1）。

半个多世纪以来，现代移植免疫学取得明显进展：1954 年美国医生墨累（Murray）在同卵双生兄弟间成功进行第一次活体肾移植；1962 年科学家借助 HLA 分型技术选择合适供体，首次选择

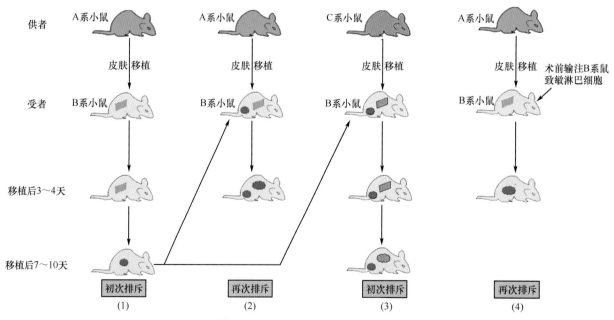

图 22-1 近交系小鼠皮肤移植实验

（1）A 系小鼠皮肤移植给 B 系小鼠→ 7 ～ 10 天后遭排斥（初次排斥）；（2）A 系小鼠皮肤再次移植给同一 B 系小鼠→ 3 ～ 4 天即遭排斥（再次排斥）；（3）曾接受 A 系小鼠皮肤移植的 B 系小鼠，对 C 系小鼠皮肤移植物仅产生初次排斥；（4）取已移植过 A 系小鼠皮肤的 B 系小鼠淋巴细胞→注入未接受过 A 系小鼠皮肤移植的 B 系小鼠→后者初次接受 A 系小鼠皮肤移植即发生再次排斥

无亲缘关系的供体肾进行异体移植，获得成功；20世纪80年代初，由于环孢素A等免疫抑制剂的问世，明显提高了器官移植成功率。至今，除脑以外，同种异型肾、肝、心、肺、胰腺、骨髓和角膜等移植已在临床得到广泛应用，多器官联合移植也时有报道。

临床与实验研究发现，不同类型移植发生排斥反应的程度各异。根据移植物来源及供、受者间遗传背景的差异，可将移植分为4种基本类型（图22-2）：①自体移植（autologous transplantation），移植物来源于宿主本身，不产生排斥反应，如将烧伤患者的健康皮肤移植至烧伤部位。②同系移植（isotransplantation），移植物来源于遗传基因与宿主完全相同的供者，一般也不产生排斥反应，如同系纯种动物或单卵双生个体间的移植。③同种异基因移植（allotransplantation）或同种异型移植，移植物来自同种、但遗传基因型有差异的另一个体，一般均会引起不同程度排斥反应，其反应强度与供、受者间遗传背景差异呈正相关。④异种移植（xenotransplantation），移植物来源于异种动物，由于供、受者间遗传背景差异较大，一般会引起强烈排斥反应，如猪器官到人的移植。

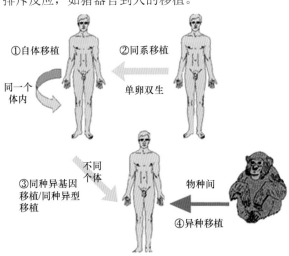

图 22-2　四种移植类型
①自体移植；②同系移植，移植物来源于遗传基因与宿主完全相同的供者；③同种异基因或同种异型移植，移植物来自同种、但遗传基因型有差异的另一个体；④异种移植，移植物来源于异种动物

目前，组织配型技术、供/受者支持技术、器官保存技术和外科手术方法均已相当成熟，同时高效免疫抑制剂被广泛应用，使得器官移植应用范围日趋扩大，成为治疗多种终末期疾病的有效手段。必须指出：移植术是一种医源性干预手段，故机体对移植物的免疫应答具有特殊性。本章重点介绍同种异型移植涉及的免疫学问题，包括：同种异型移植排斥反应的类型和机制；延长移植物存活的措施；移植免疫耐受的诱导等。

第一节　同种移植排斥反应的类型

一、宿主抗移植物反应

宿主抗移植物反应（host versus graft reaction，HVGR）见于实质器官（如心、肾、肝等）移植，根据其发生的时间、强度、病理学改变特点及其机制，可分为超急性、急性及慢性排斥反应三种类型。

1. 超急性排斥反应（hyperacute rejection，HAR） 指移植物与受者血管接通后数分钟至数小时内发生的不可逆性排斥反应，可分为经典（发生于移植后24小时内）和延迟性（发生于24小时后）超急性排斥反应。超急性排斥反应常见于移植术前反复多次输血、多次妊娠、长期血液透析或再次移植的个体。另外，人血清存在抗猪血管内皮细胞α-1，3-Gal抗原的天然抗体，故猪-人异种移植可发生超急性排斥反应。

超急性排斥反应发生机制是：受者体内预先存在针对供者同种异型抗原（如HLA抗原、ABO血型抗原、血小板抗原等）的抗体（多属IgM类）。移植物与受者血管接通后，受者体内预存的抗体可随血流而迅速进入移植物，与其细胞（尤其是血管内皮细胞）表面相应抗原结合，通过激活补体系统而发挥如下效应：①形成攻膜复合物，损伤移植物细胞。②触发凝血系统，导致微血管内凝血。③促进内皮细胞活化并分泌某些活性物质，启动凝血级联反应。上述效应可使血管通透性增高、中性粒细胞和血小板聚集、纤维蛋白沉积，引起出血、水肿、血管内凝血和血栓形成，导致移植器官急性坏死。

超急性排斥反应一旦启动即难以控制，免疫抑制药物的治疗效果不佳。预防超急性排斥反应的主要策略为：确保供、受者ABO血型相配；借助受者血清与供者淋巴细胞的交叉配型试验进行筛选；对曾反复多次输血、多次妊娠、长期血液透析或再次移植的受者，在不同时期多次反复进行淋巴细胞交叉配型试验。

2. 急性排斥反应（acute rejection） 是同种器官移植中最常见的排斥反应，其特点为：一般在移植术后数日至两周左右出现，3 个月后反应逐渐减弱，但一年内常反复发生；在减量使用免疫抑制药物等情况下，术后很长时间仍可能发生；病理特征为实质性细胞坏死，伴有淋巴细胞和巨噬细胞浸润。在早期临床症状不明显时，可应用免疫抑制药物阻断急性排斥反应发展，一旦移植物功能明显减退、症状明显时，药物治疗通常难以逆转病情。

急性排斥反应主要由细胞免疫应答介导：①早期，表达同种异型抗原的供者 APC（尤其是 DC）迁移至受者外周淋巴组织，以直接提呈方式激活同种反应性 CD4$^+$T 细胞。②后期，受者 APC 在移植物局部摄取同种异型抗原，迁移至外周淋巴组织并以间接提呈方式激活 T 细胞。Th1、Th17 和 CTL 细胞是主要的效应细胞。

在急性排斥反应后期，受者体内产生的抗同种异型抗原的抗体和抗内皮细胞表面分子的抗体亦介导损伤，具体作用机制是：①通过 ADCC、调理作用，促进效应细胞杀伤和吞噬移植物细胞。②与相应抗原形成抗原抗体复合物，通过激活补体系统而损害移植物血管。

3. 慢性排斥反应（chronic rejection） 又称移植物慢性失功，多发生于移植术后数月甚至数年，病程进展较缓慢，常呈隐匿性，其病变特点是移植物组织结构损伤、纤维增生和血管平滑肌细胞增生，导致移植器官功能进行性丧失。环孢霉素 A 等免疫抑制剂的广泛应用，使急性排斥反应得到有效控制，慢性排斥反应目前已成为影响移植物长期存活的主要障碍。慢性排斥反应是多种损伤效应的综合表现，其发生机制尚未完全清楚，主要涉及免疫学和非免疫学机制。

（1）免疫学机制：反复发作的急性排斥反应可能是导致慢性排斥反应组织损伤的重要原因。细胞免疫和体液免疫均参与慢性排斥所致损伤，其病理学机制可能为：①特异性抗体或细胞免疫导致微血管内皮细胞损伤。②慢性迟发型超敏反应诱使巨噬细胞分泌平滑肌细胞生长因子，导致动脉血管内膜平滑肌细胞增生、动脉硬化、血管壁炎性细胞浸润等。

（2）非免疫学机制：多种非免疫学因素参与慢性排斥反应发生，例如移植术后早期出现缺血再灌注损伤；移植器官去神经支配和血管损伤；免疫抑制药物毒性作用；受者并发高脂血症、高血压和慢性巨细胞病毒感染等。

慢性排斥反应对免疫抑制剂不敏感，从而成为影响移植物长期存活的主要原因。针对各种可能影响因素进行干预可延长移植物存活，例如：缩短冷、热缺血时间，减轻再灌注损伤；设计合理的免疫抑制剂给药方案，减少或减缓急性排斥反应发生；使用毒副作用较轻的新型免疫抑制药物等。

二、移植物抗宿主反应

移植物抗宿主反应（graft versus host reaction，GVHR）主要见于骨髓、造血干细胞或其他免疫细胞移植。其机制是：存在于移植物中的（供者）淋巴细胞，可识别受者同种异型抗原并发动免疫攻击，从而诱发针对宿主的排斥反应。引发 GVHR 的条件为：①移植物中含一定数量成熟淋巴细胞（尤其是 T 细胞）。②宿主免疫功能低下（被抑制或免疫缺陷），不能清除移植物中淋巴细胞。③供/受者组织相容性差，主要为主要组织相容性复合体（MHC）不相合，某些情况下次要组织相容性复合体（mHC）抗原不相合也可能导致 GVHR。

GVHR 主要见于造血干细胞移植［包括骨髓移植（bone marrow transplantation，BMT）］，也可见于某些富含淋巴细胞的器官（如胸腺、小肠和肝）移植以及免疫缺陷个体接受大量输血时。GVHR 可损伤宿主组织和器官，引起移植物抗宿主病（graft versus host disease，GVHD），是影响造血干细胞移植效果的首要因素。

GVHD 发生的主要机制是：骨髓移植物中 T 细胞识别宿主的同种 MHC 抗原，增殖分化为效应 T 细胞，对宿主组织或器官发动免疫攻击。近年报道，细胞因子网络失衡可能是造成 GVHD 组织损伤的重要原因：供者 CD4$^+$T 细胞被激活，产生 IL-2、IFN-γ、TNF-α 等细胞因子并表达相应受体，反馈性促进供者 T 细胞进一步激活和产生更多细胞因子；过量细胞因子本身具有细胞毒作用，并可激活 CD8$^+$CTL、Mφ、NK 细胞等效应细胞，直接、间接杀伤宿主靶细胞。

急性 GVHD 主要引起皮肤、肝和胃肠道等多器官上皮细胞坏死，临床表现为皮疹、黄疸和腹泻等，严重者皮肤和肠道黏膜剥落，并易继发感染而致死亡。慢性 GVHD 可引起皮肤疾病、血小板减少、一个或多个器官纤维化和萎缩，导致器官功能进行性丧失。

骨髓移植物中供者来源的免疫细胞对受者体内残存的白血病细胞可发动攻击，此为移植物抗白血病反应（graft versus leukemia reaction，GVLR）。临床资料显示，自体或同基因骨髓移植者白血病复发率高，但 HLA 型别相合的异基因骨髓移植则复发率明显降低，提示 GVLR 对防止骨髓移植后白血病复发具有重要意义。GVLR 可被视为特殊类型的 GVHR，主要由次要组织相容性抗原、相对特异性的血细胞抗原、白血病特异性抗原及某些在白血病时表达增高的正常蛋白等诱发。

第二节 同种移植排斥反应的机制

移植排斥反应本质上是受者免疫系统针对供者移植物产生的适应性免疫应答。同种异型移植是临床上最常见的移植类型，T 细胞是识别同种异型抗原并介导移植排斥反应的关键细胞。

一、引起移植排斥反应的抗原

同一种属不同个体之间，由不同等位基因表达的多态性产物，即为同种异型抗原，包括主要组织相容性抗原、次要组织相容性抗原、ABO 血型抗原和组织特异性抗原等。供、受者间同种异型抗原差异决定移植物的免疫原性，并因此介导排斥反应发生。

1. 主要组织相容性抗原 可引起强烈排斥反应的抗原称为主要组织相容性抗原（MHC 抗原）（见第八章）。人类 MHC 抗原即 HLA 抗原，由第 6 号染色体短臂上一组紧密连锁的基因群所编码，广泛表达于机体所有有核细胞表面。人群中 HLA 具有极为复杂的多态性，使其成为同种异体移植中介导强烈排斥反应的最重要同种异型抗原。

2. 次要组织相容性抗原 在同种异型移植中，即使供、受者间 MHC 抗原完全相配，仍不可避免会发生排斥反应，只是速度较慢、程度较轻。引起较弱排斥反应的抗原称为次要组织相容性抗原（mHC 抗原），包括与性别相关的 mHC 抗原（Y 染色体基因编码的产物）和由常染色体编码的 mHC 抗原（如人的 HA-1、HA-2、HA-3、HA-4、HA-5 等），它们不能被受者 T 细胞直接识别，须以 MHC 限制性方式被识别。虽然单个 mHC 抗原诱导的排斥反应一般较弱而缓慢，但若多个 mHC 抗原不相符也会导致快速而强烈的排斥反应。因此，在 HLA 配型时如能兼顾 mHC 抗原，可望改善移植术预后。

3. 其他同种异型抗原

（1）组织特异性抗原：指特异性表达于某一器官、组织或细胞表面的抗原。例如：皮肤组织可特异性表达 SK 抗原，后者与自身 MHC 分子结合为复合物，移植后通过直接提呈方式激活受者 T 细胞，导致移植排斥反应。

不同组织、器官所表达的组织特异性抗原其免疫原性各异，故相同供、受者间进行不同组织器官移植，所发生的排斥反应程度亦各异，从强至弱依次为皮肤、肾、心、胰、肝。

（2）血型抗原：人 ABO 血型抗原广泛分布于红细胞、血管内皮细胞和肝、肾等组织细胞表面，其中血管内皮细胞表达的 ABO 血型抗原在排斥反应发生中具有重要作用。ABO 血型不相符的宿主体内存在抗血型抗原的天然抗体，后者可迅速与血管内皮细胞表面 ABO 血型抗原结合，通过激活补体而损伤血管内皮细胞，形成血栓，导致超急性排斥反应，迅速损伤移植物。

二、参与移植排斥反应的免疫细胞与免疫分子

（一）参与移植排斥反应的固有免疫应答机制

1. 手术所致非特异性损伤 同种器官移植术中，诸多因素可启动移植物非特异性损伤，例如：①外科手术所致的机械性损伤。②移植物被摘取→植入受者体内→恢复血液循环，此过程必然出现缺血和缺氧所致组织损伤。③移植物植入并恢复血液循环所致的缺血再灌注损伤，通过大量产生氧自由基而损伤组织细胞。上述作用的综合效应是诱导细胞应激，继发炎性"瀑布式"反应，导致移植物组织细胞发生炎症、损伤和死亡（图 22-3）。

2. 参与同种排斥反应的固有免疫细胞 ①中性粒细胞是参与早期炎症反应最重要的细胞成分，在移植物局部所产生的 CXC 亚族趋化因子、LTB4、补体 C5a 等协同作用下，中性粒细胞向发生缺血再灌注损伤的移植物部位浸润，活化的中性粒细胞释放大量氧自由基和蛋白溶解酶等效应分子，可造成移植物组织损伤。②受者 NK 细胞表面杀伤激活受体可识别移植物细胞表面同种异型 MHC 分子，从而使 NK 细胞激活并介导移植物损伤。

3. 参与同种排斥反应的非特异性效应分子 移植术中，损伤的组织细胞释放的某些因子和由于细

胞应激而释放的多种炎症介质均参与排斥反应效应机制。例如：①体内坏死细胞可释放某些非特异性效应分子，即损伤相关分子模式（DAMP），如热休克蛋白（HSP）、高速泳动族蛋白B1（HMGB1）等，它们与相应PRR结合，可促进DC和巨噬细胞成熟、活化，促进炎性细胞因子产生，诱导血管内皮细胞活化，增强移植组织细胞对缺血再灌注损伤的敏感性。②激活的DC和巨噬细胞可产生大量炎性细胞因子和趋化因子，通过直接致炎效应或趋化炎症细胞的作用，导致移植物炎症性损伤。③某些脂类炎症介质［如环氧合酶2（cyclooxygenase-2，COX-2）、前列腺素、白三烯、血小板活化因子（platelet activating factor，PAF）等］、氧自由基等也可介导移植物炎症性损伤。

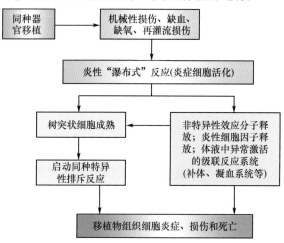

图 22-3　固有免疫直接、间接启动移植排斥反应

（二）参与移植排斥反应的特异性免疫应答机制

1. 细胞免疫应答机制　多个T细胞亚群参与同种移植排斥反应的损伤机制：① Th1 细胞通过分泌 IL-2、IFN-γ 和 TNF-α 等炎性细胞因子，聚集单核巨噬细胞等炎性细胞，导致迟发型超敏反应性炎症损伤。② CTL 可直接杀伤移植物血管内皮细胞和实质细胞。③ Th17 细胞可释放 IL-17，后者可招募中性粒细胞，促进局部组织产生炎症因子、趋化因子（IL-6、IL-8、MCP-1等）并表达基质金属蛋白酶，介导炎性细胞浸润和组织破坏。

2. 体液免疫应答机制　体液免疫在急性排斥反应中发挥一定作用。急性排斥反应后期，机体产生抗同种异型组织抗原的抗体，其通过不同机制损伤移植物细胞：形成免疫复合物，通过激活补体而损害移植物血管内皮细胞；通过 ADCC、调理作用，介导或促进效应细胞对移植物细胞的杀伤和吞噬。

三、移植排斥反应中 T 细胞的同种识别途径

与普通抗原相比，同种异型抗原诱导机体产生的免疫应答具有如下特点：①体内被激活的淋巴细胞克隆数极高，从而引发强烈免疫应答。②供受者双方的 APC（主要是 DC）和淋巴细胞都参与对同种异型抗原的应答。因此，同种异型抗原的提呈和识别具有其特殊性。

移植器官与受者血管接通后，存在于移植物血管内的白细胞（包括 DC 和淋巴细胞）即进入受者血液循环，并向受者外周淋巴器官迁移。上述供者来源的白细胞又称过路白细胞（passenger leukocyte），其中的 DC 是参与同种抗原提呈和识别的重要 APC。另外，受者来源 APC 也可进入移植物组织，通过摄取和提呈同种抗原而参与移植排斥反应。

长期以来，受者 T 细胞如何跨越 MHC 限制性而识别移植抗原，始终是困扰人们的难题。近年的研究进展已确认，受者 T 细胞的 TCR 可通过直接识别和间接识别两条途径，识别移植物组织细胞表面的同种异型 MHC 分子（图 22-4）。

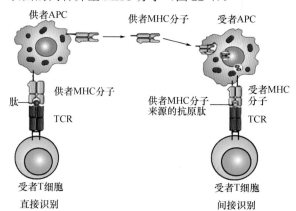

图 22-4　直接识别和间接识别示意图
（图左）直接识别：受者 T 细胞的 TCR 识别由供者 APC 提呈的抗原肽-供者 MHC 分子复合物；（图右）间接识别：供者 MHC 分子被受者 APC 摄取、加工、处理→受者 T 细胞的 TCR 识别受者 APC 表面的供者 MHC 分子来源的抗原肽-受者 MHC 分子复合物

1. 直接识别（direct recognition）　指受者 T 细胞可直接识别供者 APC 表面的抗原肽-同种异型 MHC 分子复合物。该途径是同种移植所特有的抗原提呈与识别方式，其在急性排斥反应早期发挥重要作用。

机体针对普通外源抗原产生应答的过程中，由于普通抗原所含 T 细胞表位数量有限，仅能激活约占机体 T 细胞库 1/10 000 的克隆。但在同种移植直接识别途径中，被激活的同种反应性 T

细胞克隆占 T 细胞库的 1% ～ 10%，其机制为：① MHC 具有多基因性，供者 APC 表面均表达多个 MHC 基因座（如 HLA-DR、HLA-DQ、HLA-DP）等位基因的编码产物。②供者自身抗原肽或非供者自身的外源抗原肽种类极多，它们均可分别与供者的同种异型 MHC 分子结合，形成数目众多的抗原肽-同种异型 MHC 分子复合物，并被受者体内不同的特异性 T 细胞克隆所识别。③受者体内预存的某些记忆 T 细胞克隆（如针对病毒等微生物抗原的记忆细胞）可交叉识别抗原肽-同种异型 MHC 分子复合物。

由于上述原因，体内参与同种抗原直接识别的 T 细胞克隆为数众多，同时直接识别不涉及抗原摄取、加工和处理，故免疫应答（排斥反应）快速发生。通过直接识别激活的 T 细胞亚群中，同种反应性 CTL 发挥重要作用。

按照经典的 MHC 限制性理论，MHC 型别相同的 APC 和 T 细胞间才能相互作用。同种抗原直接识别途径中，供者 APC 与受者 T 细胞间 MHC 型别各异，理论上二者不能发生相互作用。对直接识别机制与经典理论相悖这一现象，现代免疫学提出了某些解释。

晶体衍射技术证实，TCR 乃识别抗原肽和 MHC 分子的复合结构（pMHC），三者（TCR-p-MHC）的结合界面由 TCR 互补决定区（CDR）、MHC 分子抗原结合槽的 α 螺旋及抗原肽组成。现已发现，任一 T 细胞克隆具有交叉识别不同 pMHC 的潜能，其可能的机制为：① TCR 识别具有简并性（degeneracy），可识别结构相似或相同的 pMHC（前提是某些抗原肽-供者 MHC 分子复合物可模拟抗原肽-受者 MHC 分子复合物）。② TCR 的 CDR 具有包容性（flexibility），可通过构型改变而识别不同 pMHC。由此，供者 APC 表面所表达含供者 MHC 分子的多种复合结构（即新表位），均可直接被受者同种反应性 T 细胞交叉识别（图 22-5）。

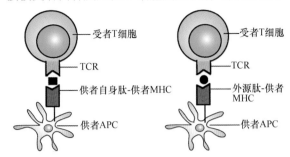

图 22-5　直接识别途径的靶结构

直接识别途径中，受者 T 细胞识别供者 APC 所提呈的 p-MHC Ⅱ 复合结构：（图左）供者自身抗原肽-供者（同种异型）MHC 分子；（图右）非供者自身的外来抗原肽-供者（同种异型）MHC 分子

2. 间接识别（indirect recognition）　指受者 T 细胞识别受者 APC 表面的同种异型抗原肽-自身 MHC 分子复合物。同种异型 MHC 抗原在结构上不同于受者自身组织成分，故亦属"非己"抗原，也可按普通外来抗原的方式被提呈。其过程为：移植物细胞或移植物细胞表面同种 MHC 分子脱落，它们均可被受者 APC 摄取、加工和处理，形成供者 MHC 抗原肽-受者 MHC Ⅱ 类分子复合物，继而提呈给受者 CD4$^+$T 细胞，使之活化（图 22-6）。通过间接识别激活的 T 细胞亚群中，Th1 细胞和 Th17 细胞发挥重要作用，继而激活巨噬细胞介导移植物损伤和修复。

间接识别与 T 细胞识别任何外源抗原的机制相同。移植物细胞表达的 MHC 分子是异源蛋白的主要来源，故供者与受者 MHC 分子间差异越大，则免疫原性越强，由此导致的同种异体免疫应答亦更强烈。间接识别在急性排斥反应中晚期和慢性排斥反应中发挥重要作用。

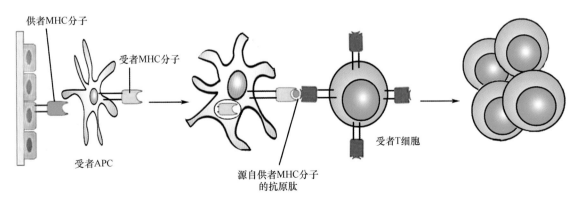

图 22-6　同种异型抗原的间接识别

移植物细胞从移植器官脱落或移植物细胞表面膜分子脱落→被受者 APC 摄取、加工和处理→形成供者 MHC 来源的抗原肽-受者 MHC Ⅱ 类分子复合物→被提呈给受者 CD4$^+$T 细胞→使之活化

第三节　移植排斥反应的防治

防治同种异型移植排斥反应的基本原则是：①供者与受者间 HLA 尽可能相符，以降低移植物组织抗原的免疫原性。②通过免疫抑制疗法抗排斥反应。③诱导受者对移植物建立特异性免疫耐受。

一、选择适当的供者

1.检测预存抗体　在 ABO 血型相同的基础上，取受者血清和供者淋巴细胞作交叉细胞毒试验，检测受者体内是否预先存在抗供者同种异型抗原的抗体，以避免发生超急性排斥反应。

2. HLA 配型　HLA 抗原是诱发同种排斥反应的主要同种抗原，故应尽可能选择与受者 HLA 型别相同或相近的供者。临床资料证明，供、受者间 HLA 等位基因相合的数目越多，移植排斥反应越弱，移植物存活率越高。各 HLA 基因座在诱导排斥反应中的重要性依次为 HLA-DR（DQ）、HLA-B 和 HLA-A。

鉴于 HLA 系统具有高度多态性，某些携带低频率 HLA 基因型的受者难以找到最佳配型的供者。为此，在大样本群体分析和临床观察的基础上，可选择"允许范围内不匹配"（permissible mismatch）的供者器官。

由于导致排斥反应的同种抗原不仅限于 HLA，故有必要进行交叉配型，这对骨髓移植尤为重要。交叉配型指的是供者和受者淋巴细胞互为反应细胞，分别与经照射的受者和供者淋巴细胞进行单向混合淋巴细胞培养。任何一组反应过强，均提示供者选择不当。

二、移植物与受者预处理

供者 APC 直接提呈抗原是激发排斥反应的重要因素，故移植术前宜充分清除移植物中残留的过路白细胞，以减轻排斥反应。供、受者间 ABO 血型物质不符可能导致强烈的排斥反应。某些情况下，为逾越 ABO 屏障而进行实质器官移植，有必要对受者进行预处理。其方法为：术前给受者输入供者特异性血小板；借助血浆置换术去除受者体内抗红细胞 A、B 抗原的天然抗体；也可对受者进行脾切除或免疫抑制治疗。在 HLA 基因型不完全相合的骨髓移植中，可预先清除骨髓移植物中 T 细胞，以预防或减轻 GVHR。

三、免疫抑制治疗

借助免疫抑制药物预防和治疗移植排斥反应，是临床器官移植的常规疗法。

1. 激素和抑制代谢药物　糖皮质激素的应用极为广泛，其具有抗炎作用，可降低移植物炎症反应，减轻排斥反应所致组织损伤。抗代谢药物（如硫唑嘌呤、环磷酰胺）可杀伤快速分化和增殖的细胞，可抑制 T 细胞增殖、分化，但也对造血干细胞等具有毒性。

2. 抑制 T 细胞活化的药物　此类药物多属大环内酯类免疫抑制剂［如环孢菌素 A（CsA）、他克莫司（FK506）和西罗莫司（sirolimus）等］，来源于真菌代谢产物，其作用机制为：通过抑制 TCR 信号转导相关的钙调磷酸酶（calcineurin）而抑制转录因子 NF-AT，从而阻断 IL-2 基因转录并抑制 T 细胞增殖。另外，近年从中药冬虫夏草子囊菌亚门赤僵菌培养液提取出抗生素成分多球壳菌素（ISP-1），由此合成一种新型免疫抑制剂 FTY720，其作用机制可能为：①诱导淋巴细胞凋亡。②诱导淋巴细胞归巢并抑制再循环。③介导 Th2 细胞偏移。

3.抗体及其他生物制剂　应用抗 IL-2 受体（CD25）单抗、抗黏附分子（LFA-1、ICAM-1、VACM-1）单抗、抗 T 细胞表面标志（CD3、CD4、CD8）单抗等，可抑制免疫细胞活化及功能。

四、诱导移植耐受

移植术后长期应用免疫抑制剂可导致严重的毒副作用，易继发肿瘤、感染等。理论上，诱导受者产生针对移植物的耐受是克服排斥反应的最佳策略。移植耐受（transplantation tolerance）指受者免疫系统对同种异型移植物抗原的特异性无应答，但对其他抗原的应答保持正常。诱导受者产生移植耐受的机制十分复杂，涉及免疫清除、免疫失能、免疫抑制和免疫调节等，本章仅简介目前已开展临床试验或动物实验的若干策略。

1. 诱导同种异基因嵌合体　在移植免疫学范畴，同种异基因嵌合状态指同种移植受者体内检出供者细胞或遗传物质的现象。

（1）建立同种异基因造血干细胞嵌合体：通过大剂量全身放射线照射以破坏宿主造血系统和免疫系统，然后进行同种异型骨髓移植，可建立同种异基因造血干细胞嵌合体。其机制为：供者造血干细胞在宿主体内发育为成熟淋巴细胞的过程中，经历阴性选择，使针对受者同种异型抗原的淋巴细胞克隆被清除，故重建后的宿主免疫系统对受者及供者组织抗原均产生耐受。

（2）建立混合嵌合体：在持续应用免疫抑制剂的情况下，多次给宿主输注供者骨髓细胞，可建立混合嵌合体。其机制是：功能低下的宿主免疫系统不能完全"消灭"移植物细胞，移植物中少量 T 细胞也不能引起 GVHR，最终形成供、受者免疫细胞共存的混合嵌合状态。

2. 应用供者抗原主动诱导移植耐受　T 细胞在胸腺内经历阴性选择的机制是：TCR 识别并结合自身抗原肽-MHC 分子复合物，诱导自身反应性 T 细胞凋亡，从而形成自身耐受。据此，通过向胸腺内注射供者抗原或进行同种胸腺移植，可使针对供者同种异型抗原的特异性 T 细胞在成熟过程中被清除。

3. 阻断共刺激通路诱导同种反应性 T 细胞失能　相关策略为：①应用 CTLA-4Ig（为 CTLA-4 分子胞外区和抗体 Fc 片段构成的融合蛋白），通过与 B7-1、B7-2 竞争性结合，可阻断 CD28/B7 共刺激通路。②应用抗 CD40L 单抗，阻断 CD40L/CD40 共刺激通路。

4. 诱生及过继"耐受性 DC"　某些耐受性 DC 亚类（如未成熟 DC 或分泌 IDO 的 DC），其低表达 B7 等共刺激分子和 MHC Ⅱ 类分子，并可分泌具有免疫抑制作用的细胞因子和效应分子。将此类 DC 过继输入给受者，可能诱导移植耐受。另外，将 IL-10、TGF-β、CTLA-4Ig 等分子的基因导入 DC，可增强 DC 诱导移植耐受的效应。

五、移植后的免疫监测

感染和排斥反应是移植后早期的主要并发症和死亡原因，而药物毒性、慢性排斥反应和恶性肿瘤是器官移植的长期并发症。因此，移植术后的免疫监测十分重要，能对移植排斥反应进行早期诊断和鉴别诊断，并准确评估抗排斥药物疗效，为合理使用免疫抑制剂和采取其他防治措施提供依据。目前的免疫学监测技术尚未能完全满足临床需要，通常须结合多项指标和临床表现进行综合分析。常用的监测指标为：淋巴细胞亚群数量、比例及其功能；移植物浸润细胞功能特征；移植物内细胞因子表达水平等。

小　结

异体细胞、组织或器官移植通常会引起宿主抗移植物排斥反应，其本质上是一种针对异型移植抗原（主要是 MHC/HLA 抗原）的适应性免疫应答。根据器官移植术后排斥反应发生的时间、强度、病理学特点及机制，可分为超急性、急性和慢性排斥反应。

移植物抗宿主反应常见于骨髓移植，机制是：移植物中的淋巴细胞识别受者同种异型抗原并发动免疫攻击。

受者 T 细胞可识别供者 APC 表面（任何）抗原肽-供者同种异型 MHC 分子复合物，此为直接识别途径，在急性排斥反应早期发挥重要作用。受者 T 细胞也可识别由受者 APC 摄取、加工并提呈的供者 MHC 抗原肽-受者 MHC 分子复合物，此为间接识别途径，在急性排斥反应晚期发挥重要作用。

防治同种异型移植排斥反应的主要策略是选择 MHC 适配的供者并适当应用免疫抑制剂。影响移植术临床应用和推广的主要因素是移植排斥反应和移植物来源严重不足。为此，诱导移植耐受和探索以猪源器官为主的异种移植，成为移植免疫学研究领域受关注的课题。

思　考　题

1. 移植排斥反应和超敏反应的异同？
2. 慢性排斥反应的特点？
3. 主要组织相容性抗原在移植排斥反应中的作用及机制？
4. 直接识别是否违反抗原识别的 MHC 限制性，为什么？
5. 移植物抗宿主病的机制及危害分别是什么？

（郑　芳）

第二十三章 肿瘤免疫

肿瘤免疫（tumor immunity）是免疫系统对肿瘤细胞产生的免疫应答。随着对肿瘤免疫认识的不断增加和深入，肿瘤免疫已经成为一门独立的学科——肿瘤免疫学（tumor immunology）。肿瘤免疫学是研究肿瘤免疫原性、机体对肿瘤免疫应答、机体免疫状态与肿瘤发生发展相互关系及肿瘤免疫诊断和免疫防治的学科。

肿瘤免疫学历经数十年发展历程：20世纪50年代，随着纯系小鼠培育成功，得以证实化学致癌剂——甲基胆蒽（methylcholanthrene，MCA）诱发小鼠肉瘤所表达的移植排斥抗原是肿瘤特异性抗原；其后证实，其他致癌因素所致肿瘤也表达肿瘤抗原，且后者所诱导的免疫应答具有抗肿瘤作用，托马斯（Thomas）据此于1959年首先提出"免疫监视"概念；20世纪60年代，体外实验证实肿瘤患者的淋巴细胞、巨噬细胞等均具有抗肿瘤效应；20世纪70年代，随着单克隆抗体问世，肿瘤免疫诊断和免疫治疗迅速发展；20世纪80年代以来，生物化学、细胞生物学及分子生物学不断发展及新技术得到广泛的应用。21世纪后，基础研究与临床研究的结合、基础研究与药物研发的结合，新的免疫治疗方法和药物已从临床前研究进入临床应用，成为肿瘤治疗的新方法，进一步推动了肿瘤免疫学的发展。

目前，人们对肿瘤抗原性质、肿瘤抗原提呈、肿瘤免疫应答启动、抗肿瘤免疫效应的分子机制及肿瘤逃逸机体免疫攻击的机制等有了更深入了解。随着各种肿瘤抗原基因不断被发现、克隆成功及肿瘤干细胞的发现，极大丰富了肿瘤免疫学理论，肿瘤免疫诊断和免疫治疗也展示出新的应用前景。

第一节 肿瘤抗原

肿瘤抗原（tumor antigen）泛指肿瘤发生、发展过程中新出现或过度表达及异位表达的抗原物质。肿瘤抗原在肿瘤发生、发展及诱导机体产生抗瘤免疫应答中起重要作用，并可作为肿瘤免疫诊断的标志物和治疗的靶分子。肿瘤免疫理论及其临床应用主要取决于肿瘤细胞是否表达肿瘤抗原，故鉴定人类恶性肿瘤抗原并阐明其分子特征成为肿瘤

免疫学研究的热点之一。

一、肿瘤抗原的分类

肿瘤抗原的分类尚无统一标准，本节仅介绍两种常见分类方法。

（一）根据肿瘤抗原的特异性分类

根据肿瘤抗原的特异性，可分为肿瘤特异性抗原和肿瘤相关抗原。

1. 肿瘤特异性抗原（tumor specific antigen，TSA） 指仅表达于肿瘤细胞而正常细胞不表达的抗原，新生抗原与致瘤病毒抗原可能是主要的肿瘤特异性抗原。最早是通过近交系小鼠间进行肿瘤移植排斥实验而证实肿瘤抗原的存在：首先用化学致癌剂诱导小鼠产生肿瘤，待肿瘤长至一定大小时以手术切除；若将所切除的肿瘤组织移植给正常同系小鼠，可生长出肿瘤；若将此肿瘤移植至切除肿瘤的原荷瘤小鼠，或将此肿瘤移植给同系正常小鼠，同时输注原有荷瘤小鼠的CD8$^+$T细胞，则所移植的肿瘤被排斥（图23-1）。上述实验表明，该肿瘤携带可诱导机体产生特异性抗肿瘤应答的抗原。由于此类抗原是借助动物肿瘤移植排斥实验所证明，故又称肿瘤特异性移植抗原（tumor specific transplantation antigen，TSTA）。TSTA主要诱发T细胞免疫应答。

现已证实，化学、物理和生物（如病毒）因素诱生的肿瘤和自发性肿瘤均可表达肿瘤特异性抗原，如，P815肥大细胞瘤表达的P815 A和P815 B抗原、Meth A纤维肉瘤（甲基胆蒽诱导产生的肿瘤）表达的Meth A抗原、多种肿瘤表达突变的癌基因 *ras* 和抑癌基因 *p53* 产物等。

2. 肿瘤相关抗原（tumor-associated antigen，TAA） TAA指正常组织或细胞可表达、细胞癌变时表达明显增高的抗原物质，或出现的异位表达的抗原。并非肿瘤细胞特有的，仅表现为量的变化，而无严格的肿瘤特异性。TAA通常可活化B细胞产生相应抗体。多数人类肿瘤抗原均为TAA，如，肝癌相关的甲胎蛋白、胃肠道肿瘤相关的癌胚抗原以及在肺癌、胃肠肿瘤等表达的异位抗原如癌-睾丸抗原（cancer-testis antigen，CTA）等。

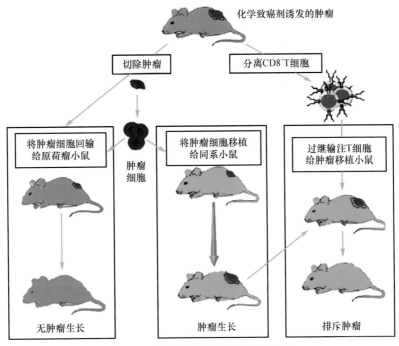

图 23-1　肿瘤特异性移植抗原的发现

（二）根据肿瘤产生的机制分类

1. 理化因素诱发的肿瘤抗原　某些化学制剂（甲基胆蒽、氨基偶氮染料、二乙基亚硝胺）或物理因素（如紫外线、X 射线等）可引起基因突变或激活潜伏的致癌病毒而诱发肿瘤，并表达新抗原。此类抗原的特点是：特异性强、免疫原性弱、有明显个体特异性。用同一化学致癌剂或物理因素刺激，在不同个体甚至在同一个体不同部位所诱发的肿瘤，其抗原特异性各异。免疫学诊断或治疗不适用于此类肿瘤。

2. 致瘤病毒诱发的肿瘤抗原　病原体感染（尤其是病毒）与某些肿瘤发生相关，例如：乙型肝炎病毒（HBV）、丙型肝炎病毒（HCV）与人原发性肝癌相关；人乳头状瘤病毒（HPV）、单纯疱疹病毒（HSV）与人宫颈癌相关；EB 病毒（EBV）与人鼻咽癌、伯基特淋巴瘤（Burkitt 淋巴瘤）相关；Ⅰ和Ⅱ型人 T 细胞白血病病毒与人嗜 T 细胞白血病、人 T 细胞白血病相关；动物 B 型逆转录病毒与小鼠乳腺癌相关；动物 C 型逆转录病毒与禽类和哺乳动物白血病、肉瘤相关。故这些病原体感染诱发的肿瘤细胞可能表达病原体相关的抗原。如研究发现：宫颈癌、阴茎癌和肛门癌细胞可表达 HPV E6/E7 蛋白；EB 病毒相关淋巴瘤和鼻咽癌的肿瘤细胞表达 EB 病毒核心（EBEA-1）抗原。目前对病毒与肿瘤发生的机制获得初步认识，已发现致癌病毒基因可整合到宿主细胞基因组中，从而诱导细胞恶变。与理化因素所诱生的肿瘤抗原不同，同一病毒所诱发的不同类型肿瘤，均可表达相同病原体编码的抗原，且具有较强免疫原性。

3. 自发性肿瘤抗原　自发性肿瘤指发病机制尚未阐明的肿瘤，多数人类肿瘤属此类。包括：①突变的基因产物，如在约 50% 人类肿瘤表达的突变 P53 蛋白、约 10% 人类肿瘤表达的突变 Ras 蛋白。②癌基因的表达产物，如在乳腺癌等肿瘤过表达的 Her-2/neu。③静止基因异常活化，如，在黑色素瘤异常活化的黑色素瘤抗原 MAGE-1、MAGE-3。④胚胎抗原的异常表达，如甲胎蛋白和癌胚抗原等。

二、常见人类肿瘤抗原

（一）胚胎抗原

胚胎抗原（embryonic antigen, fetal antigen）是胚胎发育期由胚胎组织产生的正常成分，出生后因其编码基因受阻遏而逐渐消失，或表达量很低。细胞癌变时，受抑制的基因去阻遏，胚胎抗原重新合成，大量表达于肿瘤细胞，也可分泌到血清中，成为肿瘤诊断的重要辅助指标。目前人类肿瘤患者体内已发现多种胚胎抗原，其中对甲胎蛋白和癌胚抗原的研究最为深入。

1. 甲胎蛋白（alpha fetoprotein，AFP）　AFP 属分泌型胚胎抗原，是相对分子质量为 70 000 的糖蛋白，主要由胎儿肝脏和卵黄囊产生，正常成人血清含量极低（< 5.8μg/L），常规免疫学方法不能检出。肝细胞癌变时，血清 AFP 水平明显增加，常超过 500μg/L，可作为肝癌早期筛查、诊断、判断疗效和监测复发的重要指标。

2. 癌胚抗原（carcinoembryonic antigen，CEA） CEA 属膜结合型胚胎抗原，是相对分子质量为 180 000 的糖蛋白，主要由胎儿胃肠道上皮组织、胰和肝细胞等合成，通常于妊娠前 6 个月内 CEA 含量增高，出生后其血清含量已很低，健康成年人血清 CEA 浓度 < 2.5μg/L。癌变细胞可分泌 CEA，血清 CEA 高于 20μg/L 意味着可能发生消化道肿瘤。

（二）组织特异性分化抗原

分化抗原是机体组织细胞发育过程中表达的正常分子。恶性肿瘤细胞分化异常，停滞于细胞发育的某个幼稚阶段，其形态和功能均类似于未分化的胚胎细胞，称为肿瘤细胞去分化（dedifferentiation）或逆分化（retro-differentiation），故肿瘤细胞可表达其他正常组织的分化抗原（如酪氨酸酶等）。

1. 癌-睾丸抗原（cancer-testis antigen，CTA） 指表达于人多种恶性肿瘤，而在除睾丸和胎盘以外正常成熟组织几乎不表达的一类肿瘤抗原。这类抗原能被自身的 CTL 识别，进而诱发特异性免疫应答。因为睾丸位于免疫豁免部位，不表达 MHC Ⅰ 或Ⅱ类分子，而表达的 FasL 可以杀伤前来攻击的淋巴细胞，故 CTA 可被视为实际意义上的肿瘤特异抗原，并可作为肿瘤特异免疫治疗的靶点。CTA 首先在黑色素细胞瘤中发现，故称黑色素瘤相关抗原（melanoma-associated antigen，MAA，又称 MAGE），后来发现 MAGE 也表达于多种其他肿瘤，如非小细胞肺癌和膀胱癌等。目前根据组织表达的特异性和在染色体上的定位，MAGE 可分为Ⅰ型癌-睾丸抗原和Ⅱ型普遍表达的 MAGE 两类。Ⅰ型癌-睾丸抗原包括 MAGE-A、MAGE-B 和 MAGE-C 三个亚家族，目前的研究主要集中在 MAGE-A（MAGE-A1-12）。已知约 50% 黑色素细胞瘤表达 MAGE-A1，75% 黑色素细胞瘤表达 MAGE-A2/MAGE-A3）。

2. 过度表达的抗原 组织细胞癌变后，可高表达多种正常蛋白或突变蛋白。如，高表达于前列腺癌的前列腺特异性抗原（prostate specific antigen，PSA）和前列腺特异性膜抗原（prostate specific membrane antigen，PSMA）；乳腺癌等多种肿瘤高表达 Her-2/neu（又称 erbB-2）抗原，而肾脏肿瘤高表达 G250 抗原。

（1）PSA 和 PSMA：PSA 存在于前列腺内质网和前列腺上皮细胞及分泌物当中，正常前列腺及病变前列腺组织内均含有 PSA。通常血液中不含或只有极微量 PSA。只有前列腺管上皮细胞遇到挤压或破坏时，PSA 才会增高。因此挤压或破坏前列腺细胞的疾患均可造成 PSA 的增高，包括前列腺癌、前列腺良性增生等，PSA 是目前前列腺癌中最敏感的肿瘤标志物之一，血清 PSA 检测已作为老年男性前列腺普查内容，PSA 可用于发现和诊断前列腺癌，也可用于治疗的监控。

PSMA 是一种Ⅱ型跨膜糖蛋白，与 PSA 不同，PSMA 特异性地表达于前列腺上皮细胞表面，其表达强度在前列腺癌细胞明显升高，特别是晚期前列腺癌及转移性前列腺癌中，PSMA 升高尤为明显，这使得它成为前列腺癌诊断和治疗的一个重要靶分子。

（2）Her-2/neu：Her-2 基因是一种原癌基因，编码 185 000Da 跨膜蛋白，具有酪氨酸激酶活性，属于人类表皮生长因子受体家族，Her-2 基因扩增及蛋白质的过度表达与乳腺癌的预后及治疗有密切联系。阳性表达可作为判断乳腺癌预后的一个独立指标。Her-2/neu 肿瘤抗原除高表达于乳腺癌外，在卵巢癌、胃癌、食管癌、涎腺肿瘤、肺癌、胆管癌、膀胱癌、前列腺癌、结直肠癌等也表达。

（3）G250：所有肾透明细胞癌和大部分其他类型肾癌均表达 G250 抗原，88% 的转移灶也表达该抗原，而正常肾组织和大多数其他正常组织均不表达 G250 抗原。

第二节　机体抗肿瘤免疫效应机制

在肿瘤患者和实验动物中均可检测到固有免疫和适应性免疫反应，体外研究发现多种免疫机制参与杀伤肿瘤细胞。肿瘤免疫学的挑战是确定这些机制中哪些可能对预防肿瘤有重要作用，并开发以肿瘤特异性方式增强这些效应机制的治疗方法。肿瘤细胞的组织来源和产生方式不同，其免疫原性强弱各异，导致机体抗肿瘤免疫应答呈现不同特点：针对免疫原性强的肿瘤，适应性免疫应答发挥主要作用；针对免疫原性弱的肿瘤，固有免疫可能具有更重要意义。

一、抗肿瘤的固有免疫效应

固有免疫细胞（如 NK 细胞、巨噬细胞、DC 和 γδT 细胞等）和免疫分子（如补体和细胞因子等）在抗肿瘤中均发挥重要作用，本节重点介绍几种固有免疫细胞的抗肿瘤作用和主要机制。

1. NK 细胞　NK 细胞无须抗原致敏即可杀伤多种肿瘤细胞，且不受 MHC 限制，是早期抗肿瘤的重要免疫细胞，是机体抗肿瘤的重要组成部分，参与对癌症的免疫监视。在趋化因子的作用下，NK 细胞可迁移至肿瘤发生部位，发挥抗肿瘤作用。NK 细胞表面的活化性受体（如 NKG2D）和抑制性受体（识别宿主自身 MHC Ⅰ 类分子）的活性影响 NK 细胞的活化和对肿瘤的杀伤活性。多种肿瘤细胞表面 MHC Ⅰ 类分子表达低下或缺如，NK 细胞活化抑制信号受阻，而此时 NK 细胞表面活化型受体可与肿瘤细胞表面配体（如多糖类分子）结合启动活化信号，使 NK 细胞活化发挥杀瘤效应。此外，NK 细胞通过其表面的 FcγR Ⅲ 分子与结合在肿瘤细胞表面的 IgG 抗体 Fc 片段结合，细胞脱颗粒，发挥抗体依赖细胞介导的细胞毒作用（ADCC）。

激活的 NK 细胞可通过如下途径杀伤肿瘤细胞：①释放穿孔素、颗粒酶，介导肿瘤细胞溶解或凋亡。② NK 细胞表达的 FasL 可与肿瘤细胞表面 Fas 结合诱导细胞凋亡。③释放 IFN-γ 等细胞因子，可通过活化巨噬细胞间接发挥抗瘤效应。

2. 巨噬细胞　研究发现巨噬细胞能杀伤多种肿瘤细胞，体内肿瘤组织周围有明显巨噬细胞浸润的，其肿瘤转移发生率低，预后较好。已证实只有激活的 M1 巨噬细胞才具有抗肿瘤活性。其机制为：①活化的巨噬细胞可直接吞噬和杀伤肿瘤细胞。②抗体或补体可通过调理作用增强其吞噬作用。③巨噬细胞可摄取、处理和提呈肿瘤抗原给 T 细胞，启动特异性抗瘤效应。④活化的巨噬细胞可产生、释放多种抗瘤效应分子（如溶酶体酶、NO、TNF-α 等），直接杀伤肿瘤细胞，或释放 IL-2、IFN-γ、CSF 等细胞因子，通过活化其他免疫细胞而发挥抗肿瘤效应。

3. DC　DC 作为专职性抗原提呈细胞，通过摄取、处理和提呈肿瘤抗原，启动 T 细胞介导的特异性抗肿瘤应答。另外，树突状细胞本身具有直接抗肿瘤效应。

4. γδT 细胞　γδT 细胞 TCR 多样性低，杀伤靶细胞无 MHC 分子限制性，其可能通过如下机制识别肿瘤抗原：①表达 NKG2D，识别肿瘤细胞表面相应配体。②识别肿瘤细胞表面磷酸化非肽类抗原。③协同 DC 识别肿瘤抗原。γδT 细胞杀伤肿瘤细胞作用的机制为：①活化的 γδT 细胞可通过颗粒酶、穿孔素途径而直接杀伤肿瘤细胞。②活化的 γδT 细胞可诱导 DC 成熟，通过 DC 启动适应性抗肿瘤免疫。③活化的 γδT 细胞分泌多种细胞因子，发挥杀伤肿瘤或抑制肿瘤的作用。④激活的 γδT 细胞可表达共刺激分子和产生 IL-12，从而激活肿瘤特异性 T 细胞。

5. NKT 细胞　其识别肿瘤抗原的机制为：①与 γδT 细胞类似，NKT 细胞表达 NKG2D，可识别肿瘤细胞表面相应配体。② NKT 细胞的恒定 TCRα 链可通过 CD1 识别糖脂（α-GalCer）。NKT 细胞抗肿瘤作用有：① NKT 细胞表达的 NKG2D 识别肿瘤细胞表面相应配体被激活，活化的 NKT 细胞通过穿孔素/颗粒酶以及 Fas/FasL 等途径杀伤肿瘤细胞。②活化的 NKT 细胞释放 IFN-γ，通过激活 NK 细胞，并促进 DC 成熟诱导 CD8$^+$CTL 发挥抗肿瘤作用。

二、抗肿瘤的适应性免疫效应

机体抗肿瘤的适应性免疫效应中，细胞免疫起主要作用，体液免疫通常起协同作用。

（一）T 细胞介导的抗肿瘤作用

T 细胞可通过如下机制识别肿瘤抗原：①肿瘤细胞扩散至淋巴管并转移至淋巴结，CD8$^+$T 细胞识别肿瘤细胞表面肿瘤抗原-MHC Ⅰ 类分子复合物。②脱落的肿瘤细胞或可溶性肿瘤抗原被 APC 摄取、加工和提呈，以 MHC Ⅱ 类分子限制性的方式供 CD4$^+$T 细胞识别或通过交叉抗原提呈以 MHC Ⅰ 类分子限制的方式供 CD8$^+$T 细胞识别，进而诱导 CD4$^+$T 细胞或 CD8$^+$T 细胞活化、增殖分化为 CD4$^+$Th 细胞或 CD8$^+$CTL，并通过不同的机制发挥抗肿瘤效应。

1. CD8$^+$CTL　是机体抗肿瘤的主要免疫效应细胞，其机制为：①释放穿孔素、颗粒酶，介导肿瘤细胞溶解或凋亡。②活化的 CTL 表达 FasL，与肿瘤细胞表面 Fas 结合，介导细胞凋亡。③释放 IFN-γ、TNF-α 等细胞因子直接发挥抗肿瘤作用，或通过活化巨噬细胞间接发挥抗肿瘤作用。

2. CD4$^+$Th 细胞　通过释放 IL-2、IFN-γ、TNF-α

等细胞因子而发挥抗肿瘤作用，或参与 B 细胞、巨噬细胞、NK 细胞和 CTL 活化及其抗肿瘤作用。近年发现，体内 CD4⁺CTL 也具有特异性杀伤肿瘤细胞的作用。

（二）B 细胞介导的抗肿瘤作用

荷瘤动物或肿瘤患者血清中存在可与肿瘤细胞发生反应的抗体（包括抗 TAA 和 TSA 抗体），提示机体存在针对肿瘤的体液免疫应答。但是，由于肿瘤抗原免疫原性较弱，患者体内自然产生的抗体并非抗肿瘤的重要作用机制。抗瘤抗体的作用机制为：

1. ADCC　抗瘤细胞膜抗原的 IgG 类抗体可通过 ADCC 杀伤肿瘤细胞，这对防止动物肿瘤细胞血流播散及转移具有重要意义。体内能发挥 ADCC 的效应细胞包括中性粒细胞、NK 细胞和巨噬细胞等表达 IgG Fc 受体的细胞，但对特定肿瘤细胞，通常仅其中某一类效应细胞起主要作用。

2. 补体依赖的细胞毒性（CDC）作用　抗肿瘤抗体可通过 CDC 杀伤肿瘤细胞并参与防止肿瘤细胞转移，但不同肿瘤细胞对 CDC 的敏感性各异（白血病细胞较敏感，肉瘤细胞不敏感）。

3. 调理作用　抗瘤抗体可通过调理作用促进巨噬细胞吞噬肿瘤细胞，即抗体依赖细胞介导的吞噬作用（antibody-dependent cell-mediated phagocytosis，ADCP）。

机体抗肿瘤的特异性免疫效应机制总结见图 23-2。

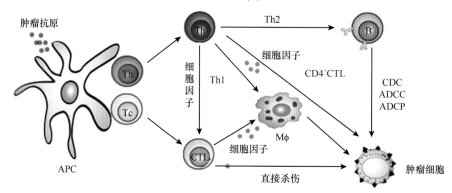

图 23-2　机体抗肿瘤的特异性免疫效应机制

第三节　肿瘤逃逸机体免疫监视的机制

肿瘤与机体免疫系统间存在极为复杂的相互作用：①免疫系统具有监视、清除肿瘤细胞的能力。②肿瘤细胞在与机体免疫系统相互作用过程中，可通过多种机制逃避机体的免疫攻击。据此，施赖伯（Schreiber）和邓恩（Dunn）等于 2002 年提出肿瘤免疫编辑（tumor immunoediting）学说，其着眼于免疫系统在肿瘤形成中的双重作用，将肿瘤发展过程分为 3 个阶段：①清除期，即传统意义上机体对肿瘤的免疫监视。②平衡期，即肿瘤未被机体免疫系统完全清除，处于和免疫系统相持阶段，肿瘤的免疫原性在此阶段被免疫系统重新塑造。③逃逸期，指肿瘤克服免疫系统对其拮抗作用，从而进行性生长。因此，肿瘤的转归取决于肿瘤细胞与机体免疫系统的相互作用和相互博弈。

一、与肿瘤细胞自身相关的逃逸机制

1. 肿瘤抗原免疫原性弱及抗原调变　肿瘤特异性抗原是肿瘤细胞中突变的基因所表达，其与正常细胞所表达蛋白质的差异很小，甚至仅个别氨基酸不同，故免疫原性弱，难以诱导机体产生有效的抗肿瘤免疫应答。某些肿瘤细胞虽能表达大量 TAA，但多系胚胎期正常成分，机体对其存在先天免疫耐受，同样不能有效激发机体产生免疫应答。此外，宿主对肿瘤抗原产生免疫应答，可能导致某些肿瘤抗原表位减少或丢失，从而逃逸免疫系统识别和杀伤，此现象称为抗原调变（antigenic modulation）。

2. 肿瘤细胞表面抗原"覆盖"或被"封闭"　抗原覆盖指肿瘤细胞表面抗原可能被某些非特异性物质覆盖。许多上皮性肿瘤（如乳腺癌、膀胱癌、直肠癌和卵巢癌）细胞表面可表达黏蛋白分子（如 MCU-1），后者覆盖于肿瘤细胞表面，可干扰宿主淋巴细胞识别、杀伤肿瘤细胞。

另外，血清中存在封闭性抗体和可溶性肿瘤抗原，它们作为封闭因子（blocking factor），可封闭肿瘤细胞表面抗原表位或效应细胞的抗原识别受体，使肿瘤细胞逃脱免疫系统识别和淋巴细胞攻击。

3. MHC 分子表达异常 某些肿瘤细胞表面 MHC Ⅰ类分子表达低下或缺失，导致抗原提呈功能障碍，难以激活肿瘤抗原特异性 CTL。某些肿瘤细胞可异常表达非经典 MHC Ⅰ类分子，其与 NK 细胞表面抑制性受体结合可启动抑制性信号，抑制 NK 细胞杀伤活性。

4. 肿瘤抗原加工、处理和提呈障碍 某些肿瘤细胞不能将抗原肽-MHC Ⅰ类分子复合物转运至细胞膜表面；某些肿瘤细胞内抗原加工提呈相关分子（LMP-1、LMP-2、TAP-1、TAP-2 等）表达降低或缺失，导致抗原加工、提呈障碍，使肿瘤逃逸机体免疫攻击。

5. 肿瘤细胞共刺激分子表达异常 某些肿瘤可表达 MHC Ⅰ类分子，但缺乏共刺激分子（如

B7、ICAM-1、LFA-3 等），导致肿瘤特异性 T 细胞因缺乏共刺激信号而失能（anergy），使肿瘤逃避特异性杀伤效应和机体免疫监视。

6. 肿瘤细胞高表达 FasL 或低表达 Fas 一方面，肿瘤细胞可通过下调 Fas 表达而逃避 CTL/NK 细胞通过 Fas/FasL 通路而介导细胞凋亡。另一方面，肿瘤细胞可高表达 FasL，进而与活化 CTL 高表达的 Fas 结合，介导肿瘤特异性 CTL 凋亡，从而逃逸 CTL 特异性杀伤效应（图 23-3）。另外，肿瘤细胞可高表达多种具有抗凋亡效应的癌基因产物（如 *Bcl-2* 家族），从而抵抗 CTL 介导的肿瘤细胞凋亡，利于肿瘤细胞异常增殖。

7. 肿瘤细胞分泌免疫抑制性因子 某些肿瘤细胞可分泌 TGF-β、IL-10 等抑制性细胞因子，抑制效应性巨噬细胞的激活以及 T 细胞的活化、增殖，从而抑制机体抗肿瘤免疫应答及其效应。

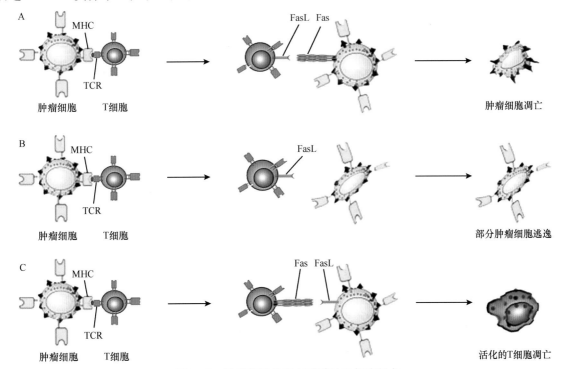

图 23-3 肿瘤细胞抗凋亡或诱导 T 细胞凋亡

二、与机体免疫系统相关的肿瘤逃逸机制

1. 机体免疫系统功能障碍 先天性免疫缺陷、后天获得性免疫功能低下（如 HIV 感染或长期应用免疫抑制剂）的个体，其肿瘤发病率较高。

2. 肿瘤对效应性免疫细胞功能的抑制 恶性肿瘤可直接侵犯免疫器官，或通过激活抑制性免疫细胞或抑制效应性免疫细胞，导致免疫功能低下，

从而逃避宿主免疫系统攻击。

（1）DC 功能缺陷：DC 是最重要的专职性抗原提呈细胞。近年发现，肿瘤及其微环境可通过多种机制导致 DC 功能缺陷：①减少肿瘤患者体内 DC 数量。②通过分泌 IL-10、TGF-β、VEGF 和 PGE₂ 等抑制未成熟 DC 的发育、成熟和分化。③抑制 DC（尤其肿瘤灶浸润的 DC）MHC Ⅱ类分子和 B7 分子的表达，降低其抗原提呈能力。④诱导调节性 DC 分化，介导免疫耐受。

（2）效应 T 细胞活化受阻或功能降低：在某些肿瘤微环境中 T 细胞表达高水平的协同抑制性受体（如 CTLA-4、PD-1）与 APC 或肿瘤细胞上的相应配体（B7、PD-L1）结合传递抑制性信号，抑制 T 细胞的活化；另外，研究显示有些肿瘤微环境的 CTL 其增殖和抗肿瘤能力降低且表达高水平的协同抑制性受体（如 PD-1）成为功能受阻的耗竭性 T 细胞（图 23-4）。此时，尽管肿瘤局部有 T 细胞的浸润，但不能发挥抗肿瘤效应。

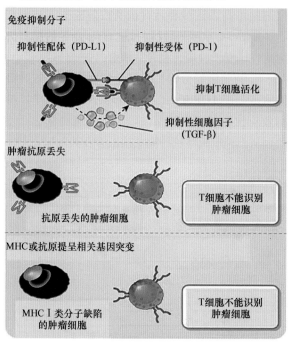

图 23-4　CTL 活化受阻和功能抑制示意图

3. 肿瘤细胞诱导抑制性免疫细胞的产生

（1）调节性 T 细胞（Treg）：近年发现，肿瘤患者外周血 Treg 数量增加，肿瘤灶局部 Treg 聚集，此与肿瘤进展相关。Treg 可通过直接接触或释放抑制性细胞因子（IL-10、TGF-β）而抑制效应性 $CD4^+$ 和 $CD8^+$ T 细胞活化、增殖和功能；抑制 NK 细胞增殖、细胞因子分泌和细胞毒作用以及对单核巨噬细胞、DC、B 细胞的抑制作用，从而促进肿瘤逃逸。

（2）肿瘤相关巨噬细胞（tumor-associated macrophage，TAM）：TAM 可通过改变组织微环境和抑制 T 细胞反应促进肿瘤的生长和浸润，这些巨噬细胞通常具有 M2 表型，可分泌 IL-10 和前列腺素 E_2 等介质抑制 T 细胞活化和效应功能。同时肿瘤相关巨噬细胞也可以分泌促进血管生成的因子（如 TGF-β 和 VEGF）促进新生血管的生成，改善血运，间接促进肿瘤的生长。

（3）髓系来源抑制细胞（myeloid-derived suppressor cell，MDSC）：指从骨髓中迁出并在淋巴组织、血液或癌症患者肿瘤内聚集的髓系祖细胞，由于这群细胞具有抑制抗肿瘤固有免疫和 T 细胞免疫的作用，故称为 MDSC。MDSC 由多种细胞类型组成，包括 DC、单核细胞和中性粒细胞前体，它们有共同的表面标志，在小鼠包括 Ly6C、Ly6G、CD11b，在人包括 CD33、CD11b 和 CD15。MDSC 从骨髓迁移到淋巴结和其他组织是因为肿瘤细胞产生的多种促炎因子诱导的结果，这些因子包括前列腺素 E_2、IL-6、VEGF 和 C5a 等。MDSC 可通过分泌 IL-10、TGF-β 等抑制巨噬细胞和 DC 介导的固有免疫反应，也可通过不同机制抑制 T 细胞和 NK 细胞效应，如，通过产生自由基抑制 T 细胞的活化和增殖或通过诱导 Treg，间接促进肿瘤的进展。

第四节　肿瘤免疫诊断和免疫治疗

一、肿瘤免疫诊断

肿瘤免疫诊断，指通过检测肿瘤标志物和其他免疫学指标，对肿瘤进行辅助诊断，或判断患者免疫功能状态及预后。肿瘤标志物包括 TAA、TSA、激素、酶（同工酶）等。例如：检测 AFP 用于诊断原发性肝癌；检测 CEA 用于诊断某些消化道肿瘤；检测 CA199 用于诊断胰腺癌。

肿瘤标志物的临床意义为：①早期诊断和发现肿瘤。②提示肿瘤发生部位和组织来源。③鉴别肿瘤恶性程度。④监测临床治疗效果。⑤监测肿瘤复发。

多种实验技术可用于肿瘤免疫诊断：ELISA 最常被用于检测血液及其他体液中肿瘤标志物；免疫组化、流式细胞术等可用于检测肿瘤细胞表面标记以及循环肿瘤细胞（circulating tumor cell，CTC）的检测；原位杂法、PCR 等技术可用于测定癌基因、抑癌基因、端粒酶及细胞因子基因；抗肿瘤单克隆抗体与同位素结合物的体内示踪技术，有助于对肿瘤进行早期诊断和定位。

二、肿瘤免疫治疗

肿瘤免疫治疗指通过激发和增强机体免疫功能，从而控制和杀伤肿瘤细胞。免疫疗法能清除少量的、播散的肿瘤细胞，故常将其作为一种辅助疗法与传统治疗联合应用。近年来，肿瘤免疫学治疗研究与现代生物高科技技术结合，发展成为继手术、化疗和放疗之后的第四种肿瘤治疗模式。肿瘤免疫治疗原理是：增强效应细胞杀伤能力，同时抑制或清除调节性免疫细胞对肿瘤的庇护。根据免疫治疗的原理可将肿瘤免疫治疗分为主动免疫治疗和被动免疫治疗。

（一）主动免疫治疗

肿瘤主动免疫治疗是利用免疫增强剂非特异性刺激机体的抗肿瘤免疫或利用肿瘤抗原特异性刺激机体抗肿瘤免疫的方法。

1. 非特异性增强免疫治疗 卡介苗（BCG）、短小棒状杆菌（CP）和左旋咪唑等具有免疫增强作用，可非特异性刺激机体免疫系统，强化抗肿瘤免疫效应。局部或全身给予 IL-2、IL-12 和 IL-15 等细胞因子，可促进免疫细胞活化，增强其抗肿瘤免疫效应。

2. 特异性增强免疫治疗 应用肿瘤抗原或模拟肿瘤抗原刺激机体免疫系统，激发或增强机体抗肿瘤的特异性免疫应答，阻止肿瘤生长、扩散和复发，此策略称为肿瘤特异性主动免疫治疗（specific active immunotherapy，SAIT），常采用体内输注肿瘤疫苗而实现。

（1）细胞性疫苗：如灭活的肿瘤疫苗和肿瘤抗原肽冲击或基因修饰的 DC 疫苗等；这些疫苗已经作为治疗性疫苗在动物模型和肿瘤患者进行试验，可使一些患者获益。基本策略是从肿瘤患者外周血采集单个核细胞，体外培养并在 IL-4 和 GM-CSF 存在下诱导产生 DC，然后用确定的肿瘤抗原冲击DC 后，回输携带肿瘤抗原的 DC 到患者体内，在体内 DC 提呈肿瘤抗原给 T 细胞，刺激抗原特异性T 细胞的活化增殖，发挥抗肿瘤作用（图 23-5）。另外，也可以将编码肿瘤抗原的基因转染 DC，然后作为疫苗回输到患者体内，发挥抗肿瘤效应。

（2）肿瘤抗原/肽疫苗：包括能诱发 CTL 反应的肿瘤多肽疫苗、肿瘤相关的病毒疫苗和癌基因产物疫苗等，可用于疫苗的肿瘤抗原如表 23-1 所示。目前，人乳头瘤病毒（HPV）疫苗已经进入临床并用于预防 HPV 感染相关的宫颈癌的发生并证明是有效的。

（3）基因疫苗：应用编码肿瘤抗原或相关分子的基因构建重组真核表达质粒，输注机体后可表达相应蛋白质产物，从而诱发机体抗肿瘤免疫应答。

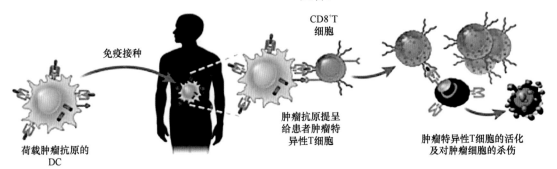

图 23-5 DC 疫苗的作用原理

表 23-1 可用于疫苗的肿瘤抗原

肿瘤抗原类型	疫苗举例	特性
突变基因产物	FNDC3B（用于治疗慢性淋巴细胞白血病），NeoVax	突变的肿瘤细胞表达，而正常细胞不表达
高表达的蛋白质	Gp100，酪氨酸酶	天然蛋白；肿瘤细胞优势表达蛋白
癌-睾丸抗原	NY-ESO-1	肿瘤细胞异常表达，正常分化的组织不表达
肿瘤细胞裂解物或灭活的肿瘤细胞	GVAX，Canavaxin（卡伐辛，用于治疗黑色素瘤）	自身肿瘤细胞抗原或人肿瘤细胞系产生复杂抗原混合物
热休克蛋白（HSP）-相关抗原	HSPPC-96	与 HSP 结合的错误折叠蛋白被溶酶体降解
原位肿瘤	OncoVAX	用溶瘤病毒原位感染肿瘤细胞，该病毒可引发全身性免疫反应

注：FNDC3B：纤维连接蛋白Ⅲ型结构域；NeoVax：由 20 种肿瘤抗原的有效肽段混合而成的合成肽疫苗；Gp100：由黑色素瘤抗原糖蛋白 100（gp100）的 209 至 217 氨基酸残基组成；NY-ESO-1：一种抗原肽疫苗，由癌-睾丸抗原（NY-ESO-1）的免疫原性肽段组成；GVAX：一种 GM-CSF 基因转染的肿瘤疫苗；Canavaxin：一种多价同种异体疫苗，由三个照射过的黑色素瘤细胞系组成

（二）被动免疫疗法

肿瘤被动免疫疗法即通过转输体外经肿瘤抗原或细胞因子刺激或经过基因改造的自体/同种异体的免疫细胞或体外制备的具有抗肿瘤作用的免疫分子（如抗体）给患者以达到治疗肿瘤的方法。目前用于抗肿瘤治疗的免疫细胞主要包括 NK 细胞、T 细胞，免疫分子包括抗体和细胞因子等。

1. 基于 NK 细胞的免疫治疗　NK 细胞是最早被用于抗肿瘤治疗的免疫细胞。利用细胞因子（如 IL-2）体外扩增患者外周血中 NK 细胞，然后再回输到患者体内，通过增强 NK 细胞的抗肿瘤效应，治疗肿瘤患者。如淋巴因子激活的杀伤细胞（lymphokine-activated killer cell，LAK cell）最早进入临床治疗肿瘤。近年来基于 NK 细胞的免疫治疗的新方法不断出现，如 CAR-NK 细胞的制备成功，将推动 NK 细胞在抗肿瘤免疫治疗中的广泛应用。

2. 基于 T 细胞的免疫治疗　包括体外扩增的细胞毒性 T 细胞、肿瘤浸润淋巴细胞（TIL）、细胞因子诱导的杀伤细胞（cytokine induced killer cell，CIK cell）和肿瘤抗原特异性 TCR 转基因的 T 细胞等。近年来新兴的嵌合抗原受体 T 细胞（chimeric antigen receptor T cell，CAR-T 细胞）治疗技术在肿瘤治疗中应用，引起广泛关注并已进入临床。CAR-T 细胞治疗的基本原理是利用基因工程的方法，将识别靶抗原的单链抗体（如抗 CD19 的单链抗体）、跨膜基序和 T 细胞活化基序（如 CD3、CD28 和 4-1BB）等融合为一，将抗体对肿瘤抗原的高亲和力与 T 细胞的杀伤机制结合，再将重组基因转染至 T 细胞，使其能特异性杀伤肿瘤细胞（图 23-6）。迄今为止，CAR-T 细胞已经历数代演变，发展到第四代。CAR-T 细胞在血液系统肿瘤尤其是 B 细胞淋巴瘤的治疗中已显示具有突出

的疗效，如特异性靶向 B 细胞 CD19 或 CD20 的 CAR-T 细胞已进入临床用于治疗 B 细胞淋巴瘤，其总体有效率已达 50% 以上，给 B 细胞淋巴瘤的患者带来了福音。最近，CAR-T 细胞在实体瘤治疗的研究也取得了一些突破，已进入临床试验，但具体疗效和安全性尚有待评价。

3. 抗肿瘤抗体疗法　近年来利用遗传工程抗体治疗取得了令人瞩目的进展，已用于临床肿瘤患者的治疗并使某些肿瘤患者获益。

（1）抗瘤细胞表面抗原抗体的靶向治疗：抗瘤细胞表面抗原抗体在体内直接与肿瘤细胞表面抗原特异性结合，可通过直接作用（受体阻断）与间接作用（CDC、ADCC、ADCP）等机制发挥抗瘤作用。多种抗体已经广泛应用于临床肿瘤的靶向治疗，例如用于乳腺癌治疗的抗人类表皮生长因子受体-2（Her-2）的抗体［如赫赛汀（Herceptin）］、治疗转移性结直肠癌的抗表皮生长因子受体遗传工程抗体［如爱必妥（Erbitux）］、治疗 B 细胞淋巴瘤的抗 CD20 的抗体［如美罗华（Rituxan）］等。

另外，将抗瘤细胞抗体与抗瘤药物（氨甲蝶呤、阿霉素）、生物毒素（蓖麻毒素、白喉毒素、绿脓杆菌外毒素等）或同位素（^{131}I）偶联，一方面利用抗体结合抗原的特异性直接靶向肿瘤细胞，另一方面利用毒素、化疗药物、放射性核素的抗肿瘤效应，更准确和更有效发挥抗肿瘤作用，可望取得更佳疗效，如同导弹一样，故称为"生物导弹"疗法。

（2）免疫检查点抗体治疗：利用特异性抗体阻断免疫负调控分子的作用进而解除其对免疫负调控分子对免疫细胞活化的抑制、恢复其活化状态提高抗肿瘤免疫反应的治疗方法。最近肿瘤免疫治疗最大的突破来自靶向免疫抑制分子 CTLA-4 和 PD-1 及其配体的抗体在临床应用中的成功。阻断

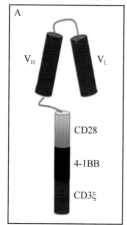
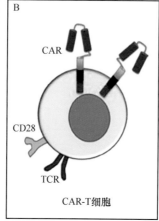
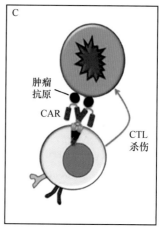

图 23-6　嵌合抗原受体 T 细胞（CAR-T 细胞）治疗示意图

免疫抑制分子 CTLA-4 和 PD-1 的免疫治疗亦称为免疫检查点治疗，其本质是阻断了肿瘤微环境中的免疫抑制分子或免疫检查点分子，进而增强了抗肿瘤 T 细胞免疫应答（图 23-7）。

4. 细胞因子疗法　转输或体内诱导产生细胞因子可增强肿瘤抗原特异性 T 细胞活化和增殖，从而发挥抗肿瘤效应。临床常用细胞因子包括 IL-2、Ⅰ 型 IFN 及 GM-CSF 等。

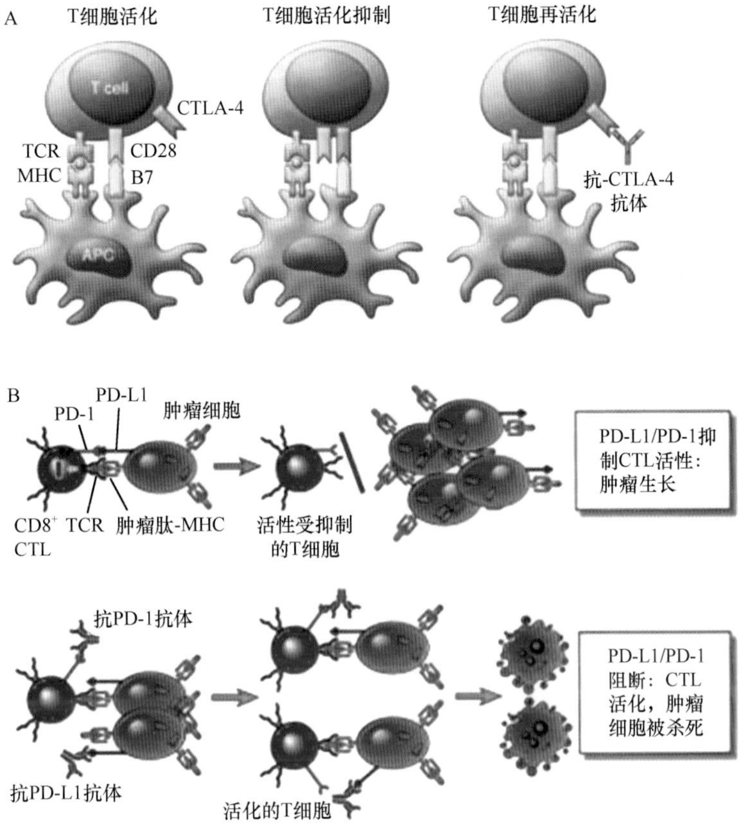

图 23-7　免疫检查点抗体治疗的机制

A. CTLA-4 抗体治疗的机制；B. PD-1 或 PD-L1 抗体治疗的机制

小　结

肿瘤抗原泛指肿瘤发生、发展过程中新出现或过度表达的抗原物质。根据肿瘤抗原的特异性，可将肿瘤抗原分为肿瘤特异性抗原和肿瘤相关抗原。肿瘤抗原在肿瘤发生、发展和诱导机体抗肿瘤免疫应答中起重要作用。

机体免疫系统通过"免疫监视"而识别、清除肿瘤细胞。机体免疫监视功能依赖固有免疫和适应性免疫系统相互配合：固有免疫通过补体、NK 细胞、巨噬细胞、γδT 细胞、NKT 细胞等发挥作用；适应性免疫中，体液免疫通过 ADCC、调理作用等发挥抗瘤作用，细胞免疫通过 CD4+T 细胞分泌多种细胞因子和 CD8+T 细胞特异性杀伤肿瘤作用而发挥效应。其中细胞免疫发挥主要作用。

肿瘤细胞具有逃避机体免疫攻击的能力，其逃逸机制主要涉及两方面：①肿瘤本身因素，包括肿瘤细胞缺乏激发机体免疫应答所必需的成分、肿瘤细胞"漏逸"、肿瘤细胞抗凋亡或诱导免疫细胞凋亡、肿瘤细胞分泌免疫抑制性因子等。②机体方面因素，包括

DC 功能缺陷、效应 T 细胞的活化抑制或功能降低、抑制性免疫细胞（如调节性 T 细胞）数量增加等免疫抑制微环境。

肿瘤免疫治疗是通过激发和增强机体免疫功能，以控制和杀伤肿瘤细胞，包括主动免疫治疗（如细胞性肿瘤疫苗、肿瘤抗原疫苗等）和被动免疫治疗（如基于 NK 细胞的免疫治疗、基于 T 细胞的免疫治疗、抗体疗法和细胞因子治疗等）。

思　考　题

1. 什么是肿瘤抗原？什么是 TAA 和 TSA？常见的人类肿瘤抗原有哪几类？请举例说明。
2. 机体免疫系统如何发挥抗肿瘤效应？
3. 肿瘤细胞如何逃逸免疫系统的监视功能？
4. 举例说明肿瘤免疫治疗的常用方法。
5. 什么是免疫检查点治疗？目前在应用于临床肿瘤治疗的免疫检查点抗体有哪些？机制是什么？
6. 什么是 CAR-T 细胞，制备和抗肿瘤的机制是什么？

（朱法良　张利宁）

第二十四章 免疫学检测原理及临床应用

免疫学检测即通过免疫学、细胞与分子生物学、物理和化学等理论或技术，对抗原、抗体、免疫细胞和免疫分子等进行定性或定量检测。临床实践中，免疫学检测结果可为免疫相关疾病的临床诊断、病情分析、调整治疗方案和判断预后等提供有效的实验室依据。本章重点介绍常用免疫学检测技术的基本原理及其临床应用。

第一节 基于抗原-抗体反应的检测方法

抗原-抗体反应（antigen-antibody reaction）是指抗原与相应抗体在体内或体外发生的特异性结合反应。在体内发生的抗原-抗体反应属于体液免疫应答的效应作用，通常可介导吞噬、溶解和杀伤病原体以及中和毒素和病毒等，异常情况下可引起病理性损伤。在体外合适条件下，抗原与相应抗体特异性结合可呈现某种肉眼可见或仪器可检测到的反应（如凝集、沉淀等）。由于抗体存在于血清中，因此过去很长一段时间又将体外的抗原-抗体反应称为血清学反应（serologic response）。

基于抗原-抗体反应的检测技术主要应用于如下方面：①用已知抗原检测未知抗体，如检测患者血清中抗病原微生物抗体、血型抗体以及各种自身抗体，可用于诊断或辅助诊断相关疾病。②用已知抗体检测未知抗原，如检测各种病原微生物及其大分子成分或者产物，可用于检出、鉴定病原微生物或对某些疾病进行辅助诊断。③定性或定量检测体内各种大分子物质，如各种血清蛋白、多肽类激素、细胞因子及肿瘤标志物等，用于相关疾病的诊断或辅助诊断。④用已知抗体检测半抗原物质（如某些药物、激素和炎性介质等），用于监测患者血清中药物浓度或运动员体内违禁药品水平等。

一、抗原-抗体反应的特点

1. 特异性 一种抗原通常仅能与由它刺激所产生的抗体结合，这种抗原与抗体结合反应的专一性称为特异性（specificity）。抗原-抗体发生特异性结合反应的物质基础是抗原表位与抗体分子的抗原结合部位之间存在化学结构和空间构型上的互补性，二者结合力取决于二者空间构型互补的程度，二者之间的互补程度越高，抗原与抗体之间的结合力就越强，可表示为：①亲和力（affinity），指抗体分子单一抗原结合部位与一个相应抗原表位之间互补结合的强度。②亲合力（avidity），指多价抗体与抗原（含多个表位）分子间亲和力的总和。

天然抗原表面通常有多种抗原表位，每种表位均能刺激机体产生一种特异性抗体。因此，一个含有多种抗原表位的抗原分子能刺激机体产生多种特异性抗体。若两种抗原分子间有一个或数个相同（或相似）的表位，则二者均能与对方抗血清中的相应抗体结合，即发生交叉反应（cross reaction）。交叉反应仍是抗原抗体特异性结合，但其结果对临床诊断可能产生干扰。目前临床检测多使用抗原特异性表位的单克隆抗体，可有效克服交叉反应的出现。

2. 可逆性 抗原与相应抗体结合成抗原抗体复合物后，在一定条件下又可解离为游离的抗原与抗体的特性称为抗原-抗体反应的可逆性（reversibility）。抗原与抗体的结合是分子表面的非共价键结合，所以形成的抗原抗体复合物并不牢固，在一定条件下（如低pH、高浓度盐、冻融等），抗原抗体复合物可被解离。抗原抗体复合物解离取决于两方面的因素：一是抗体对相应抗原的亲合力；二是环境因素对抗原抗体复合物的影响。高亲合力抗体的抗原结合部位与抗原表位在化学结构和空间构型上非常吻合，两者结合牢固，不容易解离。反之，低亲合力抗体与抗原形成的复合物较易解离。解离的抗原、抗体仍保持原有理化特性和生物学活性，据此可借助亲和层析法来纯化抗原或抗体。

3. 比例性 抗原与相应抗体特异性结合形成复合物并出现可见反应，需要抗原、抗体二者的浓度和比例要合适的特性称为抗原-抗体反应的比例性（proportionality）。也就是说，抗原与抗体结合，发生可见反应需遵循一定的量比关系，无论在一定量的抗原中加入不同量的抗体或在一定量的抗体中加入不同量的抗原，均可发现只有在二者分子比例合适时才出现最强的反应。抗原-抗体反应中，抗原抗体复合物生成量与反应物浓度有关，并由此出现带现象（图24-1）。因此，在凝集反应或沉淀反应中，确定反应体系中抗原、抗体的最适比例十分重要。

抗原-抗体结合过程可分为两个阶段：①特异性结合阶段，其反应迅速，在数秒至数分钟内完成，但无可见反应。②可见反应阶段，表现为凝集、沉淀和细胞溶解等，历时数分钟至数小时。

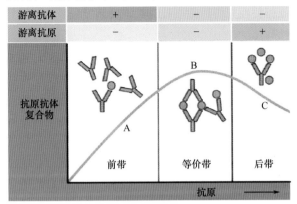

图 24-1 抗原-抗体反应的比例性示意图

抗原与抗体的比例不同，可形成不同大小的抗原抗体复合物，表现为三种区带现象；等价带表示抗原与抗体比例最合适，形成大而多的结合物，此时在反应体系中测不出或有极少游离的抗原或抗体；抗体过剩带（前带）和抗原过剩带（后带）皆表示抗原与抗体的比例不合适，所形成的结合物少且小，其反应体系中存在着游离的抗原或抗体

二、影响抗原-抗体反应的因素

影响抗原-抗体反应的因素大致分为两方面：一方面是参与反应的抗原、抗体的自身因素，另一方面是进行反应的环境因素。

1. 抗原和抗体性质 抗体特异性和亲和力是决定抗原-抗体反应的关键因素，特异性高和亲和力强的抗体与相应抗原结合时，反应结果出现得就迅速、准确。此外，抗原的理化性质、抗原表位多寡和种类等均可影响抗原-抗体反应。抗原和抗体浓度、比例对抗原-抗体反应的影响最大，是决定性因素。

2. 电解质 电解质是抗原与抗体结合出现可见反应不可缺少的成分。抗原与抗体发生特异性结合后，由亲水胶体转变为疏水胶体的过程中，需要有适量的电解质参与才能中和抗原抗体复合物表面的电荷，使该复合物相互靠拢聚集，形成体积较大的凝集或沉淀。若无电解质的参与，则不出现可见反应。故免疫学试验中多用生理盐水或含盐缓冲液稀释抗原或抗体，以提供适当浓度的电解质。

3. 酸碱度 抗原-抗体反应必须在合适的 pH 环境中进行，其最适 pH 是 6～8。超出此范围可影响抗原、抗体理化性状，出现假阳性或假阴性，影响试验的可靠性。

4. 温度 适当温度可增加抗原与抗体分子碰撞机会，加快二者结合速度。常用的抗原-抗体反应温度为37℃。某些抗原-抗体反应有其独特的最适温度，如冷凝集素在4℃左右最宜与红细胞结合，20℃以上反而解离。此外，适当震荡或搅拌也可促进抗原-抗体分子接触，提高结合速度。

三、抗原-抗体反应检测方法

根据抗原性质、结合反应所出现现象、参与反应的成分等因素，可将基于抗原-抗体反应的检测方法分为凝集反应、沉淀反应、补体参与的反应及免疫标记技术等。

1. 凝集反应 颗粒性抗原（细菌、细胞或表面包被抗原的颗粒）与相应的抗体在电解质存在的条件下结合，出现肉眼可见的凝集物的现象称为凝集反应（agglutination reaction）（图24-2）。

（1）直接凝集反应（direct agglutination）：将细菌或红细胞等颗粒性抗原直接与相应抗体反应出现的凝集现象。

（2）间接凝集反应（indirect agglutination）：又称被动凝集反应（passive agglutination），将可溶性抗原或抗体包被在载体颗粒表面，再与相应抗体或抗原进行特异性反应，出现颗粒物凝集现象。

（3）间接凝集抑制试验（indirect agglutination inhibition test）：将待测抗原（或抗体）与特异性抗

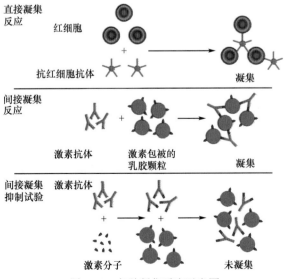

图 24-2 各种凝集反应示意图

体（或抗原）混合，再加入相应致敏载体悬液；若待测抗原与抗体对应，即发生中和，后续加入的相应致敏载体颗粒不再被凝集，使本应出现的凝集现象被抑制。此试验灵敏度高于一般间接凝集试验。

（4）协同凝集试验（coagglutination test）：人血清 IgG Fc 片段可与葡萄球菌 A 蛋白（Staphylococcal protein A，SPA）结合，将已知特异性抗体 IgG 结合至 SPA，IgG Fab 片段暴露在金黄色葡萄球菌菌体表面，其与相应抗原特异性结合，导致金黄色葡萄球菌凝集。

（5）微粒捕获酶免疫分析技术（microparticle enzymeimmunoassay，MEIA）：用已知特异性抗体致敏的免疫微粒与生物素-亲和素-酶放大系统结合，酶作用于荧光底物，通过检测荧光强度判断未知抗原含量。MEIA 可用于检测肿瘤标志物、激素等微量可溶性抗原以及抗病毒抗体等。

2. 沉淀反应 可溶性抗原与相应抗体发生特异性结合，在适当电解质存在条件下，出现肉眼可见的沉淀物即为沉淀反应（precipitation reaction）。参与反应的抗原称沉淀原，抗体称为沉淀素。沉淀原体积小，相对反应面积大，故实验时宜稀释抗原，以避免出现后带现象。

（1）双向免疫扩散（double immunodiffusion）：是将抗原和抗体加在同一琼脂板对应孔中，各自向对方扩散，在浓度比例恰当处形成沉淀线，观察沉淀线的位置、形状及对比关系，可对抗原或抗体进行定性分析（图 24-3）。若反应体系中含两种以上抗原-抗体系统，则小孔间可出现两条以上沉淀线。本法常用于抗原或抗体的定性检测、组成和两种抗原相关性分析。此法耗时长，灵敏度较低，但特异性高。

（2）免疫电泳（immunoelectrophoresis）：是区带电泳与双向免疫扩散相结合的一种免疫分析技术，首先将待检血清标本进行琼脂凝胶电泳，使血清中各蛋白组分被分为不同区带，然后按电泳方向平行挖一小槽，加入相应抗血清，与已分成区带的蛋白质抗原成分做双向免疫扩散，在各区带相应位置形成沉淀弧（图 24-4）。根据对照正常血清所形成沉淀弧的数量、位置和形态，可分析标本中所含抗原成分的性质和含量。该法常用于分析血清蛋白种类，以观察 Ig 异常增多或缺失。

（3）免疫比浊（immunonephelometry）：是利

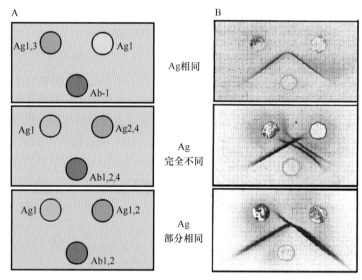

图 24-3 双向免疫扩散示意图
抗原和抗体分别从小孔向周围扩散，在两孔之间相遇，形成免疫复合物的沉淀线（A 为示意图，B 为实例图）

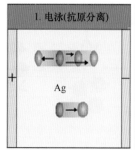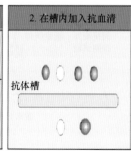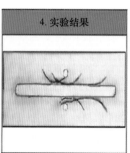

图 24-4 免疫电泳示意图

用抗原-抗体结合后，在液体中形成的免疫复合物干扰光线可用仪器检测的特点，实现对各种液相介质中的微量抗原、抗体等进行定量测定。即在一定量抗体中分别加入递增量抗原，所形成免疫复合物致液体混浊，浊度与复合物的量呈正相关，可用浊度测量，通过绘制标准曲线而推算出样品中抗原含量。

3. 补体参与的反应 主要包括溶血反应（hemolytic reaction）、补体介导的细胞毒试验（complement-mediated cytotoxicity test）等。溶血反应是抗体与红细胞表面抗原结合，激活反应体系中补体成分，根据溶血现象判定试验结果。补体结合试验（complement fixation test，CFT）属此类反应，可用于检测多种细菌、病毒的抗原或抗体，因易受试验条件影响，已渐被其他方法取代。补体介导的细胞毒试验是当各种有核细胞与其表面抗原相应的抗体相遇，所形成的免疫复合物能活化反应中的补体，引起细胞膜损伤，加入伊红Y（eosin Y）或锥虫蓝（trypan blue）等染料，可使其着色，而不带相应抗原的活细胞因其保持细胞膜的完整性而不被着色。

4. 免疫标记技术（immunolabeling technique） 指用荧光素、酶、放射性核素、化学发光物质和胶体金等标记已知抗体或抗原，通过检测标记物，间接测定抗原抗体复合物的一类检测技术，具有灵敏度高、快速，以及可定性、定量和定位等优点。

（1）免疫荧光法（immunofluorescence method）：是用荧光素标记一抗或二抗，检测特异性抗原或抗体的方法。该技术可分为两类，①直接荧光法，即将荧光素标记的已知抗体直接进行细胞或组织染色测定未知抗原，用荧光显微镜、激光扫描共聚焦显微镜或流式细胞仪进行观察及测定。其优点是特异性强，但检查任一抗原均须制备相应荧光素标记抗体。②间接荧光法，即用一抗与样本中的抗原结合，再用荧光素标记的二抗染色。其优点是敏感度较高，且制备一种荧光素标记的第二抗体即可检测多种抗原，但非特异性反应较强（图24-5）。

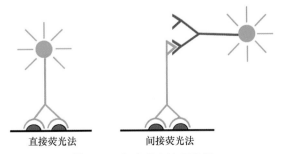

直接荧光法　　间接荧光法

图24-5 免疫荧光法示意图

（2）酶免疫测定（enzyme immunoassay，EIA）：是用酶标记抗体或抗原，检测特异性抗原或抗体的方法。该法将抗原-抗体反应的特异性与酶对底物催化作用的高效性相结合，借助显色反应判定结果，颜色深浅与待检抗原、抗体水平相关。一般应用酶标测定仪测定光密度（OD）值以反映抗原含量，灵敏度可达ng/ml至pg/ml水平。常用于标记的酶为辣根过氧化物酶（horseradish peroxidase，HRP）和碱性磷酸酶（alkaline phosphatase，AP）等。常用方法见下。

1）酶联免疫吸附试验（enzyme-linked immunoadsordent assay，ELISA）：将已知抗原或抗体吸附于固相载体表面，在固相表面进行抗原-抗体反应，通过洗涤将固相表面的抗原抗体复合物与液相中游离成分分离（图24-6）。ELISA技术的优点是灵敏度高、操作简便、稳定性强，可自动化检测。

A. 双抗体夹心法

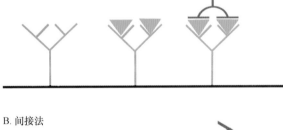

B. 间接法

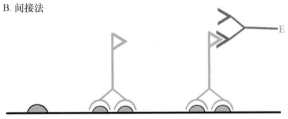

图24-6 酶联免疫吸附试验原理示意图

2）酶联免疫斑点试验（enzyme-linked immunospot assay，ELISPOT试验）：用于测定分泌特异性抗体或细胞因子的单个细胞对特异性抗原的应答能力及产生应答的细胞数量。将已知抗细胞因子抗体包被固相载体，加入不同来源的待检细胞，细胞所分泌细胞因子与包被抗体结合，在细胞周围形成抗体抗原（细胞因子）复合物；然后加入酶标记的抗细胞因子（不同表位）抗体，通过底物显色反应测定结合于固相载体上的细胞因子水平，并可在光镜下观察分泌细胞因子的细胞。该法可用于检测效应细胞所分泌的单一细胞因子，避免生物活性测定法中多种具有相同生物学活性的细胞因子彼此干扰。若用已知抗原包被固相，也可测定分泌特异性抗体的B细胞数量（图24-7）。

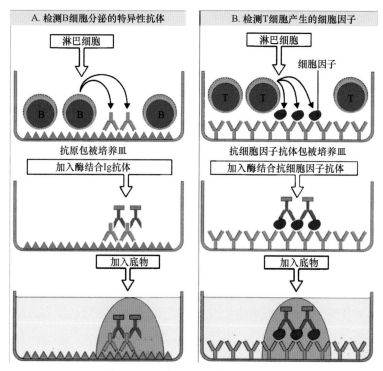

图 24-7 ELISPOT 试验原理示意图

3）BAS-ELISA：生物素-亲和素系统（biotin-avidin system，BAS）是一种被广泛应用的放大系统。生物素（biotin，B）是广泛分布于动、植物体内的生长因子。亲和素（avidin，A）是卵蛋白及某些微生物所含的蛋白质，由 4 个亚单位组成。生物素与亲和素间具有高亲和力，且均能偶联抗体、抗原和辣根过氧化物酶而不影响其生物学活性。BAS 中，借助所形成的亲和素-生物素-酶复合物追踪生物素标记的抗原或抗体，通过酶催化底物显色，可检出相应抗体或抗原（图 24-8）。由于抗原或抗体分子可偶联多个生物素，且 1 个亲和素分子可结合 4 个生物素分子，从而具有放大效应，有助于提高检测灵敏度。

（3）免疫组织化学技术（immunohistochemistry technique）：应用标记的特异性抗体在组织或细胞原位进行抗原-抗体反应和呈色反应，借助形态学观察，对组织或细胞表面抗原进行定性、定量和定位检测。常用的免疫组织化学技术包括酶免疫组化（辣根过氧化物酶标记）、免疫金组化（胶体金颗粒标记）及免疫电镜技术（铁蛋白、胶体金和过氧化物酶标记）等。

（4）放射免疫测定（radioimmunoassay，RIA）：指用放射性核素标记抗原或抗体进行免疫学检测。该法将放射性核素的高灵敏度和抗原-抗体反应的特异性结合起来，具有重复性好、准确性高等优点，灵敏度达 pg/ml 水平，常用于激素、药物等微量物质的测定。

（5）免疫胶体金技术（immunocolloidal gold technique，ICT）：采用胶体金标记抗体或抗原，以检测相应抗原或抗体的方法。胶体金是氯金酸（$HAuCl_4$）在还原剂如柠檬酸钠或鞣酸作用下聚合形成特定大小并带负荷的疏水性金颗粒，其由于静电作用而形成一种稳定的胶体状态。胶体金在弱碱环境下带负电荷，可与蛋白质正电荷牢固结合而

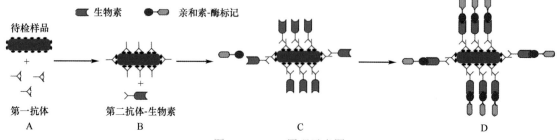

图 24-8 BAS 原理示意图

不影响蛋白质的生物学特性。胶体金可标记很多大分子物质（如血清蛋白、免疫球蛋白、糖蛋白和激素等）。胶体金标记技术制作简便，方法敏感、特异，不使用放射性同位素，可用光镜或电镜观察，广泛应用于免疫学、组织学、病理学和细胞生物学等领域。

（6）化学发光免疫分析（chemiluminescence immunoassay，CLIA）：将发光物质标记抗原或抗体，发光物质在反应剂（如过氧化阴离子）激发下生成激发态中间体，当回复至稳定的基态时发射光子，通过自动发光分析仪测定光子产量，可反映待检样品中抗体或抗原含量。该方法不仅具有化学发光分析的高灵敏度和抗原-抗体反应的高度特异性，而且还可以实现自动化分析特点，使之成为医学、生物学研究领域中一种新的重要的免疫学分析手段。该法灵敏度高，常用于检测血清超微量活性物质。

（7）蛋白质印迹法（Western blotting）：又称免疫印迹法（immunoblotting），是一种凝胶电泳与固相免疫结合的技术。它通过十二烷基硫酸钠-聚丙烯酰胺凝胶电泳（SDS-PAGE），对不同相对分子质量的蛋白质进行分离，使其在凝胶中按相对分子质量大小排列；将 SDS-PAGE 分离的蛋白质条带转移至固相的硝酸纤维素膜（NC 膜）或聚偏二氟乙烯膜（PVDF 膜）上；转印到膜上的蛋白质条带可用酶标记的一抗或二抗进行特异性反应，加入显色底物以显示结果（图 24-9）。该法能对相对分子质量大小不同的蛋白质进行分离并确定其相对分子质量，已广泛用于生物医学研究领域。

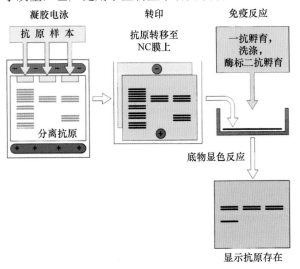

图 24-9　免疫印迹法原理示意图

（8）蛋白质芯片技术（protein chip technique）：

是一种高通量的蛋白质功能分析技术。其基本原理是将各种蛋白质有序地固定于滴定板、滤膜和载玻片等各种载体上形成微阵列，并成为检测的芯片，然后用标记荧光物质的特定抗体与芯片作用，与芯片上的蛋白质相匹配的抗体将与其对应的蛋白质结合，经漂洗将未能与芯片上的蛋白质结合的抗体洗去，再利用荧光扫描仪或激光扫描共聚焦显微镜，测定芯片上各点的荧光强度。芯片上的荧光将指示蛋白质抗原对应的抗体及其相互结合的程度。该技术可用于研究蛋白质与蛋白质的相互作用，甚至 DNA-蛋白质、RNA-蛋白质的相互作用及筛选药物作用的蛋白靶点等，具有广泛的应用价值。

第二节　免疫细胞检测

检测免疫细胞的类别、数量和功能，是判断机体免疫功能状态的重要指标。人免疫细胞检测最常用的标本是外周血，实验动物还可检测胸腺、脾脏、淋巴结及各种组织。

一、免疫细胞的分离、鉴定和计数

1. 外周血单个核细胞的分离　外周血单个核细胞（peripheral blood mononuclear cell，PBMC）包括淋巴细胞和单核细胞，常用葡聚糖-泛影葡胺（又称淋巴细胞分离液）密度梯度离心法进行分离。其原理为：红细胞和多形核白细胞（主要是中性粒细胞）比重（约 1.092）大于 PBMC（约 1.075），将抗凝血叠加于分离液（比重 1.077）液面，通过低速离心可将不同比重的细胞分层：红细胞沉于试管管底；多形核白细胞铺于红细胞上，呈乳白色；PBMC 则密集于淋巴细胞分离液上面；最上层是血浆；血小板悬浮于血浆中。

2. 淋巴细胞亚群的分离与检测　淋巴细胞为不均一群体，可借助其表面标志及功能差异而分为不同群和亚群。

（1）尼龙棉柱分离法：将淋巴细胞悬液通过尼龙棉柱，B 细胞易与尼龙棉黏附而滞留于柱上，T 细胞则不黏附，借此可分离 T 细胞与 B 细胞。

（2）E 玫瑰花环分离法：成熟的人 T 细胞表面表达 CD2，即绵羊红细胞（SRBC）受体，能与 SRBC 结合而形成花环，花环形成细胞因比重增大而沉于管底，经密度梯度离心可与其他细胞分离：用低渗法裂解花环中的 SRBC，即获得纯化的 T 细胞。

（3）免疫吸附分析法：将抗特定细胞表面标志的抗体包被聚苯乙烯培养板，加入淋巴细胞悬液，表达相应表面标志的细胞即与培养板表面的抗体结合，通过洗涤而将其与悬液中其他细胞分离。例如，用抗 CD3 抗体包被培养版，可将 T 细胞与其他细胞分开；用抗 CD4 抗体可分离淋巴细胞悬液中的 CD4$^+$T 细胞。

（4）免疫磁珠分离法：将特异性抗体与磁性微粒交联，形成免疫磁珠（immunomagnetic bead，IMB）；然后将 IMB 加入到待分离的细胞悬液管中，具有相应表面标志的细胞与 IMB 上的特异性抗体结合；将该反应管置于磁场之中，结合有相应细胞的 IMB 吸附于靠近磁铁的管壁上，洗去未结合磁珠的细胞，即获得纯度较高的所需细胞。

（5）流式细胞术（flow cytometry，FCM）：指借助流式细胞仪（flow cytometer，FCM）对细胞进行快速鉴定和分类的技术。其原理为：样品与经多种荧光素标记的抗体反应，通过接收不同波长的荧光素发射光，可同时分析细胞表面多个膜分子表达及其水平。该法可检测各类免疫细胞、细胞亚类及其比率。此外，微滴通过电场时出现不同偏向，借助光电效应可分类收集所需细胞群或亚群。该技术分离细胞准确快速、分选纯度高（99%），不损伤细胞活性，并可直接统计出各类细胞的相对含量。近年来，将流式细胞术的高速分析功能和质谱检测的高分辨能力相结合，形成一种新型的流式技术即质谱流式细胞术（mass flow cytometry），该技术利用质谱原理可以对单细胞进行多参数检测。

（6）抗原肽-MHC 分子四聚物技术：是一种定量检测抗原特异性 CTL 的新方法。其原理为：将特异性抗原肽段、可溶性 MHC Ⅰ类分子重链及 β$_2$ 微球蛋白在体外正确折叠，组装成的抗原肽-MHC 分子复合物，作为 TCR 结合的亲和力配体。用生物素标记抗原肽-MHC 分子复合物，再与荧光素标记的亲和素结合，使 1 个标记荧光素的抗生物素蛋白与 4 个生物素标记的抗原肽-MHC Ⅰ类分子结合形成四聚物（tetramer）（图 24-10），借助生物素-抗生物素蛋白级联放大原理，通过流式细胞仪对其进行分析，该技术可确定待测样品中抗原特异性 CTL 的细胞频率。

3. 淋巴细胞亚群计数 依据淋巴细胞表面标志不同而进行分类计数。常用方法有免疫荧光（IF）技术及微量淋巴细胞毒试验、流式细胞术（FCM）、E 玫瑰花环试验及免疫酶染色技术等。

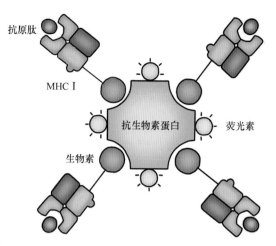

图 24-10　亲和素连接的抗原肽-MHC Ⅰ类分子-生物素四聚体

（1）免疫荧光技术：①直接免疫荧光技术，用标记荧光素的抗细胞膜分子的单抗直接与淋巴细胞反应。②间接免疫荧光法，用鼠源单抗（一抗）与人淋巴细胞反应，再用标记荧光素的抗鼠 IgG（二抗）进行染色。荧光显微镜下观察结合有荧光素标记抗体的细胞，亦可用 FCM 自动计数荧光阳性细胞百分率。

（2）微量淋巴细胞毒试验：在补体存在下，应用特异性单克隆抗体（McAb）与细胞表面相应膜分子作用，通过激活补体而使细胞膜损伤，根据活细胞和死细胞对染料着色的差异，可判断待检细胞是否表达特定膜分子，从而进行淋巴细胞亚群计数。

（3）免疫组织化学法：将酶或胶体金标记的已知抗体与组织切片或细胞涂片反应，通过酶催化相应底物或胶体金理化性状改变而显色，以检测细胞表面特异性标志，从而对细胞种类或其亚群进行鉴定。常用方法有碱性磷酸酶-抗碱性磷酸酶（APAAP）免疫染色法；亲和素-生物素-过氧化物酶复合物（avidin-biotin-peroxidase complex，ABC）技术；胶体金标记的抗体进行免疫金银染色法等。

4. 单核巨噬细胞分离 单核巨噬细胞分离有多种方法，体外可将 PBMC 通过 Percoll 连续密度梯度离心法或利用单核细胞具有黏附在玻璃或塑料表面的特性（黏附分离法）获取外周血单核细胞。动物实验时，可将灭菌璃基乙醇酸盐肉汤（或无菌液状石蜡）注入小鼠腹腔以引起无菌性炎性渗出，可从腹腔冲洗液中获取大量巨噬细胞。

5. 树突状细胞（DC）诱生和分离 人 DC 占外周血单个核细胞总数的 0.5% ～ 1.0%。分离外周血单个核细胞，用贴壁法进行富集，经 GM-CSF 和 IL-4 诱导可获得 DC。可通过检测 CD1a 和 CD83 膜分子而鉴定 DC。

二、淋巴细胞功能测定

1. 测定淋巴细胞功能的体外试验

（1）淋巴细胞增殖试验：淋巴细胞增殖的刺激物包括：①非特异性刺激物，如各种丝裂原（PHA、ConA、PWM、LPS 等）和抗淋巴细胞表面标志（CD2、CD3 等）的抗体及某些细胞因子等。②特异性刺激物，主要是特异性可溶性抗原和细胞表面抗原。不同刺激物可刺激不同淋巴细胞亚群分化、增殖，从而反映不同淋巴细胞亚群的功能状态。

1）^3H-TdR 掺入法：胸腺嘧啶是合成 DNA 的原料。PBMC 增殖过程中加入氚标记的胸腺嘧啶核苷（^3H-TdR），随细胞内 DNA、RNA 合成增加，3H-TdR 可掺入细胞新合成的 DNA 中，所掺入放射性核素的量与细胞增殖水平呈正相关，借助液体闪烁仪测定样品的放射活性（以脉冲数表示），可反映细胞增殖状况。该法灵敏可靠、结果客观、重复性好，但需特殊仪器，且易发生放射性污染。

2）MTT 比色法：MTT 的化学名 3-(4,5-二甲基-2-噻唑)-2,5-二苯基溴化四唑，其掺入细胞后可作为细胞内线粒体琥珀酸脱氢酶的底物参与反应，形成褐色甲腈颗粒并沉积于细胞内或细胞周围，甲腈生成量与细胞增殖水平呈正相关。甲腈可被盐酸异丙醇或二甲基亚砜完全溶解，用酶标测定仪检测细胞培养物 OD 值，可反映细胞增殖水平。该法灵敏度较低，但操作简便，且无放射性污染。

3）形态学计数法：淋巴细胞受丝裂原刺激而转化为淋巴母细胞，其形态和结构发生明显改变，细胞体积增大，细胞质丰富，内含颗粒，有空泡，核质染色质疏松，出现 1～3 个核仁。通过染色镜检，可计算转化的淋巴细胞所占百分率（正常人约 70%）。该法简便易行，但重复性、客观性差。

（2）细胞毒试验：CTL、NK 细胞具有杀伤靶细胞的作用。通过检测杀伤活性可反映 CTL、NK 细胞的功能状态。

1）^{51}Cr 释放法（图 24-11）：首先用 $Na_2^{51}CrO_4$ 标记靶细胞，标记物在细胞内可与细胞质蛋白牢固结合，然后将 ^{51}Cr 标记的靶细胞与待测效应细胞（NK 细胞、CTL）按一定比例混合，37℃共孵育 4～16 小时，当效应细胞杀伤靶细胞后，裂解或

损伤的靶细胞可将 ^{51}Cr 释放到培养液中，用 γ 计数仪测定其放射活性。靶细胞被杀伤得越多，上清液中 ^{51}Cr 的含量越多，即可根据测定的放射活性高低来推算出效应细胞杀伤活性的高低。

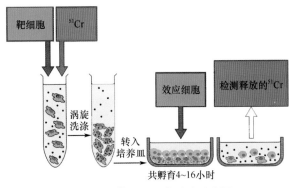

图 24-11 ^{51}Cr 细胞毒试验示意图

2）乳酸脱氢酶（LDH）释放法：效应细胞与靶细胞相互作用，借助比色法测定靶细胞膜受损后从胞内所释出的乳酸脱氢酶活性，其水平反映效应细胞的杀伤活性。该法操作快捷，自然释放率低。

3）细胞凋亡检测

A. 琼脂糖电泳法：凋亡细胞中，内源性核酸内切酶将 DNA 在核小体单位间切断，产生 180～200bp（核小体单位长度）及其倍数的寡核苷酸片段，在琼脂糖凝胶电泳中呈现阶梯状 DNA 区带图谱，借此可反映细胞凋亡。

B. TUNEL 法：细胞培养物中加入末端脱氧核苷酸转移酶（terminal deoxynucleotidyl transferase，TdT）和生物素标记的核苷酸，TdT 能在游离的 DNA 3′ 端缺口连接标记的核苷酸，借助亲和素-生物素-酶放大系统，在 DNA 断裂处显色，从而指示凋亡细胞。

C. 流式细胞术：凋亡细胞因核断裂，呈亚二倍体，用荧光激活细胞分选仪（FACS）分析二倍体数目，可指示细胞凋亡程度；因凋亡细胞膜受损，膜磷脂成分暴露，可与荧光标记的膜联蛋白 V（annexin V）结合，FACS 分析可检出悬浮细胞中凋亡细胞频率。

（3）分泌功能测定：酶联免疫斑点试验（ELISPOT 试验）检测细胞因子分泌细胞（见前文）。

2. 测定淋巴细胞功能的体内试验

机体对特定抗原产生初次细胞免疫应答，再用相同抗原做皮肤试验，出现以局部红肿为特征的迟发型超敏反应。本试验不仅可以检查受试者是否对某种抗原具有特异性细胞免疫应答能力，而且可以检查受试者机体的细胞免疫状态。细胞免疫正常者一般出现阳

性反应，而细胞免疫低下者则呈阴性反应。皮肤试验可辅助诊断某些病原微生物感染（结核分枝杆菌、麻风分枝杆菌）和免疫缺陷病等，并可用于判断免疫接种的效果（如卡介苗）。

第三节　免疫分子检测

一、免疫球蛋白测定

1. 体外用已知抗原检测相应抗体　可用于多种感染性疾病的辅助诊断及流行病学调查（见前述），也可检测自身抗体作为某些自身免疫病的辅助诊断。

2. 用已知抗体对各类免疫球蛋白进行定性、定量测定　可用于判断机体体液免疫功能或用于诊断与 Ig 异常相关的疾病。免疫比浊法可用于检测血清含量高的 IgG、IgA 和 IgM；ELISA、放射免疫分析（RIA）等检测血清含量低的 IgD、IgE。免疫电泳等方法可用于诊断免疫球蛋白异常性疾病。

二、补体测定

免疫比浊法检测血清含量高的 C3、C4、B 因子等，ELISA、RIA 等检测含量低的补体组分。血清总补体活性测定常采用 50% 补体溶血法（50% complement haemolytic activity，CH_{50}），其原理是：用 SRBC 和抗 SRBC 形成抗原抗体复合物，通过激活补体经典途径而溶解 SRBC。若待检血清补体含量减少或成分缺失，可影响溶血结果，通常以 50% 溶血所需的最小补体量表示总补体活性。

三、细胞因子检测

细胞因子的检测方法主要有免疫学测定法、生物活性测定法和分子生物学测定法。

1. 免疫学测定法

（1）双抗体夹心 ELISA 法：几乎所有的细胞因子都可用双抗体夹心 ELISA 法进行检测。

（2）细胞内细胞因子检测：常采用流式细胞术检测细胞内的细胞因子。其原理是先用特定抗原或多克隆激活剂激活待测淋巴细胞，同时用分泌抑制剂（如莫能菌素）阻止细胞因子释放，使其累积于细胞内；待测淋巴细胞经过固定和增加其膜通透性后，用荧光素标记的抗特定细胞因子抗体染色，再通过流式细胞仪检测，可了解不同细胞亚群的状态。

（3）酶联免疫斑点试验（ELISPOT 试验）：该法可用于检测 B 细胞特异性抗体及 T 细胞产生的细胞因子（见前文）。

2. 生物活性测定法　该法原理为：不同细胞因子具有特定的生物学活性，借助相应指示系统，如选用各种依赖性细胞株或靶细胞，同时与标准品对照测定，从而得知样品中细胞因子活性水平，一般以活性单位（U/ml）表示。

（1）促进细胞增殖和增殖抑制法：将不同稀释度待测样品或细胞因子标准品与特定细胞株共培养，然后检测发生增殖的细胞数。

（2）抗病毒活性测定法：用细胞因子样品处理易感细胞使之形成抗病毒状态，然后用适量病毒攻击细胞，通过检测病毒复制量或病毒引起细胞病变的程度而判断样品中细胞因子活性。

（3）直接杀伤法：某些细胞因子对特定靶细胞具有溶细胞或抑制细胞生长的活性。检测细胞因子的溶细胞/细胞毒活性可用乳酸脱氢酶释放法、^{51}Cr 释放法、细胞凋亡检测法等。检测抑制生长活性的方法为：将不同稀释度待测样品或细胞因子标准品与细胞株共培养，通过检测存活的靶细胞数，并与对照组比较而计算抑制细胞生长的百分率；或以 OD 值对样品稀释度作图，绘制标准品的剂量反应曲线，可测定待测样品含量。

（4）趋化活性测定法：某些细胞因子能诱导中性粒细胞、单核巨噬细胞和淋巴细胞等定向迁移，可借助趋化试验进行检测。趋化性指细胞循化学介质浓度梯度做定向移动，可采用琼脂糖或微孔小室趋化试验测定细胞因子趋化活性。

3. 分子生物学测定法　免疫 PCR（immuno PCR，Im-PCR）法是对微量细胞因子进行检测的一种方法，是将聚合酶链反应（PCR）能够在体外指数扩增特定核酸片段的特性与抗原-抗体反应的高特异性相结合的技术。首先在固相载体上包被已知抗细胞因子抗体，然后加入待检标本，再加 DNA 标记的抗该细胞因子的抗体，洗涤后经 PCR 扩增，如果标本中没有待检细胞因子，则无 PCR 产物，如果待测样本中有该细胞因子，则标记在细胞因子抗体的 DNA 就被 PCR 扩增出来，通过对 PCR 产物的分析，就可对微量细胞因子进行定性和定量检测。PCR 扩增产物检测常用非特异性荧光染料或荧光标的序列特异性 DNA 探针。

细胞因子测定在科研和临床被广泛应用，可作为特定疾病诊断和鉴别诊断的辅助指标，也可用于评估机体免疫功能状态、判断治疗效果及预后等。

四、CD 分子、表面受体和黏附分子的检测

相关检测指标可用于鉴别免疫细胞及其亚类，并了解其分化、活化状况。用已知抗 CD 分子、表面受体或黏附分子的抗体可鉴定细胞表面相应膜分子，常用方法有直接或间接免疫荧光法、流式细胞术等。某些 CD 分子、受体分子和黏附分子还存在可溶性形式，可采用 ELISA 等免疫学方法测定其含量。

五、HLA 分型

基因检测已成为 HLA 分型的主流技术，常用者为指纹图谱技术、聚合酶链反应（PCR）、序列特异性寡核苷酸探针（PCR-SSOP）、聚合酶链反应限制性片段长度多态性（PCR-RFLP）、聚合酶链反应单链构象多态性（PCR-SSCP）、聚合酶链反应序列特异性引物（PCR-SSP）、单核苷酸多态性分析（SNP）等。

HLA 分型广泛用于器官移植配型、输血反应和法医鉴定。

第四节 免疫相关疾病诊断与监测

免疫检测结果有助于判断免疫相关疾病的病因和病变部位，或者判断机体免疫状态是否正常，并且可以监测疾病过程、判断疗效及预后。

一、疾病相关抗原、抗体的检测

应用已知抗体（或抗原）检测未知抗原（或抗体），从而对感染性、非感染性致病因子或疾病相关因子进行诊断或辅助诊断。

1. 用已知抗体检测未知抗原

（1）病原体及其抗原组分：在体外，用已知抗体可确定病原体及其抗原组分的属、型及血清型。

（2）肿瘤抗原：对肿瘤标志物（tumor marker）进行定性、分型、定量与定位，可用于肿瘤诊断和辅助诊断，例如：流式细胞术检测白细胞表面分化抗原（CD 分子），用于白血病及淋巴瘤分型和分期；检测甲胎蛋白（AFP）用于原发性肝癌的辅助诊断；检测癌胚抗原（CEA）诊断消化道肿瘤；应用放射性核素标记抗体进行体内示踪及肿瘤组织定位；借助免疫组化技术对病理组织切片进行检测等。

（3）红细胞血型抗原：应用针对不同红细胞血型及亚型的单克隆抗体，可准确进行红细胞型别鉴定，以确保输血安全性。

2. 用已知抗原检测未知抗体

（1）抗病原特异性抗体：用细菌或病毒的特异性抗原检测血清中相应抗体（如抗 HIV、新型冠状病毒抗体等），可用于诊断病原体感染。某些情况下，须对病原特异性抗体进行定量（抗体滴度）或确定免疫球蛋白类别，例如新冠病毒 IgM、IgG 抗体检测阳性的意义是不一样的：仅有 IgM 抗体阳性，一般出现在感染早期；IgM、IgG 抗体都阳性，一般表明正在感染病毒；仅 IgG 抗体阳性，表明曾经感染过新型冠状病毒，现在病毒已被从体内清除。

（2）抗变应原抗体：通过体外或体内试验检测抗变应原抗体，可用于确定引起超敏反应的变应原。体外试验中应用不同变应原与患者血清反应，以检出血清总 IgE、变应原特异性 IgE，并确定变应原；体内试验则应用提取的变应原进行皮试，通过观察机体反应而确定引起超敏反应的抗原，有助于诊断 I 型超敏反应。

（3）自身抗体：检测抗核抗体、类风湿因子有助于诊断系统性红斑狼疮、类风湿性关节炎。一般情况下，正常人或老年人体内可检出低水平生理性自身抗体，若检出高滴度、且与病情相关的病理性自身抗体（或自身应答性淋巴细胞），有助于诊断自身免疫性疾病。

（4）细胞毒抗体：移植术前须进行交叉组织配型，原理为：将受者血清与供者淋巴细胞共同作用并加入补体，若死亡细胞超过一定比例，提示患者体内有预存的、针对移植物细胞的细胞毒抗体。该抗体可介导超急性排斥反应，提示受者不宜接受该供者的移植物。

二、免疫功能检测

免疫功能检测一般仅用于辅助诊断、病程监测及预后判断。例如：$CD4^+T$ 细胞数目减少可用于艾滋病辅助诊断；免疫球蛋白水平升高可用于多发性骨髓瘤辅助诊断等。另外，监测机体免疫功能改变，有助于判断某些疾病的病程变化、疗效和预后，并可能为探索某些疑难病症的机制和制定治疗方案提供依据。

1. 体液免疫功能

（1）免疫球蛋白：检测血清免疫球蛋白及其

类别（尤其是 IgG、IgA 和 IgM）和水平，可为诊断免疫缺陷病和免疫增生性疾病提供重要参数。例如：布鲁顿无丙种球蛋白血症出现低免疫球蛋白或无免疫球蛋白血症；多发性骨髓瘤和巨球蛋白血症血清免疫球蛋白水平异常增高；某些感染性疾病及自身免疫病血清免疫球蛋白水平增高；过敏体质患者血清 IgE 水平增高。检测针对疫苗或感染因子的特异性抗体及其水平，可较为准确地反映机体特异性体液免疫功能状态。

（2）B 细胞数量与功能：应用抗 BCR 抗体，借助免疫荧光法可检测 B 细胞数量与亚群，主要用于判断原发性或继发性免疫缺陷的体液免疫功能。小鼠 B 细胞可用 LPS 为刺激物，人则用 SPA 及抗 IgM 抗体刺激，测定 B 细胞增殖或转化。

2. 细胞免疫功能

（1）T 细胞总数与亚群：一般检测 $CD3^+T$ 细胞总数及 $CD4^+$ 和 $CD8^+T$ 细胞亚群；根据 $CD4^+T$ 细胞所分泌的细胞因子谱区分为 Th1、Th2 细胞以及 Th17 细胞等。此外，可检测某些特定的 T 细胞表面标志，如 CD25 一般为活化 T 细胞的标志。

（2）T 细胞功能

1）非特异性增殖反应：应用 PHA、ConA 等丝裂原刺激 T 细胞而发生非特异性增殖反应，可反映 T 细胞功能水平。

2）对特异性抗原的 T 细胞增殖反应：经特定抗原刺激的 T 细胞，若在体外再次接触相同抗原，可发生明显增殖（淋巴细胞转化试验），体内皮肤试验则可出现局部反应（迟发型超敏反应）。最常用者是结核菌素试验（PPD 皮试），可判断受试者对结核菌感染的免疫力。由于正常人群一般均已接种过卡介苗或感染（及隐性感染）过结核菌素，并由此产生针对结核菌素的免疫力，故 PPD 皮试常被用作判断机体细胞免疫状态的指标。此外，体内皮肤试验也可被用于检测变应原。

3）细胞介导的细胞毒试验：可检测 CTL、NK 细胞的杀伤活性。

4）测定 T 细胞产生的细胞因子。

3. 细胞因子（及其受体）和黏附分子水平 细胞因子水平变化可影响机体免疫功能。黏附分子和细胞因子受体水平可作为判断某些疾病进程的指标。

4. 非特异性免疫功能 包括检测补体系统各组分、NK 细胞活性、巨噬细胞及其分泌产物（如 NO 和溶菌酶）、中性粒细胞吞噬活性、红细胞功能等。

（1）趋化功能测定。

（2）吞噬和杀菌功能检测：将中性粒细胞与可被吞噬而利于计数的颗粒物质（如金黄色葡萄球菌）混合孵育一定时间，颗粒物质被中性粒细胞吞噬，计算吞噬率和吞噬指数可反映吞噬细胞的吞噬功能。另外，溶细胞法能直接反映细胞杀菌功能；硝基四氮唑蓝（nitroblue tetrazolium，NBT）还原试验可检测中性粒细胞的胞内杀菌能力；化学发光法可测定中性粒细胞吞噬功能及其代谢活性。

三、免疫学监测

免疫学监测有助于判断感染性疾病的转归与预后。例如：监测乙型肝炎病毒抗原与抗体的消长，有助于判断乙型肝炎预后；HIV 感染者 $CD4^+T$ 细胞计数有助于艾滋病的诊断、病情分析和疗效判断。

检测肿瘤患者免疫功能状态及监测肿瘤相关抗原改变，有助于了解肿瘤发展并判断预后。例如：白血病缓解期免疫功能骤然下降，常预示复发；监测免疫细胞或肿瘤抗原有助于制定治疗方案和评估疗效（尤其对接受放疗或化疗的肿瘤患者）。

HLA 分型与交叉配型有助于选择器官移植供者；移植后监测受者免疫学指标，有利于早期发现移植排斥反应，以及时采取有效措施。此外，免疫监测对选择免疫抑制剂种类、剂量、确定疗程和评估疗效等均有意义。

对易于蓄积中毒或成瘾药物进行监测，有助于指导临床治疗。

小　结

临床医学实践中，免疫学检测技术可用于疾病诊断、疾病过程监测、疗效及预后判断等方面。免疫学检测技术是建立在抗原和抗体的特异性结合反应基础上的，其检测的靶物质也是相应的抗原和抗体。用于检测抗原或抗体的方法主要有凝集反应、沉淀反应、补体参与的反应以及在此基础上发展的免疫标记技术。检测免疫细胞数量与功能，是判断机体免疫功能状态的重要指标。免疫细胞检测包括免疫细胞及其亚类计数、淋巴细胞功能和免疫分子的检测。

思　考　题

1. 简述抗原-抗体反应的特点。

2. 影响抗原-抗体反应的因素有哪些？

3. 基于抗原-抗体反应的检测方法有哪些？

4. 测定淋巴细胞功能的体外试验有哪些？

5. 据你所知，临床上哪些检验项目是用已知抗原检测样本中相应抗体（至少列出 4 项）用于疾病的诊断？

（王　辉　杨　波）

第二十五章 免疫治疗

免疫治疗（immunotherapy）是指应用免疫学理论与方法人为调整机体免疫功能，以达到治疗疾病目的所采取的措施。免疫治疗的分类方法不一，传统分类法根据对机体免疫功能的影响，将其分为免疫增强疗法和免疫抑制疗法；根据治疗特异性将免疫治疗分为特异性免疫治疗和非特异免疫治疗；根据治疗所用制剂的特点，又可分为主动免疫治疗和被动免疫治疗，但这些类别之间互相交叉。随着生物技术的发展，免疫治疗的概念也得到了更新，其基本策略是从分子、细胞和整体水平干预或调整机体的免疫功能，以达到治疗目的所采取的措施。本章主要介绍免疫分子与免疫细胞为基础的免疫治疗以及临床常用的生物应答调节剂与免疫抑制剂。

第一节 免疫分子治疗

免疫分子治疗指输入免疫分子，以调节机体的免疫应答，例如应用分子疫苗、抗体、细胞因子等，进行疾病治疗的方法。

一、分子疫苗

分子疫苗包括合成肽疫苗、重组载体疫苗和DNA 疫苗，均可作为肿瘤和感染性疾病的治疗性疫苗。例如人工合成的肿瘤相关抗原 MAGE-A3，NYESO-1 多肽能激活特异性 T 细胞，诱导特异性CTL 的抗肿瘤效应。

二、抗　　体

抗体是一类具有多种生物学效应的免疫分子（见第四章），也是作为人工被动免疫的主要生物制剂。目前临床采用的治疗性抗体主要包括多克隆抗体、单克隆抗体和遗传工程抗体。

1. 多克隆抗体 将抗原免疫动物或人体获得的血清制剂，包括以下两类。

（1）抗感染免疫血清：抗毒素是动物源性多克隆抗体，主要用于治疗和紧急预防严重感染所致疾病。如马抗破伤风血清，马抗蛇毒血清，马抗严重急性呼吸综合征（SARS）血清等。羊驼、骆驼等动物血清也可用于抗体制备。然而，异种动物血清大量注射会引发Ⅲ型超敏反应中的阿蒂斯（Arthus）反应及血清病。从感染康复者血清中获得的多克隆免疫球蛋白，可以用于多种重症患者的紧急治疗。如患新型冠状病毒感染康复者血清中获得的免疫球蛋白，可用于治疗新型冠状病毒感染重症患者。

（2）抗淋巴细胞丙种球蛋白：用人 T 细胞免疫动物制备免疫血清，再分离纯化免疫球蛋白，获得抗人 T 细胞多克隆抗体，该制剂主要用于抗移植排斥反应的发生，也用于自身免疫病的治疗。

2. 单克隆抗体（单抗）和遗传工程抗体 单抗具有良好的靶向特异性，其在临床中的使用价值很早就被人们所重视。抗人 CD3 鼠单抗是 1986 年美国食品药品监督管理局（FDA）批准的第一个用于治疗的单抗，但早期制备的鼠源性单抗会促使人体产生人抗鼠抗体，引发中和作用而影响疗效，甚至会引发超敏反应等不良反应。因此采用基因工程技术对鼠源性抗体进行改造，减少鼠源成分，陆续成功研制出人-鼠嵌合抗体，人源化抗体、小分子遗传工程抗体以及全人源抗体等（见第四章），并应用于临床疾病的治疗。

（1）抗细胞表面分子单抗：该抗体与细胞表面相应分子结合后，通过直接或间接作用发挥效应。①直接作用：阻断性单抗，如抗 IL-6 受体单抗与 IL-6R 结合后，阻断 IL-6R 的作用，抑制类风湿性关节性的发展。此外，它还抑制败血症与新型冠状病毒感染中细胞因子释放综合征中 IL-6 的效应，如托珠单抗（tocilizumab）。针对 PD-1、CTLA-4 等 T 细胞表面免疫检测点的单抗，阻断免疫检测点分子活化介导的 T 细胞耗竭，用于晚期黑色素瘤、非小细胞肺癌等肿瘤的治疗。②间接作用：通过 ADCC、ADCP、活化补体等作用介导靶细胞的死亡，如利妥昔单抗（rituximab）针对的靶点为 CD20，在临床用于 CD20$^+$B 细胞淋巴瘤和非霍奇金淋巴瘤的治疗，并取得一定疗效。

（2）抗细胞因子单抗：TNF-α、IL-1、IL-6、IL-17 和 IL-23 等是重要的炎症介质，使用其单抗中和相应细胞因子的活性，可减轻炎症反应。目前抗 TNF-α、IL-5、IL-6、IL-17（Cosentyx，苏金单抗）和 IL-23 等细胞因子的全人源单抗已成功用于治疗自身免疫病（见第十九章）和过敏性疾病，如类风湿性关节炎和银屑病等慢性炎症性疾病和哮喘等超敏反应性疾病。抗 VEGF 单抗阻止肿瘤新生血管，用于治疗乳腺癌、肺癌及直、结肠癌等。

（3）抗体靶向治疗：以肿瘤特异性抗体为载体，将放射性核素、化疗药物及毒素等细胞毒性物质靶向性携带至肿瘤病灶局部，可特异有效地杀伤肿瘤细胞，而对正常细胞的损伤较轻。目前 FDA 共批准 40 多种抗体类药物，其中含融合蛋白、抗体偶联药物等。人源化单抗和全人源抗体及抗体偶联药物成为研发热点，如曲妥珠单抗（trastuzumab）是抗 Her-2 的单克隆抗体，可用于治疗 Her-2 过度表达的转移性乳腺癌。

（4）抗体酶（abzyme）：又称催化抗体，是一类具有催化能力的免疫球蛋白，是一种新型人工酶制剂。即通过一系列化学与生物技术方法制备出的具有催化活性的抗体，它既具有相应的免疫活性，又能像酶那样催化某种化学反应。如催化抗体 15A10 是用磷酸酯（可卡因过渡态类似物）通过免疫诱导作用产生的，它可以催化可卡因，使其脱去苯甲基变成对精神无影响的物质，以降低可卡因的依赖性。

（5）胞内抗体（intracellular antibody）：在细胞内合成并作用于细胞内和细胞膜组分的抗体，如能够在人细胞系中表达的抗 HIV gp120 的细胞内抗体可通过抑制 gp120 的前体 gp160 裂解成该糖蛋白而抑制外壳蛋白的成熟和功能。

三、细胞因子

细胞因子具有广泛的生物学功能，参与细胞的发育、激活、迁移和死亡，临床中常用的治疗方法主要包括细胞因子补充治疗和拮抗疗法（见第六章）。

1. 细胞因子补充治疗　通过补充外源性细胞因子治疗疾病。重组细胞因子已用于肿瘤、感染、造血障碍等疾病的治疗。例如 IL-2、IFN-α 可治疗病毒感染和恶性肿瘤；粒细胞集落刺激因子（G-CSF）和粒细胞-巨噬细胞集落刺激因子（GM-CSF）用于治疗各种粒细胞低下；促红细胞生成素（EPO）对肾性贫血疗效显著等。

2. 细胞因子拮抗疗法　应用抗细胞因子抗体、细胞因子受体拮抗物或可溶性细胞因子受体等通过抑制细胞因子的产生、阻断细胞因子与其受体结合或其信号转导，从而拮抗细胞因子的生物学效应。例如可溶性 TNF-α R 主要用于治疗类风湿性关节炎和感染性休克；可溶性 IL-1R 主要用于治疗移植排斥和自身免疫病。IL-6 拮抗剂可以用于治疗 CAR-T 细胞及免疫检查点阻断疗法引发的免疫相关的细胞因子释放综合征。

第二节　细胞治疗

细胞治疗指利用某些具有特定功能的细胞特性，采用生物工程方法获取和（或）通过体外扩增、特殊培养等处理后，使这些细胞具有增强免疫、杀死病原体和肿瘤细胞、促进组织器官再生和机体康复等治疗功效，从而达到治疗疾病的目的，例如应用细胞疫苗、过继免疫细胞治疗、干细胞治疗等。21 世纪将是细胞治疗发挥重要作用的时代。

一、细胞疫苗

1. 肿瘤细胞疫苗　包括灭活瘤苗、异构瘤苗等。灭活瘤苗是用自体或同种肿瘤细胞经射线、抗代谢药物等理化方法灭活后，使其失去生长能力，保留其免疫原性，即为肿瘤细胞疫苗；为了增强瘤细胞的免疫原性，用过碘乙酸盐或神经氨酸酶处理肿瘤细胞而制备的肿瘤疫苗称为异构瘤苗。

2. 基因修饰瘤苗　通过基因修饰方法使肿瘤细胞遗传性状发生改变、致瘤性降低、免疫原性增强而制备的肿瘤疫苗称为基因修饰瘤苗。例如将编码 HLA 分子、B7 等共刺激分子，以及 IL-2、IFN-γ、GM-CSF 等细胞因子的基因转染肿瘤细胞，再将表达这些免疫分子的瘤苗注入机体内可增强抗肿瘤效应。

3. 树突状细胞疫苗　在体外用肿瘤提取物或肿瘤抗原肽刺激树突状细胞或用携带肿瘤相关抗原基因的病毒载体转染树突状细胞，即为树突状细胞疫苗，将该疫苗回输给患者，可有效激活特异性抗肿瘤免疫应答。2010 年，树突状细胞负载前列腺癌 PAP 抗原后回输前列腺癌患者体内，有效延长生存期 6 ～ 8 个月，并获得美国 FDA 批准用于临床治疗。

二、过继免疫细胞治疗

将自体或异体的免疫细胞在体外分离、制备、激活、扩增后重新回输患者，直接杀伤肿瘤或激发机体抗肿瘤免疫效应，称为过继免疫细胞治疗，可以分为肿瘤浸润淋巴细胞（TIL）治疗和另外两种工程方法，包括使用由编码抗肿瘤 T 细胞受体（TCR）或嵌合抗原受体（CAR）的基因重定向的 T 细胞，从而显示出更高的靶向和攻击特异性癌症抗原的能力。近年来该治疗方法发展迅猛，已在多种临床疾病，特别是肿瘤中取得良好治疗效果。

1. 天然的免疫细胞治疗 例如肿瘤浸润淋巴细胞（tumor infiltrating lymphocyte，TIL）是从肿瘤组织中分离出淋巴细胞，经体外 IL-2 等细胞因子刺激培养后，对肿瘤细胞具有杀伤作用的免疫效应细胞，如 FDA 批准 TIL 用于宫颈癌治疗；细胞因子诱导的杀伤细胞（cytokine induced killer cell，CIK cell）是从肿瘤患者外周血分离单个核细胞，经 CD3 单抗、IL-2、IFN-γ、TNF-α 等细胞因子诱导分化获得的免疫效应细胞。TIL 或 CIK 与 IL-2 联合治疗肿瘤，具有一定疗效。自然杀伤细胞属于天然细胞毒性细胞，不需要预先致敏而直接杀伤靶细胞，目前临床试验研究中在早、中、晚期恶性胶质瘤、黑色素瘤和淋巴瘤等治疗中显示疗效。此外，NKT 细胞疗法和 γδ 细胞疗法作为过继细胞疗法在临床治疗肿瘤显示出了疗效。

2. 基因工程改造型免疫细胞 随着更多肿瘤抗原靶点的开发以及细胞疗法的技术改进，T 细胞受体工程化 T 细胞（T cell receptor-engineered T cell，TCR-T 细胞）和嵌合抗原受体 T 细胞（chimeric antigen receptor T cell，CAR-T 细胞）是目前具有良好应用前景的细胞疗法。TCR-T 细胞疗法是一种从患者自身或健康供体血液中分离得到 T 细胞后，在体外通过基因改造，使 T 细胞表面表达靶向特定肿瘤标志物或肿瘤相关抗原（TAA）的嵌合抗原受体，经体外大量培养扩增后再回输至肿瘤患者体内发挥抗肿瘤效应的治疗方法。CAR-T 细胞的基本原理是将识别 TAA 的单链抗体和 T 细胞的活化基序相结合，通过基因转染使 T 细胞对肿瘤细胞具有良好的靶向性和更有效的杀伤活性，其作用机制为嵌合抗原受体（CAR）分子对肿瘤抗原的识别建立在抗原-抗体反应的机制上，使得 CAR-T 细胞不依赖经典的 T 细胞活化步骤，能够直接识别杀伤肿瘤细胞，突破了 T 细胞免疫应答中 MHC 的限制性，临床试验结果证实 CAR-T 细胞治疗血液系统肿瘤和实体瘤均显示出治疗效果，特别是应用于血液系统肿瘤的治疗中取得了显著的疗效。鉴于 CAR-T 细胞疗法的成功，将 CAR 工程技术沿袭用于其他类型免疫细胞的工程化改造引起了研究者极大的兴趣，由此衍生了 CAR-NK、CAR-NKT、CAR-巨噬细胞、CAR-Treg 等一系列以 CAR 技术为核心的新型细胞疗法。

嵌合抗原受体-自然杀伤细胞（CAR-NK 细胞）是一种新型细胞疗法，它既可以随时取用，也不会像 CAR-T 细胞疗法产生严重的细胞因子释放综合征（CRS）和神经毒性（NT）等毒副作用，可以说是 CAR-T 细胞的"超强升级版"。CAR-NK 细胞疗法可从被捐赠的脐带血中收集 NK 细胞，然后将一种称为嵌合抗原受体（CAR）的分子添加到 NK 细胞中，将这些细胞转化为有效的癌症杀手。通过改造、新的 CAR-NK 细胞可以识别先前"不可见"的癌细胞表面上的靶标并进行攻击。迄今为止，大多数 CAR-T 细胞疗法研究都使用自体 T 细胞，主要是为了规避自体细胞识别异体 T 细胞引发的 GVHD（移植物抗宿主病）风险。但有研究表明，在众多血液肿瘤和实体恶性肿瘤患者中注入单一来源的脐带血 NK 细胞不会引起 GVHD。

γδT CAR-T 细胞：γδT CAR-T 细胞仅在 γδTCR 同时激活时才提供激活信号，这确保 CAR 表达的 γδT 细胞的细胞毒作用将集中在表达靶抗原的致病细胞，而不攻击正常细胞。而 γδT 细胞作为机体黏膜免疫的第一道防线之一，具有靶向和破坏癌细胞及病毒感染细胞的固有能力。

Treg：器官移植时可发生宿主对移植物的排斥，也可能发生移植物抗宿主反应。二者均由宿主与移植物之间的组织不相容引起，其间有大量免疫细胞参与反应，轻则造成移植失败，重则导致受者多器官功能衰竭，因此接受器官移植的患者通常需要终身服用免疫抑制剂。Treg 是一类具有抑制功能的 T 细胞，在维持机体稳态，防止自身免疫病的发生中发挥着重要作用。临床上也一直在探索如何利用 Treg 来抑制同种异体的排异反应，由于缺乏在体内激活和扩增 Treg 的特异性手段，因此人类也在探索纯化、扩增并改造 Treg 以进行细胞治疗。如在肝脏、肾脏、胰岛细胞移植及难治性慢性移植物抗宿主病中进行同种或自体 Treg 治疗；Treg 也可以用于治疗系统性红斑狼疮、寻常天疱疮、1 型糖尿病等一些自身免疫病，目前这些治疗正处于临床试验阶段。

三、干细胞治疗

干细胞是一类具有自我复制能力的多潜能细胞，在一定条件下可以在体内定居、增殖、分化成多种细胞或组织，因此将干细胞移植到患者体内，可以达到修复受损细胞和组织的目的，用于治疗某些疾病。例如造血干细胞可以重建免疫系统或恢复造血功能，已成为临床治疗肿瘤、免疫缺陷病、造血系统疾病和自身免疫病的重要手段。造血干细胞可采集自骨髓、外周血或脐带血，从中分离 $CD34^+$ 造血干细胞转输给患者。骨髓中造血干细胞数量较多，是理想的干细胞来源；外周血造血干细胞数量少，但采集方便；脐带血干细胞含量与骨髓造血干细胞含量接近，同时具有免疫原性弱，移植物抗宿主反应发生率低，来源方便、易于采集等优点，是一种较好的造血干细胞来源。

此外，间充质干细胞（mesenchymal stem cell，MSC）是干细胞家族的重要成员，属于多能干细胞，存在于多种组织（如骨髓、脐带血和脐带组织、胎盘组织、脂肪组织等），它们具有自我复制和多向分化潜能力，并在特定条件下转分化为一种或多种构成人体组织或器官的细胞（如脂肪、骨、软骨、肌肉、肌腱、韧带、神经、肝、心肌、内皮等），连续传代培养和冷冻保存后仍具有多向分化潜能，可作为理想的种子细胞用于衰老和病变引起的组织器官损伤修复。MSC 最初在骨髓中发现，因其具有多向分化潜能、支持造血和促进干细胞植入、免疫调控和自我复制等特点而日益受到人们的关注。临床上通过注射 MSC 治疗脊髓损伤与神经损伤、心肌梗死损伤、肝脏损伤和膝关节半月板部分切除损伤修复，以及自身免疫病等方面的研究取得了一定进展，目在类风湿性关节炎治疗中也取得良好效果。

第三节　生物应答调节剂与免疫抑制剂

一、生物应答调节剂

生物应答调节剂（biological response modifier，BRM）是一类具有促进或调节免疫功能的制剂，通常对免疫功能正常者无影响，对免疫功能低下者有促进或调节作用。BRM 的研究发展迅速，已广泛用于肿瘤、感染、自身免疫病和免疫缺陷病的治疗。常用的制剂包括微生物及其产物、中草药与植物多糖、细胞因子、化学合成药物及胸腺肽等。

1. 微生物制剂　卡介苗（BCG）、胞壁酰二肽（MDP），以及短小棒状杆菌、溶血性链球菌 Su 株（OK-432）等微生物组分或其代谢产物可作为免疫佐剂而发挥治疗作用。例如 BCG、短小棒状杆菌可活化巨噬细胞，增强其吞噬、杀伤能力，促进 IL-1、IL-2 等细胞因子分泌，增强 NK 细胞杀伤活性，在抗肿瘤和抗感染中具有较确切疗效。CpG DNA 也称为 CpG 基序，是细菌 DNA 片段中具有免疫激活作用的特定碱基序列，可活化 NK 细胞、APC 及 T 细胞等，产生较强的特异性细胞免疫和体液免疫，CpG DNA 作为佐剂或 DNA 疫苗的组分，可用于治疗非霍奇金淋巴瘤、黑色素瘤及肾癌等。

2. 中草药与植物多糖　人参、黄芪、枸杞、刺五加、淫羊藿等中草药可明显增强机体免疫功能。云芝多糖、香菇多糖、枸杞多糖等植物多糖可促进淋巴细胞增殖并产生细胞因子，用于抗肿瘤和感染的辅助治疗。目前某些中药有效成分乃至单体已被分离鉴定，例如人参皂苷、黄芪多糖等，已被证实具有双向、多效的免疫调节作用。

3. 细胞因子　由于细胞因子生物学效应极为复杂、多样，使其临床应用受到限制。目前少数作用相对专一的细胞因子已得到应用，例如 I 型 IFN、GM-CSF、IL-2 及 IL-12 等可分别用于治疗病毒感染、增强抗肿瘤疗效及化疗后造血与免疫功能的恢复。

4. 化学合成药物　左旋咪唑（levomisole）可以活化巨噬细胞、增强 NK 细胞活性、促进 T 细胞产生细胞因子，对免疫功能低下者有明显免疫增强作用，而对正常机体作用不明显。西咪替丁（cimetidine）、异丙肌苷（isoprinosine）等也可增强免疫功能，后者主要用于抗病毒辅助治疗。

5. 胸腺肽　包括胸腺素、胸腺生成素等，是从小牛或猪胸腺提取的可溶性多肽，对胸腺内 T 细胞的发育具有辅助作用，常用于治疗肿瘤、病毒感染等细胞免疫功能低下的患者。

二、免疫抑制剂

免疫抑制剂指可明显抑制机体免疫功能的制剂，常用于防治器官移植排斥反应、自身免疫病及过敏性疾病等。各类免疫抑制剂的作用靶点不同，临床常联合用药，以提高疗效并减少副作用。

1. 化学合成药物　主要有烷化剂、抗代谢类药及糖皮质激素等。环磷酰胺、硫唑嘌呤、甲氨蝶呤等抗肿瘤药物均为有效的免疫抑制剂，可用于防治移植排斥反应及某些自身免疫病。糖皮质激素是最早、最广泛应用于临床的抗炎药物，也是经典的免疫抑制剂，对单核巨噬细胞、T 细胞和 B 细胞都有较强的抑制作用，常用于抗感染、移植排斥反应及超敏反应性疾病的治疗。

2. 微生物制剂 环孢素 A（cyclosporin A，CsA）和他克莫司（tacrolimus，FK506）均是从真菌代谢产物中提取的药物。CsA 可选择性抑制 Th 细胞，作用机制是通过阻断 T 细胞内 IL-2 基因转录，抑制 IL-2 依赖的 T 细胞活化，CsA 对于防治急性移植排斥反应有显著疗效，是目前临床首选药物，也可用于治疗自身免疫性疾病。FK506 的作用机制与 CsA 相近，但其活性较 CsA 强数十倍至百倍，主要用于抗移植排斥反应。西罗莫司（sirolimus）又称雷帕霉素（rapamycin，RPM），通过阻断 IL-2 启动 T 细胞增殖而选择性抑制 T 细胞，可用于抗移植排斥反应。霉酚酸酯（mycophenolate mofetil，MMF）是霉酚酸（mycophenolic acid，MPA）的 2-乙基酯类衍生物，是一种强效、新型免疫抑制剂，能选择性阻断 T/B 细胞的增殖，主要用于治疗自身免疫病和移植排斥反应。

3. 中草药 雷公藤、青蒿素、苦参、汉防己、川芎等均具免疫抑制作用，其中尤以雷公藤及其组分（如雷公藤多苷）的效应最为确切。雷公藤的作用特点是同时抑制细胞免疫和体液免疫，可用于治疗移植排斥反应（包括 GVHR）和多种自身免疫病，如类风湿性关节炎、SLE 等。

小 结

免疫治疗是指借助物理、化学和生物学手段，人为调整机体免疫功能，以达到治疗疾病目的所采取的措施，主要包括免疫分子和免疫细胞治疗。免疫分子治疗常用分子疫苗、抗体和细胞因子等分子的生物制剂；免疫细胞治疗则包括细胞疫苗、过继免疫细胞和干细胞治疗等。免疫治疗也可以应用生物应答调节剂和免疫抑制剂来增强、抑制或双向调节机体的免疫功能。

思 考 题

1. 分子治疗和细胞治疗各有哪些措施？
2. 试述生物应答调节剂的种类及其应用。

（单　颖）

第二十六章 免疫预防

免疫学是在人们与传染病长期斗争中建立起的学科，是人类对抗病原体感染最有力的武器，因此通过不断发展和应用免疫学的方法和技术，预防包括传染病在内的各种疾病，一直都是免疫学研究最重要的领域之一。

第一节 免疫预防概述

通过疫苗的研发与应用，人类在与传染病的斗争中取得了巨大的胜利。利用牛痘疫苗接种和计划免疫等公共卫生计划的实施，1980 年世界卫生组织宣布从自然界中消灭了天花病毒，这标志着人类第一次在与传染病斗争中取得了彻底的胜利。不仅如此，麻疹、白喉、破伤风、百日咳、结核病、脊髓灰质炎和病毒性肝炎等很多曾经严重威胁人类健康和生命的传染病，也都得到了全面的控制，人类的平均寿命，也因为疫苗接种等免疫预防技术的使用而增加了至少 1 倍。

然而，进入 21 世纪以来，严重急性呼吸综合征、埃博拉出血热以及新型冠状病毒感染等新发传染病的出现和流行，给人类的健康生活带来威胁的同时，也对免疫预防的工作提出了新的挑战与要求。随着现代生物医学，特别是免疫学理论和技术的发展，人类正在以前所未有的能力和速度，进行着疫苗等免疫预防技术的研发，为控制这些传染病的疫情做出了巨大的贡献。

随着对人体免疫系统及其作用机制的不断深入认识，免疫预防的研究早就从预防传染病的领域，拓展到了包括肿瘤、高血压和糖尿病等多种人类重大疾病和慢性疾病的预防与控制之中，成为人类健康和生命的全面守护者。

一、免疫预防的原理

人体免疫系统具有区分外来与自身抗原，对自身抗原产生耐受，对外来抗原进行排斥的基本功能，是实现免疫预防的物质基础。

根据机体受病原体感染后能产生特异性抗体与致敏 T 细胞，提高对该病原体免疫力的基本原理，采用人工方法将相应的生物制品（抗原或编码抗原的 mRNA）通过适宜的途径接种于易感者机体，利用人体固有免疫与适应性免疫应答能力，从而产生对特定病原体的特异抵抗力，提高人群免疫水平，达到预防疾病的目的。

二、免疫预防的分类

根据获得免疫保护的途径不同，可以将适应性免疫分为自然免疫和人工免疫两种；也可以根据获得免疫保护的方式不同，将其分为主动免疫和被动免疫。自然主动免疫主要是指通过病原体的自然感染过程（包括隐性感染）使人体获得预防特定传染病的特异性免疫保护能力，人工主动免疫则是通过人为感染或者模拟感染（主要是利用疫苗接种）的方式，使人体获得保护性免疫。被动免疫则是通过直接向人体内补充免疫应答效应产物（例如抗体）的方式，使人体获得免疫保护能力，母体通过胎盘运输或者哺乳的方式，将抗体输入胎儿或者新生儿体内的方式，是主要的自然被动免疫方式；而利用抗毒素血清或者免疫球蛋白输注，预防蛇毒中毒、狂犬病和破伤风等疾病的发生，是常用的人工被动免疫预防措施。

第二节 疫 苗

从传统的角度上来说，疫苗（vaccine）是指利用病原体及其成分制备的，能够预防相应病原体感染引发传染病的生物制品。但是，随着现代免疫学理论和技术的不断发展和深入，疫苗的概念也在不断发展，并出现了内映像疫苗等非病原体来源疫苗和治疗性疫苗等许多新的疫苗品种。

一、疫苗的种类

人类应用疫苗的历史悠久，最早的文字记载可以追溯到我国晋代《肘后备急方》中关于原始狂犬病疫苗的记载。在疫苗的研发和应用历史中，出现了很多不同品种的疫苗，特别是在 20 世纪 80 年代以后，随着基因工程等生物技术在疫苗研发领域的广泛应用，疫苗的品种得到了大大的丰富。一般来说，利用自然界存在的病原体及其天然成分制备的疫苗称为传统疫苗，主要包括灭活疫苗（含裂解疫苗、亚单位疫苗和类毒素等）和减毒活疫苗两大类，其研制方便，使用历史悠久、经验丰富，安全可靠，至今依然是疫苗生产和使用的主要品种；利用基因工程等现代生物技术制备的疫苗，也被称为新型疫苗，其种类多样，相对于传统疫苗，具有研制和生产更加便利、更加灵活以及成本更低等优势，是未来疫苗发展的趋势。

1. 灭活疫苗（裂解疫苗、亚单位疫苗和类毒素） 灭活疫苗（inactivated vaccine）又称死疫苗，是指通过物理或者化学方法，将人工大量培养的、完整的病原体杀死，使其丧失感染致病能力，而保持免疫原性，并结合相应的佐剂或者以无佐剂的形式而制备成的疫苗。灭活疫苗的本质是死亡的病原体，保留了病原体的抗原表位，能够引起人体免疫系统产生抗体及致敏的淋巴细胞等免疫应答产物，从而预防人体遇到该病原体后发生感染而引发疾病。灭活疫苗需要多次接种提高免疫原性，以维持较高水平的免疫保护力，可以使用佐剂以强化免疫的效果。

为了提高疫苗的有效性和安全性，人们将病原体杀死之后，通过裂解与纯化工艺，提取病原体的蛋白和多糖裂解片段或者成分制备成的疫苗，称为裂解（片段）疫苗或者亚单位疫苗，例如流感裂解疫苗、无细胞百日咳疫苗和肺炎球菌多糖疫苗等等。

类毒素亦是去除了毒素的毒性和致病力，但保留了其免疫原性，可以引起人体产生能够中和毒素毒性的抗体（抗毒素），从而预防毒素的中毒。目前，用于预防人类传染病的类毒素一般都是由一定浓度的甲醛等消毒物质处理过的细菌外毒素等制备而成的生物制剂，主要包括白喉类毒素、破伤风类毒素等。

2. 减毒活疫苗 病原体在复制繁殖的过程中，经常会发生基因突变，这些突变可能会存在着导致病原体感染致病能力或者毒性下降甚至完全消失的菌株或者毒株，称为减毒株。例如，无毒株、低致病力株、营养缺陷株和温度敏感株等。通过在体外培养体系或者实验动物体内反复传代的方法，使野生的病原体毒株失去或者显著降低毒性及致病力，保留其免疫原性，将这些减毒株制成的疫苗，称为减毒活疫苗。例如麻疹减毒活疫苗、卡介苗和口服脊髓灰质炎减毒活疫苗（糖丸）等。

一方面，减毒活疫苗接种后，可以引起类似隐性感染或者轻症感染的过程，甚至在体内还有一定的复制繁殖现象，从而能够更加有效地激活人体免疫系统，产生较为有效和持久的保护性免疫，

特别是有些减毒活疫苗通过局部黏膜免疫的方式接种，能够更加有效地引起黏膜局部的免疫保护。在实际应用过程中，减毒活疫苗的免疫效果较灭活疫苗往往更强，接种的次数可以相对较少。但是，为了保证免疫的安全性，传统方法是通过多轮细胞培养筛选出弱毒株，所需时间较长。此外，为了保证免疫效果，减毒活疫苗必须要保证疫苗中毒株或者菌株的存活率，对于运输和储存的要求较高。另一方面，减毒活疫苗对于免疫缺陷或者免疫严重抑制的人群可能具有一定的致病风险，所以对于免疫缺陷、孕妇及免疫抑制剂使用者，一般禁忌接种减毒活疫苗。

另外，在实际应用中，减毒活疫苗有发生极低概率的基因回复突变的风险，可能会产生致病力较强的疫苗相关致病株，引起疫苗相关致病株的感染，必须引起重视，一旦发现要及时处理和控制。近年来，在脊髓灰质炎的预防工作中，包括我国在内的许多国家都在采用以灭活疫苗代替减毒活疫苗的方式，减少和避免疫苗相关毒株引起的脊髓灰质炎病例的发生。

3. 重组蛋白（抗原）疫苗 能够激发人体产生免疫保护的病原体成分，往往是病原体的某些或者某种蛋白质成分，例如乙型肝炎表面抗原是引起人体产生保护性免疫，预防乙肝发生的主要抗原成分。利用基因工程技术，克隆编码病原体主要抗原成分的基因片段，通过重组技术，将其转入细菌、酵母或者哺乳动物细胞系的基因组中进行表达，并大量扩增这些宿主细胞，进行病原体抗原蛋白的生产。在此基础上，提取、分离和纯化获得并制备出只含有保护性抗原（蛋白质）的疫苗，即重组抗原疫苗（recombinant antigen vaccine）。

重组蛋白（抗原）疫苗不含天然病原体的成分及其遗传物质，使用非常安全，并且可以在体外通过基因工程技术大量生产，成本低。重组乙型肝炎表面抗原是目前使用范围最广、效果最好和安全性最高的重组蛋白（抗原）疫苗，是我国预防乙肝，大幅降低乙肝病毒感染率的主要途径。

4. 合成肽疫苗 T细胞和B细胞识别抗原的本质是识别抗原决定簇或者称为表位的抗原信号，产生可以特异性结合这些抗原表位的免疫应答效应产物，从而结合并清除这些抗原，预防传染病等疾病的发生。人体免疫系统识别的大多数抗原都是蛋白质抗原，组成这些抗原的表位通常是一段由连续或者不连续的氨基酸残基所组成的多肽。

在体外通过人工合成的方式，将这些能够被人体免疫系统识别的抗原表位制成多肽，即为合成肽疫苗（synthetic peptide vaccine），又称抗原肽疫苗。

人体特异性免疫应答细胞识别的抗原表位具有不同的特点，例如B细胞识别的空间构型表位和连续顺序表位，T细胞识别的抗原表位是具有自身MHC限制性的连续顺序表位，其中CD4⁺Th细胞识别HLA Ⅱ类分子限制的表位，而CD8⁺ CTL识别HLA Ⅰ类分子限制性的表位。因此，可以利用人工智能系统根据抗原表位的结构特点和人体免疫细胞识别的规律，通过一定的算法获得含有各种抗原表位的合成多肽疫苗，用于接种和预防各种疾病。因此，合成肽疫苗具有结构简单、成本低廉、研发速度快、使用方便及安全性高等优势。

但是，合成肽分子小，免疫原性弱，在体内外的稳定性均较差，通过脂质体载体或者树突状细胞负载等方式，可以在一定程度上提高其免疫原性。目前，已有乙型肝炎、艾滋病和疟疾等多种合成肽疫苗已经或者正在进行临床试验，以NY-ESO-1b为代表的多种肿瘤抗原表位的合成肽疫苗也在研制中。

5. DNA疫苗　通过基因工程技术将编码病原体主要抗原的DNA序列，制备成DNA疫苗（DNA vaccine），再直接转染进入宿主细胞，利用宿主细胞的转录和翻译系统表达出病原体的抗原分子，从而刺激机体产生针对病原体抗原的免疫应答，预防传染病的发生。目前，已有HIV和疟疾等多种DNA疫苗在进行临床试验研究中。

DNA疫苗可以在宿主细胞内持续存在并表达，免疫效果较强且比较持久。但是，由于DNA序列有整合到人类宿主细胞基因组的可能性，因此存在着致癌的风险，需要引起足够的关注。不过，自1992年开始应用DNA疫苗进行动物实验研究以来，尚未发现有DNA致癌的确切证据。

6. 重组载体疫苗　重组载体疫苗（recombinant vector vaccine）是将编码某种特定传染病病原体保护性抗原的基因序列克隆出来，并通过基因工程技术，将这些序列插入到减毒或者无毒的病毒毒株或者细菌菌株中制备而成。当接种重组载体疫苗以后，编码特定传染病病原体保护性抗原的基因，就会在宿主细胞内进行表达，产生大量的抗原，引起人体产生针对这种病原体的特异性免疫应答，预防相应传染病的发生。目前，具有载体应用价值或者潜力的病原体主要包括痘病毒、腺病毒、腺相关病毒、麻疹病毒减毒疫苗株、流感病毒减毒疫苗株等多种病毒毒株以及沙门菌等低毒或者无毒菌株。以腺病毒为载体的重组病毒载体疫苗，已经被成功地用于预防埃博拉出血热和新型冠状病毒的感染。

重组载体疫苗具有研发快速、免疫原性较高等优势，但也存在着宿主体内预存免疫应答效应产物可能会影响免疫效果以及不良反应相对较多等问题，需要进一步解决和完善。

7. mRNA疫苗　mRNA疫苗是利用编码病原体保护性抗原或者表位序列的mRNA，通过特殊的纳米脂质体载体等系统，携带进入宿主细胞中，并在宿主细胞表面表达出病原体的保护性抗原或者表位，引起人体产生保护性免疫，预防传染病的发生。mRNA疫苗原来主要用于肿瘤的治疗性疫苗，但在新型冠状病毒感染的预防中，mRNA疫苗异军突起，在临床试验研究中取得了非常好的保护效果，并具有极高的安全性，至今预防新型冠状病毒感染的mRNA疫苗已经生产和使用了数亿剂。

mRNA疫苗具有研发快速等特点，一般认为，其不会像DNA疫苗一样具有整合到宿主基因组的风险，因此具有更大的安全性。但mRNA疫苗的本质是mRNA分子，结构不够稳定，对温度较为敏感，容易降解，因此需要低温运输和储存，才能保证其免疫活性，这也是限制mRNA疫苗应用的重要制约因素。

8. 结合疫苗　某些病原体能够引起人体免疫系统产生保护性免疫应答的抗原成分，例如肺炎链球菌荚膜多糖，是多糖抗原，属于非胸腺依赖性抗原，不需要Th细胞的辅助可以直接激活B细胞产生抗体，但这种抗体主要是IgM型抗体，不能产生免疫球蛋白的类别转换，也不会产生免疫记忆，同时因为婴幼儿B细胞免疫功能尚未发育完全，对多糖抗原的免疫应答能力差，因此直接采用多糖制成的疫苗，免疫效果较差。

为了解决这类疫苗免疫原性较差的问题，人们将多糖抗原进行加工并与蛋白质载体（例如白喉类毒素等）进行结合，将其转化为胸腺依赖性抗原，即结合疫苗（conjugate vaccine）。结合疫苗能够同时引起T细胞与B细胞的免疫应答，促进B细胞产生抗体及其类别转换，形成特异性的IgG类抗体，为人体提供有效的免疫保护。目前，已有流感嗜血杆菌b多糖疫苗、脑膜炎球菌多糖疫苗和肺炎球菌荚膜多糖疫苗等多种结合疫苗获得批准上市，用于相应传染病的预防接种。

9. 联合疫苗与多价疫苗 为了简化接种程序，方便疫苗接种，人们将多种不同抗原成分可预防不同传染病的疫苗混合制备成联合疫苗，例如百白破混合疫苗和麻疹-流行性腮腺炎-风疹活疫苗（简称麻腮风疫苗）等。这些联合疫苗使用较为方便，一次接种即可达到接种多种不同疫苗的目的，有些联合疫苗的不同成分之间还能发挥佐剂效应等协同作用，提高疫苗的免疫效果。但是，多数情况下，联合疫苗的抗原成分之间也要考虑相互影响或相互作用，需要保证联合疫苗接种的效果不低于各个成分抗原疫苗独立接种的效果。因此，联合疫苗的设计和研制生产工艺都较单独成分疫苗复杂，成本和价格也相对较高。

二、疫苗的组成

疫苗是一种生物制品，也是一种药品，其主要有效成分是抗原，但也包含着佐剂、防腐剂、稳定剂甚至杂质等多种其他成分。疫苗的成分不仅决定了疫苗的免疫原性和保护效果，而且也与疫苗接种相关不良反应的发生有关。

1. 抗原成分 抗原是疫苗的核心成分，具有引起机体免疫系统产生免疫应答效应产物，并与免疫应答效应产物发生特异性反应的能力。抗原的质与量是决定疫苗质量最为重要的指标，因此，疫苗的品种往往都是按照其含有的主要抗原成分进行命名的。例如，流感灭活疫苗的抗原就是灭活的流感病毒，而肺炎球菌荚膜多糖疫苗的抗原主要是肺炎球菌荚膜多糖。

2. 其他疫苗成分 在疫苗中，除了抗原成分以外，往往还包括佐剂、稳定剂等。

佐剂（adjuvant）在与抗原联合应用时，具有增强免疫应答强度和（或）改变免疫应答类型的作用。其主要作用机制包括延长抗原在体内的潴留时间、增强抗原提呈细胞提呈抗原的能力以及促进免疫应答细胞活化与增殖的功能，主要包括无机化合物佐剂（如氢氧化铝）和 IL-2 等细胞因子、CpG 及卡介苗等有机物和生物佐剂，还有由磷脂、皂苷、胆固醇及蛋白质等组成的免疫刺激复合物（immune stimulating complex，ISCOM）等复合型佐剂。这些佐剂可以显著提高疫苗的免疫效果，节约抗原的用量，但同时也可能会增加疫苗不良反应的发生和严重程度。因此，流感等一些常用疫苗目前有逐渐向无佐剂疫苗发展的趋势。

三、疫苗的应用

研发和生产高质量的疫苗，是预防传染病的物质基础，但是科学接种和使用疫苗，对于有效预防传染病和其他疾病的发生同样重要。

1. 预防传染病与计划免疫 预防和控制病原体感染导致的传染病，是疫苗接种和应用的首要使命。虽然，经过 200 多年的应用，疫苗已经帮助人类战胜和消灭了天花，并基本消灭或者控制了麻疹、结核病以及脊髓灰质炎等严重威胁人类健康和生命的传染病。但是，还有疟疾、艾滋病和感染性腹泻等很多人类传染病并没有研发出理想的疫苗，发病和病死人数仍然非常庞大，特别是在卫生条件较差的发展中国家。而且，埃博拉出血热、严重急性呼吸综合征和新型冠状病毒感染等新型传染病的不断出现，也给疫苗的研发和应用带来新的课题和新的挑战。

科学有效地接种疫苗，可以保护人类个体抵抗病原体的感染，预防传染病的发生。通过个体保护性免疫的积累，可以不断提升人类群体的免疫力水平，进而达到和形成群体免疫屏障。当人类群体形成群体免疫屏障以后，就可以阻止传染病在这一人群中的传播，使其无法造成暴发流行，而只能呈现散发性传播。建立群体免疫屏障是阻断传染病流行，达到控制甚至消灭传染病目标的重要措施。儿童不仅是传染病的主要受害人群，而且其免疫系统处于不断发育和成熟的过程中，根据一些特定传染病的流行特点和人群免疫状态的分析，对儿童等特定人群，进行有计划的疫苗免疫接种，预防这些传染病的发生，从而控制传染病的流行，是保护人群的健康和生命计划免疫的主要内容。

根据传染病流行的规律和人群免疫状态，不同国家和地区都有适合本国或者本地区特点的计划免疫。我国对于计划免疫十分重视，出台了一系列的政策和法规，开展计划免疫工作，取得了重大的成就。新中国成立以来，通过计划免疫，我们基本实现了儿童计划免疫疫苗接种的全覆盖，彻底消灭了天花，并基本控制了麻疹、脊髓灰质炎等儿童传染病的发生，并大幅降低了病毒性肝炎和结核病等传染病的发生率和感染率。

目前，我国已将卡介苗、乙肝疫苗、甲肝疫苗、乙脑疫苗、流脑 A 群多糖菌苗、百白破混合疫苗、麻腮风疫苗和口服脊髓灰质炎病毒活疫苗等多种疫苗纳入计划免疫接种的范围，使这些传染病的发病率大幅度下降，大大提升了人们健康水平的保障力度，为我国人均寿命的提升做出了巨大的贡献。

计划免疫（planed immunization）是根据某些特定传染病的疫情监测和人群免疫状况分析，有计划地用疫苗进行免疫接种，预防相应传染病，确保儿童健康成长的重要手段，最终达到控制以至消灭相应传染病的目的而采取的重要措施。我国政府非常关心儿童，重视预防保健工作，制定了一系列的政策、法规，控制儿童传染病发生，优先考虑控制和消灭脊髓灰质炎、麻疹、新生儿破伤风等疾病。我国计划免疫程序见表 26-1。

表 26-1　我国计划免疫程序表 [参照国家免疫规划疫苗儿童免疫程序表（2021 年版）]

可预防疾病	疫苗种类	接种年龄														
		出生时	1个月	2个月	3个月	4个月	5个月	6个月	8个月	9个月	18个月	2岁	3岁	4岁	5岁	6岁
乙型病毒性肝炎	乙肝疫苗	1	2					3								
结核	卡介苗	1														
脊髓灰质炎	脊髓灰质炎灭活疫苗			1	2											
	脊髓灰质炎减毒活疫苗					3								4		
百日咳、白喉、破伤风	百白破混合疫苗				1	2	3				4					
	白破疫苗															5
麻疹、流行性腮腺炎、风疹	麻腮风疫苗								1							
流行性乙型脑炎	乙脑减毒活疫苗								1			2				
	乙脑灭活疫苗								1、2							4
流行性脑脊髓膜炎	流脑 A 群多糖菌苗							1		2						
	流脑 A、C 群多糖菌苗												3			4
甲型病毒性肝炎	甲肝减毒活疫苗										1					
	甲肝灭活疫苗										1	2				

注：1，2，3，4 为接种的第 X 针

2. 肿瘤的预防与治疗　现代研究结果表明，一些恶性肿瘤的发生与病原体的感染密切相关，例如乙肝病毒感染导致的肝炎、肝硬化是肝癌发生的重要原因，而 HPV 感染导致的宫颈炎和宫颈糜烂等也被认为是宫颈癌发生的主要原因之一。预防这些病原体感染相关的恶性肿瘤，可以使用相应病原体的疫苗进行预防性的免疫接种，从而有望降低这些恶性肿瘤的发病率。

对于非病原体感染相关的恶性肿瘤，研究肿瘤疫苗进行预防也有非常重要的意义，但是由于恶性肿瘤的范围非常广，种类很多，涉及的抗原或者表位数量巨大，目前除了针对某些基因突变的合成肽疫苗在个别国家进行预防肿瘤的临床试验性研究（例如日本进行的 Wnt 多肽疫苗）以外，大多数肿瘤疫苗还是针对已经发生的肿瘤进行治疗，属于治疗性疫苗的范畴。

3. 其他用途　除了用于预防传染病以外，疫苗的研究还被用于其他的医学领域。例如，针对血吸虫感染的免疫应答通常以 Th2 细胞极化的体液免疫应答为主，可造成肝的纤维化及结节形成，导致肝硬化损伤，通过虫卵疫苗和 IL-12 的应用，诱导机体产生 Th1 细胞介导的细胞免疫应答，可以显著减轻肝损伤。另外，对于过敏性疾病的患者，在明确过敏原后，通过过敏原或者过敏原表位合成肽疫苗的舌下含服等免疫方式接种，可以刺激机体产生 IgG 型抗体，与肥大细胞表面的 IgE 抗体竞争致敏原，阻止或者减少肥大细胞脱颗粒释放生物活性介质，从而预防速发型超敏反应性疾病的发生。

利用与血压调节相关的肾素-血管紧张素-醛固酮系统中的抗原分子制备成为疫苗，接种人体后，可以刺激高血压患者产生相应的抗体，从而发挥拮抗升高血压调节分子的作用，降低血压，实现血压的长期控制。目前，包括高血压疫苗在内的多种慢性疾病疫苗也在研发中。

4. 疫苗设计与使用的注意事项　疫苗接种主要使用的目标人群是健康人群，因此疫苗接种的安全性、有效性与可及性是必不可少的。

疫苗是通过模拟或者引发隐性或者轻症感染

的方式，使人体获得对传染病的免疫保护能力，在目前的实际应用中，还难以避免不良反应的发生。但是，疫苗是一种安全性极高的药物，其引发不良反应的发生率非常低，且大多数均为发热、疲劳乏力、局部肿痛等一般性不良反应，症状轻微，通常无须医学处理，几天即可自愈，而严重的不良反应极为罕见，发生率低于百万分之一。通过总结不良反应发生的原因与规律，不断改善疫苗的安全性能，严格进行疫苗生产、运输和接种的管理与规范，疫苗的安全性也在不断地提升，严重不良反应的发生率及疫苗相关死亡率也在不断下降，一般都是个案性质的发生。因此，科学使用疫苗是人类预防传染病最经济、最有效的手段。

疫苗接种的有效率是疫苗最重要的参数指标之一。疫苗接种后，引起的保护性免疫强度及维持时间是观察疫苗有效性的主要指标。通过使用不同种类和剂量的抗原，联合细胞因子及各种佐剂以及应用不同的接种途径及接种程序，均可以影响和调整疫苗的有效性。而加强疫苗生产的质量管理和控制，保证疫苗贮存和运输的条件，也是保障疫苗有效性发挥的重要方面。

此外，疫苗的可及性也非常重要，提高疫苗接种的覆盖范围和接种率，是建立和维持群体免疫屏障的重要基础，通过降低疫苗的价格、储存和运输的条件要求，加强宣传与教育，提高接种的安全性、有效性和便利性，都可以提升疫苗的可及性，提高群体免疫的水平与人群预防传染病发生的能力。

第三节　抗毒素及其他免疫预防制剂

通过人工的方法使人体获得免疫保护，除了可以采用疫苗接种，使人体主动产生免疫应答产物获得预防传染病的能力以外，还可以通过向人体输注免疫效应产物（主要是抗体），使其被动获得保护性免疫预防传染病的能力。与接种疫苗产生主动免疫的保护相比，直接给人体输注抗毒素等免疫应答效应产物，不需要任何的潜伏期，即刻就能使人体获得预防病原体感染的能力，因此，人工被动免疫不仅能够用于疾病的治疗，而且也常被用于传染病的紧急预防。

一、抗毒素

在免疫后动物的血清中，可以存在着针对病原体或者其产生毒素的抗体，这些抗体均为多克隆抗体，具有中和病原体或者毒素的能力，可以预防传染病，因此被称为抗毒素。抗毒素可以由免疫后的动物血清进行制备，这种血清制剂也被称为抗血清。

目前在实践中使用较广的抗毒素或者抗血清，主要包括破伤风抗毒素、抗狂犬病血清及抗蛇毒血清等。抗毒素或者抗血清属于人工被动免疫制品，在人体维持的时间并不持久，随着在体内的降解而逐渐失去保护效果，因此一般只用于紧急预防，如果需要获得持续性的保护效果，则需要不断地输注抗毒素。此外，抗毒素的本质是免疫球蛋白，具有较强的免疫原性，在使用时应该进行皮试，避免超敏反应的发生。

利用人 T 细胞作为抗原免疫动物后，获得动物血清中可以分离出抗人 T 细胞的免疫球蛋白（anti-human T lymphocyte immunoglobulin，ATG），这种制剂可以破坏人体的 T 细胞，降低移植排斥反应的发生，可以用于器官移植后排斥反应的预防，也可用于治疗某些自身免疫病。

二、人免疫球蛋白

人类外周血中含有大量的免疫球蛋白，可以制备成为人免疫球蛋白制剂，主要用于预防和治疗各种疾病。人免疫球蛋白主要分为丙种球蛋白（含胎盘球蛋白等）混合制剂以及针对某种病原体的特异性免疫球蛋白。

丙种球蛋白主要用于全面提升免疫功能低下人群的体液免疫力，可以用于丙种球蛋白缺乏症患者以及免疫功能低下人群预防麻疹、病毒性肝炎等传染病。同时，丙种球蛋白可以在人体内与自身抗体竞争结合 FcR，加速自身抗体的降解，因此也可以用于治疗自身免疫病。

来自埃博拉出血热和新型冠状病毒感染康复患者或者疫苗接种者的外周血中，常会含有针对病毒的中和性抗体，能够发挥抗病毒作用，所以，这些人的血浆及其制品，可以用于治疗重症患者或者预防具有基础病变患者发生感染重症化，降低疾病病死率。

三、单克隆抗体

单克隆抗体高度均一，可以识别单一的抗原表位，并且可以通过基因工程技术制备成为遗传工程抗体，具备人源化的潜力，从而可以克服鼠源性抗体的免疫原性等缺点，用于人类疾病的预防和治疗。

在新型冠状病毒感染中，针对新冠病毒 S 蛋白受体结合区域（receptor binding domain，RBD）的单抗已经被用于临床试验性治疗的研究中，为了克服单抗只能识别单一表位的缺点，往往采用多种单抗进行混合，制成鸡尾酒式的单抗制剂，用于新型冠状病毒感染的治疗或者预防。针对人 CD3 分子的单抗也被应用于器官及骨髓移植，预防排斥反应的发生；抗 TNF、IL-6 等细胞因子的单抗也被用于类风湿性关节炎等自身免疫性疾病的治疗或者预防其进展的过程中。

四、其他免疫预防制剂

免疫系统具有防御、自稳和监视三大生理功能，提升免疫系统的应答能力和调节作用，都可以增强人体对疾病的抵抗能力，预防疾病的发生与发展。

1. 预防用细胞因子 细胞因子是人体免疫系统发挥应答功能并对应答状态进行调节的重要信号系统。人们不仅可以利用干扰素等细胞因子治疗病毒性肝炎、带状疱疹等传染病，还可以应用 EPO、GM-CSF 及 G-CSF 等细胞因子，升高红细胞和白细胞的数量，预防肿瘤化疗后贫血和感染的发生。

2. 胸腺肽与胸腺素 胸腺是人体的中枢免疫器官之一，是 T 细胞分化、发育、成熟的场所。成年以后，胸腺逐渐失去产生新 T 细胞克隆的能力，不再向外输出新的 T 细胞，但依然保持着分泌胸腺肽和胸腺素等促进和调节人体免疫功能激素的能力。随着年龄的增加，胸腺的内分泌功能也会发生下降，造成胸腺激素分泌不足，此时补充胸腺肽及胸腺素，可以在一定程度上代偿胸腺的内分泌功能，提升机体的免疫应答能力，在一定程度上具有预防病毒感染性疾病和恶性肿瘤发生的作用。

3. 其他免疫预防制剂 此外，多种天然成分例如来自细菌、真菌、中药植物的多糖成分（例如茯苓多糖、灵芝多糖、黄芪多糖、人参皂苷和枸杞多糖等）和动物脾脏低相对分子质量提取物中的促吞噬肽（tuftsin），以及左旋咪唑和西咪替丁等化学合成药物，均具有促进免疫细胞活化与增殖、促进 IL-2 等细胞因子的产生和分泌、增强 NK 细胞的活性等作用，能够提高机体的免疫系统功能，预防传染病和恶性肿瘤的发生。

小　结

免疫系统具有防御、自稳和监视三大生理功能，利用疫苗和抗毒素等生物制剂，主动或被动提升人体免疫功能和对病原体的抵抗力，可以预防传染病等疾病的发生。疫苗接种是人工主动免疫的主要方法，可以分为灭活疫苗和减毒活疫苗等传统疫苗和 mRNA 疫苗等新型疫苗，是人类预防传染病最经济和最有效的手段。计划免疫接种能够最大限度地发挥疫苗的群体免疫效果，有利于建立有效控制传染病流行的公共卫生防控体系。抗毒素及单克隆抗体等能够被动快速提升人体对于病原体的抵抗能力，可以用于传染病的治疗或者紧急预防。细胞因子以及中药和化学合成药物，也可以提升人体免疫系统功能，预防疾病的发生。

思　考　题

1. 简述免疫预防的概念和基本原理。
2. 常用的疫苗有哪些种类？各自的优势和缺点是什么？
3. 疫苗的成分有哪些？这些成分与疫苗有效性及安全性的关系各是什么？
4. 简述计划免疫的意义。
5. 除了疫苗接种以外，还有哪些方法可以进行疾病的免疫预防？

（王月丹）

免疫学词汇中英文对照

英文全名	缩略语	中文名	英文全名	缩略语	中文名
accessibility		易接近性	antigen	Ag	抗原
acquired immunity		获得性免疫	antigen presentation		抗原提呈
acquired immunodeficiency disease	AIDD	获得性免疫缺陷病	antigen presenting cell	APC	抗原提呈细胞
			antigen processing		抗原加工或处理
acquired immunodeficiency syndrome	AIDS	获得性免疫缺陷综合征	antigen recognition		抗原识别
			antigen-antibody reaction		抗原-抗体反应
activation induced cell death	AICD	活化诱导的细胞死亡	antigenic determinant	AD	抗原决定簇
activation-induced cytidine deaminase	AID	活化诱导的胞苷脱氨酶	antigenic modulation		抗原调变
			antigenic specificity		抗原特异性
acute phase protein		急性期蛋白	antigenic valence		抗原结合价
acute rejection		急性排斥反应	antigenicity		抗原性
adaptive immunity		适应性免疫	anti-human T lymphocyte immunoglobulin	ATG	抗人 T 细胞的免疫球蛋白
adaptiveness		获得性			
addressin		地址素	anti-idiotype antibody	AId	抗独特型抗体
adenosine deaminase	ADA	腺苷脱氨酶	anti-parallel β sheet		反向平行的 β 片层
adenylate kinase 2	AK2	腺苷酸激酶 2	antitoxin		抗毒素
adhesion molecule	AM	黏附分子	apoptosis		凋亡
adjuvant		佐剂	atopic individual		特应性个体
affinity		亲和力	atopy		特应性
affinity maturation		亲和力成熟	autoaggressive T cell		自身攻击性 T 细胞
agglutination reaction		凝集反应	autoantibody		自身抗体
alkaline phosphatase	AP	碱性磷酸酶	autoantigen		自身抗原
allele		等位基因	autocrine		自分泌
allergen		变应原	autoimmune disease	AID	自身免疫病
allergic rhinitis		变应性鼻炎	autoimmune hemolytic anemia		自身免疫性溶血性贫血
allergin		变应素			
allergy		变态反应	autoimmune regulator	AIRE	自身免疫调节因子
allogenic antigen		同种异型抗原	autoimmunity		自身免疫
allotransplantation		同种异基因移植	autologous transplantation		自体移植
allotype		同种异型	autoreactive T cell		自身反应性 T 细胞
alpha fetoprotein	AFP	甲胎蛋白	avidin-biotin-peroxidase complex	ABC	亲和素-生物素-过氧化物酶复合物
alternative pathway	AP	旁路途径			
amphiregulin	AREG	双调蛋白	avidity		亲合力
anaphylactic shock		过敏性休克	B cell receptor	BCR	B 细胞受体
anaphylatoxin		过敏毒素	B lymphocyte		B 淋巴细胞
anaphylaxis		过敏反应	basophil		嗜碱性粒细胞
anchor residue		锚着残基	bifunction antibody	BfAb	双功能抗体
anchor site		锚定位	biological response modifier	BRM	生物应答调节剂
anergy		失能	biotin-avidin system	BAS	生物素-亲和素系统
angioedema		血管性水肿	bispecific antibody	BsAb	双特异性抗体
antibody	Ab	抗体	blocking factor		封闭因子
antibody-dependent cell-mediated cytotoxicity	ADCC	抗体依赖细胞介导的细胞毒作用	blood placental barrier		血胎屏障
			blood-brain barrier		血-脑屏障
antibody-dependent cell-mediated phagocytosis	ADCP	抗体依赖细胞介导的吞噬作用	blood-thymus barrier		血-胸腺屏障
			B-lymphocyte-induced maturation protein-1	BLIMP-1	B 淋巴细胞诱导成熟蛋白 1
antibody-dependent enhancement	ADE	抗体增强作用			
			bone marrow		骨髓

英文全名	缩略语	中文名	英文全名	缩略语	中文名
bone marrow transplantation	BMT	骨髓移植	common mucosal immune system		共同黏膜免疫系统
bronchial-associated lymphoid tissue	BALT	支气管相关淋巴组织	complement fixation test	CFT	补体结合试验
bronchial asthma		支气管哮喘	complement receptor	CR	补体受体
Bruton's tyrosine kinase	BTK	布鲁顿酪氨酸激酶	complement regulatory protein		补体调节蛋白
C reactive protein	CRP	C 反应蛋白	complement system		补体系统
C1 inhibitor	C1INH	C1 抑制剂	complementarity determining region	CDR	互补决定区
C4 binding protein	C4bp	C4 结合蛋白	complement-mediated cytotoxicity test		补体介导的细胞毒试验
C8 binding protein	C8bp	C8 结合蛋白	complete antigen		完全抗原
cadherin family		钙黏素家族	complete immunologic tolerance		完全免疫耐受
calcium release activated calcium channel	CRAC	钙释放激活钙通道	concanavalin A	ConA	伴刀豆球蛋白 A
cancer-testis antigen	CTA	癌-睾丸抗原	conformation epitope		构象表位
carcinoembryonic antigen	CEA	癌胚抗原	congenital immunodeficiency disease	CIDD	先天性免疫缺陷病
CDR-grafted antibody		CDR 移植抗体	conjugate vaccine		结合疫苗
cell differentiation molecule	CDM	细胞分化分子	consensus motif		共用模体(又称共用基序)
cell-mediated immunity		细胞介导的免疫	constant region	C 区	恒定区
cellular immunity		细胞免疫	continuous epitope		连续表位
central immune organ		中枢免疫器官	costimulatory molecule		共刺激分子
central memory T cell	Tcm 细胞	中枢记忆 T 细胞	costimulatory signal		共刺激信号
chemiluminescence immunoassay	CLIA	化学发光免疫分析	cross reacting antigen		交叉反应抗原
chimeric antibody		嵌合抗体	cross reaction		交叉反应
chimeric antigen receptor T cell	CAR-T 细胞	嵌合抗原受体 T 细胞	cryptic epitope		隐蔽表位
chronic granulomatous disease	CGD	慢性肉芽肿病	crystallizable fragment	Fc 片段	可结晶片段
chronic rejection		慢性排斥反应	C-type lectin	CL	C 型凝集素
cimetidine		西咪替丁	C-type lectin receptor		C 型凝集素受体
circular RNA	circRNA	环状 RNA	cutaneous lymphocyte-associated antigen	CLA	皮肤淋巴细胞相关抗原
circulating tumor cell	CTC	循环肿瘤细胞	cyclooxygenase-2	COX-2	环氧合酶 2
class		类	cyclosporin A	CsA	环孢素 A
class switch		类别转换	cytokine	CK	细胞因子
class Ⅱ-associated invariant chain peptide	CLIP	Ⅱ类分子相关恒定链肽段	cytokine induced killer cell	CIK cell	细胞因子诱导的杀伤细胞
classical pathway	CP	经典途径	cytokine receptor	CKR	细胞因子受体
classical 或 conventional DC	cDC	经典 DC	cytokine release syndrome	CRS	细胞因子释放综合征
clonal abortion		克隆流产	cytokine storm		细胞因子风暴
clonal deletion		克隆清除	cytosolic pathway		胞质溶胶途径
clonal ignorance		克隆忽视	cytotoxic T lymphocyte-associated antigen-4	CTLA-4	细胞毒性 T 淋巴细胞相关抗原 4
clonal selection theory		克隆选择学说	cytotoxic T lymphocyte 或 cytotoxic T cell	CTL 或 Tc 细胞	细胞毒性 T 细胞
cluster of differentiation	CD	分化抗原			
clusterin	SP40/40	簇集素	damage-related molecular pattern	DAMP	损伤相关分子模式
coagglutination test		协同凝集试验	danger model theory		危险模式理论
codominance		共显性	death domain	DD	死亡结构域
colony stimulating factor	CSF	集落刺激因子	death inducing signaling complex	DISC	死亡诱导信号复合体
combinatorial diversity		组合多样性			
common chain		公有链	death receptor		死亡受体
common epitope		共同抗原表位			
common lymphoid progenitor	CLP	淋系共同祖细胞			

续表

英文全名	缩略语	中文名	英文全名	缩略语	中文名
decay-accelerating factor	DAF，即 CD55	衰变加速因子	exogenous antigen		外源性抗原
decoy receptor		诱饵受体	exotoxin		外毒素
dedifferentiation		去分化	experimental allergic ence-phalomyelitis	EAE	实验性变态反应性脑脊髓炎
defensin		防御素	extracellular matrix	ECM	细胞外基质
degeneracy		简并性	extrafollicular focus		滤泡外灶
degranulation		脱颗粒	factor I	If	I 因子
delayed type hypersensitivity	DTH	迟发型超敏反应	fibroblast growth factor	FGF	成纤维细胞生长因子
deletion		缺失	ficolin	FCN	纤胶凝蛋白
dendritic cell	DC	树突状细胞	first rejection		初次排斥反应
direct agglutination		直接凝集反应	flexibility		包容性
direct recognition		直接识别	flow cytometer	FCM	流式细胞仪
discontinuous epitope		不连续表位	flow cytometry	FCM	流式细胞术
discrimination		排他性	follicular B cell	FOB	滤泡 B 细胞
diversity		多样性	follicular dendritic cell	FDC	滤泡树突状细胞
domain		结构域	forbidden clone		禁忌克隆
dominant epitope		优势表位	fragment of antigen binding	Fab 片段	抗原结合片段
donor		供者	framework region	FR	框架区
double immunodiffusion		双向免疫扩散	Freund's complete adjuvant	FCA	弗氏完全佐剂
double negative cell	DN 细胞	双阴性细胞	Freund's incomplete adjuvant	FIA	弗氏不完全佐剂
double positive cell	DP 细胞	双阳性细胞	fully human monoclonal antibody		全人源抗体
dsRNA		双链 RNA	gene rearrangement		基因重排
early induced innate immune response		早期诱导固有免疫应答	genetic engineering antibody		遗传工程抗体
early myeloid progenitor		早期髓样祖细胞	genome wide association study	GWAS	全基因组关联分析
eczema		湿疹	germinal center	GC	生发中心
effector memory T cell	Tem 细胞	效应记忆 T 细胞	Glanzmann thrombasthenia	GT	格兰茨曼血小板功能不全
effector T cell	Te 细胞	效应 T 细胞	glycosyl phosphatidyl inositol	GPI	糖基磷脂酰肌醇
embryonic antigen, fetal antigen		胚胎抗原	glycosylation-dependent cell adhesion molecule-1	GlyCAM-1	糖基化依赖的细胞黏附分子-1
embryonic stem cell-derived macrophage	EDM	胚胎干细胞来源巨噬细胞	goblet cell		杯状细胞
endocrine		内分泌	graft		移植物
endogenous antigen		内源性抗原	graft versus host disease	GVHD	移植物抗宿主病
endosome		内体	graft versus host reaction	GVHR	移植物抗宿主反应
endosome-lysosome pathway		内体-溶酶体途径	graft versus leukemia reaction	GVLR	移植物抗白血病反应
endothelium-selectin	E 选择素，CD62E	内皮细胞选择素	granulocyte CSF	G-CSF	粒细胞集落刺激因子
			granulocyte-macrophage CSF	GM-CSF	粒细胞-巨噬细胞集落刺激因子
endotoxin shock		内毒素性休克	granuloma		肉芽肿
enzyme immunoassay	EIA	酶免疫测定	granzyme		颗粒酶
enzyme-1inked immunoadsordent assay	ELISA	酶联免疫吸附试验	growth factor	GF	生长因子
enzyme-linked immunospot assay	ELISPOT 试验	酶联免疫斑点试验	gut-associated lymphoid tissue	GALT	肠相关淋巴组织
			haplotype		单体型
eosinophil		嗜酸性粒细胞	hapten		半抗原
eosinophil chemotactic factor	ECF	嗜酸性粒细胞趋化因子	heat shock protein	HSP	热休克蛋白
epithelial growh factor	EGF	表皮生长因子	heavy chain	H	重链
epitope		表位	helper T cell	Th 细胞	辅助性 T 细胞
epitope spreading		表位扩展	hematopoietic inductive microenvironment	HIM	造血诱导微环境
erythropoietin	EPO	促红细胞生成素	hematopoietic stem cell	HSC	造血干细胞
exhaustion		耗竭			

英文全名	缩略语	中文名	英文全名	缩略语	中文名
hemolytic reaction		溶血反应	immune defence		免疫防御
hemopoietic cytokine receptor superfamily		造血细胞因子受体超家族	immune deviation		免疫偏离
			immune homeostasis		免疫内环境稳定
hepatoma derived growth factor	HDGF	肝癌源性生长因子	immune regulation		免疫调节
			immune response		免疫应答
heterogeneity		异质性	immune stimulating complex	ISCOM	免疫刺激复合物
heterophilic antigen		嗜异性抗原	immune surveillance		免疫监视
heterotopic transplantation		异位移植	immune system		免疫系统
high endothelial venule	HEV	高内皮细胞小静脉	immunity		免疫
high-zone tolerance		高区耐受	immuno PCR	Im-PCR	免疫 PCR
highly active anti-retroviral therapy	HAART	高效抗逆转录病毒治疗	immunoablation		免疫净化疗法
			immunoblotting		免疫印迹法
hinge region		铰链区	immunocolloidal gold technique	ICT	免疫胶体金技术
histamine		组胺			
histocompatibility antigen		组织相容性抗原	immunodeficiency		免疫缺陷
homeostasis		内环境稳定	immunodeficiency disease	IDD	免疫缺陷病
homeostatic proliferation		稳态增殖	immunoelectrophoresis		免疫电泳
homing receptor		归巢受体	immunofluorescence method		免疫荧光法
homologous restriction factor	HRF	同源限制因子	immunogenicity		免疫原性
horseradish peroxidase	HRP	辣根过氧化物酶	immunoglobulin	Ig	免疫球蛋白
host		宿主	immunoglobulin superfamily	IgSF	免疫球蛋白超家族
host versus graft reaction	HVGR	宿主抗移植物反应	immunoglobulin-like transcript	ILT	免疫球蛋白样转录物
human anti-mouse antibody reaction	HAMA reaction	人抗鼠抗体反应			
			immunohistochemistry technique		免疫组织化学技术
human immunodeficiency virus	HIV	人类免疫缺陷病毒	immunolabeling technique		免疫标记技术
			immunologic stimulant		免疫刺激剂
human leukocyte antigen	HLA	人类白细胞抗原	immunologic tolerance		免疫耐受
human T-cell lymphotropic virus-1	HTLV-1	人类嗜 T（淋巴）细胞病毒-1	immunological synapse		免疫突触
			immunology		免疫学
humoral immunity		体液免疫	immunonephelometry		免疫比浊
hybridoma		杂交瘤	immunoreceptor tyrosine-based activation motif	ITAM	免疫受体酪氨酸激活基序
hyperacute rejection	HAR	超急性排斥反应			
hyper-immunoglobulin M syndrome	HIGM	高 IgM 综合征	immunoreceptor tyrosine-based inhibitory motif	ITIM	免疫受体酪氨酸抑制基序
hypersensitivity		超敏反应	immunotherapy		免疫治疗
hyperthyroidism		甲状腺功能亢进	inactivated vaccine		灭活疫苗
hypervariable region	HVR	高变区	incomplete antigen		不完全抗原
idiotope		独特位	indirect agglutination		间接凝集反应
idiotype	Id	独特型	indirect agglutination inhibition test		间接凝集抑制试验
idiotypic antigen		独特型抗原			
idiotypic network		独特型网络	indirect recognition		间接识别
IgE binding factor	IgE-BF	IgE 结合因子	inducible costimulator	ICOS	诱导性共刺激分子
immature B cell		未成熟 B 细胞	inducible Treg	iTreg	诱导型调节性 T 细胞
immediate innate immune response		即刻固有免疫应答	infectious-non-self	INS	感染-非己
			inflammasome		炎症小体
immediate type hypersensitivity		速发型超敏反应	inhibitor of DNA binding 2	ID2	DNA 结合抑制蛋白 2
immune adherence		免疫黏附	innate immunity		固有免疫
immune complex	IC	免疫复合物	innate lymphoid cell	ILC	固有淋巴样细胞
immune complex disease	ICD	免疫复合物病	innate-like lymphocyte	ILL	固有样淋巴细胞

续表

英文全名	缩略语	中文名	英文全名	缩略语	中文名
insertion		插入	lymphocyte homing		淋巴细胞归巢
insulin-dependent diabetes mellitus	IDDM	胰岛素依赖型糖尿病	lymphocyte homing receptor	LHR	淋巴细胞归巢受体
integral membrane protein		整合膜蛋白	lymphocyte recirculation		淋巴细胞再循环
integrin family		整合素家族	lymphocyte repertoire		淋巴细胞库
intercellular adhesion molecule-1	ICAM-1	细胞间黏附分子-1	lymphocyte transformation test		淋巴细胞转化试验
interferon	IFN	干扰素	lymphoid DC	LDC	淋巴样 DC
interleukin	IL	白细胞介素	lymphoid nodule		淋巴小结
internal image		内影像	lymphoid tissue-inducer cell	LTi 细胞	淋巴组织诱导细胞
intestinal epithelial cell	IEC	肠上皮细胞	lymphokine-activated killer cell	LAK cell	淋巴因子激活的杀伤细胞
intraepithelial lymphocyte	IEL	上皮内淋巴细胞	lymphotoxin	LT	淋巴毒素
intrinsic membrane protein		内在膜蛋白	lysosome		溶酶体
invariant chain	Ii	恒定链	lysosome pathway		溶酶体途径
inversion		倒转	macrophage	Mφ	巨噬细胞
isoprinosine		异丙肌苷	macrophage CSF	M-CSF	巨噬细胞集落刺激因子
isotransplantation		同系移植	major histocompatibility antigen		主要组织相容性抗原
isotype		同种型	major histocompatibility complex	MHC	主要组织相容性复合体
J chain		J 链			
junctional diversity		连接多样性	mannose-binding lectin	MBL	甘露糖结合凝集素
kallikrein		激肽释放酶（又称激肽原酶）	mantle zone		外套层
			marginal sinus		边缘窦
killer activatory receptor	KAR	杀伤细胞激活性受体	marginal zone		边缘区
killer immunoglobulin-like receptor	KIR	杀伤细胞免疫球蛋白样受体	marginal zone B cell	MZB	边缘区 B 细胞
			mass flow cytometry		质谱流式细胞术
killer inhibitory receptor	KIR	杀伤细胞抑制性受体	mature B cell		成熟 B 细胞
lamina propria lymphocyte	LPL	固有层淋巴细胞	MBL-associated serine protease	MASP	MBL 相关丝氨酸蛋白酶
large granular lymphocyte		大颗粒淋巴细胞			
lectin pathway	LP	凝集素途径	medullary thymic epithelial cell	mTEC	髓质上皮细胞
leukemia inhibitory factor	LIF	白血病抑制因子			
leukoctye-selectin	L 选择素、CD62L	白细胞选择素	melanoma-associated antigen	MAA, 又称 MAGE	黑色素瘤相关抗原
leukocyte adhesion deficiency	LAD	白细胞黏附缺陷症	membrane attack complex	MAC	攻膜复合物
leukocyte differentiation antigen	LDA	白细胞分化抗原	membrane cofactor protein	MCP, 即 CD46	膜辅因子蛋白
			membrane inhibitor of reactive lysis	MIRL, 即 CD59	膜反应性溶破抑制物
leukotriene	LT	白三烯			
levomisole		左旋咪唑	membrane Ig	mIg	膜免疫球蛋白
light chain	L	轻链	memory		记忆性
linear epitope		线性表位	memory T cell	Tm 细胞	记忆 T 细胞
linkage disequilibrium		连锁不平衡	mesenteric lymph node		肠系膜淋巴结
linked recognition		联合识别	methylcholanthrene	MCA	甲基胆蒽
lipoteichoic acid	LTA	脂磷壁酸	MHC restriction		MHC 限制性
long noncoding RNA	lncRNA	长链非编码 RNA	microfold cell	M 细胞	微皱褶细胞
long-acting thyroid stimulator	LATS	长时程作用甲状腺刺激物	microparticle enzymeimmunoassay	MEIA	微粒捕获酶免疫分析技术
long-lived plasma cell	LLPC	长寿命浆细胞	microRNA	miRNA	微 RNA
low-zone tolerance		低区耐受	microsensor		微量传感器
lymphnode		淋巴结	minimal recognition units	MRU	最小识别单位
lymphocyte function associated antigen-2	LFA-2	淋巴细胞功能相关抗原-2	minor histocompatibility antigen		次要组织相容性抗原

英文全名	缩略语	中文名	英文全名	缩略语	中文名
minor histocompatibility complex	mHC	次要组织相容性复合体	opsonin		调理素
minor lymphocyte stimulating antigen	MLS-Ag	次要淋巴细胞刺激抗原	opsonization		调理作用
			orthotopic transplantation		原位移植
mitogen		丝裂原	oxygen burst		氧爆发
molecular conformation		分子构象	Paneth cell		帕内特细胞（又称潘氏细胞）
molecular mimicry		分子模拟	papain		木瓜蛋白酶
monoclonal antibody	mAb	单克隆抗体	paracrine		旁分泌
monocyte	Mon	单核细胞	paroxysmal nocturnal hemoglobinuria	PNH	阵发性睡眠性血红蛋白尿症
monocyte-derived DC	Mo-DC	单核细胞来源 DC			
mononuclear phagocyte system	MPS	单核巨噬细胞系统	partial immunologic tolerance		不完全免疫耐受
			passenger leukocyte		过路白细胞
mucosal immune system	MIS	黏膜免疫系统	pathogen associated molecular pattern	PAMP	病原体相关分子模式
mucosal tolerance		黏膜耐受			
mucosal-associated invariant T cell	MAIT 细胞	黏膜相关不变 T 细胞	pattern recognition receptor	PRR	模式识别受体
			pepsin		胃蛋白酶
mucosal-associated lymphoid tissue	MALT	黏膜相关淋巴组织	peptide-MHC	pMHC	抗原肽-MHC 分子复合物
			peptidoglycan	PGN	肽聚糖
multi-CSF	IL-3	多集落刺激因子	perforin		穿孔素
multiple hematopoietic stem cell		多能造血干细胞	peripheral blood mononuclear cell	PBMC	外周血单个核细胞
multiple organ dysfunction syndrome	MODS	多器官功能障碍综合征	peripheral immune organ		外周免疫器官
			peripheral lymphonode vascular addressin	PNAd	外周淋巴结血管地址素
mycophenolate mofetil	MMF	霉酚酸酯			
mycophenolic acid	MPA	霉酚酸	Peyer patch	PP	派尔集合淋巴结
myelin basic protein	MBP	髓鞘碱性蛋白质	phagocytosis		吞噬作用
myeloid-derived suppressor cell	MDSC	髓系来源抑制细胞	phagolysosome		吞噬溶酶体
			phagosome		吞噬体
naïve T cell	Tn	初始 T 细胞	phenotype		表型
nasal-associated lymphoid tissue	NALT	鼻相关淋巴组织	phytohemagglutinin	PHA	植物血凝素
			pinocytosis		胞饮
natural cytotoxicity receptor	NCR	天然细胞毒性受体	planed immunization		计划免疫
natural immunity		天然免疫	plasmacytoid DC	pDC	浆细胞样 DC
natural killer cell	NK 细胞	自然杀伤细胞	platelet activating factor	PAF	血小板活化因子
natural Treg	nTreg	天然调节性 T 细胞	platelet derived growth factor	PDGF	血小板源性生长因子
nature killer T cell	NKT 细胞	自然杀伤 T 细胞	platelet-selectin	P 选择素，CD62P	血小板选择素
negative selection		阴性选择			
neonatal Fc receptor	FcRn	特异性新生 Fc 受体	pokeweed mitogen	PWM	美洲商陆丝裂原
nerve growth factor	NGF	神经生长因子	polarization		极化
neutrophil		中性粒细胞	polyclonal antibody	pAb	多克隆抗体
nitroblue tetrazolium	NBT	硝基四氮唑蓝	polygeny		多基因性
NOD like receptor	NLR	核苷酸结合寡聚结构域样受体	polymeric immunoglobulin receptor	pIgR	多聚免疫球蛋白受体
non-coding RNA	ncRNA	非编码 RNA	polymorphism		多态性
non-obese diabetes	NOD	非肥胖型糖尿病	positive selection		阳性选择
non-professional APC		非专职性 APC	precipitation reaction		沉淀反应
non-specific immunity		非特异性免疫	primary focus B cell		初级聚合灶 B 细胞
nucleotide binding oligomerization domain	NOD	核苷酸结合寡聚结构域	primary immune response		初次免疫应答
			primary immunodeficiency disease	PIDD	原发性免疫缺陷病
oncostain-M	OSM	抑瘤素 M			

英文全名	缩略语	中文名	英文全名	缩略语	中文名
primary lymphoid follicle		初级淋巴滤泡	second rejection		再次排斥反应
private chain		私有链	secondary immune response		再次免疫应答
pro B cell		祖 B 细胞	secondary immunodeficiency disease	SIDD	继发性免疫缺陷病
professional APC		专职性 APC	secondary lymphoid follicle		次级淋巴滤泡
programmed death 1	PD-1	程序性死亡受体 1	secondary lymphoid organ	SLD	次级淋巴器官
promonocyte		前单核细胞	secretory Ig	sIg	分泌型免疫球蛋白
properdin	P 因子，Pf	备解素	secretory IgA	sIgA	分泌型 IgA
properdin pathway	PP	备解素途径	secretory piece	SP	分泌片
proportionality		比例性	selectin family		选择素家族
prostaglandin D$_2$	PGD$_2$	前列腺素 D$_2$	selective immunoglobulin deficiency		选择性免疫球蛋白缺陷
prostate specific antigen	PSA	前列腺特异性抗原	self-non-self	SNS	自己-非己
prostate specific membrane antigen	PSMA	前列腺特异性膜抗原	sequential epitope		序列表位
proteasome		蛋白酶体	serglycan		丝甘蛋白聚糖
proteasome subunit beta type	PSMB	蛋白酶体 β 亚单位	serologic response		血清学反应
protein chip technique		蛋白质芯片技术	serum anaphylaxis		血清过敏症
protein tyrosine phosphatase	PTP	蛋白质酪氨酸磷酸酶	serum sickness		血清病
proteolytic pathway	PlP	蛋白酶解途径	serum thymic factor		血清胸腺因子
P-selectin glycoprotein ligand-1	PSGL-1	P 选择素糖蛋白配体-1	severe combined immuno-deficiency	SCID	重症联合免疫缺陷病
purine nucleoside phospho-rylase	PNP	嘌呤核苷磷酸化酶	side chain theory		侧链理论
radioimmunoassay	RIA	放射免疫测定	signal transduction		信号转导
rapamycin	RPM	雷帕霉素	signaling lymphocytic activation molecule (SLAM)-associated protein	SAP	信号淋巴细胞活化分子相关蛋白
reactive oxygen intermediate	ROI	反应性氧中间物			
reactive oxygen species	ROS	活性氧			
reactogenicity		反应原性	single chain antibody	scAb	单链抗体
receptor-mediated endocy-tosis		受体介导的胞吞	single domain antibody	sdAb	单域抗体
recipient		受者	single positive cell	SP 细胞	单阳性细胞
recombinant antigen vaccine		重组抗原疫苗	sirolimus		西罗莫司
recombinant vector vaccine		重组载体疫苗	soluble adhesion molecule		可溶性黏附分子
recombination activating gene	RAG	重组激活基因	soluble cytokine receptor	sCKR	可溶性细胞因子受体
regulatory B cell	Breg	调节性 B 细胞	somatic hypermutation	SHM	体细胞高频突变
regulatory T cell	Treg	调节性 T 细胞	specific active immuno-therapy	SAIT	特异性主动免疫治疗
reshaped antibody		重构抗体	specific immunity		特异性免疫
respiratory burst		呼吸爆发	specificity		特异性
retinoic acid-inducible gene	RIG	维甲酸诱导基因	spleen		脾脏
retro-differentiation		逆分化	splenic corpuscle		脾小体
reversibility		可逆性	splenic sinusoid		脾血窦
rheumatic fever		风湿热	ssRNA		单链 RNA
rheumatoid arthritis	RA	类风湿性关节炎	staphylococcal protein A	SPA	葡萄球菌 A 蛋白
rheumatoid factor	RF	类风湿因子	staphylococcus aureus enterotoxin A ～ E	SEA ～ SEE	金黄色葡萄球菌肠毒素 A ～ E
RIG like receptor	RLR	维甲酸诱导基因样受体	stem cell factor	SCF	干细胞因子
S protein	SP	S 蛋白	stem cell-like memory T cell	Tscm 细胞	干细胞样记忆 T 细胞
scavenger receptor	SR	清道夫受体	stromal interaction molecule 1	STIM1	基质相互作用分子 1
Schwannoma-derived grow-th factor		施万细胞瘤源性生长因子	subclass		亚类

英文全名	缩略语	中文名	英文全名	缩略语	中文名
subtype		亚型	transplantation rejection		移植排斥
superantigen	SAg	超抗原	transplantation tolerance		移植耐受
supprcssor of cytokine sig-naling	SOCS	细胞因子信号传送阻抑物	transporter associated with antigen processing	TAP	抗原加工相关转运体
supramolecular adhesion complex	SMAC	超分子黏附复合物	tryptase		类胰蛋白酶
surface marker		表面标志	tumor antigen		肿瘤抗原
synthetic peptide vaccine		合成肽疫苗	tumor immunity		肿瘤免疫
systemic autoimmunity syn-drome		系统性自身免疫综合征	tumor immunoediting		肿瘤免疫编辑
			tumor immunology		肿瘤免疫学
			tumor infiltrating lympho-cyte	TIL	肿瘤浸润淋巴细胞
systemic lupus erythematosus	SLE	系统性红斑狼疮	tumor necrosis factor	TNF	肿瘤坏死因子
T cell receptor	TCR	T 细胞受体	tumor necrosis factor rec-eptor superfamily	TNFRSF	肿瘤坏死因子受体超家族
T cell receptor-engineered T cell	TCR-T 细胞	T 细胞受体工程化 T 细胞			
T follicular helper cell	Tfh 细胞	滤泡辅助性 T 细胞	tumor specific antigen	TSA	肿瘤特异性抗原
T lymphocyte		T 淋巴细胞	tumor specific transplan-tation antigen	TSTA	肿瘤特异性移植抗原
tacrolimus	FK506	他克莫司			
template theory		模板学说	tumor-associated antigen	TAA	肿瘤相关抗原
tertiary lymphoid structure	TLS	三级淋巴结构	tumor-associated macro-phage	TAM	肿瘤相关巨噬细胞
thrombopoietin	TPO	血小板生成素			
thymic corpuscle		胸腺小体	type-1 macrophage	M1	Ⅰ 型 Mφ
thymic dendritic cell	TDC	胸腺 DC	type-2 macrophage	M2	Ⅱ 型 Mφ
thymic microenvironment		胸腺微环境	type Ⅰ autoimmune poly-glandular	APS-Ⅰ	自身免疫性多内分泌腺综合征 Ⅰ 型
thymic stromal lymphopoietin	TSLP	胸腺基质淋巴细胞生成素			
thymocyte		胸腺细胞	type Ⅰ hypersensitivity		Ⅰ 型超敏反应
thymopoietin	TP	胸腺生成素	type Ⅱ hypersensitivity		Ⅱ 型超敏反应
thymosin		胸腺素	type Ⅲ hypersensitivity		Ⅲ 型超敏反应
thymostimulin		胸腺刺激素	type Ⅳ hypersensitivity		Ⅳ 型超敏反应
thymus		胸腺	urticaria		荨麻疹
thymus dependent antigen	TD-Ag	胸腺依赖性抗原	vaccine		疫苗
thymus dependent area		胸腺依赖区	variable region	V 区	可变区
thymus epithelial cell	TEC	胸腺上皮细胞	vascular endothelial growth factor	VEGF	血管内皮细胞生长因子
thymus humoral factor		胸腺体液因子			
thymus independent antigen	TI-Ag	非胸腺依赖性抗原	veiled antigen		隐蔽抗原
thymus independent area		非胸腺依赖区	warts, hypogammaglobu-linemia, infection and con genital myelokathexis syndrom		疣、低丙种球蛋白血症、感染及先天性骨髓系粒细胞缺乏四联症
thymus stromal cell	TSC	胸腺基质细胞			
thyroid stimulating hormone	TSH	促甲状腺素			
tissue restricted antigen	TRA	组织限制性抗原			
tolerance		耐受性	Wiskott-Aldrich syndrome	WAS	威斯科特-奥尔德里奇综合征
tolerogen		耐受原			
Toll-like receptor	TLR	Toll 样受体	Wiskott-Aldrich syndrome protein	WASP	WAS 蛋白
toxoid		类毒素			
trained immunity		训练性免疫	xenogeneic antigen		异种抗原
transcytosis		胞吞转运	xenotransplantation		异种移植
transferability		转移性	X-linked agammaglobulin-emia	XLA	X 连锁无丙种球蛋白血症
transferrin receptor	TfR，即 CD71	转铁蛋白受体			
transforming growth factor	TGF	转化生长因子	X-linked hyper-IgM syn-drome		X 连锁高 IgM 综合征
transitional B cell		过渡型 B 细胞			
transplantation		移植	X-linked severe combined immunodeficiency	X-SCID	X 连锁严重联合免疫缺陷病
transplantation antigen		移植抗原			

续表

英文全名	缩略语	中文名	英文全名	缩略语	中文名
β lysin		乙型溶素	50% complement haemo-lytic activity	CH_{50}	50% 补体溶血法
β sandwich		β 三明治			

中文索引

英 文 索 引

A

accessibility　18

acquired immunity　2

acquired immunodeficiency disease，AIDD　186

acquired immunodeficiency syndrome，AIDS　191

activation induced cell death，AICD　110, 133, 148

activation-induced cytidine deaminase，AID　121

acute phase protein　179

acute rejection　197

adaptive immunity　2

adaptiveness　126

addressin　14, 61

adenosine deaminase，ADA　187, 188

adenylate kinase 2，AK2　188

adhesion molecule，AM　59

adjuvant　23, 233

affinity　214

affinity maturation　121

agglutination reaction　215

alkaline phosphatase，AP　217

allele　64

allergen　21, 152

allergic rhinitis　156

allergin　153

allergy　152

allogenic antigen　20

allotransplantation　197

allotype　28

alpha fetoprotein，AFP　205

alternative pathway，AP　38

amphiregulin，AREG　79

anaphylactic shock　152

anaphylatoxin　43

anaphylaxis　152

anchor residue　17, 67

anchor site　67

anergy　57, 90

angioedema　156

antibody，Ab　24

antibody-dependent cell-mediated cytotoxicity，ADCC　30

antibody-dependent cell-mediated phagocytosis，ADCP　30

antibody-dependent enhancement，ADE　30

antigen presentation　102

antigen presenting cell，APC　17, 100

antigen processing　101

antigen recognition　106

antigen，Ag　16

antigen-antibody reaction　214

antigenic determinant，AD　16

antigenic modulation　208

antigenic specificity　16

antigenic valence　17

antigenicity　16

anti-human T lymphocyte immunoglobulin，ATG　235

anti-idiotype antibody，AId　20, 29, 148

anti-parallel β sheet　25

antitoxin　21, 24

apoptosis　89

atopic individual　152

atopy　155

autoaggressive T cell　165

autoantibody　165

autoantigen　20

autocrine　50

autoimmune disease，AID　165

autoimmune hemolytic anemia　176

autoimmune regulator，AIRE　169

autoimmunity　165

autologous transplantation　197

autoreactive T cell　165

avidin-biotin-peroxidase complex，ABC　220

avidity　214

B

B cell receptor，BCR　24, 57

B lymphocyte　89

basophil　75

bifunction antibody，BfAb　34

biological response modifier，BRM　228

biotin-avidin system，BAS　218

bispecific antibody，BsAb　33

blocking factor　208

blood placental barrier　82

blood-brain barrier　82

blood-thymus barrier　82

主要参考文献

安云庆, 姚智, 李殿俊, 2018. 医学免疫学. 4 版. 北京: 北京大学医学出版社

宝福凯, 曾常茜, 邹强, 2021. 医学免疫学 (案例版). 3 版. 北京: 科学出版社

曹雪涛, 2018. 医学免疫学. 7 版. 北京: 人民卫生出版社

曹雪涛, 何维, 2015. 医学免疫学. 3 版. 北京: 人民卫生出版社

龚非力, 2012. 医学免疫学. 3 版. 北京: 科学出版社

龚非力, 2016. 医学免疫学. 4 版. 北京: 科学出版社

沈关心, 徐威, 2016. 微生物学与免疫学. 8 版. 北京: 人民卫生出版社

沈关心, 赵富玺, 2019. 医学免疫学. 4 版. 北京: 人民卫生出版社

司传平, 丁剑冰, 2019. 医学免疫学. 2 版. 北京: 高等教育出版社

徐雯, 刘永琦, 2020. 医学免疫学. 北京: 人民卫生出版社

Abbas AK, Lichtman AH, 2019. Basic Immunology: Functions and Disorders of the Immune System. 6th ed. Amsterdam: Elsevier

Abbas AK, Lichtman AH, Pillai S, 2021. Cellular and Molecular Immunology. 10th ed. Amsterdam: Elsevier

David Male, Jonathan Brostoff, David Roth, et al., 2012. Immunology. 8th ed. Amsterdam: Elsevier

Kenneth Murphy, Casey Weaver, 2022. Janeway's Immunobiology. 10th ed. New York and London: Garland Science

Vita G, Lijun W, 2016. Different Subsets of T Cells, Memory, Effector Functions, and CAR-T Immunotherapy. Cancers, 8(3): 36

免疫相关数据库

CD 分子数据库: https://www.hcdm.org/index.php

国际免疫学会联合会〔International Union of Immunological Societies (IUIS)〕: https://iuis.org/

HLA 数据库（HLA database）: http://hla.alleles.org/

国际免疫遗传学信息系统（the International ImMunoGeneTics Information System）: https://www.imgt.org/

InnateDB 数据库，先天免疫相互作用和通路的数据库（InnateDB——database of innate immunity interactions and pathways）: https://www.innatedb.ca/